ELOGIOS A ANTHONY WILLIAM

«Lo que nos ofrece Anthony no son trucos ni modas para encontrar la salud suprema. Los alimentos y programas depurativos que recomienda son sencillos, deliciosos y ¡funcionan! Si estás harto de convivir con el dolor, la fatiga, la confusión mental, los trastornos intestinales y mil y una dolencias más, déjalo todo y lee este libro (y los otros que ha escrito). Verás como recuperas rápidamente la salud y la esperanza».

HILARY SWANK, actriz, ganadora de un premio Óscar

«El zumo de apio está inundando el planeta. Es impresionante ver cómo Anthony ha creado este movimiento y ha devuelto la salud a muchísimas personas de todo el mundo».

SYLVESTER STALLONE

«El conocimiento que tiene Anthony de los alimentos, sus vibraciones y su forma de interactuar con el cuerpo no deja de asombrarme. Consigue explicar sin esfuerzo y de una forma que todos podemos entender el potencial de armonía o desarmonía de nuestras decisiones. Tiene un don. Hazle un favor a tu cuerpo y cuídate».

PHARRELL WILLIAMS, artista y productor, ganador de trece premios Grammy

«¡Llevo seis meses bebiendo zumo de apio todas las mañanas y me siento de maravilla! Mi nivel de energía y mi aparato digestivo han experimentado una enorme diferencia. ¡Ahora hasta viajo con mi licuadora para no perderme mi zumo de apio diario!».

MIRANDA KERR, supermodelo internacional, fundadora y directora ejecutiva de KORA Organics

«Anthony ha transformado para bien la vida de muchas personas gracias a los poderes curativos del zumo de apio».

NOVAK DJOKOVIC, campeón del mundo de tenis, número 1 de la ATP

«Anthony es una fuente de información fiable para nuestra familia. Su trabajo es un faro que ha guiado a muchas personas hacia la seguridad. Para nosotros tiene un significado enorme».

ROBERT DE NIRO y GRACE HIGHTOWER DE NIRO

«Aunque sin duda existe un elemento de misterio sobrenatural en el trabajo que realiza, gran parte de aquello que resalta Anthony William —sobre todo en relación con las enfermedades autoinmunes— da la sensación de ser inherentemente correcto y cierto. Y lo mejor de todo es que los protocolos que recomienda son naturales, accesibles y fáciles de hacer».

GWYNETH PALTROW, actriz, ganadora de un Óscar, autora de un libro superventas, fundadora y directora ejecutiva de GOOP.com

«Todos los grandes dones se conceden con humildad. Anthony es humilde. Y, como todos los remedios correctos, los suyos son intuitivos, naturales y equilibrados. Una combinación poderosa y eficaz».

JOHN DONOVAN, director ejecutivo de AT&T Communications

«Anthony William está dedicado por entero a compartir su conocimiento y sus experiencias y a transmitir así el mensaje de curación a todo el mundo. Su compasión y su deseo de llegar a tantas personas como le sea posible para ayudarlas a curarse resultan inspiradores y empoderadores. Hoy en día, en un mundo obsesionado por la medicación con receta, resulta muy estimulante saber que existen opciones alternativas que funcionan de verdad y que pueden abrir una puerta nueva a la salud».

LIV TYLER, protagonista de las series *9-1-1: Lone Star* y *Harlots* y de la trilogía de *El señor de los anillos*, Empire Records

«¡Los conocimientos de Anthony sobre los alimentos que consumimos y los efectos que producen en nuestro cuerpo y en nuestro bienestar general han supuesto un cambio importantísimo en mi vida!».

JENNA DEWAN, protagonista de la serie *Soundtrack*, del programa *World of Dance* y de las películas de *Step Up*

«Anthony es una persona maravillosa. Me ha identificado algunos problemas de salud que padecía desde hace mucho tiempo, supo qué suplementos necesitaba y consiguió que me sintiera mejor inmediatamente».

RASHIDA JONES, ganadora de un premio Grammy y directora de la película *Quincy*, productora y estrella de *Angie Tribeca*, protagonista de las series *Parks and Recreation* y *The Office*

«La resonancia es una cosa muy importante en la vida, lo mismo que el autoempoderamiento. Anthony William, sus libros y su zafarrancho del zumo de apio me han aportado ambas cosas de una forma maravillosa. Su insistencia en que nuestro cuerpo es capaz de conseguir una sanación y una resiliencia que no imaginábamos constituye un mensaje muy necesario. Tengo demasiada tendencia a buscar soluciones rápidas que me acaban provocando más problemas. La nutrición verdadera es la mejor medicina y Anthony nos inspira a todos a alimentar nuestro cuerpo, nuestra mente y nuestro espíritu con los tesoros de la naturaleza; es una medicina muy poderosa que procede directamente de la Fuente».

KERRI WALSH JENNINGS, jugadora de voleibol, ganadora de tres medallas olímpicas de oro y una de bronce

«Anthony es un mago para todos los artistas que graban en mi sello discográfico, y, si fuese un álbum, superaría con mucho a *Thriller*. Su capacidad es profunda, notable, extraordinaria y alucinante. Es una lumbrera cuyos libros están repletos de profecías. Este es el futuro de la medicina».

CRAIG KALLMAN, presidente y director ejecutivo, Atlantic Records

«Consulto muchísimo los libros de Anthony William en busca de la sabiduría más profunda y de recetas que me devuelvan la energía y la salud. Me interesan las cualidades únicas y poderosas de cada alimento que describe y me sirve de inspiración para plantearme cómo realzar el ritual de la cocina y cómo comer para mejorar mi bienestar cotidiano».

ALEXIS BLEDEL, actriz ganadora de un premio Emmy por la serie *El cuento de la criada*, protagonista de la serie *Gilmore Girls* y de la película *Uno para todas*

«Los libros de Anthony son revolucionarios pero prácticos. Merecen sin lugar a dudas que todo aquel que se sienta frustrado por los límites actuales de la medicina occidental les dedique su tiempo y su consideración».

JAMES VAN DER BEEK, creador, productor ejecutivo y estrella de la serie *What Would Diplo Do?* y protagonista de las series *Pose* y *Dawson's Creek,* y KIMBERLY VAN DER BEEK, conferenciante y activista

«Anthony es un gran hombre. Sus conocimientos son fascinantes y me ha ayudado mucho. ¡El zumo de apio por sí solo puede cambiarnos la vida!».

CALVIN HARRIS, productor, DJ y ganador de un premio Grammy

«Me siento agradecidísima a Anthony. Tras incorporar su protocolo de zumo de apio a mi rutina diaria he observado una mejoría notable en todos los aspectos de mi salud».

DEBRA MESSING, protagonista de la serie de televisión *Will & Grace*

«Mi familia y mis amigos han sido los receptores del inspirado don de sanación de Anthony, que nos ha permitido rejuvenecer y mejorar nuestra salud física y mental más de lo que soy capaz de expresar».

SCOTT BAKULA, productor y protagonista de la serie *NCIS: New Orleans*; ganador de un Globo de Oro por las series *A través del tiempo* y *Star Trek: Enterprise*

«Anthony ha dedicado su vida a ayudar a otras personas a encontrar las respuestas que necesitamos para vivir una vida sana. ¡Y el zumo de apio es la forma más accesible de empezar!».

COURTENEY COX, protagonista de las series *Cougar Town* y *Friends*

«Anthony no es solo un sanador cálido y compasivo, sino también auténtico y preciso, y dispone de habilidades concedidas por Dios. Ha sido una auténtica bendición en mi vida».

NAOMI CAMPBELL, modelo, actriz, activista

«Los amplios conocimientos de Anthony y su profunda intuición han conseguido despejar hasta los problemas de salud más confusos. Me ha proporcionado un camino claro para sentirme como nunca; su orientación me resulta indispensable».

TAYLOR SCHILLING, protagonista de la serie *Orange Is the New Black*

«Estamos agradecidísimos a Anthony por su dedicación apasionada a transmitir el concepto de la sanación a través de la comida. Tiene un don realmente especial. Sus prácticas han transformado por completo nuestra perspectiva de la comida y, en último término, nuestro estilo de vida. El zumo de apio por sí solo ha conseguido que nos sintamos de una forma totalmente distinta y formará parte de nuestra rutina mañanera para siempre».

HUNTER MAHAN, golfista, seis veces ganador del circuito PGA

«Con su don exclusivo, Anthony William está cambiando y salvando la vida de personas de todo el mundo. Su dedicación constante y la ingente cantidad de información avanzada que ofrece han derribado las barreras que impiden a tantas personas recibir las verdades que necesitan de una forma tan desesperada y que la ciencia y la investigación todavía no han descubierto. En lo que a mí respecta, nos ha ayudado a mis hijas y a mí y nos ha dado unas herramientas para reforzar nuestra salud que realmente funcionan. ¡El zumo de apio se ha convertido en parte de nuestra rutina habitual!».

LISA RINNA, protagonista de las series *The Real Housewives of Beverly Hills* y *Days of Our Lives*, escritora de éxito y diseñadora de la colección Lisa Rinna

«Anthony es una persona realmente generosa con una intuición muy aguda y un gran conocimiento sobre salud. He comprobado de primera mano la transformación que ha conseguido en la calidad de vida de las personas».

CARLA GUGINO, protagonista de *Jett, La maldición de Hill House, Los vigilantes, El séquito* y *Miniespías*

«Llevo un tiempo siguiendo a Anthony y siempre me dejan pasmada (pero no me sorprenden) los éxitos de las personas que siguen sus protocolos [...]. Yo he pasado muchos años intentando curarme, saltando de médico en médico y de especialista en especialista. Anthony es auténtico y confío en él y en su enorme conocimiento de cómo funciona el tiroides y de los verdaderos efectos que produce la comida en nuestro cuerpo. He orientado hacia él a muchísimos amigos, familiares y seguidores porque estoy realmente convencida de que posee unos conocimientos con los que ningún médico cuenta. Creo en él y por fin estoy en el verdadero camino hacia la curación. Me siento muy honrada de haberle conocido y agradecida por haber encontrado su trabajo. ¡Todos los endocrinólogos tendrían que leer su libro sobre el tiroides!».

MARCELA VALLADOLID, chef, escritora, presentadora de televisión

«¿Qué pasaría si alguien pudiera sencillamente tocarte y decirte cuál es el mal que padeces? Qué gusto contar con las manos sanadoras de Anthony William, un alquimista moderno que podría muy bien tener la clave de la longevidad. Sus consejos salvadores barrieron mi mundo como un huracán de sanación y han dejado tras de sí una estela de amor y luz. Es sin lugar a dudas la novena maravilla del mundo».

LISA GREGORISCH-DEMPSEY, productora ejecutiva sénior de la revista *Extra*

«El don que Dios le ha concedido a Anthony William es absolutamente milagroso».

DAVID JAMES ELLIOT, *Spinning Out, Trumbo, Mad Men, CSI: NY*;
protagonista durante diez años de *JAG*

«Soy hija de médico y siempre había confiado en la medicina occidental para aliviar hasta la dolencia más pequeña. Los conocimientos de Anthony me abrieron los ojos a los beneficios curativos de la comida y a cómo un enfoque más holístico de la salud puede cambiarte la vida».

JENNY MOLLEN, actriz y autora del gran éxito de ventas *I Like You Just the Way I Am*

«Anthony William es un regalo para la humanidad. Su increíble trabajo ha ayudado a millones de personas a curarse cuando la medicina convencional no era capaz de darles ninguna respuesta. Su pasión y su compromiso de ayudar a la gente son absolutamente genuinos y no tienen parangón, y me siento muy agradecida de haber podido compartir una pequeña parte de su potente mensaje en *Heal*».

KELLY NOONAN GORES, escritora, directora y productora del documental *Heal*

«Anthony William es uno de esos raros individuos que utilizan sus dones para ayudar a la gente a elevarse y a alcanzar todo su potencial convirtiéndose en los mejores defensores de su propia salud […]. Fui testigo de primera mano de su grandeza en acción cuando asistí a uno de sus encuentros presenciales. En mi opinión, la precisión de sus lecturas podría equipararse a la capacidad de un cantante para llegar a todas las notas agudas. Sin embargo, más allá de estas, su alma verdaderamente compasiva fue lo que cautivó a la audiencia. Anthony William es alguien de quien me siento orgullosa de ser su amiga y puedo asegurar que la persona a la que escuchas en los pódcast y cuyas palabras llenan las páginas de sus libros de éxito es la misma que se acerca a los seres queridos con el único propósito de ofrecerles su apoyo. ¡No está actuando! Es genuino y la seriedad de la información que nos transmite a través del Espíritu no tiene precio, es empoderadora y muy necesaria hoy en día».

DEBBIE GIBSON, estrella de Broadway, cantautora emblemática

«Tuve la suerte de trabajar con Anthony William cuando vino a Los Ángeles y contó su historia en la revista *Extra*. Fue una entrevista fascinante que dejó a los lectores con ganas de saber más… ¡La gente se volvió loca con él! Su cálida personalidad y su enorme corazón son evidentes. Ha dedicado su vida a ayudar a la gente a través del conocimiento que recibe del Espíritu, y comparte toda esa información en sus libros de la serie *Médico Médium*, unas obras con capacidad para cambiar la vida de las personas. ¡Anthony William es único!».

SHARON LEVIN, productora sénior de *Extra*

«¡Anthony William tiene un don increíble! Le estaré siempre agradecida por haber descubierto la causa oculta de varios problemas de salud que llevaban años incordiándome. Gracias a su apoyo tan cariñoso, mejoro de día en día. ¡En mi opinión, es fabuloso!».

MORGAN FAIRCHILD, actriz, escritora, conferenciante

«¡A los tres minutos de estar hablando conmigo, Anthony pudo identificar con total precisión mi problema médico! Este sanador sabe de lo que habla. Sus habilidades como médico médium son únicas y fascinantes».

ALEJANDRO JUNGER, médico, autor de los grandes éxitos de ventas *Clean: El programa revolucionario para restaurar la capacidad natural autocurativa del cuerpo, El método CLEAN para el intestino* y *El método CLEAN 7*, y fundador del aclamado Programa Clean

«El don de Anthony le ha convertido en el conducto de una información que está a años luz del lugar que ocupa hoy en día la ciencia».

CHRISTIANE NORTHRUP, médica, autora de los grandes éxitos de ventas *Las diosas nunca envejecen, La sabiduría de la menopausia* y *Cuerpo de mujer, sabiduría de mujer*

«Desde que leí el libro *La sanación del tiroides*, de la serie del Médico Médium, he ampliado mi forma de abordar las enfermedades tiroideas y sus tratamientos y estoy observando un cambio de enorme valor para los pacientes. Los resultados son muy gratificantes».

PRUDENCE HALL, médica, fundadora y directora médica de The Hall Center

«Cuánto nos ha emocionado y beneficiado el descubrimiento de Anthony y el Espíritu de la Compasión, cuya sabiduría curativa nos llega a través de la genialidad sensible y la *mediumnidad* cariñosa de Anthony. Su libro es una auténtica "sabiduría del futuro" y por eso disponemos ahora de forma milagrosa de una explicación clara y precisa de las muchas enfermedades misteriosas que los antiguos textos médicos budistas ya habían predicho que nos iban a afligir en esta era en la que personas excesivamente inteligentes han manipulado los elementos de la vida en busca de un beneficio económico».

ROBERT THURMAN, profesor Jey Tsong Khapa de Estudios Budistas Indotibetanos, Universidad de Columbia; presidente de la Casa del Tíbet de Estados Unidos; autor de los grandes éxitos de ventas *Amad a vuestros enemigos* y *La revolución interior*; presentador del *Bob Thurman Podcast*

«Anthony William es el inteligente médico médium y dispone de soluciones muy reales y no demasiado radicales para las dolencias misteriosas que nos afectan a todos en nuestro mundo moderno. Me siento más que entusiasmada de haber podido conocerle personalmente y de contar con él como recurso valiosísimo para mis protocolos de salud y los de toda mi familia».

ANNABETH GISH, *La maldición de Hill House, Expediente X, El ala oeste de la Casa Blanca, Mystic Pizza*

«Anthony William ha dedicado su vida a ayudar a la gente con una información que ha marcado una diferencia sustancial en la vida de muchas personas».

AMANDA DE CADENET, fundadora y directora ejecutiva de The Conversation and the Girlgaze Project, autora de *It's Messy* y *#girlgaze*

«¡Me entusiasma Anthony William! Mis hijas Sophia y Laura me regalaron su libro por mi cumpleaños y no pude parar de leerlo hasta que lo terminé. El Médico Médium me ha ayudado a conectar todos mis pasos en la búsqueda de la salud óptima. gracias a su obra me he dado cuenta de que el Epstein-Barr que arrastraba desde una enfermedad de la infancia estaba, muchos años después, saboteando mi salud. El Médico Médium ha transformado mi vida».

CATHERINE BACH, *The Young and the Restless, El sheriff chiflado*

«Mi recuperación de una traumática crisis vertebral ocurrida hace varios años había sido constante, pero seguía sufriendo debilidad muscular, mi sistema nervioso estaba agotado y tenía sobrepeso. Un gran amigo me llamó una tarde y me recomendó encarecidamente que leyera el libro *Médico médium*, de Anthony William. Me identifiqué con muchísima de la información que contenía, así que empecé a poner en práctica algunas de sus ideas. Luego intenté hacer una consulta y tuve la suerte de conseguirla. La lectura fue tan exacta que mi curación ha alcanzado un nivel inimaginado, más profundo, y ahora gozo de una mejor salud. He ido adelgazando de forma saludable, puedo disfrutar montando en bicicleta y haciendo yoga, he vuelto al gimnasio, tengo una energía estable y duermo profundamente. Cada mañana, después de hacer los protocolos, sonrío y exclamo: "¡Caramba, Anthony William! ¡Muchísimas gracias por este regalo tan reconstituyente!"».

ROBERT WISDOM, *Ballers, The Alienist, Rosewood, Nashville, Bajo escucha, Ray*

«En este mundo de confusión, lleno de ruido constante procedente del campo de la salud y el bienestar, confío en la profunda autenticidad de Anthony. Su don, milagroso y verdadero, se alza sobre todo ello hasta alcanzar un lugar de claridad».

PATTI STANGER, presentadora de *Million Dollar Matchmaker*

«Confío mi salud y la de mi familia a Anthony William. Incluso cuando los médicos no tienen respuesta, él siempre sabe cuál es el problema y qué hay que hacer para curarse».

CHELSEA FIELD, *NCIS: New Orleans, Secretos y mentiras, Sin rastro, El último boy scout*

«Anthony William aporta a la medicina una dimensión nueva que amplía profundamente nuestro conocimiento del cuerpo y de nosotros mismos. Su trabajo es parte de una nueva frontera en la curación y lo transmite con compasión y amor».

MARIANNE WILLIAMSON, autora de los grandes éxitos de ventas
Healing the Soul of America, La edad de los milagros y Volver al amor

«Anthony William es un guía generoso y compasivo. Ha dedicado su vida a apoyar a la gente en su camino de curación».

GABRIELLE BERNSTEIN, autora de los grandes éxitos de ventas *El universo te cubre las espaldas,*
La desintoxicación de los juicios y Los milagros ocurren

«Una información que funciona: eso es lo que pienso cuando me acuerdo de Anthony William y de sus profundas contribuciones al mundo. Nada me lo dejó tan claro como el caso de una vieja amiga que llevaba años luchando contra la enfermedad, con dificultades para concentrarse y fatiga. Había acudido a innumerables médicos y sanadores y realizado muchísimos tratamientos. Nada le había funcionado hasta que Anthony habló con ella, y desde ese momento los resultados fueron asombrosos. Recomiendo de corazón sus libros, sus conferencias y sus consultas. ¡No te pierdas esta oportunidad de curarte!».

NICK ORTNER, autor de los grandes éxitos de ventas *La solución tapping* y *The Tapping Solution for Manifesting Your Greatest Self*

«El talento esotérico solo es un don completo cuando se comparte con integridad moral y amor. Anthony William es una combinación divina de sanación, talento y ética. Es un auténtico sanador que cumple su tarea y la comparte para servir de forma auténtica al mundo».

DANIELLE LAPORTE, autora de los grandes éxitos de ventas *White Hot Truth* y *El mapa del deseo*

«Anthony es un vidente y un sabio del bienestar. Su don es asombroso. Con su orientación he podido definir y abordar un problema de salud que sufría desde hace años».

KRIS CARR, autora de los grandes éxitos de ventas *Crazy Sexy Juice, Crazy Sexy Kitchen* y *Crazy Sexy Diet*

«Doce horas después de recibir una dosis colmada de confianza en mí mismo magistralmente administrada por Anthony, el constante pitido de oídos que llevaba sufriendo desde hacía un año… empezó a ceder. Estoy asombrado, agradecido y feliz por los conocimientos que me ofreció para seguir avanzando».

MIKE DOOLEY, autor del gran éxito de ventas *Posibilidades infinitas* y transcriptor de *Mensajes del universo*

«Todas las formas naturales de mejorar la salud que recomienda Anthony William funcionan. Lo he visto con mi hija y su mejoría fue impresionante. El planteamiento, basado en la utilización de ingredientes naturales, constituye una forma de curación más eficaz».

MARTIN D. SHAFIROFF, asesor financiero, bróker número uno anterior en la clasificación estadounidense de WealthManagement.com y asesor de bienes número uno por Barron's

«Los valiosísimos consejos de Anthony William para prevenir y combatir las enfermedades están varios años por delante de lo que puede conseguirse en cualquier otro lugar».

RICHARD SOLLAZZO, oncólogo, hematólogo, nutricionista y experto en antienvejecimiento, colegiado en Nueva York y autor de *Balance Your Health*

«Anthony William es el Edgar Cayce actual, capaz de leer el cuerpo con una precisión y una intuición asombrosas. Identifica las causas subyacentes de enfermedades que a menudo desconciertan a los profesionales de la salud convencionales y alternativos más astutos. Sus consejos, prácticos y profundos, lo convierten en uno de los sanadores más poderosamente eficaces del siglo XXI».

ANN LOUISE GITTLEMAN, autora de más de treinta grandes éxitos de ventas sobre salud y sanación y creadora del popularísimo plan de depuración y dieta Fat Flush

«Como mujer de negocios de Hollywood, puedo identificar qué cosas tienen valor. Algunos de los clientes de Anthony llevaban gastado más de un millón de dólares buscando ayuda para su "enfermedad misteriosa" hasta que por fin le descubrieron».

NANCI CHAMBERS, copresentadora de JAG; productora y empresaria de Hollywood

«Anthony me hizo una lectura de salud y me dijo con enorme precisión cosas que nadie más que yo podía conocer. Este hombre amable, dulce, divertidísimo, discreto y generoso, tan "de otro mundo" y tan extraordinariamente dotado, con una habilidad que desafía nuestra forma de ver el mundo, me ha impresionado hasta a mí, ¡una médium! Es realmente el Edgar Cayce actual y supone una bendición inmensa que esté con nosotros. Demuestra que somos más de lo que creemos».

COLETTE BARON-REID, autora del gran éxito de ventas El mapa encantado y presentadora del programa de televisión Messages from Spirit

«Cualquier físico cuántico te dirá que en el universo están actuando cosas que todavía no conocemos. Creo de verdad que Anthony es capaz de manejarlas. Tiene un don asombroso para acceder intuitivamente a los métodos de curación más eficaces».

CAROLINE LEAVITT, autora de los grandes éxitos de ventas With or Without You, Is This Tomorrow y Pictures of You

OTRAS OBRAS DE ANTHONY WILLIAM

Médico Médium. Alimentos que cambian tu vida. Cúrate a ti mismo y a tus seres queridos con los poderes curativos ocultos de las frutas y verduras.

Médico Médium. La sanación del tiroides. La verdad sobre las enfermedades de Hashimoto y de Graves, el insomnio, el hipotiroidismo, los nódulos tiroideos y el virus de Epstein-Barr.

Médico Médium. El rescate del hígado. Una nueva forma de entender y tratar los problemas gastrointestinales, la psoriasis, la diabetes, el acné, el hígado graso, la fatiga... y muchas enfermedades más.

Médico Médium. Zumo de apio. La medicina más poderosa de nuestro tiempo sana a millones en todo el mundo.

Médico Médium. Limpiar para sanar. Planes curativos para sanar eccemas, ansiedad, depresión, acné, enfermedad de Lyme, problemas intestinales, niebla mental, trastornos de peso, migrañas, inflamación, vértigo, psoriasis, quistes, fatiga, ovarios poliquísticos, fibromas, infecciones urinarias, endometriosis, enfermedades autoinmunes y más.

Todos ellos están disponibles en las librerías y pueden comprarse en la página web: www.grupogaia.es.

MÉDICO
MÉDIUM

EDICIÓN AMPLIADA Y ACTUALIZADA

MÉDICO MÉDIUM

Los secretos de las enfermedades crónicas, autoinmunes y misteriosas y sus claves de curación

ANTHONY WILLIAM

PRÓLOGO DEL DOCTOR ALEJANDRO JUNGER

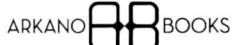

ARKANO BOOKS

Primera edición: abril de 2022
Primera reimpresión: marzo de 2024

Título original: *Medical Medium, Revised Edition*

Traducción: Blanca González Villegas

© 2021, Anthony William
Publicado originalmente en Reino Unido por Hay House UK Ltd.

Publicado por acuerdo con Hay House UK Ltd, Watson House,
54 Baker Street, W1U 7BU, Reino Unido

De la presente edición en castellano:
© Distribuciones Alfaomega S. L., Arkano Books, 2021
    Alquimia, 6 - 28933 Móstoles (Madrid) - España
    Tel.: 91 617 08 67
    www.grupogaia.es - E-mail: grupogaia@grupogaia.es

Depósito legal: M. 132-2022
I.S.B.N.: 978-84-17851-65-1

Impreso en India

Para Indigo, Ruby y Great Blue

ÍNDICE

PRIMERA PARTE
EL COMIENZO DE TODO

SEGUNDA PARTE
LA EPIDEMIA OCULTA

TERCERA PARTE
LOS CAUSANTES SECRETOS DE OTRAS ENFERMEDADES MISTERIOSAS

CUARTA PARTE
CÓMO LOGRAR AL FIN LA CURACIÓN

«En este libro hay algo para todo el mundo, sea cual fuere el programa alimentario, la dieta o el sistema de creencias nutricionales que practiques. Es para todo aquel que quiera acceder a los conocimientos sobre sanación más avanzados que existen.

La información que contiene es neutral, independiente.
Su objetivo es permitir que terapeutas y sanadores puedan acceder a estos conocimientos y aprendan a ayudar a más gente. Pretende que tú también accedas a ellos y aprendas a curarte a ti mismo. Quiere transmitir la verdad.

La verdad acerca del mundo, de nosotros mismos, de la vida, de nuestro propósito… Porque todo ello se basa en la sanación. Y ahora tienes en tus manos la verdad acerca de la sanación».

ANTHONY WILLIAM, Médico Médium

PRÓLOGO

¿Cómo sabes lo que sabes?

La mayoría de las cosas que sabes las sabes porque las has aprendido de tus cuidadores, de tus amigos, en el colegio, en los libros o en la calle. Esas son las cosas que sabes que sabes.

Sin embargo, dentro de ti existen otros tipos de conocimiento. Está, por ejemplo, el conocimiento de que eres, de que existes. De que tú eres tú. Este es un conocimiento con el que nacemos.

Existe otro tipo de conocimiento del que resulta difícil hablar, porque la mayoría de la gente lo da por sentado. Es el conocimiento que tiene tu cuerpo de cómo debe funcionar. Sin necesidad de que seas cardiólogo, tu corazón sabe cómo bombear la sangre. Sin que seas gastroenterólogo, tu intestino sabe cómo digerir y absorber los alimentos.

Y está también el conocimiento que aparece como una sensación, como un instinto o como una intuición. Este conocimiento es sumamente inteligente y casi mágico. Te hace conocer cosas sin haberlas visto ni oído jamás… y puede salvarte la vida. Es el tipo de conocimiento en el que con frecuencia nos aconsejan que confiemos. Pero ¿de dónde procede? ¿Cómo te hace saber las cosas? ¿Quién decide cuándo debe comunicarse contigo? Como hombre de ciencia, me han enseñado hasta el adoctrinamiento que solo debo confiar en aquello que puedo observar, medir, comprobar y reproducir. Sin embargo, como hombre con corazón, sé que no puedo medir el amor que siento por mi mujer y por mis hijos…, pero que es más real que cualquier célula que haya podido estudiar jamás bajo un microscopio, y muchísimo más importante.

Desde épocas inmemoriales se viene hablando de personas con habilidades extraordinarias, de gente que posee un tipo de conocimiento distinto y con cualidades casi milagrosas; de eruditos que saben cosas que a los ordenadores les cuesta encontrar; de prodigios en todas las áreas del saber humano, áreas como la música, el arte y los deportes, por nombrar solo unas pocas.

Últimamente he sabido de algunos individuos que se comunican con aquellos que han cruzado al otro lado. Estos médiums «del tránsito» están causando sensación en Occidente con unos mensajes fascinantes que la gente jura que solo pueden proceder de sus seres queridos difuntos. Entre todos los libros que he leído, uno de los que más me ha gustado ha sido *Muchas vidas, muchos maestros*, de Brian Weiss. El doctor Weiss hipnotiza a sus pacientes para que hagan regresiones a vidas pasadas, e incluso a espacios entre vidas, donde reciben mensajes extraordinarios procedentes de maestros espirituales. Estas sesiones producen un efecto sanador muy profundo en las personas que las experimentan.

Y luego están los sanadores, hombres y mujeres —algunos de ellos, famosos— que poseen la habilidad de hacer ver a los ciegos, caminar a los paralíticos y recuperarse plenamente a los enfermos. Estos sanadores son los que más me fascinan. Quizá, incluso, me den un poco de envidia. Me encantaría recibir el don de ser capaz de sanar totalmente a una persona con solo tocarla. Emprendería una orgía de sanación que empezaría por los hospitales infantiles.

Siempre que oigo hablar de alguna persona que posee una habilidad especial relacionada con la sanación, me entran unas ganas tremendas de conocerla inmediatamente, de incluirla en mi red de contactos, de experimentar yo mismo su don, de enviarle pacientes y, con un poco de suerte, de aprender su habilidad. Y así fue como entré en contacto con Anthony William.

Hace unos años pasé una época en la que a diario me acometían fuertes dolores abdominales. A través de una ecografía, me detectaron un tumor hepático. La resonancia magnética lo confirmó y observó una inflamación en los nódulos linfáticos inguinales. Me alarmé y concerté una cita para una biopsia de estos nódulos linfáticos. Mientras esperaba la fecha de la intervención, me dieron el número de teléfono de Anthony. Conseguí en seguida una cita con él y, desde el primer momento de la consulta, me estuvo hablando de mi hígado y llegó incluso a predecir correctamente los resultados de la biopsia. Más aún, me recetó un régimen alimenticio con una serie de suplementos que acabó inmediatamente con los dolores abdominales, los cuales, dicho sea de paso, no guardaban relación alguna con el tumor hepático, sino que eran producto de un quiste benigno antiguo que no me habían descubierto anteriormente.

Desde entonces, he consultado con Anthony asuntos relacionados con mi mujer y con mis hijos, y siempre he recibido de él unas sugerencias muy útiles. También le he remitido a muchos de mis pacientes, los más curiosos y de mente más abierta, y todos y cada uno de ellos me han contado maravillas de su experiencia. La procedencia de su sabiduría es algo que queda a tu libre interpretación. Yo creo que tiene la misma frecuencia que la intuición, pero a un volumen mucho más fuerte. De hecho, el propio Anthony lo describe como una voz que le habla al oído.

Cuando Anthony me dijo que había escrito un libro, me puse a dar saltos de alegría. Por fin iba a poder saber, directamente de una persona con una capacidad de sanación asombrosa, cómo actúa este tipo de sanación, e iba a conocer su historia y su experiencia personal. Cuando leí el libro, me quedé pasmado. Está bien escrito y es sincero, interesante, humilde y fascinante. No podía dejarlo, y me alegro mucho por ti, porque estás a punto de vivir la misma experiencia. Un viaje al interior de la mente y del alma de un auténtico sanador, algo mucho mejor que un viaje por el espacio.

Espero que lo disfrutes tanto como yo. Te envío todo mi amor.

ALEJANDRO JUNGER, médico, autor de *Clean*, *Clean Eats* y *Clean Gut*, incluidos en las listas de éxitos del *New York Times*

Respuestas para nuestro tiempo

Tienes entre tus manos el libro que dio inicio a todo, una edición nueva, mejorada y oportuna del título con el que abrí por primera vez la puerta a todo el mundo a través de unos conocimientos de sanación procedentes de arriba que ayudaban a la gente a obtener respuestas, curarse y recuperar su vida.

Tanto si llegas de nuevas a esta edición mejorada y ampliada de *Médico médium* como si eres un seguidor empedernido de la serie de libros, debes saber que ya se ha establecido un registro del poder de curación que ha proporcionado este título. Personas de todo el mundo que habían probado todo aquello que les ofrecían las investigaciones y la ciencia médica han encontrado un santuario en esta información que les ha permitido resurgir de entre las cenizas.

Año tras año, desde que este libro entró por primera vez en el mundo, he tenido la oportunidad de publicar otros volúmenes de la serie del Médico Médium, cada uno de los cuales estaba destinado a ayudar a alcanzar un nivel nuevo de sanación y despertar. Todos ellos han aparecido en el momento en que lo han hecho por un motivo. El último de ellos, *Limpiar para sanar*, se publicó en la histórica primavera del 2020, un momento en el que el mundo tenía una enorme necesidad de las limpiezas antivíricas que propone. Y esta nueva edición de *Médico médium*, el primer libro de la serie, ha llegado a ti en este momento concreto también por un motivo.

Desde que empecé, he estado mostrando las herramientas necesarias para combatir los virus. Llevo más de treinta y cinco años hablando de estos microorganismos: he enseñado a médicos, profesionales sanitarios y miles de personas más cómo actúan en el cuerpo, cómo podemos protegernos y librarnos de ellos para curarnos y superar nuestros síntomas y dolencias. Cuando la primera edición de *Médico médium* llegó al público, los virus todavía no estaban en el radar de las comunidades médicas, que no los consideraban una de las causas principales de la epidemia de enfermedades crónicas que se ha desarrollado a lo largo de los últimos setenta años. Sin embargo, gracias a los innumerables lectores que recuperaban la salud y la vitalidad aplicando los protocolos del médico médium que aparecen en estos capítulos —y gracias también a los médicos que vieron la verdad que contienen—, esta información empezó a echar raíces. La publicación de este libro consiguió que nos diéramos cuenta de que los virus son los grandes responsables de gran parte de los sufrimientos que nos aquejan hoy en día.

Desde el principio te he estado ofreciendo la información que necesitas para protegeros tanto a ti mismo como a tu familia y para hacerte más fuerte, de manera que amenazas como los virus no puedan contigo. Esa ha sido desde siempre una de las bases de la información del Médico Médium.

La época que estamos viviendo nos exige volver a los inicios. Necesitas recibir la información curativa más oportuna —e intemporal— posible. Como siempre, no está solo relacionada con los virus, sino también con las demás amenazas que encontramos en nuestro entorno y contra las que solo nos podemos proteger si disponemos de los conocimientos apropiados.

En estas páginas encontrarás los fundamentos curativos intemporales del Médico Médium que este libro ha ofrecido siempre, pero acompañados ahora de información actual y muy pertinente en estos tiempos. Si ya has leído la primera edición, merece la pena que hagas lo mismo con esta, de principio a fin, para no perderte ninguno de los datos nuevos que incluye.

Aquí tienes algunos de los más importantes:

- **La verdad sobre la relación entre la covid-19 y las enfermedades crónicas.**

    Esta información la encontrarás en el capítulo 3, «Virus de Epstein-Barr, síndrome de fatiga crónica y fibromialgia», aunque es fundamental para cualquier persona.

- **Listas renovadas de suplementos con las dosis recomendadas para síntomas y dolencias crónicas.**

    Como la disponibilidad y la calidad de los suplementos puede ir variando con el tiempo, he renovado los protocolos que encontrarás al final de cada capítulo de la segunda y la tercera parte. Observarás que se corresponden con los del compañero de este libro,

Limpiar para sanar. En la cuarta parte encontrarás también un capítulo nuevo que incluye instrucciones fundamentales sobre cómo aplicar los suplementos y reforzar el sistema inmunitario durante las terapias de choque de zinc y de vitamina C del Médico Médium.

- **Recetas para la cura depurativa de 28 días del Médico Médium.**

    Ahora puedes consultar recetas a todo color que te apoyarán y te motivarán en el transcurso de la cura depurativa de 28 días del Médico Médium (que, por cierto, es una limpieza antivírica…, como cualquiera de las del Médico Médium).

- **Más sanación para el alma y apoyo espiritual de arriba.**

    Estás aquí, en la tierra, por un motivo concreto. Aunque nos enfrentamos a grandes incertidumbres y cambios, todos necesitamos que te quedes aquí entre nosotros con alegría y que encuentres formas de conectarte con tu propósito. Ese es el fin de que haya ampliado las ofertas del capítulo 24, «Meditaciones y propuestas para sanar el alma», del 25, «Ángeles esenciales», y del 26, «Mantén la fe». Puedes aplicar estas técnicas tan poderosas —que ni siquiera exigen que te levantes de la cama— siempre que necesites conectarte con la paz, el enraizamiento y la plenitud.

No olvides nunca el poder de los pasos que das hacia tu curación. Siempre que trabajas para cuidarte, tu propia búsqueda de la verdad y tu vitalidad ayudan a liberar a otras personas. El cambio que ya ha provocado este libro puede ayudarte a conectarte con lo que quiero decir.

Gracias a él, los análisis para buscar el virus de Epstein-Barr (VEB) se están convirtiendo en una práctica regular tanto de la medicina convencional como de la alternativa a medida que los médicos empiezan a conectarlo con los síntomas misteriosos de sus pacientes. Y esto es gracias a los cientos de miles de personas que han llevado esta información a las consultas y han pedido ayuda debido a lo que habían aprendido en estas páginas. Los lectores siguen mostrando este libro a más y más profesionales sanitarios, lo que ha impulsado un movimiento nuevo de búsqueda de las causas más profundas de las enfermedades misteriosas y ha logrado que se tomen más en serio el VEB. Antes de la publicación de *Médico médium*, las comunidades médicas desconocían lo que era capaz de hacer este virus porque, por ejemplo, la investigación y la ciencia médica no eran conscientes de que provoca síntomas que dan lugar a problemas neurológicos. Hoy en día se están haciendo habituales los análisis para comprobar su presencia y ha aumentado la conciencia sobre él. La investigación y la ciencia están por fin empezando a encontrar un vínculo entre el virus de Epstein-Barr y docenas de dolencias.

Este libro ha empujado también a la investigación y la ciencia médica a empezar a eliminar la enfermedad de Lyme de la categoría bacteriana y, de momento, a situarla en la de los trastornos autoinmunes. Aunque etiquetarla como tal sigue sin mostrar un conocimiento pleno de sus síntomas, es una forma de admitir que no la conocen tan bien como creían, lo que supone un gran avance. Una vez más, esto demuestra que los lectores se pusieron en marcha con la información del capítulo 16, «Enfermedad de Lyme». Y todo ello gracias a las personas que descubrieron en este libro que es una enfermedad vírica, y no bacteriana, transmitieron esta información a sus médicos, aplicaron los protocolos de curación indicados y obtuvieron buenos resultados. Y también gracias a los médicos que aprendieron con este material la forma de trabajar para ayudar a sus pacientes. Muchos de ellos se han aplicado los protocolos de curación incluso a ellos mismos.

Otro cambio importante: este libro ha permitido conocer lo que son realmente capaces de hacer los metales pesados tóxicos, las dolencias que pueden provocar y favorecer cuando están dentro de nuestro cuerpo. Además, la relación entre estos y los virus está empezando a ser más conocida gracias a todos aquellos que han leído la información proporcionada por el Médico Médium y han decidido hacer un cambio en el mundo.

Estas son solo algunas de las transformaciones que estamos empezando a percibir a medida que las verdades contenidas en este libro van llegando a más personas. Mi papel es el de mensajero: ofrezco palabras vivas procedentes de arriba que dan respuesta a los mayores desafíos de salud que afrontamos hoy en día. Con esta nueva edición, las posibilidades de progreso son todavía mayores.

Mereces tener respuestas. Mereces contar con el conocimiento y las herramientas necesarias para protegerte tanto a ti como a tus seres queridos. Y recuerda siempre que tu trabajo en pos de la curación tiene un significado mayor de lo que podrías llegar a imaginar.

Te deseo todo lo mejor.
Anthony William, Médico Médium

«Tienes entre tus manos el libro que dio inicio a todo, una edición nueva, mejorada y oportuna del título con el que abrí por primera vez la puerta a todo el mundo a través de unos conocimientos de sanación procedentes de arriba que ayudaban a la gente a obtener respuestas, curarse y recuperar su vida».

ANTHONY WILLIAM, Médico Médium

Introducción

¿Lo has probado todo, has acudido a todo el mundo y sigues sin poder estar tan bien de salud como te gustaría? ¿Quieres que te aseguren que no te has imaginado, provocado ni creado tú mismo tu sufrimiento?

¿Te asusta el aumento de enfermedades como el cáncer? ¿Estás buscando herramientas de prevención?

¿Quieres adelgazar? ¿Quieres verte y sentirte más joven? ¿Deseas tener más energía? ¿Quieres ayudar a un ser querido que sufre? ¿Deseas salvaguardar el bienestar de tu familia?

¿Quieres volverte a sentir como antes? ¿Quieres recuperar la claridad mental y el equilibrio? ¿Quieres obtener apoyo espiritual y acceder a todo el potencial de tu alma?

¿Quieres ponerte en pie y afrontar los retos del siglo xxi?

¿Estás confuso por toda la información contradictoria sobre salud que existe y aspiras a encontrar una única guía clara con las respuestas reales que han ayudado a millones de personas?

En ese caso, este es tu libro. No encontrarás respuestas a estas preguntas en ningún otro lugar.

Con cada año que pasa, estas respuestas están llegando a más personas. La información se difunde por todo el mundo, a veces se malinterpreta y a menudo no se indica que proceda de la serie de libros del Médico Médium o de las conferencias que he impartido. Debes saber que lo que estás leyendo en este momento es la fuente original.

Este libro es completamente distinto a todo lo que hayas podido leer hasta ahora. No vas a encontrar una cita tras otra ni referencia tras referencia que te obligue a estudiar, porque la información que contiene sigue siendo fresca, única y adelantada a su tiempo, y procede de arriba. En aquellos puntos en los que la información que leas se parezca a otra ya existente de otras fuentes, debes saber que las verdades y los datos proceden del Espíritu de la Compasión, una fuente de la que hablaré más extensamente en el capítulo 1, «Los orígenes del Médico Médium». En el caso de que el Espíritu me indique que recurra a una fuente terrenal, a un estudio concreto para ofrecer un contexto histórico, encontrarás una nota a pie de página. La ciencia ha descubierto algunas de las cosas que aparecen en este libro y aún le quedan muchas más por descubrir. Todo lo que cuento aquí procede de una autoridad superior: el Espíritu de la Compasión, que anhela que todo el mundo se cure y alcance su máximo potencial.

Esta obra desvela muchas de las verdades médicas más preciosas del Espíritu. Es la respuesta para todo aquel que padezca una enfermedad crónica o misteriosa que los médicos no hayan sido capaces de resolver.

No es solo un libro para aquellas personas cuyos síntomas y dolencias les suponen una limitación en su vida cotidiana, sino para todos los que viven en este planeta.

Las modas y tendencias en salud van y vienen y pueden volver otra vez, dependiendo del respaldo económico con el que cuenten y la promoción que vuelva a inspirarles vida. Cuando una de ellas se hace popular, produce un efecto muy convincente sobre la consciencia de las personas. Un tiempo después llega otra novedad, la anterior se desvanece y el envoltorio nuevo y reluciente que rodea a la que nos llega nos atrae tanto que somos incapaces de darnos cuenta de que contiene las mismas equivocaciones que las anteriores. Con cada década que pasa, olvidamos los errores médicos del periodo anterior, y así la historia se repite una y otra vez.

A diferencia de otros libros relacionados con la salud, que reeditan las mismas teorías antiguas con nombres nuevos y atractivos, estas páginas contienen una orientación de salud que el Espíritu de la Compasión está revelando por primera vez. Cuando la primera edición de este libro llegó, hace años, a la gente, creó un movimiento nuevo, nos hizo abrir los ojos a las causas de las enfermedades crónicas. Aunque esta edición mejorada y ampliada de *Médico médium* está elaborada sobre las mismas bases de la primera, contiene también información y apoyo novedosos y oportunos. Por eso es fundamental que se publique, para que pueda seguir educando a las comunidades médicas y ofreciendo a las personas una oportunidad de alcanzar la libertad en todo lo relacionado con su salud.

EL ACELERAMIENTO

Según el Espíritu de la Compasión, nuestra época actual es la era del aceleramiento, pues nunca antes la civilización había avanzado a tanta velocidad.

La tecnología ha revolucionado prácticamente toda nuestra vida. Vivimos en un periodo repleto de cosas maravillosas y oportunidades asombrosas.

Pero es también una época de peligros. Cuando conseguimos procesar mentalmente algo que acaba de acontecer, ya se ha quedado antiguo. Estamos siempre tan acelerados que nos abruma constantemente la necesidad de ir un paso por delante. La información al minuto que tenemos al alcance de las yemas de los dedos viene acompañada de mayores exigencias, responsabilidades… y trampas para la salud. Los avances que se producen a velocidades de vértigo llevan a veces implícitas una serie de vulnerabilidades que no habíamos tenido en cuenta.

Estos cambios afectan al conjunto de la humanidad, y es sobre todo la mujer la que se lleva la peor parte. La mujer es la que hoy en día tiene que afrontar las mayores expectativas, pues su cuerpo se ve muchas veces forzado a llegar al límite de sus posibilidades. Y las enfermedades crónicas se han generalizado, tanto en los hombres como en las mujeres y en los niños.

Si no interrumpimos el flujo constante de desinformación, si no reconocemos lo que nuestros antepasados, de ambos sexos, tuvieron que soportar y cambiamos nuestro rumbo, las próximas generaciones se verán obligadas a padecer unos sufrimientos innecesarios. Para mantener el ritmo de esta era tan cambiante —para sobrevivir—, tenemos que aprender a adaptarnos. Y la única forma de hacerlo es proteger nuestra salud.

Hoy en día, el enfoque más popular de los libros, los artículos de prensa, las redes sociales y los pódcast sobre enfermedades crónicas consiste en aconsejarle a la gente que elimine de su dieta lo que teóricamente se consideran alimentos inflamatorios, con lo que teóricamente se mejora también la salud intestinal… Y eso es todo. La información que contienen no explica cuál es la verdadera causa de los trastornos autoinmunes y de las enfermedades crónicas, ni indica qué hay que hacer para erradicar los problemas reales que los originan. Por eso las personas siguen estando enfermas.

Sin embargo, aquellas enfermedades que tienen estancadas a las comunidades médicas y dejan sin respuestas a los pacientes tienen una explicación real. El *espejismo* consiste en que el conocimiento del que disponen estas comunidades de las enfermedades crónicas se está moviendo. La realidad es que esa apariencia de avance proviene a menudo de pistas falsas y de conjeturas. Mientras tanto, la gente sigue sufriendo. Pero este estancamiento no tiene por qué seguir impidiéndote avanzar. Existen procedimientos muy potentes para afrontar los retos que nos presenta la era moderna.

Este libro es la guía que te enseña a alcanzar realmente la libertad. Lo he escrito para que puedas sanar de verdad y para evitar que te absorban las tendencias, las modas, las equivocaciones, las medias verdades, los errores, las distracciones y los engaños sobre salud y bienestar. El Espíritu de la Compasión nos ha proporcionado esta información para que podamos ayudar a los niños de hoy a crecer y convertirse en adultos sanos.

No estoy en absoluto en contra de la ciencia. No cuestiono que la Tierra sea redonda ni que tenga miles de millones de años de antigüedad, ni tampoco el valor del método científico. Lo que el Espíritu de la Compasión revela puedes leerlo en este libro y, en consecuencia, está siendo cada día más reconocido por la comunidad científica.

Si una persona muy querida —o tú mismo— está enferma, ¿crees que puedes esperar veinte, treinta o cincuenta años a recibir una respuesta para su enfermedad? ¿Podrías soportar ver cómo tu hija o tu hijo al crecer deben hacer frente a los mismos problemas de salud que tú estás sufriendo y a los mismos límites de la medicina?

Esa es la razón de que esta edición mejorada y ampliada de este libro haya llegado al público, de que tú puedas leerla ahora.

CÓMO UTILIZAR ESTE LIBRO

Las razones que te han impulsado a leer este libro pueden ser muchas y variadas. Quizá hayas recibido un diagnóstico médico y quieras saber lo que realmente significa esa etiqueta. Puede que tengas unos síntomas que no sabes cómo definir y estés buscando respuestas. Es posible que seas un profesional sanitario o el allegado de un enfermo y quieras saber cuál es la mejor forma de cuidarlo. O quizá estés interesado en la salud y el bienestar en general y desees aprender cómo acceder a lo mejor de ti mismo y descubrir tu objetivo en la vida.

Este libro contiene información para todo el mundo, con independencia del programa alimentario, la dieta o el sistema de creencias nutricionales que se practiquen. Es para todo aquel que quiera acceder al conocimiento sobre sanación más avanzado que existe.

A continuación te explico cómo está estructurado. En la primera parte, «El comienzo de todo», te hablo de mi conexión con el Espíritu de la Compasión y del trabajo que llevo realizando toda mi vida para ayudar a las personas a curarse de los factores misteriosos que hacen que estén enfermas, y para que de este modo puedan recuperar su vida y prevenir otros problemas de salud. También analizo las *enfermedades misteriosas* y el motivo de que estén mucho más generalizadas de lo que la gente cree.

La validación y el conocimiento son dos de las herramientas más poderosas de la recuperación, por lo que los capítulos de las dos secciones centrales están dedicados a dar cuenta de las historias reales que se esconden detrás de docenas de enfermedades.

La segunda parte, «La epidemia oculta», está dedicada por entero al virus de Epstein-Barr, un patógeno al que no se le ha prestado suficiente atención y que es el causante oculto de enfermedades debilitantes como la fibromialgia, el síndrome de fatiga crónica, la esclerosis múltiple, la artritis reumatoide, los trastornos del tiroides y muchas más. Las diversas variedades y fases del Epstein-Barr están causando una verdadera plaga, sobre todo entre las mujeres, una plaga que presenta muchísimas formas diferentes; es la enfermedad misteriosa de las enfermedades misteriosas. En ella encontrarás también respuestas fundamentales sobre la conexión que existe entre la covid-19 y las enfermedades crónicas.

La tercera parte, «Los causantes secretos de otras enfermedades misteriosas», analiza otros problemas de salud generalmente malentendidos e incluye descripciones de sus sorprendentes y variadas causas. Ningún aspecto de esta información puede seguir esperando para llegar a más personas.

Al final de cada capítulo de la segunda y tercera parte encontrarás también sugerencias de sanación específicas con listas de alimentos y suplementos recomendados para alguna enfermedad concreta. (Antes de utilizar los suplementos, asegúrate de leer el capítulo 21).

A continuación, pasamos a la cuarta parte, «Cómo lograr al fin la curación», en la que revelo los auténticos secretos que nos van a permitir gozar de una salud excelente. Son más piezas grandes del rompecabezas que faltan en el mundo de la salud actual. Esta cuarta parte está centrada en la recuperación, la prevención, el autodescubrimiento y la sanación del alma. Tanto si lo que te interesa es superar una enfermedad como si lo que deseas es cambiar una salud buena por otra excelente, o acceder a tu verdadero yo, en ella encontrarás información relevante que incluye

consejos para tener una digestión óptima, cómo hacer una depuración curativa, los ingredientes ocultos que pueden entorpecer tu salud, reflexiones sobre los alimentos más curativos del planeta, opciones de depuración e instrucciones de técnicas espirituales, tales como la sanación de las lesiones producidas por dificultades emocionales, a través de meditaciones exclusivas y la invocación a los ángeles para pedirles su apoyo.

LA VERDAD ACERCA DE LA CURACIÓN

La expresión *aceleramiento* no implica solo «ir más deprisa»; hace también referencia al movimiento del feto en el útero, que se va acelerando a medida que transcurren los meses.

Esto significa que la época del aceleramiento no es solo una aceleración de la vida: también es un renacimiento.

Un mundo nuevo está emergiendo. Si no queremos quedarnos atrás —y ser presa de los peligros que acompañan a todo cambio rápido—, debemos adaptarnos.

Cada una de las palabras de este libro está dedicada a ayudarte en este proceso.

Mi objetivo es conseguir que la gente mejore. Antes de que se publicara la serie de libros del Médico Médium, ya había ayudado a decenas de miles de personas a recuperarse totalmente de sus dolencias, a prevenir enfermedades futuras y a vivir una vida plena, y por eso quería compartir estos éxitos con el mundo en general. Ahora que estos libros han llegado a todo el mundo, millones de personas han visto cambiar su vida gracias a la información procedente de arriba.

Verás que a lo largo del libro empleo con frecuencia la expresión «comunidades médicas». Con ella me estoy refiriendo tanto a las comunidades médicas convencionales como a las alternativas, y también a los campos más nuevos de la medicina integrativa y funcional. No me pongo de parte de ninguna de ellas ni tampoco las acuso. Apoyo el trabajo que hacen. Muchos médicos se ponen en contacto conmigo para analizar la información de los libros del Médico Médium y para hablar sobre cómo la aplican en su práctica profesional porque están comprobando que ayuda a sus pacientes. La información que aporto es neutral, independiente. Mi propósito es que los profesionales y sanadores adquieran este conocimiento y aprendan a ayudar a más personas. Pretendo que tú mismo adquieras este conocimiento y aprendas a curarte a ti mismo. Pretendo difundir la verdad.

¿No es la verdad lo que todos estamos buscando? ¿No buscamos la verdad acerca de nuestro mundo, del universo e incluso de nosotros mismos? ¿No ansiamos saber la verdad de por qué y con qué propósito estamos aquí?

Cuando sufrimos una enfermedad, nos cuestionamos a nosotros mismos. Nos sentimos apartados de la vida, de aquello para lo que nos pusieron en esta tierra. Dudamos de verdades básicas como la capacidad del cuerpo para curarse a sí mismo, porque aún no nos hemos conectado con lo que realmente se esconde tras nuestra enfermedad. Vamos de médico en médico, de comunidad médica en comunidad médica, buscando una respuesta. Perdemos la fe en la vida misma.

Cuando nos ponemos bien, las dudas se disipan. Tenemos la energía necesaria para dedicarnos a nuestro verdadero propósito. Vemos que nos transformamos y creemos de nuevo en la bondad de la vida. Volvemos a establecer el contacto con el sendero por el que transitamos en este mundo. Encontramos el camino de vuelta a casa con el corazón y el alma en paz.

La verdad acerca del mundo, de nosotros mismos, de la vida, de nuestro objetivo…, todo depende de la curación.

Y la verdad acerca de la curación está ahora mismo en nuestras manos.

«Si no interrumpimos el flujo constante de desinformación, si no reconocemos lo que han vivido nuestros antepasados y antepasadas y corregimos nuestro curso, las próximas generaciones tendrán que soportar un sufrimiento innecesario. Para seguir el ritmo de estos tiempos cambiantes, para sobrevivir, debemos aprender a adaptarnos. Y la única forma de hacerlo es protegiendo nuestra salud».

ANTHONY WILLIAM, Médico Médium

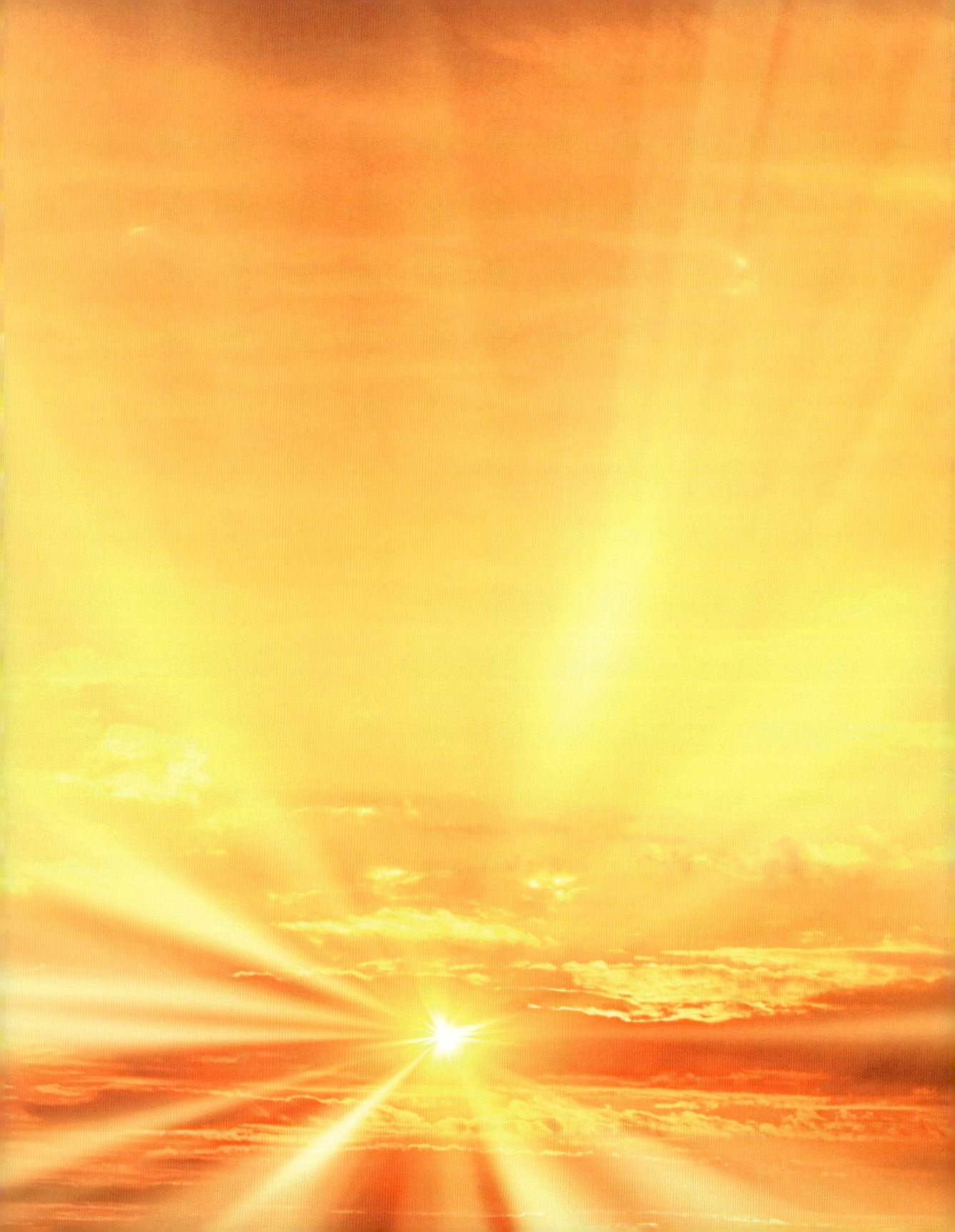

PRIMERA PARTE

EL COMIENZO DE TODO

«He dedicado mi vida a este trabajo.
Estoy aquí como mensajero. Eso es lo que soy.

Cuando era niño, la gente me decía que tenía un don. Con el transcurso de los años, el Espíritu de la Compasión me dejó bien clara una cosa: que el don jamás fue mío. Que es para las personas necesitadas, las que luchan, las que sufren y las que buscan respuestas. Este don es para ti».

ANTHONY WILLIAM, Médico Médium

CAPÍTULO 1

Los orígenes del Médico Médium

Cuando este libro se publicó por primera vez, revelé una serie de verdades que no podías encontrar en ningún otro lugar. No las podías oír de labios de tu médico, leerlas en otros libros ni encontrarlas en las redes sociales.

Son profecías que todavía no habían aflorado y que yo sacaba a la luz por primera vez.

Desde la publicación inicial de *Médico médium*, al fin ha empezado a cambiar la forma en la que las comunidades médicas ven los síntomas, las dolencias, los trastornos y las enfermedades gracias a la información original y única de este libro y de los que componen el resto de la serie. Esta información ha impulsado la medicina, tanto alternativa como convencional, en una dirección nueva. Ha permitido que las comunidades médicas empiecen por fin a despertar al efecto tan extendido que provocan los virus sobre la población mundial. Este libro se ha convertido en una guía de referencia en consultas médicas de todo el mundo.

No soy médico. Carezco de formación médica. Sin embargo, puedo contarte cosas acerca de tu salud que nadie más puede decirte. Puedo ofrecerte una información médica avanzada que está décadas por delante de la que tienen la investigación y la ciencia médica, y mi objetivo es que consigas al fin aclararte sobre una serie de enfermedades crónicas y misteriosas que los médicos suelen diagnosticar erróneamente, tratar de forma incorrecta o catalogar con una serie de etiquetas determinadas, cuando lo cierto es que no son capaces de comprender qué es lo que provoca sus síntomas.

Desde pequeño he ayudado a muchas personas a curarse con los conocimientos que estoy a punto de compartir contigo, y ahora ha llegado el momento de que tú también aprendas a usar estas poderosas herramientas de curación y estos secretos.

Así es como el Espíritu de la Compasión me ha dicho que deben ser las cosas.

UN HUÉSPED INESPERADO

Mi historia comienza cuando yo tenía cuatro años. Al despertarme una mañana de domingo, oí hablar a un hombre mayor. Su voz sonaba clarísima junto a mi oído derecho.

Me decía: «Soy el Espíritu del Altísimo. No existe ningún espíritu por encima de mí, salvo Dios».

Confundido y alarmado, pensé: «¿Habrá alguien más en mi habitación?». Abrí los ojos y miré a mi alrededor, pero no vi a nadie. «Quizá haya alguien hablando o escuchando la radio fuera de casa», deduje.

Me levanté y caminé hasta la ventana. No había nadie, era demasiado temprano. No tenía ni idea de lo que estaba sucediendo y no estaba seguro de querer saberlo.

Bajé corriendo las escaleras buscando a mis padres y la seguridad que ellos me aportaban. No les dije nada de la voz. Sin embargo, a medida que iba transcurriendo el día, empezó a surgir en mi interior una sensación extraña: «Me están observando». Al caer la tarde, me acomodé en mi silla para cenar. Me acompañaban mis padres, mis abuelos y algunos otros familiares.

Mientras comíamos, me percaté de repente de la presencia de un hombre extraño situado de pie detrás de mi abuela. Tenía el pelo canoso, la barba gris y vestía una túnica marrón. Di por supuesto que se trataba de algún amigo de la familia que había venido a cenar con nosotros. Sin embargo, en lugar de sentarse con nosotros, se quedó de pie detrás de mi abuela… y solo me miraba a mí.

Al comprobar que ninguno de mis familiares reaccionaba ante su presencia, me fui dando cuenta poco a poco de que yo era el único que podía verlo. Desvié la mirada para comprobar si así desaparecía. Sin embargo, cuando volví a mirarlo, vi que seguía estando ahí y que no dejaba de observarme. Aunque no movía la boca, pude oír su voz junto a mi oído derecho. Era la misma voz que había escuchado al despertarme. En esta ocasión me dijo en tono tranquilizador: «Estoy aquí por ti».

Dejé de comer.

—¿Qué pasa? —preguntó mi madre—. ¿No tienes hambre? —El hombre gris seguía mirándome.

—Di «cáncer de pulmón».

Yo me sentía desconcertado. Ni siquiera sabía lo que significaba *cáncer de pulmón*.

Intenté decirlo, pero lo único que conseguí emitir fue una especie de murmullo.

—Hazlo otra vez —me dijo—. Cáncer.

—Cáncer —dije.

—De pulmón.

—De pulmón —repetí.

A estas alturas, toda mi familia me estaba mirando. Yo seguía centrado en el hombre gris.

—Ahora di: «La abuela tiene cáncer de pulmón».

—La abuela tiene cáncer de pulmón —dije. Oí la caída de un tenedor sobre la mesa.

El hombre gris retiró mi mano de mi abuela, donde yo la había apoyado, y la depositó con suavidad a mi lado. A continuación, se dio la vuelta y empezó a subir unas escaleras que no estaban allí anteriormente.

Se giró de nuevo para mirarme y dijo:

—Me vas a estar oyendo todo el tiempo, pero quizá no me vuelvas a ver más. No te preocupes.

Y continuó subiendo hasta que atravesó el techo de mi casa… y, entonces sí, desapareció.

Mi abuela me estaba mirando fijamente.

—¿Has dicho lo que creo que has dicho?

Una oleada de pánico recorrió la mesa. Lo que acababa de suceder no tenía ningún sentido por muchas razones, empezando por el hecho de que, hasta donde sabíamos, la abuela estaba estupendamente. No se había notado nada raro ni había acudido a ningún médico. A la mañana siguiente, me desperté y volví a oír la voz:

«Soy el Espíritu del Altísimo. No existe ningún espíritu por encima de mí, salvo Dios». Exactamente igual que la mañana anterior, miré a mi alrededor y no vi a nadie.

A partir de ese día, me ha sucedido lo mismo cada mañana, sin falta.

Mientras tanto, mi abuela estaba conmocionada por lo que le había dicho. Aunque se sentía muy bien, pidió cita para hacerse una revisión general.

Unas semanas después, acudió a la consulta del médico y una radiografía de tórax reveló que, efectivamente, padecía cáncer de pulmón.

LA VOZ

Como el misterioso visitante seguía saludándome cada mañana, empecé a prestar atención a su voz.

Era una voz muy clara, entre barítono y tenor, un poco grave, pero no demasiado. Tenía profundidad y resonancia. Aunque sonaba junto a mi oído derecho, poseía el efecto estereofónico del sonido envolvente. Su voz sonaba más fuerte por la mañana.

Era difícil calibrar su edad. A veces parecía un hombre de ochenta años excepcionalmente fuerte y sano, lo que concordaba con el hombre gris que vi en la cena. En otras ocasiones, parecía como si tuviera miles de años.

Se podría decir que era una voz tranquilizadora. Sin embargo, resulta difícil acostumbrarse a estar constantemente escuchando una voz.

No era interior. No era algo que estuviese pensando. No era mi propia voz interior. Soy capaz de diferenciar mis propios pensamientos de la voz que escuchaba. Era una voz que procedía de una fuente externa situada justo encima de mi oreja derecha, como si alguien estuviera de pie a mi lado. No conseguía que desapareciera.

Podía bloquearla físicamente. Cuando me ponía la mano sobre la oreja, conseguía que sonara muy débil. En cuanto apartaba la mano, volvía a sonar a su volumen normal.

Le pedí que dejara de hablarme. Al principio, lo hice con amabilidad. Luego dejé de mostrarme tan educado. Sin embargo, le daba igual lo que yo le dijera. Hablaba siempre que le apetecía.

EL ESPÍRITU DE LA COMPASIÓN

Empecé a llamar a la voz por su nombre: Espíritu del Altísimo. A veces lo llamaba Espíritu, por acortar, o Altísimo.

Para cuando tenía ocho años, el Espíritu se pasaba todo el día hablándome constantemente de la salud física de todo aquel con el que me cruzaba.

No importaba dónde me encontrara ni lo que estuviera haciendo; me contaba las molestias, los dolores y las enfermedades de todo aquel que estuviera cerca y también lo que debía hacer esa persona para mejorar. La implacabilidad de esta información constante e íntima resultaba terriblemente estresante.

Le pedí al Espíritu que dejara de decirme cosas que no deseaba saber.

—No pasamos mucho tiempo en esta tierra —me respondió—, así que no podemos perderlo.

Y añadió que estaba intentando enseñarme tanto como fuera posible en el breve tiempo que íbamos a estar juntos y que no podíamos perder ni un minuto. Cuando le dije que era una tarea demasiado exigente, me ignoró por completo.

Sin embargo, me di cuenta de que podía entablar una conversación con él. Cuando me hice suficientemente mayor como para poder plantearle cuestiones fundamentales, le pregunté:

—¿Quién eres? ¿Qué eres? ¿De dónde procedes? ¿Por qué estás aquí?

El Espíritu me respondió:

—En primer lugar, te voy a decir lo que no soy.

»No soy un ángel. Y tampoco soy una persona. Jamás fui un ser humano. Y tampoco soy un fantasma ni un "guía espiritual".

»Soy una *palabra*.

Abrí y cerré los ojos unas cuantas veces intentando comprenderlo. Lo único que se me ocurrió preguntar fue:

—¿Qué palabra?

—Compasión —me respondió el Espíritu.

No supe muy bien cómo responder, pero no tenía necesidad de hacerlo. El Espíritu siguió hablando:

—Soy literalmente la esencia viva de la palabra *compasión*. Estoy en la punta del dedo de Dios.

—Espíritu, no te entiendo. ¿*Eres* Dios?

—No —respondió la voz—. En la punta del dedo de Dios hay una palabra, y esa palabra es *compasión*. Yo soy esa palabra. Una palabra viva. La palabra más cercana a Dios.

—¿Cómo puedes ser solo una palabra? —pregunté sacudiendo la cabeza.

—Una palabra es una fuente de energía. Existen determinadas palabras que tienen un enorme poder. Dios vierte luz en palabras como yo y nos instila el aliento de vida. Yo soy *más* que una palabra.

—¿Y hay alguien más como tú? —pregunté.

—Sí: Fe. Esperanza. Alegría. Paz. Y más. Todas son palabras vivientes, pero yo estoy por encima de todas ellas porque soy la más cercana a Dios.

—¿Y esas palabras también hablan a la gente?

—No como yo te hablo a ti. Esas palabras no se oyen con el oído. Habitan en el corazón y en el alma de todas las personas. Igual que yo. Palabras como Alegría y Paz no están solas en el corazón. Necesitan a la Compasión para estar completas.

—¿Y por qué no puede bastarse la paz a sí misma? —pregunté. Desde que el Espíritu entró en mi vida, muchas veces había deseado tener paz y silencio.

—La compasión es la comprensión del sufrimiento —respondió el Espíritu—. No hay paz, alegría ni esperanza hasta que aquellos que sufren son comprendidos. La compasión es el alma de estas palabras; sin ella, están vacías. La compasión las llena de verdad, de honor y de propósito.

»Yo soy la compasión. Y nadie está por encima de mí, salvo Dios.

En un intento de encontrarle el sentido a todo aquello, le pregunté:

—Entonces, ¿qué es Dios?

—Dios es una palabra. Dios es *amor*, algo que está por encima de todas las demás palabras. Dios es también *más* que una palabra, porque Dios ama a todos. Dios es la fuente de existencia más poderosa.

»Las personas pueden amar, pero no pueden amar incondicionalmente a todos. Dios sí puede.

Fui incapaz de procesar toda aquella información. Puse fin a la conversación con una pregunta personal:

—¿Hablas con alguien más?

«Porque, si lo haces —pensé—, voy a buscarlo para no sentirme tan solo».

—Los ángeles y otros seres divinos me piden orientación. Yo atiendo a todo aquel que quiera escuchar las lecciones y la sabiduría de Dios —respondió el Espíritu del Altísimo, que comprendí que era el Espíritu de la Compasión—. Pero en la Tierra solo hablo directamente contigo.

MI SOMBRA Y YO

Como podrás imaginar, esta información era demasiado profunda para poder ser absorbida a los ocho años.

Poder oír con claridad la voz de un espíritu de arriba en todo momento y ser capaz de entablar libremente una conversación con él es algo muy diferente a lo que experimentan los que se denominan a sí mismos médiums. Lo que más lo diferencia es que la voz hable desde fuera de mi oído, de manera que sea independiente de mis pensamientos. Básicamente, es como tener a alguien que no deja de seguirme a todas partes, alguien que está constantemente diciéndome cosas que no quiero oír acerca de la salud de todos los que me rodean.

La parte positiva de todo esto era que el Espíritu de la Compasión me proporcionaba una información médica increíblemente avanzada, décadas por delante de su tiempo, muy superior a la que ofrecía cualquier comunidad médica o fuente sanitaria para las enfermedades crónicas. Además, el Espíritu me informaba regularmente de mi propia salud, lo que constituye una gran rareza.

Los datos que me proporcionaba no se limitaban solo a temas médicos y de salud. Me decía también cómo actúa el mundo en un nivel muy por delante de lo que cualquiera podría conocer acerca del planeta, el universo y la vida más allá de la Tierra. Me hablaba de los engaños mundanales creados por personas de naturaleza malvada y de los de las industrias globales que afectan a la salud de la población. Me informaba de los cambios medioambientales, de lo que está afrontando el planeta y de contratiempos futuros que podrían perjudicar a mucha gente.

Todo aquello eran cosas que yo no podía cambiar. El Espíritu me enseñaba que no tenemos ningún control sobre el libre albedrío de aquellos que, movidos por la avaricia y los negocios, provocan el caos en el planeta. En lo que sí podía marcar una diferencia era en ayudar a la gente a encontrar respuestas, a mejorar su salud y a recuperar su vida, lo que les permitiría vivir más felices y saludables y, al menos, tener paz interior.

Aunque a esas alturas ya sabía que el Espíritu del Altísimo era la esencia viva de la palabra *compasión*, podía resultarme difícil mantenerme abierto al nombre de Espíritu de la Compasión. Era testigo de su nivel de compasión hacia los demás, hacia su sufrimiento, sus luchas y sus necesidades. Sin embargo, me preguntaba dónde estaba su compasión hacia mí, que tenía que asumir una responsabilidad semejante a una edad tan tierna. Deseaba recibir algo de su atención y de su naturaleza amorosa para mi yo infantil; deseaba contar con un tiempo de recuperación con él, pero lo tenía muy limitado. El Espíritu se centraba en cualquier persona que estuviera conmigo. Cuanta más gente estuviera cerca de mí, más me exigía. Incluso cuando estaba a solas con mis padres me urgía a centrarme en lo que les sucedía.

Solo de vez en cuando podía pasar breves momentos de relación privada en los que me aportaba consuelo y me aseguraba que se preocupaba por mí. Sí me confirmaba que sentía compasión por mí, aunque a mis ocho añitos no tenía todavía la perspectiva ni el grado de aceptación suficientes para verlo o sentirlo plenamente. Mi sensación era que cada hora e incluso cada segundo estaba cargando con un peso sobre mis hombros. Dependiendo de la cantidad de trabajo que supusiera tener que ver el sufrimiento del mundo y centrarme en todos excepto en mí mismo en cualquier momento dado, desconectaba de lo que denominaba Espíritu. Algunos días me sentía más abierto y lo llamaba Espíritu de la Compasión; otros, cuando la lucha interior que suponía estar oyendo una voz y la dura realidad de pasar con ella todas las horas que estaba despierto centrado en todos los que me rodeaban me pesaban demasiado, lo llamaba Espíritu del Altísimo.

Él intentaba influir sobre mí para que usara mi libre albedrío con sabiduría. Cuando yo tenía solo ocho años, pasé una semana entera construyendo una presa en un arroyo que corría junto a mi casa. El Espíritu me dijo que no era buena idea, porque iba a provocar una inundación en el césped del vecino.

—No pasará nada —respondí.

Y cayó un gran chaparrón, el arroyo subió de nivel y anegó el césped de mi vecino. Con los gritos del hombre, pude oír junto a mi oído:

—Te lo dije. No quisiste escucharme.

El Espíritu está constantemente observando todos y cada uno de mis movimientos y diciéndome lo que debo y lo que no debo hacer. En estas condiciones, resulta imposible tener una niñez normal. El mismo año que construí la presa, conocí con todo detalle la salud física y emocional de mis amigos e incluso de mi profesora, que estaba viviendo una relación tormentosa con su novio. Absorbí todos los detalles, lo que me abrumó y me afligió enormemente.

Ese año, el Espíritu me dijo que uno de mis compañeros de clase iba a contraer la meningitis. Se lo dije a la profesora, que llamó al niño a su mesa y le preguntó:

—¿Tienes meningitis?

Él no había oído nunca esa palabra y no sabía lo que significaba.

—Bueno, si no la tiene ya, la va a tener muy pronto —dije.

Mi profesora se alarmó ante una acusación tan grave, llamó a nuestros padres y nos envió a ambos a la enfermera del colegio. Cuando esta nos tomó la temperatura, los dos la teníamos normal. Los padres de mi compañero y mi madre llegaron en seguida. Todos nos dirigimos, junto con la profesora, al despacho del director, donde dio comienzo una gran discusión.

—¿Tiene meningitis? —se preguntaban los adultos—. ¿Dónde la ha podido coger?

—No, no tenemos ni idea de dónde ha podido contagiarse.

—Bueno —respondí repitiendo lo que había dicho antes—, creo que la está incubando.

Mi madre, que sabía mi historia, reconoció que era muy posible y se puso de mi parte:

—Hay muchas probabilidades de que así sea.

Los demás adultos me preguntaron:

—¿Has estado cerca de alguien con meningitis?

Les respondí que no. La reunión terminó y mi compañero, la profesora y yo regresamos a la clase.

Al día siguiente, mi compañero faltó. A la profesora le dijeron que estaba en el hospital con cuarenta grados de fiebre y meningitis.

Con casos como este, llegué a un punto en el que no tenía ni tiempo ni energía para centrarme en mí mismo. Me parecía posible incluso que llegase a perderme con tanta información y tantos detalles sobre la vida de los demás.

Cuando sentía que desaparecía mi libertad, el Espíritu me ofrecía palabras de esperanza y cariño, pero mostrándose en todo momento honesto y comunicativo. Me decía que, en el futuro, iba a ser todavía peor, pero que lo superaría.

—Tus mayores retos están aún por venir.

—¿Qué quieres decir? —le pregunté.

—Solo una o dos personas reciben este don cada siglo —me respondió—. No es una habilidad intuitiva o psíquica normal. Es algo a lo que la mayoría no consigue sobrevivir. Te resultará casi insoportable no poder vivir como una persona normal, y mucho menos como un adolescente normal.

»Llegará un momento en que no verás nada más que el sufrimiento de los otros. De un modo u otro tendrás que conseguir sentirte cómodo en esa situación. De lo contrario, lo más probable es que pongas fin a tu vida.

LEER LOS CUERPOS

Para entonces, el Espíritu de la Compasión se había convertido en mi mejor amigo, pero también en mi cruz. Yo apreciaba el hecho de que me estuviera entrenando para cumplir una tarea que Dios había elegido para mí. Sin embargo, la responsabilidad era terrible.

Un día me dijo que debía acudir a un cementerio, grande y hermoso, que estaba cerca de mi casa.

—Quiero que te pongas de pie sobre esa tumba —me dijo— y averigües cómo murió esa persona.

Era una señora petición para un niño de ocho años. Sin embargo, a esas alturas ya me había bombardeado tanto con datos de salud de amigos y extraños que intenté considerarlo un caso más. Y, con la ayuda del Espíritu, fui capaz de hacer lo que me había pedido.

Aquello añadió otra dimensión al don: el Espíritu no solo me informaba verbalmente de lo que iba mal en la salud de una persona, sino que también me ayudaba a visualizar un escáner físico de su cuerpo.

Pasé años de mi infancia acudiendo a diferentes cementerios para realizar este ejercicio con cientos de cadáveres. Llegué a ser tan bueno en ello que era capaz de percibir casi instantáneamente si la persona había muerto de un ataque al corazón, de un ictus, de un cáncer, de una enfermedad hepática, de un accidente de coche, si se había suicidado o si había sido asesinada.

Al mismo tiempo, el Espíritu me enseñó a mirar en lo más profundo de los cuerpos de las personas vivas. Me prometió que, en cuanto concluyera aquella formación, podría escanear y ver por dentro a todo el mundo con enorme exactitud.

Siempre que me sentía cansado o quería hacer algo más divertido, el Espíritu me decía:

—Algún día estarás haciendo escáneres de personas para las que tu información supondrá la diferencia entre vivir y morir. Podrás saber si los pulmones de una persona están a punto de colapsarse o si una arteria va a taponarse e impedir el paso de la sangre al corazón.

En cierta ocasión, respondí:

—¿Y a quién le importa? ¿Qué más da? ¿Por qué debo preocuparme?

—*Tienes* que preocuparte —me respondió el Espíritu—. Lo que hacemos todos los que estamos en la tierra es importante. Las buenas obras que realizas importan más que tu alma. Debes asumir seriamente esta responsabilidad.

AUTOSANACIÓN

A los nueve años, mientras los demás niños se dedicaban a montar en bicicleta y a jugar al béisbol, yo estaba siendo testigo constante de las enfermedades de las personas que me rodeaban y escuchando al Espíritu de la Compasión, que me decía lo que necesitaban para mejorar. Estaba aprendiendo qué es lo que los adultos no saben con respecto a su salud y cuáles son exactamente las cosas que deberían hacer para curarse. Llegado a este punto, estaba tan lleno de conocimientos y de formación sobre la salud que resultaba difícil no empezar a ponerlos en práctica.

Me surgió la oportunidad cuando yo mismo caí enfermo. Una noche salí a cenar con mi familia y, sin tener en cuenta las recomendaciones y advertencias habituales del Espíritu, me tomé un plato que me provocó una intoxicación alimentaria. Elegí aquel plato porque, a esa edad, me producía una sensación de seguridad pensar que, si me ponía enfermo, contaba con el Espíritu para que me ayudara. Muy pronto comprendí que no era una buena forma de ver las cosas. El Espíritu me permitió experimentar por mí mismo aquella lección clave de vida: que contar con su ayuda no significaba que no fuera a sufrir molestias y dolor por una mala decisión.

Cuando tuve que meterme en la cama, pensé: «Bueno, es una intoxicación alimentaria. En un par de días lo supero». Pero duró más de lo que pensaba y fueron pasando los días. Casi sin darme cuenta, transcurrieron dos semanas, que tuve que pasar acostado con un terrible dolor de tripa. Mis padres me llevaron al médico e incluso a urgencias una noche en la que me puse realmente mal, con la esperanza de que me pudieran ofrecer algún tipo de alivio, pero la fiebre y el dolor intestinal no cedían. Al final, el Espíritu de la Compasión se abrió paso a través de mi delirio y me dijo que iba a tener que seguir un protocolo de monodieta para librarme de aquella cepa concreta de *E. coli*. Me ordenó que fuera a casa de mi bisabuelo y que cogiera una caja de peras de su peral. Me informó de que no debía comer nada más que estas peras maduras, y que con ello me curaría.

Hice lo que me indicó y me recuperé rápidamente.

DIOS, DESPÍDELO

A los diez años intenté pasar por encima del Espíritu y tratar directamente con su jefe. Me había hecho un poco mayor. A esas alturas llevaba con todo esto seis años y decidí que había llegado el momento de actuar.

Pensé que no iba a poder decirle a Dios lo que quería a través de la oración, porque el Espíritu de la Compasión podría oírme.

Para evitarlo, trepé a algunos de los árboles más altos que encontré —con la intención de acercarme lo más posible a Dios— y grabé una serie de mensajes en los troncos.

Uno de los primeros mensajes decía así: «Dios, yo quiero al Espíritu, pero ha llegado el momento de prescindir del intermediario».

A este mensaje le siguieron algunas preguntas serias:

«Dios, ¿por qué tienen que enfermar las personas?».

«Dios, ¿por qué no puedes tú poner bien a todo el mundo?».

«Dios, ¿por qué tengo que ser yo el que ayude a las personas?».

Aunque considero que eran unas preguntas muy razonables, no recibí ninguna respuesta. Aquello me llevó a buscar árboles aún más altos y peligrosos y a trepar a las ramas más elevadas con la esperanza de que mi imprudencia consiguiera captar la atención de Dios. En esta ocasión, grabé peticiones de acción directa:

«Dios, por favor, devuélveme el silencio».

«Dios, no quiero volver a oír al Espíritu. Dile que se vaya».

Mientras estaba grabando las palabras «Dios, déjame ser libre», perdí pie y casi me caigo de la rama. «¡No ese tipo de libertad!», pensé. Y, con muchísimo cuidado, volví a bajar a la seguridad del suelo sintiéndome derrotado.

Ninguno de aquellos mensajes cambió la situación. El Espíritu seguía hablándome.

Si fue consciente de mis intentos por subvertir su autoridad, tuvo la gallardía suficiente para no hablar de ello. Teníamos un trabajo más importante entre manos.

LOS PRIMEROS CLIENTES

A los once años sentí el anhelo de hacer algo productivo y divertido que me ayudara a dejar de pensar en la voz que sonaba junto a mi oído, así que me puse a trabajar llevando palos en un campo de golf situado a dieciséis kilómetros de mi casa. El recorrido lo hacía en bici.

Sin embargo, no resulta fácil abandonar un don como el mío. Mientras trabajaba como cadi, no podía evitar hablarles a los golfistas de sus problemas de salud. Muchas veces me enteraba de que padecían rigidez en las articulaciones, trastornos en las rodillas, dolor en las caderas o en los tobillos, tendinitis y muchas más cosas antes incluso de que lo supieran ellos mismos.

Les decía: «Su *swing* está un poco desviado, pero no es de extrañar si tenemos en cuenta el estado de su túnel carpiano». O también: «Jugaría mejor si se tratara la inflamación de la cadera izquierda».

Ellos me miraban con asombro y me preguntaban: «¿Cómo lo sabes?».

Luego me pedían consejo sobre lo que tenían que hacer para mejorar y yo les decía lo que debían comer, los cambios que efectuar en su conducta, las terapias que habían de probar y demás. Las recomendaciones del Espíritu solían chocar mucho porque en aquella época los consejos sobre alimentación curativa no eran habituales.

Después de pasar varios años trabajando como cadi, llegó un momento en que sentí anhelos de cambiar. Decidí que, si iba a dedicarme a compartir las recomendaciones del Espíritu sobre alimentos y suplementos para curar, más me valdría colocarme en un lugar donde los vendieran, así que empecé a trabajar en un supermercado local como reponedor.

Las personas que confiaban en la ayuda que tanto el Espíritu de la Compasión como yo podíamos aportarles acudían cuando querían y yo quitaba tiempo de la tarea de reponer las estanterías para ayudarlos. Al dueño del supermercado no le importaba que el trabajo que hacía para él se viera periódicamente interrumpido, porque le estaba trayendo clientes nuevos. Además, también le estaba ayudando a él.

Cuando alguien me preguntaba cómo sabía todo aquello, yo respondía:

—Es el Espíritu de la Compasión.

Resultaba un poco raro hablar con alguien de su gastritis en el pasillo de un supermercado. También era complicado porque, en aquella época, apenas se podían conseguir suplementos y la variedad de alimentos con propiedades medicinales concretas era limitada. El Espíritu no cesaba de explicarme que, un par de décadas después, las tiendas iban a suministrar una variedad mucho más amplia de productos destinados a la salud de las personas. Mientras tanto, me ayudaba a sacar mi vena creativa en la elaboración de planes curativos, como licuar apio para aliviar las dolencias de la gente, algo que hacía allí mismo, en la tienda. A mí me entusiasmaba poder dar a cualquier persona justo lo que necesitaba para mejorar.

A UN GRAN PODER LE ACOMPAÑA UNA GRAN CULPA

A los catorce años, a veces me sentaba en un autobús o en un tren y el Espíritu de la Compasión empezaba a contarme algún problema de salud del tipo que estaba delante de mí. En esos casos, me acercaba al hombre y le daba un golpecito en el hombro para contárselo. En ocasiones, me respondían con gratitud. Otras veces, la reacción consistía en acusarme de invadir su vida privada.

—¿Acaso conoces a mi médico? —me preguntaban algunos—. ¿Has robado mis informes clínicos?

Todo ello suponía tener que afrontar una gran carga de desconfianza y hostilidad, sobre todo porque todavía no había aparecido Internet ni habíamos entrado en la era digital y los historiales médicos no estaban informatizados. Seguían en papel, guardados con llave en las consultas de los médicos.

A medida que me hice mayor, fui aprendiendo a sopesar muy bien a quién intentaba ayudar sin que me lo pidiera. Si mantenía un trato habitual con una persona, me sentía impelido a compartir con ella lo que sabía. De ese modo, desarrollé el hábito de pedir primero al Espíritu de la Compasión que leyera su estado emocional para determinar si podía abordarla. Con eso reduje enormemente las situaciones desagradables. Sin embargo, si se trataba de un extraño, normalmente me guardaba para mí lo que veía.

De todas formas, aquello llegó a suponer una gran carga. En la adolescencia, empecé a sentirme aún más responsable de mis actos. Por eso, si alguien corría el peligro de contraer una enfermedad renal o tenía cáncer y yo no hacía nada, en parte sentía que era culpa mía si esa persona acababa contrayendo una enfermedad grave o moría. Cuando esto ocurre cientos de veces cada día, la sensación de culpabilidad y responsabilidad acaba resultando abrumadora.

INTENTOS DE ESCAPE

A medida que fueron transcurriendo mis años de adolescencia, la vida se fue volviendo cada vez más difícil. Por poner un ejemplo, la mayoría de la gente se pone a ver la televisión para relajarse y escapar de la realidad cotidiana. A mí, sin embargo, cuando la veo, el Espíritu de la Compasión empieza a darme información relacionada con la salud de todos los que salen en pantalla. Me incita a escanear automáticamente el estado de cada persona que necesita ayuda, tanto si conoce su enfermedad como si no. Cuando esto sucede una y otra vez, la televisión resulta agotadora, no divertida.

Y todavía peor es ir al cine. No puedo evitar escanear la salud de todas las personas que se sientan en mi fila de asientos, en la fila de delante, en la de detrás, etc.

Y eso no es todo. También escaneo la salud de las personas que participan en la película. Puedo determinar el estado de salud de todos los actores en el momento en que se rodó la película y también en el momento actual. Imagina lo que suponía para mí ir al cine y sentirme bombardeado de información médica sobre la gente que me rodeaba y la que aparecía en la gran pantalla.

Si tenemos en cuenta que lo último que desean los adolescentes es sentirse distintos de los demás, este periodo resultó especialmente escabroso. Las sensaciones de aislamiento y de responsabilidad abrumadora que me embargaban dieron lugar a una serie de impulsos de rebeldía adolescente y busqué diversas formas de escapar a mi «don».

Empecé a pasar mucho tiempo en el bosque. El contacto con la naturaleza me resultaba muy tranquilizador y apreciaba especialmente que no hubiera ninguna persona cerca. Con la ayuda del Espíritu, durante el día aprendía a identificar las distintas especies de aves. Por la noche me enseñaba los nombres de las estrellas, tanto los que les han puesto los científicos como los que les ha dado Dios. De todas formas, no llegaba a ser totalmente una escapatoria, porque el Espíritu me enseñaba también a reconocer las plantas y los alimentos que crecían a mi alrededor —gordolobo, acedera, llantén, diente de león, raíz de bardana, escaramujo, pétalos de rosa, manzanas silvestres, bayas silvestres— y a utilizarlos para sanar.

Desarrollé también una gran afición por la reparación de coches. Me gusta arreglar objetos mecánicos, porque no me exigen una implicación emocional. Incluso en el caso de que no consiga reparar un Chevrolet del desguace con el motor averiado, jamás me sentiré tan mal como cuando no consigo ayudar a una persona porque su enfermedad está en un estado demasiado avanzado y ya no tiene cura.

Pero tampoco esta afición fue como yo había planeado. La gente empezó a darse cuenta de lo que estaba haciendo y se acercaban a hablar conmigo:

—¡Vaya! ¡Es fantástico! ¿Podrías arreglar mi coche?

Y en mi naturaleza no entra la opción de decir que no, sobre todo porque es el Espíritu el que hace la parte más difícil: averiguar qué es lo que falla.

Un día, cuando tenía quince años, me paré con mi madre a echar gasolina. Al lado había un taller y vi a un grupo de mecánicos contemplando un coche como si estuvieran intentando resolver un acertijo.

—¿Qué sucede? —pregunté.

Uno de los hombres me respondió:

—Llevamos semanas trabajando en este coche. Debería funcionar perfectamente, pero no conseguimos arrancarlo.

El Espíritu me dio inmediatamente la solución:

—Abre el mazo de cables que está detrás del cortafuegos.

Yo transmití la información a los mecánicos:

—Enterrado entre docenas de cables, encontraréis uno blanco que está roto. Unidlo y el coche funcionará de maravilla.

—¡Eso es ridículo! —dijo otro de los hombres.

—¿Qué mal hay en comprobarlo? —preguntó el primero.

Se pusieron a ello y…, efectivamente, encontraron un cable blanco roto por la mitad. Se quedaron mirándome con la boca abierta de par en par.

—¿Eres el dueño del coche? —inquirió el mecánico, escéptico— ¿O algún amigo del dueño?

—No —respondí—. Sencillamente, se me dan bien estas cosas.

En un minuto arreglaron el cable y volvieron a probar el coche, que arrancó a la perfección. Uno de los mecánicos se puso a bailar. Otro lo denominó «un milagro».

Se corrió la voz y muy pronto un montón de talleres de la ciudad, así como varios de las colindantes, empezaron a utilizarme como el tipo al que podían recurrir para que resolviera los problemas aparentemente irresolubles. Cuando acudía a ayudar en algún trabajo, los mecánicos que me habían llamado —mucho mayores que yo y con años de experiencia— me recibían con una gran incredulidad.

—¿Qué es lo que está haciendo aquí este crío de quince años? —preguntaban siempre.

Pero, cuando conseguía solucionar el problema, cambiaban de actitud.

De ese modo, en lugar de escapar de mi responsabilidad, adquirí otra mayor. Aparte de curar a las personas, me había convertido en un médico de coches.

La gota que colmó el vaso fue cuando me di cuenta de lo sensible que es la gente en relación con sus coches. Muchas veces invierten en ellos más incluso que en su propia salud. Llegado a ese punto, los coches dejaron de divertirme.

Intenté distraerme con algunas otras actividades. Por ejemplo, me uní a una banda de *rock*, porque la música a todo volumen ayudaba a ahogar la voz del Espíritu, pero a él no le gustó. Esperaba pacientemente hasta que terminaba de hacer ruido y luego resumía su comentario acerca de la salud de los que me rodeaban.

No conseguía encontrar nada que hiciera desaparecer mi don. Estaba cada vez más claro que lo del Espíritu y mi habilidad no tenía remedio… y que no podía escapar del camino que había sido trazado para mí.

EMPEZANDO A COMPROMETERME

Para cuando me hice adulto, y gracias al entrenamiento con el Espíritu, ya había escaneado y recibido indirectamente del Espíritu de la Compasión información sanitaria de miles de personas y ayudado a cientos de ellas.

Un día pensé: «De acuerdo, esto es lo que me ha tocado. Tengo un objetivo especial. No me queda más remedio que aceptarlo… por ahora».

Y también pensé: «Es imposible que esto vaya a durar toda la vida. En algún momento habré cumplido con mis responsabilidades y quedaré libre para vivir una vida normal». El Espíritu jamás me había dicho nada parecido, pero yo necesitaba creerlo para poder seguir adelante.

Cuando tenía veintipocos años, empecé a dedicarme en serio a lo que el Espíritu me había dicho una y otra vez que era mi destino y abrí de todo corazón la puerta a los enfermos que acudían a mí en busca de ayuda. Descubría la causa primigenia de sus enfermedades y les decía lo que, según el Espíritu de la Compasión, tenían que hacer para recuperar la salud.

A pesar de todo lo que me quejo acerca de lo que he tenido que soportar, la verdad es que resulta un trabajo muy satisfactorio. Observar cómo la gente se cura y recupera su vida hace que uno se sienta bien.

En esos primeros días, hubo momentos en los que lo que hacía me daba tanta fuerza que dejé que la sensación de saberlo todo se me subiera a la cabeza. Un buen ejemplo de ello fue una vez en que se me acercó un vecino para hablarme de su mujer, que no podía andar ni utilizar las piernas. Había acudido a docenas de médicos, pero ninguno había podido ayudarla. Mi vecino habló con su mujer y le dijo:

—Mira, parece que Anthony sabe mucho de cosas de estas. Podíamos probar.

Cuando me preguntaron cuál podía ser el problema que los médicos eran incapaces de averiguar, le pregunté al Espíritu y este me informó de que la mujer sufría un envenenamiento por arsénico. Tenía en el cerebro trazas procedentes de su pozo. Poco después, un análisis del agua confirmó su presencia. El médico le hizo un análisis y observó niveles inaceptables en la sangre. Gracias a las recomendaciones del Espíritu para eliminar este metal pesado tóxico de su organismo, al cabo de un año pudo volver a caminar.

Estaba yo en el jardín sacando unas cebollas para la ensalada (es una de las plantas que más me gusta cultivar) cuando llegó mi vecino.

—Solo quería darte las gracias, Anthony —me dijo—. Habíamos recorrido todo el país visitando a los mejores especialistas, pero no habíamos conseguido nada. Resulta ilógico; de alguna forma tú supiste exactamente cuál era el problema y lo que mi mujer necesitaba. No comprendo cómo pudiste hacerlo. Ni siquiera eres médico.

Yo le miré con las cebollas en la mano y dije:

—Lo que pasa es que siempre tengo razón. Puedo arreglar cualquier problema porque no me equivoco en nada. Recuérdalo, siempre tengo razón y siempre la voy a tener.

Luego me di la vuelta, caminé unos pasos y, al girarme para decirle: «¡Y no lo olvides!», pisé un rastrillo. Recibí un golpe tan fuerte en la cara que me quedé inconsciente. Al verme allí tendido en el suelo, mi vecino, muy preocupado, corrió hacia mí y se paró a mi lado. En el estado confuso en el que me encontraba, creí que era mi compañero constante.

—¿Espíritu? —pregunté.

El Espíritu del Altísimo me respondió:

—Yo estoy siempre en lo cierto. *Tú* siempre estás equivocado. Recuérdalo. Yo siempre estoy *en lo cierto*. Tú siempre estás *equivocado*.

Siempre que me dejo llevar, me acuerdo de aquel momento. Es un recordatorio de que, si bien algunas de las cosas que hago como sanador con el poder del Espíritu podrían considerarse milagrosas, sigo siendo un tipo normal que, cuando no escucho lo que dice el Espíritu, puedo meter la pata.

EL PUNTO DE INFLEXIÓN

Cuando era un adulto joven, el Espíritu supuso que había pasado el punto crítico que había llevado a otras personas que también tuvieron mi don en siglos anteriores a poner fin a sus vidas. Asumió que ya había aceptado que lo que tendría que hacer el resto de mi vida era utilizar mis habilidades para sanar a las personas.

Eso demuestra que ni siquiera el Espíritu del Altísimo puede predecirlo todo en cuestiones del libre albedrío.

Un día, a finales de otoño, me encontraba en un refugio junto al mar acompañado solamente de la mujer con la que quiero pasar el resto de mi vida y mi perra, August (diminutivo de Augustine).

August llevaba ya un año conmigo y me había encariñado mucho con ella. Había sustituido al perro de la familia, que había estado conmigo durante quince años. Como sucedía con aquel perro, August era esencial para mi cordura.

Estábamos sentados en la orilla de una bahía grande y profunda. El agua estaba helada y había una fuerte corriente.

Era el último día de retiro. Con muy pocas ganas, estábamos empezando a prepararnos para abandonar la perfecta soledad de aquel lugar.

De repente, sin avisar, mi perra saltó al agua. Tuve la sensación de que había captado mis sentimientos. Era su forma de decir: «No tenemos por qué irnos. Vamos a quedarnos aquí para seguir jugando».

Por desgracia, el frío y la corriente la atraparon y rápidamente empezó a alejarse de nosotros.

De pie en la orilla, nos pusimos a gritarle para que volviera. Tiré piedras al agua en un intento por que regresara. Esa era nuestra señal: siempre que yo tiraba piedras al agua, ella regresaba a la orilla. Aquel día, sin embargo, la corriente la estaba alejando más y más.

Se alejó ciento cincuenta metros mar adentro. Yo la veía luchando por volver y me daba cuenta de que estaba perdiendo la batalla. El frío iba invadiendo su cuerpo y, de repente, dejó de nadar… y se hundió.

Me quité la chaqueta, las botas y los pantalones y salté al agua helada.

Llevaba recorridos unos cuarenta y cinco metros cuando el Espíritu del Altísimo me dijo:

—Si sigues avanzando, no vas a poder salir.

—¡No me importa! —grité—. No voy a abandonar a August. Tengo que salvar a mi perra.

Nadé otros cuarenta y cinco metros… hasta que el frío implacable se hizo con el control de mi cuerpo y perdí toda sensibilidad.

El Espíritu me dijo:

—Ahora sí que estás listo. No puedes volver y no puedes seguir adelante. Se acabó.

—¿De verdad? Me has robado una vida normal y tranquila, he dedicado todo mi ser a tu trabajo de sanación ¿y esto es todo lo que recibo de ti? ¿Dices «se acabó» y nos dejas morir?

Toda la angustia y la ira que llevaba reprimiendo desde que tenía cuatro años surgieron de mi ser a borbotones. Enfadadísimo, le eché en cara al Espíritu toda la frustración que tenía almacenada por tantos años de tortura continua, una tortura que había tenido que aceptar como si fuese un «don»: estar apartado de todos los demás, saber demasiadas cosas acerca de todo el mundo a una edad excesivamente temprana y que me dijeran lo que tenía que hacer con mi vida sin ofrecerme ni la más mínima posibilidad de elegir.

Le espeté furioso:

—He soportado muchas cosas: sacrificar mi niñez, experimentar el dolor y el sufrimiento de todo el mundo, asumir la responsabilidad de sanar a miles de extraños y agotarme física y mentalmente cada día. ¿Y ahora me dices que ni siquiera puedo proteger a mi propia familia? ¡No, me niego! —grité mientras las aguas heladas amenazaban con engullirme—. Si es así como quieres que termine, Espíritu, pues muy bien. Voy a recuperar a mi perra o voy a hundirme con ella.

Transcurrió un segundo larguísimo. Entumecido y exhausto, me di cuenta de que quizá había llevado las cosas demasiado lejos. Unos momentos más sin ayuda e iba a seguir a mi perra, August, a las profundidades del mar.

Volví la cabeza hacia la orilla para mirar por última vez a la mujer con la que había planeado pasar el resto de mi vida. Entonces el Espíritu me dijo:

—Tendrás que nadar sesenta metros más.

Totalmente conmocionado, grité:

—¿Pero cómo?

Ante mi enorme sorpresa, noté que recuperaba la energía. Empecé a nadar de nuevo. Seguí gritando mentalmente al Espíritu y diciéndole que merecía sobrevivir *con* mi perra. De lo contrario, moriríamos los dos.

El Espíritu me dijo:

—Te llevaré hasta tu perra. A cambio, debes establecer conmigo un compromiso. Tenemos que vivir la vida tal y como se supone que debemos hacerlo. Tú aceptas que, por el poder sagrado de Dios, estás destinado a hacer este trabajo el resto de tu vida.

—¡De acuerdo! —grité—. ¡Trato hecho! Déjame encontrar a August y trabajaré para ti sin volver a quejarme nunca más.

Nadé los sesenta metros que faltaban. El Espíritu me dijo:

—Contén la respiración y baja buceando veinticuatro metros. Luego, abre los ojos.

Cuando contuve la respiración, noté un chorro de poder que atravesaba todo mi cuerpo. De repente, pude sentir las piernas otra vez.

Buceé lo que me parecieron veinticuatro metros, abrí los ojos… y vi un ángel.

Nunca había visto un ángel anteriormente. Lo que tenía ante mí parecía una mujer a la que no le suponía ningún problema respirar debajo del agua. Detrás de ella brillaba una fuente gloriosa de luz; también sus ojos irradiaban luz, y tenía unas alas enormes y preciosas de luz en la espalda. Estaba claro que se trataba de un ser divino.

Y entre sus brazos estaba August, rodeada por una luz muy hermosa y apacible. Durante un momento, sentí como si el tiempo se hubiera detenido. Podía ver con una claridad sorprendente bajo el agua y no me asustaba ni me costaba ningún esfuerzo contener la respiración.

Cogí a mi perra por el collar y entonces *algo* me empujó hacia arriba con ella.

Ambos llegamos a la superficie del agua. La bahía continuaba estando helada y la corriente seguía intentando apartarnos violentamente de la tierra y de la vida. El viento soplaba con fuerza.

Entonces volví a abrir los ojos y, durante unos instantes, vi al Espíritu de pie sobre el agua. Fue la única vez que le he visto, aparte de aquel primer día en que se me apareció cuando tenía cuatro años.

—No tenemos mucho tiempo —me dijo—. El ángel se está yendo.

Justo cuando me estaba dando cuenta otra vez de que todo podía estar perdido, sentí un nuevo impulso de fuerza que me atravesaba el cuerpo. Al empezar de nuevo a nadar por las aguas gélidas —bien agarrado a August, aparentemente sin vida—, me sentí como si me estuvieran arrastrando a lo largo de aquellos ciento cincuenta metros hasta la seguridad de la orilla.

Mi perra y yo conseguimos llegar pronto a la orilla, junto a mi futura esposa, que lloraba de alivio.

Mientras me arrastraba, con mi perra, hasta la arena pedregosa, rompí a llorar de desesperación. Aquella reacción no se debía a que estuviera sintiendo las fases iniciales de una hipotermia, sino al miedo a que mi perra se hubiera ido. Lo único que conseguía pensar era: «Por favor, que siga estando viva».

Mi perra abrió los ojos, boqueó intentando respirar y volvió a la vida. El sol asomó entre las nubes y un rayo de luz atravesó el agua e iluminó a August. Yo miré la luz y dije: «Espíritu, gracias».

Entonces me di cuenta de que era la primera vez, desde que el Espíritu entró en mi vida, en que le daba las gracias por algo. Las batallas que había estado librando con el Espíritu del Altísimo desde que tenía cuatro años debían acabar. Había llegado el momento de aceptar las cartas que había recibido.

Antes incluso de este episodio, la gente con problemas ya había estado acudiendo a mí en tropel. Tras mi compromiso, me he dedicado por entero a ayudarlos, sin ninguna reserva, y así seguiré haciéndolo el resto de mi vida.

No voy a defender que las habilidades que me han sido concedidas son una bendición carente de problemas. Sin embargo, a partir de ese momento dejé de quejarme y finalmente acepté lo que soy.

Fue entonces cuando asumí realmente mi papel como médico médium.

EL COMPROMISO

Cuando me comprometí con lo que el Espíritu de la Compasión quería de mí, él me ayudó a desarrollar una rutina para llevarlo a cabo con la máxima eficacia posible.

Nunca he necesitado estar en la misma habitación que la otra persona para hacer un escaneo, así que organicé las cosas para hablar por teléfono con quien necesitara mi ayuda. Esto permite al Espíritu de la Compasión ayudar a gente de cualquier parte del mundo, con independencia del lugar en el que estén, y minimiza el tiempo de transición. De esta forma, el Espíritu de la Compasión ha conseguido ayudar a decenas de miles de personas.

Cuando hacía un escaneo, el Espíritu de la Compasión generaba una luz blanca muy brillante que me permitía ver en el interior de la persona. Si bien este procedimiento era fundamental para obtener lo que el Espíritu necesitaba de mí como médico médium, la intensidad de la luz me provocaba una especie de «ceguera de la nieve» que me dañaba temporalmente la vista en el mundo real y que se iba acumulando a lo largo del día si el Espíritu quería que escaneara cada vez a más individuos. Cuando el Espíritu y yo terminábamos por ese día de ayudar a gente, mi vista tardaba un rato en recuperar su estado normal. (Como anotación al margen diré que, cuando acudo a algún sitio donde voy a encontrar una gran cantidad de personas, me acompaña siempre mi ayudante, porque puedo perder mucha vista como consecuencia de los escaneos «automáticos». Por ejemplo, siempre que vuelo a algún lugar, acabo enterándome sin darme cuenta del estado de salud de todos los demás pasajeros del avión. Cuando aterrizamos, puedo haberme quedado parcialmente ciego y necesito a mi ayudante para que me guíe hasta que se pasa el efecto).

Una visión profunda y completa del estado de una persona suele llevarme unos minutos. Sin embargo, después de llevar años haciéndolo, puedo tardar entre diez y treinta minutos o más en explicar qué he descubierto y en dar mis consejos de sanación e indicar la forma de trabajar con el médico.

A veces, el Espíritu de la Compasión necesita dedicar un tiempo a apoyar o «reconstruir» a una persona necesitada, porque no se ocupa solo de las enfermedades físicas.

ALMA, CORAZÓN Y ESPÍRITU

Cuando el Espíritu de la Compasión me transmite información en un escáner, vamos más allá de la salud física de la persona. Observo también su alma, su corazón y su espíritu. Estas tres cosas son componentes completamente distintos de una persona y también lo mismo.

Incluso en el caso de que el alma esté maltrecha y el corazón sea débil, el espíritu puede mantenernos físicamente en marcha mientras buscamos las oportunidades de sanar. En ocasiones, por ejemplo, el Espíritu de la Compasión quiere que le diga a una persona muy enferma que empiece a caminar, que salga a observar las aves y que contemple las puestas de sol. Eso la ayudará a recuperar su espíritu y puede ser el comienzo de la reconstrucción del corazón y del alma.

En el capítulo 24, «Meditaciones y técnicas para curar el alma», encontrarás mucha más información acerca del alma, el corazón y el espíritu y también técnicas esenciales para sanar y reafirmar esas partes de tu ser.

EL ÚNICO Y EXCLUSIVO MÉDICO MÉDIUM

Si bien es cierto que tener una voz hablándome de manera constante al oído presenta algunos inconvenientes claros, también me ofrece algunas ventajas.

Como el Espíritu de la Compasión es independiente de mí, no importa si algún día concreto yo me siento molesto, enfermo o aburrido. Al Espíritu no le afectan mis emociones y me proporciona siempre una información poderosa y avanzada, adelantada a la investigación y la ciencia médica, acerca de las enfermedades crónicas y la forma de curarlas. Es el mismo proceso que realizaba cuando yo era niño. Con independencia de las dificultades que afronte en mi vida, aunque en el momento de procesar lo que el Espíritu de la Compasión me está diciendo no esté en condiciones (por ejemplo, si

solo he dormido dos horas por problemas concretos que haya tenido que afrontar), la información sigue llegando. Poner atención y concentración a los detalles exige un trabajo.

Yo no necesito emplear mis habilidades intuitivas. Tampoco canalizo la información. Otros médiums oyen a veces voces interiores, pero la mía no es interna. Las personas que buscan ayuda me preguntan: «¿Tengo que quitarme las joyas para conseguir una lectura mejor?». Me daría igual que estuvieran envueltos en papel de plata. La información va a seguir llegando y ellos van a recibir las respuestas que necesitan para avanzar.

A menudo me preguntan si el Espíritu de la Compasión puede ayudarme con mi familia, mis seres queridos o incluso conmigo mismo para obtener información física y espiritual. La respuesta es que sí. Repito una vez más que el Espíritu es independiente de mí, y lo único que tengo que hacer es preguntarle para que él me diga y me muestre lo que debo saber. Esta es una de las cosas que hacen que mi don sea único.

Un día, una periodista escéptica exigió que le diera una respuesta allí, sobre la marcha.

—Quiero que me digas dónde me duele. ¿Me duele el dedo del pie? ¿La pierna? ¿El estómago? ¿Me duele el brazo? ¿El culo? ¿Me duele algo? Vamos a ver qué es lo que dice tu voz.

Inmediatamente, el Espíritu de la Compasión me dijo:

—Sí que le duele algo. Le duele el lado izquierdo de la cabeza. Sufre unas terribles migrañas que la atormentan.

Me acerqué a ella, le toqué el lado izquierdo de la cabeza y le dije:

—El Espíritu me dice que le duele aquí.

La periodista rompió a llorar. Este es el nivel de la exactitud instantánea que me proporciona el Espíritu.

Si a las dos de la madrugada recibo una llamada de una madre porque su hija está a punto de ser sometida a una operación quirúrgica de urgencia y quiere saber si se ha tomado la decisión correcta, tengo que ser capaz de ayudar al médico a determinar en cuestión de un minuto si la niñita sufre sencillamente una grave intoxicación alimentaria o si está a punto de reventarle el apéndice. Es importante que vea si una persona se está recuperando o tiene una hemorragia interna, si la fiebre de un niño se debe a una gripe o a una meningitis, si a alguien le ha dado un golpe de calor o está a punto de sufrir un ictus. Esta es la información que me da siempre el Espíritu de la Compasión para que pueda transmitírsela al médico.

El padre Pío y Edgar Cayce, los famosos sanadores místicos del siglo XX, han sido los dos únicos videntes médicos en la historia reciente que han podido acceder al nivel de compasión que el Espíritu me exige a mí. Su labor como sanadores compasivos fue, en ciertos sentidos, similar a la mía. Sin embargo, la fortaleza y el don de cada persona son únicos y exclusivos.

Para ser un sanador compasivo de cualquier tipo, tienes que adaptarte a cada síntoma, a cada dolencia o a cada herida emocional para aliviar el dolor y el sufrimiento de esa persona. El Espíritu me dice que esta compasión es el elemento más importante de la sanación.

Me dice también que ningún otro médium hace lo que yo hago. Ninguna otra persona viva tiene una voz que le proporcione con claridad cristalina una información médica profunda, avanzada y específica. Esta información del Espíritu de la Compasión acerca de las enfermedades crónicas misteriosas es capaz de cambiar, como ninguna otra cosa de nuestra historia moderna, la vida de una persona.

Yo he dedicado mi vida a esta labor. Estoy aquí como mensajero. Es lo que soy.

Cuando era niño, la gente me decía que tenía un don. Con el transcurso de los años, el Espíritu de la Compasión me dejó una cosa bien clara: el don no ha sido mío jamás. Es para las personas necesitadas, aquellas que luchan, sufren y buscan respuestas. Es para ti.

«Sea cual sea tu situación, no eres el único que se encuentra en ella… y no carece de propósito. Trabajas para Dios. Recuerda siempre que tienes una vida por delante, años por venir. Todo puede cambiar en los días que te esperan».

ANTHONY WILLIAM, Médico Médium

CAPÍTULO 2

La verdad acerca de las enfermedades misteriosas

Si tienes la sensación de que llevas ya demasiado tiempo buscando respuestas para tus problemas de salud, no eres el único.

Por término medio, las personas acuden a mí en busca de ayuda después de haber pasado diez años recorriendo consulta tras consulta y de haber visitado a veinte médicos distintos. En ocasiones, durante ese tiempo han acudido a cincuenta o incluso cien profesionales sanitarios de todo tipo. Una mujer me contó que había visitado a casi cuatrocientos médicos en un periodo de siete años.

Estas personas han obtenido etiquetas para sus enfermedades —lupus, por ejemplo, o fibromialgia, enfermedad de Lyme, esclerosis múltiple, síndrome de fatiga crónica, migraña, trastorno tiroideo, artritis reumatoide, colitis, síndrome del colon irritable, enfermedad celíaca, insomnio, ansiedad, depresión y muchos más—, pero no han conseguido mejorar.

En ocasiones, incluso, los médicos ni siquiera han sido capaces de encontrar una etiqueta para los síntomas que padecían estas personas y les han endosado esa castaña de diagnóstico viejo y descabellado según el cual «todo son imaginaciones» o la versión más reciente que está adquiriendo popularidad entre las nuevas generaciones: «Has sido tú mismo el que has creado tu problema».

Lo que en realidad afectaba a todas estas personas era una enfermedad misteriosa.

Una enfermedad misteriosa no es solo una enfermedad o un síntoma no identificados, ni tampoco una de esas historias que vemos en las noticias acerca de ocho niños del Medio Oeste que han sido hospitalizados aquejados de una dolencia repentina e inexplicable. Sin duda ha habido personas que acudían a mí buscando respuestas a situaciones de este tipo, pero son solo una fracción de los que he visto un día sí y otro también, una subsección diminuta de la categoría mucho más amplia de las enfermedades misteriosas.

Limitar la definición de enfermedad misteriosa a las enfermedades agudas raras no resulta útil. Engaña al público y hace que la gente crea que los casos para los cuales los médicos no tienen respuesta son mínimos y afectan solo a una proporción muy pequeña de la población.

Lo cierto es que millones de personas sufren enfermedades misteriosas. Una enfermedad misteriosa es una dolencia o un síntoma que deja a todo el mundo perplejo por cualquier razón. Puede ser misteriosa porque no existe un nombre que designe un conjunto concreto de síntomas, y, en ese caso, se descarta calificándola de desequilibrio mental. Puede ser también un trastorno crónico conocido para cuya causa inicial no existe tratamiento eficaz (porque las comunidades médicas no lo comprenden aún) o un trastorno que con frecuencia se diagnostica de forma equivocada.

No estamos hablando solo de los trastornos que he mencionado anteriormente, sino también de la diabetes tipo 2, la hipoglucemia, el trastorno de la articulación temporomandibular, las complicaciones de la menopausia, el trastorno por déficit de atención con hiperactividad, el acné, el eccema, la psoriasis, la parálisis de Bell, la neuropatía, el síndrome de permeabilidad intestinal, las palpitaciones cardíacas, las enfermedades autoinmunes y muchas otras dolencias. Estos nombres no son más que etiquetas sin otro significado que la confusión y el sufrimiento. Eso es lo que las convierte en enfermedades misteriosas.

¿Y qué podemos decir de las enfermedades autoinmunes, de la teoría equivocada de que el cuerpo se ataca a sí mismo, de que el propio sistema inmunitario de una persona daña intencionadamente sus órganos y sus glándulas? No es verdad. (En capítulos posteriores encontrarás más información sobre este tema). Es otra etiqueta que deriva del hecho cierto de que la ciencia médica aún no ha descubierto por qué las personas sufren dolores crónicos. La enfermedad autoinmune es una enfermedad misteriosa. Cuando rascas un poco la superficie, descubres que «autoinmune» significa realmente «sin causa conocida».

Si acudes a un médico quejándote de una erupción y te dice que tienes eccema, lo único que te está dando es una etiqueta, no una respuesta. Probablemente, te proporcione recetas de medicamentos y consejos sobre qué debes ponerte sobre la piel, pero ninguna explicación de por qué lo sufres ni una indicación de cómo curarlo. El médico te dirá que el eccema se debe a que el cuerpo se está atacando a sí mismo, es decir, que tu sistema inmunitario confunde tu piel con un invasor e intenta destruirla.

Esto es una equivocación. El cuerpo no se ataca a sí mismo.

¿Cuál es la verdad? «Eccema» no es sino el nombre de una enfermedad misteriosa concreta, de un misterio para la investigación y la ciencia médica. La etiqueta «tengo una erupción» sería más exacta, porque revela todo lo que las investigaciones médicas han conseguido descubrir hasta ahora acerca de ese trastorno. Sin embargo, existe una explicación real para el eccema. La respuesta está en la serie de libros del Médico Médium.

Las enfermedades misteriosas están en un momento álgido. Con cada nueva década que pase, la cantidad de personas que sufran trastornos autoinmunes y otras enfermedades misteriosas crónicas se duplicará o triplicará. Ha llegado el momento de ampliar la definición de enfermedad misteriosa para darnos cuenta del hecho de que existen millones de personas que necesitan una respuesta.

En los próximos capítulos te revelaré la verdadera naturaleza de docenas de enfermedades y síntomas misteriosos de este tipo y te diré los pasos que debes dar para curarte o protegerte.

El misterio quedará resuelto.

CARRUSEL SANITARIO

Cuando las personas explican sus síntomas misteriosos a un médico tras otro sin encontrar nada que les permita mejorar, entran en lo que yo denomino el *carrusel sanitario*. Por mucho que se esfuercen en bajarse de él, no hacen más que caminar en círculo.

En la mayoría de las profesiones, las tareas son claras. Con esto no estoy diciendo que las ocupaciones de fontaneros, mecánicos, contables y abogados, por poner un ejemplo, sean fáciles. No lo son, sin embargo, actúan siguiendo una serie de normas o protocolos. El contable que no consigue cuadrar sus cifras acabará dándose cuenta del error de contabilidad y hará una corrección. El fontanero que acude a arreglar un lavaplatos que no funciona, aunque al principio la avería resulte confusa, al final acabará descubriendo qué pieza es la que tiene que cambiar, o, si eso no funciona, hará una nueva instalación.

También algunos aspectos de la medicina están muy claros. Cuando alguien sufre un accidente de esquí, por ejemplo, la rotura de una pierna no tiene ningún misterio, como tampoco lo tiene la forma de arreglarla. Casos como las fracturas de huesos, en los que la causa, el efecto y el tratamiento están bien definidos, son como un viaje en ferri: existe un final para el viaje y ese final es un lugar distinto de aquel del que se partió. Es posible que haya un poco de niebla en el trayecto y que el viaje se complique —las fracturas del paciente están astilladas o se le queda atascado el capuchón de un bolígrafo en la escayola—, pero existen un punto A y un punto B bien establecidos y el personal médico se ha formado para llevar al paciente de uno a otro.

La ciencia médica está increíblemente avanzada en lo que respecta a la reparación del cuerpo físico. Ha desarrollado una tecnología capaz de salvar vidas y que permite a los pacientes recuperarse totalmente de accidentes de coche, huesos rotos, trasplantes de corazón y muchas cosas más. ¿Dónde estaríamos sin esas personas tan entregadas a su profesión que llevan a cabo procedimientos rutinarios, gestas en urgencias y operaciones quirúrgicas revolucionarias un día tras otro?

En el siglo xx, la ciencia médica ha conseguido también avances importantísimos en virología, pero todo se ha ocultado. Como no había financiación para llevar estos descubrimientos a la siguiente fase, se dejó a esos médicos increíbles en la estacada y los hallazgos que habían hecho sobre determinados virus fueron prácticamente ignorados.

Tal y como nos ha demostrado la pandemia, hay ocasiones en las que un virus es la causa clarísima del sufrimiento. Esto no significa que los médicos conozcan plenamente cualquier virus concreto. Identificar una infección vírica no especifica todos los efectos que produce sobre la salud, la forma de prevenirlo ni su tratamiento. Como sociedad, cada vez nos estamos dando más cuenta de ello. Hace que la tragedia de los descubrimientos perdidos de la virología resuenen más que nunca: si en el pasado no se hubieran impedido, hoy en día el mundo sabría cómo afrontar la covid-19.

Dispondríamos además de las respuestas que necesitamos para acabar con la epidemia de enfermedades misteriosas crónicas. En ellas, es frecuente que las causas de los síntomas no sean evidentes. No existe algo que claramente las haya provocado, no tenemos una explicación lógica para el sufrimiento de la persona. La formación que reciben los médicos no señala el punto A y el punto B. No cuentan con un manual que les indique qué deben hacer. Es posible que un médico escéptico ni siquiera vea una indicación clara de que la persona está sufriendo, y con ello lance al paciente a una búsqueda interminable que confirme que su dolencia es real.

Muchas veces recibes lo que parece ser una respuesta. Quizá te digan que tienes candidiasis o el intestino permeable, que tu microbiota o tu microflora están fuera de juego, que te faltan proteínas o que necesitas tomar grasas saludables, que el problema es hormonal o que todo se debe a la fruta que has tomado: cualquiera de ellos es el *motivo* de que tengas acné, poca energía, hinchazón, urticaria o pequeñas dificultades de concentración. Aunque pueda parecer una respuesta, sigue siendo parte del carrusel.

Por todo ello, muchas personas que padecen enfermedades crónicas no mejoran. Y su experiencia difiere mucho de un divertido carrusel; se parece más bien a un periplo arduo y lleno de aflicción.

Ha llegado el momento de cambiar esta situación.

Estoy aquí para decirte que el hecho de que no exista manual para las enfermedades misteriosas no tiene por qué ser algo malo. Piensa, por ejemplo, en la abogacía. Muchísimas personas estudian Derecho porque les atrae la justicia. Se matriculan en la facultad, consiguen trabajos… y de repente se dan cuenta de que la justicia que pueden aportar a sus clientes es limitada. Está reducida a los confines de unas leyes escritas por personas y que, en ocasiones, son muy injustas. No siempre es bueno tener un manual.

Como las enfermedades misteriosas no siguen ningún reglamento, la recuperación no tiene ningún límite, siempre y cuando accedas a las verdades que voy a revelar en las próximas páginas. La curación es una de las mayores libertades que nos ofrece Dios. Es la ley del universo, de la luz o del nombre que prefieras darle a la fuente suprema —distinta de la ley de los humanos—, y por eso nos garantiza una justicia auténtica. La curación de las enfermedades misteriosas, al no estar regida por ningún estatuto, puede sobrepasar todo lo imaginable.

ADICTA A LAS RESPUESTAS

La profesión médica es, en cierto modo, una adicta: una adicta cuya dosis de droga es ser la autoridad en cuestiones de salud. Por eso, ¿qué puede suceder cuando ni los médicos alternativos ni los convencionales tienen una respuesta? Que niegan la situación.

Esta negación puede hacerse diagnosticando mal una dolencia en lugar de admitir que no se sabe qué hacer. También puede hacerse recetando fármacos o sistemas de creencias alimentarias que perjudican en lugar de curar. Y, en ocasiones, un médico puede expresar esta negación rechazando al paciente y remitiéndole al psiquiatra para que le «ayude» a combatir unos síntomas que el médico insiste en que son psicosomáticos.

Como sucede con cualquier adicción, el primer paso para salir de ella es que las comunidades médicas admitan que tienen un problema.

Si las comunidades médicas, ya sean convencionales o alternativas, tradicionales o no tradicionales, no admiten que la epidemia de mujeres machacadas por la fatiga, la ansiedad y el dolor es real y que nadie conoce la auténtica causa de este padecimiento, ¿cómo van a poder los investigadores encontrar en algún momento una financiación adecuada para descubrir las verdaderas causas de la fibromialgia, el lupus o la endometriosis? Y si llegaran a encontrarla, ¿se les impediría dar a conocer las respuestas que descubrieran? ¿Se darían las respuestas *reales*? Y lo mismo podríamos decir de todas las demás enfermedades misteriosas.

Si estás sufriendo, ¿tienes la sensación de que vas a pasar décadas así antes de que las comunidades médicas den con una solución para tu problema?

Muchas madres acuden a mí explicándome que, veinte años atrás, desarrollaron unos síntomas misteriosos y les diagnosticaron trastornos del tiroides, migrañas, desequilibrios hormonales o síndrome premenstrual. Ahora están viendo cómo sus hijas tienen que pasar por lo mismo. Cuando las primeras recibieron su diagnóstico, según me dicen, jamás imaginaron que, dos décadas después, la medicina no tendría todavía una cura para su enfermedad o ni siquiera una explicación adecuada. No podrían haber imaginado que los avances médicos relacionados con las dolencias crónicas pudieran moverse a un paso tan sumamente lento. No podrían haber imaginado que tendrían que ver a sus hijas sufriendo lo mismo que ellas.

No debería tardarse tanto en descubrir la verdadera causa de los achaques de una persona ni en encontrar un tratamiento fiable para los problemas subyacentes. Los pacientes no deberían tener la sensación de que están avanzando a tientas en busca de una respuesta.

Ha llegado el momento de que la investigación y la ciencia médica sean honestas y abiertas, de que acepten que el modelo médico tiene que adaptarse y avanzar para lograr, en las enfermedades crónicas, los mismos avances fabulosos que está consiguiendo en otras áreas como la cirugía. Si queremos evitar tener que sufrir más décadas de etiquetas sin sentido para las dolencias, o el error de poner todo bajo el paraguas de la «autoinmunidad», la medicina ha de admitir que, en ocasiones, las pruebas diagnósticas son inadecuadas o inducen a error, que la formación que reciben los médicos a veces les hace actuar basándose solo en conjeturas.

Ha llegado el momento de que la profesión médica busque las respuestas que vamos a analizar en este libro.

TIPOS DE ENFERMEDADES MISTERIOSAS

Las enfermedades misteriosas se clasifican según cuatro categorías.

El primer tipo es el de las *enfermedades sin nombre*. Una persona puede ir de médico en médico describiendo sus síntomas, sometiéndose a prueba tras prueba, y al final escuchar que no tiene nada mal. Los análisis de sangre, las resonancias magnéticas, las ecografías y demás tipos de técnicas de imágenes y análisis no muestran ninguna señal de alarma. Muchas veces, la explicación que recibe el paciente acerca de su dolencia es que todo son imaginaciones, que es un hipocondríaco, que tiene ansiedad, que está deprimido, que ha trabajado en exceso o que está aburrido. Esto resulta enloquecedor para alguien que sufre un trastorno auténtico. Si un médico cree que efectivamente el dolor del paciente es real, pero es incapaz de explicar su causa, quizá lo califique como *idiopático*, que no es sino una forma elegante de decir «desconocido».

La segunda categoría de enfermedades misteriosas es la del *tratamiento ineficaz*. En esta si-

tuación, la profesión médica sí dispone de diagnóstico para un conjunto concreto de síntomas, pero no cuenta con un método para conseguir la recuperación del paciente. El tratamiento prescrito no logra ninguna mejoría o incluso empeora el estado de salud del enfermo. En ocasiones, hasta le dicen que tiene que hacerse a la idea de que va a estar así toda su vida. En el mejor de los casos, recibe una medicación que alivia los síntomas —como en el caso del síndrome premenstrual—, pero que no mejora en absoluto el problema.

En el tercer tipo de enfermedades misteriosas, de *diagnóstico equivocado*, el paciente recibe un nombre para el problema que sufre, pero es un nombre erróneo. En ocasiones, las responsables son las tendencias en los diagnósticos. Por ejemplo, las hormonas han sido declaradas culpables de muchas dolencias femeninas que no tenían nada que ver con la menopausia, la perimenopausia o sencillamente el desequilibro hormonal. Como los sanitarios quieren ayudar a sus pacientes, si oyen que otros le han dado un nombre concreto a un conjunto concreto de síntomas, es posible que ellos hagan lo mismo. De hecho, los médicos alternativos se han pasado recientemente a la tendencia de las hormonas, siguiendo el camino que marcó el movimiento hormonal en la medicina convencional en las últimas décadas. Este es un ejemplo de cómo las tendencias pueden atravesar y difuminar las líneas que separan la medicina alternativa de la convencional.

La cuarta categoría de enfermedades misteriosas es el *desconocimiento de la causa*. Puede que te hagan un diagnóstico, que te den un plan de tratamiento... y sigas sin conocer la causa auténtica del problema. Las enfermedades y los trastornos autoinmunes son un ejemplo perfecto. La medicina convencional cree en la teoría autoinmune, según la cual estos síntomas y dolencias absolutamente reales están provocados por el propio sistema inmunitario del cuerpo, que ataca a sus órganos y glándulas. Hasta la medicina alternativa cree en ella. Estos dos modelos médicos recurren a unas medicaciones similares, pero en ningún caso se consigue que un diagnóstico y un plan de tratamiento para este tipo de dolencias conduzcan a un conocimiento real de lo que está provocando el problema, porque la teoría autoinmune no es más que eso, una teoría. Las investigaciones y la ciencia médica siguen considerando que tienen una «causa desconocida» porque son incapaces de explicar por qué tu sistema inmunitario ataca a tu cuerpo. La idea de que tu cuerpo puede volverse contra ti no es más que una creencia institucionalizada, pero la verdad es que jamás lo hace. Nunca te ataca. Existe una respuesta muy diferente para la aparición de enfermedades y trastornos autoinmunes, y la encontrarás en este libro.

En la búsqueda de respuestas, las personas pueden encontrarse, en un momento u otro, en cualquiera de estas cuatro categorías. Cuando acuden al primer médico, es posible que este les diga que sus síntomas son psicosomáticos y que deberían empezar a hacer ejercicio físico, meditación o una actividad nueva para centrarse en otras cosas que les levanten el ánimo. El siguiente médico quizá confirme que existe un problema real, que le adjudique un nombre como lupus, por ejemplo, y que luego, con la mejor intención, les ofrezca un tratamiento que acabe siendo ineficaz. Como siguen sin sentirse bien, los pacientes pueden recurrir a un tercer profesional sanitario, que les hará un nuevo diagnóstico de esclerosis múltiple —esta vez, equivocado— y les dará una serie de «remedios» que los alejarán de la curación en lugar de acercarlos a ella. Decididos a no rendirse, pueden acudir a un cuarto médico que quizá bautice los síntomas como lupus o esclerosis múltiple o decida etiquetarlos como encefalomielitis miálgica/síndrome de fatiga crónica. Entonces los pacientes escucharán «causa desconocida» o una teoría de por qué se produce la enfermedad que sigue sin revelar la causa auténtica.

No saber por qué sufres es la realidad básica que supone vivir casi con cualquier síntoma o dolencia crónica, ya esté no diagnosticado, mal diagnosticado, tratado de forma ineficaz o bien diagnosticado pero sin una explicación precisa de qué es lo que se esconde realmente tras tu problema de salud. Si comprendiéramos el sufrimiento crónico, la epidemia de enfermedades misteriosas no estaría asolando la población tal y como lo hace hoy en día. Para eso existe este libro, para daros a ti y a tus médicos unas respuestas para el lupus, la esclerosis múltiple y la encefalomielitis miálgica/síndrome de fatiga crónica —y docenas de enfermedades misteriosas más— que te permitan resolver el misterio y recuperar tu vida.

LAS MODAS PASAJERAS NO SON EL FUTURO

La mayoría de las modas pasajeras en la medicina tanto convencional como alternativa no adquieren popularidad porque funcionen, sino por intereses creados —tienen detrás poder y dinero— que les permiten aumentar su alcance.

Un coche, un teléfono o un tipo de ropa pueden ponerse de moda porque tengan una calidad muy buena y sean útiles, o porque sean divertidos, aunque muchos productos útiles y de calidad no llegan a verse jamás. Estas tendencias siguen teniendo detrás un motor de poder y dinero. Y lo mismo sucede con las modas médicas. Los diagnósticos y los tratamientos no adquieren fama por sus beneficios curativos. La teoría, el proceso mental o el eslogan que apoyan una tendencia médica —ya sea alternativa, convencional, funcional, integrativa u holística—, junto con los grupos de interés que están detrás, tienen mucho más poder sobre la consciencia de una persona que sus resultados o sus beneficios.

Las tendencias en salud y en el estilo de vida son también un reclamo engañoso. Atraen seguidores muy fácilmente si las personas que las presentan aportan el señuelo de que van a aportar un gran bienestar porque ellas tienen veintidós años y todavía no han caído enfermas. La imagen de una persona fuerte y joven tiene mucho poder; resulta fácil creer que todo lo que hace tiene que ser la respuesta. En realidad, estas tendencias no sirven más que para hacer perder el tiempo a aquellos que están realmente sufriendo por culpa de un síntoma o una dolencia. Llevan a la gente a cuestionarse su grado de compromiso y sus capacidades. Cuando no obtienen los resultados deseados, se plantean: «Si hubiera seguido con ese régimen de ejercicios durante más tiempo —o con esas proteínas en polvo, o con esa dieta que eliminaba la fruta—, podría haber conseguido los resultados que me prometían». Por cierto, quiero dejar claro que hay muchos chicos de veintidós años enfermos y sufriendo que no obtienen este grado de visibilidad. Tengas la edad que tengas, tú no eres el problema.

Para comprender el funcionamiento de las tendencias médicas, de salud y de estilo de vida, imagina un restaurante que sirve siempre una cena especial con pavo la semana de Acción de Gracias. Esta cena ha adquirido tanto bombo que su fama acaba por superar a la cena en sí. Nadie se da cuenta de que, en realidad, jamás han servido pavo, sino que, en secreto, han estado poniendo ganso. Si un comensal percibe un sabor distinto del que esperaba, no dice nada y se imagina que son cosas suyas. Es el clásico reclamo engañoso, como sucede con muchas de estas tendencias.

Las tendencias médicas, de salud y de estilo de vida son como el emperador que no llevaba ropa. Intentan que no nos demos cuenta de todo aquello de lo que carecen recurriendo a falsas confianzas y desmentidos. Y pueden hacerlo porque tienen una fuerza vital propia. Si un sistema de creencias encuentra unos cuantos *influencers* que lo promocionan con energía y de forma atrayente, con el paso de unos pocos años puede llegar a convertirse en un gran poder que se impone

sobre el sentido común. Este proceso de convertir algo en una moda pasajera es el que respalda la creencia errónea de que una dieta sin hidratos de carbono puede resolver los problemas de candidiasis, la convicción equivocada de que la enfermedad de Hashimoto se debe a que el propio sistema inmunitario del cuerpo está atacando al tiroides o los intentos mal dirigidos de tratar la enfermedad de Lyme con antibióticos.

Algunas tendencias no son demasiado malas. Veamos lo que está sucediendo con el hipotiroidismo. Son muchísimas las mujeres que lo sufren, tanto si ha sido detectado por las pruebas diagnósticas como si no. Una tendencia reciente entre los médicos integrativos sensibles es reconocer que los síntomas que padecen estas mujeres son reales y confirmar que no son personas hipocondríacas ni amas de casa aburridas. Estos médicos suelen decir: «No se refleja en las pruebas, pero me parece que su tiroides ha dejado de funcionar», y tratan la enfermedad con una combinación de medicamentos y dieta.

Esto supone un avance para muchas mujeres que se han sentido constantemente desatendidas. Sin embargo, el hipotiroidismo sigue anclado en la fase de misterio, porque los médicos no han conseguido aún identificar la causa subyacente de la enfermedad tiroidea. El hipotiroidismo de las pacientes no desaparece, sea cual fuere la medicación que estén tomando. Muchas pacientes no saben que la medicina para el tiroides no ayuda nada a la glándula en sí ni que originalmente no se recetaba para ella. No elimina el hipotiroidismo. El tiroides sigue estando inactivo; la medicación lo único que hace es paliar los síntomas.

Lo mismo podemos decir de otras muchas dolencias. Veamos las que enumeré al principio de este capítulo: fibromialgia, lupus, enfermedad de Lyme, síndrome premenstrual, síndrome de fatiga crónica, migraña, colitis, artritis reumatoide, síndrome del colon irritable, enfermedad celíaca, insomnio, ansiedad, depresión… Podría parecer que las comunidades médicas están afrontando estas enfermedades porque tienen un nombre, porque están aflorando unas teorías muy convincentes sobre ellas o porque existen tratamientos populares. Pero es importante que entendamos que la investigación y la ciencia médica siguen estando en la época medieval en lo que respecta a las dolencias y enfermedades misteriosas. También tienes que saber que los diagnósticos equivocados son muy frecuentes. En el mundo médico sigue habiendo una enorme confusión en relación con las causas de este fenómeno.

Todo esto significa que las tendencias no son respuestas.

NO SON IMAGINACIONES TUYAS

Este es un fenómeno demasiado frecuente, sobre todo para las mujeres: una enfermedad real y auténtica es recibida con escepticismo, falta de atención o desinformación por parte de la profesión médica, que se supone que debe tener las respuestas. Los médicos no pueden evitar desconocer las causas de estos síntomas misteriosos y debilitantes ni achacar las culpas de una dolencia concreta al causante equivocado. En algunos casos, no existe financiación para llevar a cabo las investigaciones necesarias o hay alguna moda que impulsa los estudios en la dirección equivocada. En otros casos, es solo cuestión de tiempo (aunque, a veces, este tiempo son décadas) el que llegue a estar disponible la tecnología diagnóstica correcta.

Con frecuencia se ha enseñado a los médicos que, si no se dispone de una explicación para un trastorno, a los pacientes les puede venir bien que les digan que es psicosomático. Las instituciones sanitarias creen que eso les ofrecerá una especie de aviso para actuar, lo que podría ser verdad… si la enfermedad estuviera solo en la mente de la persona. Con cada año que pasa, la población está más enferma y muchos médicos se están dando cuenta de ello. Vivir con síntomas se ha convertido en la nueva normalidad, sobre todo en el campo del aparato reproductor. Esta alarma ha hecho que muchos médicos actuales estén mucho más dispuestos a diagnosticar que los del pasado reciente. Últimamente se apresuran más a adjudicar una etiqueta a una dolencia, aunque no sea correcta.

Existen raíces auténticas y físicas de las enfermedades misteriosas crónicas, lo que pasa es que la investigación y la ciencia médica aún no las han descubierto o aceptado. Puede que las personas que están afrontando una enfermedad misteriosa tengan que gastar varios años y decenas de miles de dólares antes de encontrar la información del Espíritu de la Compasión contenida en estos libros. Es posible que sus amigos y familiares les hayan suplicado que dejen de buscar, que les hayan instado a que acepten el diagnóstico que han recibido y la suerte que les ha tocado en la vida. Sin embargo, hay algo que ha impulsado a estas personas a seguir adelante: el deseo primigenio de sobrevivir, la determinación de sacarle el máximo partido a la vida, el instinto de que merecen estar sanos.

No se puede expresar con palabras el alivio que sienten estas personas o la fuerza que adquieren cuando al fin comprenden lo que estaba provocando su sufrimiento.

Y ahora te toca a ti aprender: tú no eres el culpable de tu enfermedad. No es algo que tú hayas manifestado ni atraído. No es culpa tuya. Está claro que no mereces sentirte mal. Tienes el derecho divino de curarte.

Si te ha tocado en suerte una enfermedad crónica —lo que quiere decir cualquier síntoma con el que convives y que no deseas—, estoy seguro de que habrás encontrado gente que te haya dicho: «Pero si tienes aspecto de estar completamente sano», «Se te ve muy bien» o «No pareces enfermo», creyendo que así te estaban ayudando. Sin duda has evitado dar una respuesta honesta a la pregunta de «¿cómo estás?» porque no soportas que te respondan: «¿Pero *todavía* no estás mejor?». Emocionalmente es menos dañino hacer creer que estás estupendamente que oír que alguien insiste en que una terapia concreta va a solucionar todos tus problemas, como si tú no hubieras caminado hasta el fin del mundo intentando encontrar respuestas a tu dolencia. También es probable que muchísimas personas te hayan descrito las luchas de sus familiares con la enfermedad, como si esas experiencias pudieran superar a la tuya.

Cuando los problemas de salud todavía no están entorpeciendo tu vida, resulta fácil soltar teorías acerca de las personas que están enfermas y afirmar que lo único que tienen que hacer es cambiar su esquema mental y pensar de una forma más positiva. Cuando no se comprende la verdadera naturaleza de los síntomas de una persona —molestias generalizadas, fatiga, hinchazón, eczema, ansiedad—, resulta fácil creer que es consecuencia de que la persona se está reteniendo por miedo a curarse o que es un enfermo imaginario que disfruta secretamente con la atención que le puede reportar su dolencia.

Cualquiera que te haya dicho que estas son las razones de tu enfermedad, no la ha sufrido en carne propia. No ha estado en tu situación. Estas ideas empeoran mucho la situación de los que padecen una enfermedad misteriosa. Hacen que las personas se sientan avergonzadas de sus problemas y eviten pedir ayuda, como si tuvieran que esconder su sufrimiento para que no las acusen de estar fingiendo, de ser unas debiluchas o unas quejicas.

Vamos a dejarlo bien claro: nadie quiere estar enfermo ni discapacitado. Nadie tiene miedo a curarse.

A lo que la gente le tiene miedo es a estar enfermo, y eso es lo que hace que las personas que todavía no han quedado fuera de juego por sus síntomas muestren en sus comentarios bastante insensibilidad. Lo que en realidad están queriendo decir es: «Yo no voy a tener que pasar nunca por lo que tú estás pasando, ¿de acuerdo?».

Lo que tú necesitarías que te dijera la gente que te rodea, sin embargo, es esto: «Te escucho, te veo, te creo y creo en ti. Lo que estás pasando es real y tiene que haber alguna forma de superarlo y vencerlo. Tranquilo, que voy a estar siempre a tu lado».

En el proceso de curación, conocer la causa de los síntomas y de las dolencias (y saber lo que *no* es la causa) supone tener la mitad de la batalla ganada. El siguiente paso es saber qué herramientas deben usarse para mejorar. Si sigues las directrices sobre cómo utilizar los próximos capítulos que he indicado en la introducción, este libro puede ayudarte a conseguir ambas cosas. Y lo mismo sucede con los demás de la serie del Médico Médium.

El Espíritu de la Compasión tiene las respuestas. Quiere que sepas la verdad de las enfermedades misteriosas. Quiere que tanto tú como tus seres queridos mejoréis, que tengáis clara la dirección que os permitirá avanzar u obtener el control de vuestra vida y curaros.

El Espíritu entiende, con la mayor compasión, el sufrimiento de la gente en esta tierra.

Dios me concedió la capacidad de acceder, a través del Espíritu de la Compasión, a una información inmensa y sumamente avanzada en temas de sanación. Gracias a esto, muchísimas personas de todas las edades —incluidos los propios médicos— que han llegado a esta información han encontrado la solución a sus enfermedades misteriosas crónicas, han recuperado el control de su salud y han conseguido curarse totalmente. En los próximos capítulos tú también podrás encontrar soluciones.

CASO REAL
La auténtica curación
2004

Lila* era una agente de la propiedad inmobiliaria que, a los treinta y cuatro años, empezó a experimentar confusión mental, debilidad, fatiga, presión en los oídos y entumecimiento de las extremidades. Muy pronto sus síntomas llegaron incluso a complicarle el trabajo. Era consciente de que los demás agentes se habían dado cuenta de que estaba atendiendo mal a algunos clientes; olvidaba las citas que tenía concertadas con ellos y les ofrecía casas de segunda categoría. A menudo era incapaz de recordar direcciones o nombres, y al terminar la jornada se encontraba tan fatigada que, a la mañana siguiente, no se despertaba cuando sonaba la alarma del despertador. Las firmas de los contratos de compraventa la ponían de los nervios, porque era incapaz de pensar coherentemente los detalles de la hipoteca y se liaba con los números, que un tiempo atrás habían sido su fuerte.

Al final, Lila tuvo que admitir ante sí misma y ante su jefe que estaba enferma. Habló con su supervisor y este le recomendó que acudiera al médico. En la primera cita, Lila enumeró sus síntomas, pero, tras examinarla, el médico no consiguió determinar ninguna causa física que pudiera explicar su estado y declaró que estaba completamente sana. Según le dijo, lo más probable era que detrás de sus males hubiera una depresión.

Lila intentó combatir la depresión. Decidida a acabar con el agotamiento, la confusión mental y los demás trastornos con una disposición alegre, regresó al trabajo. Se dijo a sí misma que todo aquello que pudiera parecer un síntoma no era más que una manifestación de su estado mental. Quizá lo único que pasaba era que había estado intentando atraer la atención de los demás.

Sin embargo, empezó a perderse más presentaciones de casas porque era incapaz de levantarse de la cama, tenía las manos demasiado entumecidas para poder conducir o le daba vergüenza salir porque la debilidad le había impedido ducharse. Muy pronto resultó evidente para Lila y para sus compañeros de despacho que, a pesar de su actitud, era incapaz de realizar su trabajo y tenía que coger una baja. Se arrastró hasta la consulta del médico y le volvió a exponer su situación. El doctor la examinó y una vez más concluyó que estaba perfectamente.

—No voy a ser yo quien te facilite la incapacidad —le dijo.

Hecha polvo y a vida o muerte, buscó una segunda opinión. Se sometió a una batería de pruebas, pero el nuevo médico no se arriesgó y respaldó la opinión del primero. Él también se negó a aportarle la documentación que necesitaba para solicitar la incapacidad laboral.

Aquello no fue más que el comienzo de un periplo de años de búsqueda por la medicina convencional y alternativa intentando encontrar una explicación para su enfermedad misteriosa. De vez en cuando percibía algún atisbo de esperanza, pero, cada vez que creía que había conse-

---

* Tanto los nombres como otros datos específicos de los pacientes han sido cambiados para proteger la privacidad de estos.

guido identificar su dolencia o que podía mejorar, volvía al punto de salida… o empeoraba todavía más.

Afortunadamente, no fue esto lo que sucedió cuando acudió a mí. El Espíritu de la Compasión nos proporcionó la información tan esperada que Lila sabía que existía, datos como la causa primigenia de la caída en picado de su salud e instrucciones para mejorarla. Al cabo de poco tiempo, Lila se sentía mejor de lo que había estado en mucho tiempo. Al aumentar su energía, aumentaron también su confianza y su deleite por la vida, y pudo una vez más dedicarse plenamente a su trabajo y también probar cosas que la entusiasmaban y que tenía abandonadas desde hacía muchos años.

En este libro vas a leer muchos casos como el de Lila. Es posible que observes un patrón y quizá te identifiques con él: los años de estar enfermo sin que te lo confirmen, el periplo de un médico a otro, el aislamiento, la confusión y la frustración. Puede que te veas reflejado en aquellas historias en las que la persona sí consigue que le confirmen su enfermedad, pero que resulte una confirmación errónea, ya sea por un mal diagnóstico o por un plan de tratamiento que no conduce a ningún sitio.

Ninguna de las historias acaba así. No tienes por qué quedarte atascado en un ciclo eterno de conjeturas. Al igual que Lila, puedes solucionar el misterio y conseguir una verdadera curación.

«Como las enfermedades misteriosas no siguen ningún reglamento, la recuperación no tiene ningún límite, siempre y cuando accedas a las verdades que voy a revelar en las próximas páginas. La curación es una de las mayores libertades que nos ofrece Dios. Es la ley del universo, de la luz o del nombre que prefieras darle a la fuente suprema —distinta de la ley de los humanos—, y por eso nos garantiza una justicia auténtica. La curación de las enfermedades misteriosas, al no estar regida por ningún estatuto, puede sobrepasar todo lo imaginable».

Anthony William, Médico Médium

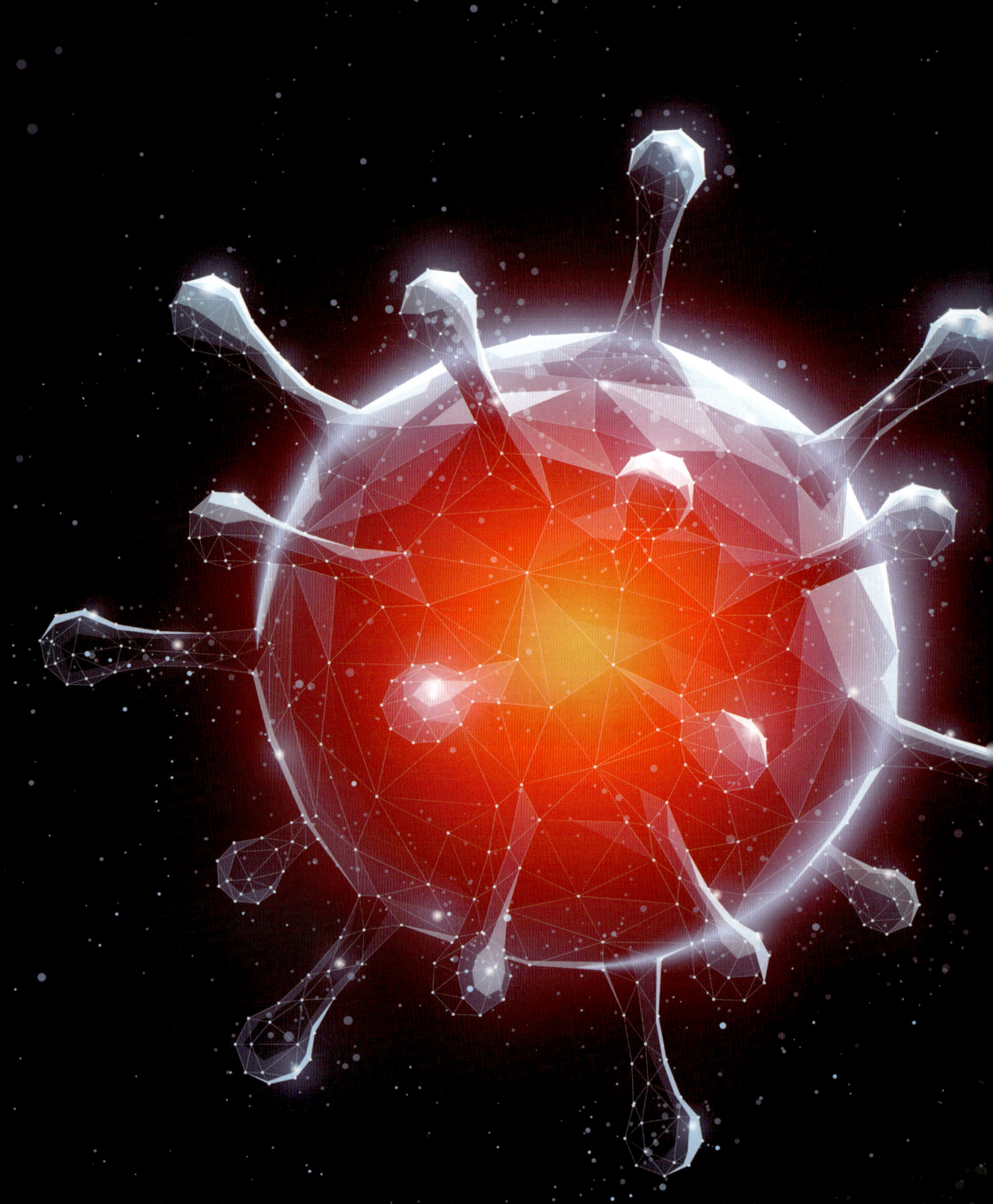

SEGUNDA PARTE

LA EPIDEMIA OCULTA

«Los lectores siguen mostrando este libro a más y más profesionales sanitarios, lo que ha impulsado un movimiento nuevo de búsqueda de las causas más profundas de las enfermedades misteriosas, así como a tomarse en serio el VEB. Antes de la publicación de *Médico médium* apenas se tenía en cuenta. Las comunidades médicas desconocían lo que era capaz de hacer este virus porque, por ejemplo, la investigación y la ciencia médica no eran conscientes de que provoca síntomas que dan lugar a problemas neurológicos. Hoy en día se están haciendo habituales los análisis para comprobar su presencia y ha aumentado la conciencia sobre él. La investigación y la ciencia están por fin empezando a encontrar un vínculo entre el virus de Epstein-Barr y docenas de dolencias».

ANTHONY WILLIAM, Médico Médium

CAPÍTULO 3

Virus de Epstein-Barr, síndrome de fatiga crónica y fibromialgia

El virus de Epstein-Barr (VEB) es el causante de una epidemia secreta. En el momento actual, la mayoría de los habitantes del mundo viven con una o más de sus múltiples mutaciones.

Es el responsable de síntomas, dolencias, trastornos y enfermedades de todo tipo. En algunas personas provoca una fatiga y un dolor que se achacan a la enfermedad de Lyme o no se clasifican. Sus síntomas impulsan a los médicos a prescribir tratamientos ineficaces, como las terapias hormonales sustitutivas, entre otras. Además, muchísimas personas van por la vida con este virus y sencillamente están mal diagnosticadas.

Entre todas las razones por las que el virus de Epstein-Barr prolifera, la más importante es que se sabe muy poco de él. La investigación y la ciencia médica solo conocen una versión, cuando lo cierto es que existen más de sesenta variedades, y esta cifra no deja de crecer. Está detrás de varias enfermedades debilitantes que desconciertan a los médicos. Como ya dije en la introducción, es la enfermedad misteriosa de las enfermedades misteriosas.

La investigación y la ciencia médica no tienen ni idea de cómo actúa este virus a la larga ni de lo problemático que puede llegar a ser. En realidad, es la fuente de numerosos problemas de salud que hoy en día se consideran enfermedades autoinmunes, de dolencias como la fibromialgia y el síndrome de fatiga crónica. El VEB es también el causante de algunas enfermedades muy importantes que las comunidades médicas creen comprender, cuando, en realidad, no es así: las enfermedades tiroideas, el lupus, el vértigo y los acúfenos.

En este capítulo vamos a hablar de cuándo surgió el virus de Epstein-Barr, de sus vías de transmisión, de cómo actúa para provocar un caos del que no se habla en fases estratégicas de las que nadie sabe nada y de los pasos (jamás revelados anteriormente) que podemos dar para destruirlo y recuperar la salud.

LOS ORÍGENES Y LAS VÍAS DE TRANSMISIÓN DEL EPSTEIN-BARR

Aunque el virus de Epstein-Barr fue descubierto por dos médicos brillantes en 1964, ya había empezado a actuar a principios del siglo xx, más de medio siglo antes. Las versiones iniciales —que siguen estando entre nosotros— actúan de una forma relativamente lenta y es posible que no provoquen síntomas perceptibles hasta las últimas etapas de la vida. Además, sus efectos son solo levemente perjudiciales, como mucho. Existen todavía algunas personas que tienen estas cepas primitivas de VEB.

Por desgracia, a lo largo de las décadas el virus ha ido evolucionando y cada nueva generación de nuestra población debe hacer frente a unas versiones del virus que se han vuelto más peligrosas que las anteriores. A estas alturas, el virus evoluciona cada cinco años y supera con ello los entre veinte y treinta que tardamos los seres humanos en pasar de una generación a la siguiente.

Hasta la publicación de este libro, lo normal era que las personas que lo padecían tuvieran que soportarlo durante el resto de su vida. Actualmente, los médicos están empezando a aceptar y a aprender de la información que se transmite en este libro: el VEB es la causa fundamental de múltiples problemas. En el pasado creían que lo peor que podía provocar a un paciente era malestar y una fatiga leve, quizá algo de fiebre, pero todo temporal. Ahora algunos médicos están empezando a reconocerlo y a abordarlo gracias a la información del Médico Médium publicada en este libro y en el resto de la serie, además de la que transmití en los años que estuve dando conferencias antes de la publicación.

Existen muchas formas de contraer el VEB, por ejemplo de bebé si alguno de tus progenitores estaba infectado; también a través de una sangre infectada, ya que los hospitales no lo buscan, por lo que cualquier transfusión de sangre supone un riesgo. ¡Puedes incluso contraerlo comiendo fuera de casa! Es una consecuencia de la tremenda presión que sufren los cocineros para tener los platos preparados en seguida. Es habitual que se hagan algún corte en un dedo o en la mano, se pongan una tirita y sigan trabajando. La sangre puede entrar en la comida y, si

resulta que tienen el VEB en fase contagiosa, esto puede ser suficiente para que tú también te infectes.

La transmisión puede producirse también a través de otros fluidos corporales, como los que se intercambian en las relaciones sexuales. En algunas circunstancias, incluso un beso puede transmitir el VEB. Tenlo muy en cuenta si estás buscando una pareja con la que compartir el resto de tu vida, pues no es infrecuente contagiarse así de múltiples variedades de patógenos como el VEB.

Además, aunque ya tengas el virus, puedes pillar cepas nuevas. Puedes incluso curarte y superar el que ya tienes y luego contagiarte con otra variedad, desarrollar síntomas y creer que se trata de una recaída del problema original. Si esto te sucediera, seguirás contando con la información de este libro a la que siempre puedes volver una y otra vez en el transcurso de tu vida.

Todo el mundo tiene bichos. De una forma u otra, la gente con la que entres en contacto tendrá uno o más. Por mucho cuidado que pongamos para protegernos y proteger a nuestras familias —y eso es lo que debemos hacer—, no siempre podemos controlar del todo la transmisión. Así es como funciona la vida. Por eso resulta clave disponer de las herramientas necesarias para protegernos y avanzar.

El virus de Epstein-Barr no es contagioso todo el tiempo. Cuando más probabilidades tiene de propagarse es en la fase dos. Y esto trae a colación otro dato que hasta ahora no había sido revelado: el VEB atraviesa cuatro fases.

FASE UNO DEL VIRUS DE EPSTEIN-BARR

Cuando contraemos el VEB, este atraviesa una fase inicial inactiva en la que permanece flotando en el torrente sanguíneo sin hacer prácticamente otra cosa que irse replicando lentamente para aumentar su población y esperar una oportunidad para provocar una infección más directa.

Por ejemplo, si las circunstancias te llevan a agotarte físicamente durante semanas y no tienes oportunidad de recuperarte del todo, si tu cuerpo carece de nutrientes esenciales como el zinc o la vitamina B_{12} o si sufres una experiencia emocional traumática como una ruptura, una traición o la muerte de un ser querido, el virus puede detectar el estrés intenso y la adrenalina segregada que debilitan el sistema inmunitario y le permiten aprovechar la ocasión. El VEB también puede despertar en esas épocas en las que, de forma natural, estás sometido a un cambio en el sistema inmunitario relacionado con el aparato reproductor. Durante la menstruación, el ochenta por ciento del sistema inmunitario está centrado en el aparato reproductor, lo que deja solo un veinte por ciento para vigilar el resto del cuerpo. Durante la ovulación sucede algo parecido, con el cuarenta por ciento centrado en el aparato reproductor y el sesenta por ciento para el resto del cuerpo. En el embarazo, el cincuenta por ciento vigila el aparato reproductor y al bebé y el otro cincuenta por ciento al resto del cuerpo. Estas épocas de cambio pueden constituir una oportunidad para que el VEB arraigue en la fase uno.

Durante el parto, más del noventa por ciento del sistema inmunitario de la mujer acude inmediatamente al aparato reproductor, lo que deja menos del diez por ciento para el resto del cuerpo (después de dar a luz, esa proporción cambia durante los tres días siguientes en los que se concentra en la leche materna y empieza a equilibrarse por todo el cuerpo). Después del parto, la mujer puede percibir síntomas diversos, como fatiga, problemas de concentración, molestias y depresión. Estos síntomas pueden durar meses y a menudo provocar lo que se conoce como depresión

posparto. Supone un gran avance el hecho de que las mujeres cuenten ahora con este reconocimiento y se hable de forma más abierta y extensa de las dificultades del puerperio, pero también debemos ser conscientes de que calladamente están sucediendo otras cosas. El despertar del VEB es la razón más frecuente de los síntomas del puerperio. Además del cambio en el sistema inmunitario que se produce en el parto, la enorme producción de adrenalina resulta agotadora, y esa gran secreción puede ser una fuente de alimento para el virus si el parto fue particularmente complicado.

El VEB tiene una paciencia inhumana. Esta fase uno o periodo de fortalecimiento y espera de la oportunidad ideal puede durar semanas, meses o incluso una década o más, dependiendo de una serie de factores diversos. Ten en cuenta que cualquiera de los factores desencadenantes que acabamos de ver puede también impulsar a un virus ya establecido en el cuerpo a pasar a las etapas siguientes, algo que trataremos en este mismo capítulo.

En esta fase uno el virus es especialmente vulnerable. Sin embargo, resulta indetectable en los análisis y no provoca síntomas, por lo que normalmente la persona no es consciente de que debe combatirlo porque desconoce su presencia.

FASE DOS DEL VIRUS DE EPSTEIN-BARR

Al final de la fase uno, el virus de Epstein-Barr está dispuesto a entablar batalla con tu sistema inmunitario. Es el momento en que da la cara y se convierte en lo que los médicos denominan mononucleosis. Es esa enfermedad de la que nos hablan cuando estamos creciendo y que suele conocerse como «la enfermedad del beso», la que contraen cada año cientos de miles de estudiantes universitarios de todo el mundo cuando agotan sus organismos con fiestas que duran toda la noche y muchas horas de estudio.

Las comunidades médicas no son conscientes de que cada caso de mononucleosis no es más que una fase dos del VEB.

Este es uno de los periodos en los que el virus es más contagioso. Por tanto, es aconsejable evitar exponerse a la sangre, la saliva o cualquier otro fluido corporal de cualquier persona que se sepa que padece mononucleosis, y que tú no expongas a nadie a tus fluidos si eres tú el que la padece. (Fuera de esta fase de mononucleosis, el VEB puede transmitirse a través de la sangre, de la saliva y de otros fluidos corporales, pero tiene menos probabilidades de hacerlo).

Durante esta fase dos, el sistema inmunitario del organismo entra en guerra con el virus. Envía células identificadoras para «etiquetar» a las partículas víricas. Para ello, por ejemplo, les coloca encima o a su alrededor una hormona segregada por la glándulas suprarrenales y procesada y activada por el hígado que marca las células víricas como invasoras. A continuación, envía células soldado para buscar y matar a las partículas víricas etiquetadas. Es el poder de tu sistema inmunitario, que acude en tu defensa.

La virulencia de esta batalla varía de una persona a otra, porque cada persona tiene que hacer frente a cosas distintas. Una puede tener un déficit de zinc y otra una carencia grave, y esta diferencia es importante. Una persona puede tener el sistema inmunológico debilitado por otros patógenos a los que esté haciendo frente o controlando (por ejemplo, *H. pylori*, estreptococos, estafilococos, virus del herpes, *E. coli*, VPH o muchos otros patógenos diferentes). Puede estar afrontando dificultades emocionales que pueden provocar una respuesta de lucha o huida y la secreción de montones de adrenalina corrosiva que llevan al límite al sistema nervioso y al inmunitario. La adicción a la cafeína, que supone una gran tensión para el sistema inmunitario, puede estar

debilitando las respuestas inmunes. El abanico de actividad vírica entre una persona y otra puede ser también tan simple como las comidas que componen su dieta. Por ejemplo, los huevos alimentan a los virus, por lo que suponen una causa importante de activación del VEB. Si alguien los toma con regularidad y otra apenas los consume, la diferencia puede ser muy grande.

Además de todo esto, depende también de la cepa o variedad del VEB presente. Puedes sufrir mononucleosis durante solo una o dos semanas y que tus síntomas se limiten a un leve picor en la garganta y un cierto cansancio, en cuyo caso no es probable que te des cuenta de lo que está realmente sucediendo ni que acudas al médico para que te haga un análisis de sangre.

En otros casos, sin embargo, puede atacar de firme y provocar fatiga, dolor de garganta, fiebre, dolor de cabeza, erupciones y otros síntomas que se mantienen durante varios meses. Si eso sucede, lo más probable es que la persona acuda al médico, que le realizará un análisis de sangre y comprobará la presencia del virus de Epstein-Barr y la existencia de una mononucleosis en la mayoría de los casos.

Esta es la fase en la que el VEB busca un alojamiento duradero en uno o más de los órganos principales del cuerpo, normalmente en el hígado, el bazo o los órganos reproductores. Al VEB le encanta estar en estas partes, porque son lugares donde tienen más probabilidades de acumularse el mercurio, las dioxinas, otras toxinas y residuos de alimentos como los huevos, los lácteos y el gluten. El virus prospera con estos venenos que pueden acabar provocando endometriosis, fibromas, síndrome de ovario poliquístico, quistes ováricos, problemas de próstata o infertilidad misteriosa.

Otro secreto del VEB es que tiene una gran amiga: una bacteria llamada estreptococo. Cuando nos infecta, nuestro organismo tiene que hacer frente no solo a un virus, sino también a una bacteria que distrae aún más al sistema inmunitario y produce su propio conjunto de síntomas. El estreptococo es el principal *cofactor* del virus de Epstein-Barr. En muchas situaciones, las personas albergan más de una cepa de ellos.

Durante la fase dos del VEB, el estreptococo puede ascender por el organismo hasta la garganta o infectar los senos paranasales, la nariz o la boca. También puede descender y provocar infecciones en el tracto urinario, la vagina, los riñones o la vejiga y, con el tiempo, causar una cistitis.

FASE TRES DEL VIRUS DE EPSTEIN-BARR

Una vez instalado el virus en el hígado, el bazo o los órganos reproductores, anida en ellos.

A partir de entonces, en cualquier análisis que se haga buscando el Epstein-Barr aparecerán probablemente anticuerpos que indicarán una infección anterior que tuvo lugar cuando el virus estaba en fase de mononucleosis. En ese momento no se hallará el virus en el torrente sanguíneo. Esta confusión constituye una de las mayores meteduras de pata de la historia médica y es la rendija de la que se ha valido el virus para escaparse. A menos que ya hayas tomado las medidas que se explican en este libro para matar al VEB, la cruda realidad es que el virus está vivo y sigue provocando síntomas nuevos… y eludiendo las pruebas. Esto se debe a que se encuentra oculto en el hígado, en el bazo o en el aparato reproductor y todavía no se ha inventado la prueba capaz de localizarlo. Además de todo esto, existen tantas mutaciones diferentes y nuevas del VEB que los análisis pueden no detectarlas.

Como el virus está escondido en los órganos, el cuerpo asume que ha ganado la batalla y que el invasor ha sido destruido. El sistema inmunitario regresa a su estado normal, termina la mononu-

cleosis y el médico te dice que ya estás curado. Sin embargo, por desgracia, el virus de Epstein-Barr no ha hecho más que empezar su viaje por tu organismo.

Si la variedad que tienes es la normal, el VEB puede permanecer latente en tu organismo durante años —y posiblemente décadas— sin que seas consciente de ello, sobre todo si a lo largo de tu vida tu sistema inmunitario no se ha visto debilitado por otras dolencias. En cambio, si tienes una variedad especialmente agresiva, puede provocarte problemas graves incluso en la fase de anidamiento.

Por ejemplo, puede penetrar hasta lo más profundo del hígado, del bazo o del aparato reproductor y dar lugar a la inflamación y el aumento de tamaño de estos órganos. Una vez más, no olvides que, antes de la primera publicación de este libro, los médicos no sabían cómo conectar un VEB pasado con su actividad actual en los órganos. Hoy en día, con esta información, están empezando a adquirir conciencia de que existe una actividad posterior a la mononucleosis que produce síntomas nuevos.

El virus crea también tres tipos de venenos:

- El VEB excreta desechos tóxicos o *subproductos* víricos. Este dato es cada vez más significativo, porque el virus se sigue reproduciendo y este ejército en expansión no deja de comer y de excretar subproductos venenosos. Esta materia de desecho se suele confundir con las espiroquetas, unas bacterias capaces de dar falsos positivos en pruebas como los análisis para detectar la enfermedad de Lyme, y provocar un diagnóstico equivocado de dicha enfermedad.

- Cuando muere una de las células del virus —lo que sucede a menudo, porque estas células tienen un ciclo de vida de seis semanas—, el cadáver es tóxico, con lo cual sigue envenenando el organismo. Como sucede con los subproductos víricos, este problema se agrava a medida que el ejército del VEB va creciendo y provoca fatiga y otros síntomas.

- Los venenos que crea el VEB mediante estos dos procesos tienen la capacidad de generar una neurotoxina (es decir, un veneno que altera la función nerviosa y distrae al sistema inmunitario) y una dermotoxina (es decir, un veneno que asciende por la piel y provoca eccema, psoriasis, lupus o erupciones no diagnosticadas). El virus segrega estas toxinas especiales en periodos estratégicos de la fase tres y de forma constante en la fase cuatro para impedir que el sistema inmunitario pueda detectarlo y atacarlo.

Entre los trastornos que puede generar una variedad agresiva del VEB anidado en tus órganos están los siguientes:

- El hígado trabaja con tanta lentitud que no consigue eliminar las toxinas del organismo, lo que provoca sofocos, palpitaciones cardíacas, erupciones cutáneas y aumento de peso.

- Hepatitis A, B y C (el VEB es el principal causante de la hepatitis C. También puede provocar casos agudos de hepatitis A y B).

- La lentitud del hígado provoca tensión en las glándulas gástricas del estómago, lo que puede dar lugar a una disminución de ácido clorhídrico y hacer que el tracto gastrointestinal empiece a volverse tóxico. Esto a su vez puede ocasionar que algunos alimentos no se digieran totalmente y se pudran en el tracto intestinal, dando como resultado inflamación o estreñimiento. La tensión del hígado puede hacer que disminuyan las reservas de bilis, con lo que las grasas alimentarias no se dispersan ni se descomponen y acaban enranciándose.

- Se crea el escenario perfecto para la aparición de endometriosis, síndrome de ovarios poliquísticos, fibromas, quistes ováricos o aumento del tamaño de la próstata.

- Desarrollas intolerancias a alimentos que jamás te habían provocado ningún problema anteriormente. Esto sucede cuando el virus consume un alimento que le gusta, como el queso o el gluten, y luego «va al baño» y lo elimina dentro de tu cuerpo, que transforma ese residuo alimentario en algo que tu organismo no es capaz de reconocer.

El virus espera hasta que detecta la presencia de hormonas relacionadas con el estrés, que indican que te encuentras especialmente vulnerable —cuando, por ejemplo, tratas de abarcar demasiado, recibes un golpe emocional muy duro como un divorcio, una ruptura o una traición o sufres un golpe físico, como un accidente automovilístico—, o hasta que percibe que estás sometido a cambios hormonales en el sistema inmunitario, como sucede durante el embarazo, el parto e incluso en la menstruación y la ovulación.

Cuando el virus está a punto de reproducirse, entra en un frenesí alimentario en el que se dedica a buscar los diversos alimentos que le gustan. Al consumirlos, empieza a secretar neurotoxinas y con ello le provoca una sobrecarga al hígado, que debe filtrar y procesar esta materia vírica suplementaria de desecho.

En este punto debemos hacer hincapié en un apunto importante. Para que la población de virus pueda crecer, lo más probable es que hayas tenido contacto hace poco o incluso hace meses con un desencadenante como los que acabamos de ver: sucesos muy estresantes, circunstancias difíciles, problemas emocionales como una ruptura o una traición o pruebas físicas como un parto. También es posible que hayas sufrido una bajada del sistema inmunitario como consecuencia de déficits continuados o la presencia en la dieta de determinados alimentos que favorecen los virus en lugar de combatirlos. Incluso vicios como el exceso de cafeína de bebidas muy comunes suponen una carga para las suprarrenales y el hígado. Otros desencadenantes son la exposición a mohos, los ambientadores eléctricos, las velas perfumadas, las colonias o perfumes, los productos químicos para el césped, la retirada de empastes dentales de mercurio y la exposición a pesticidas o herbicidas o a otros patógenos como los de la covid-19 o la gripe. Esto no pretende ser una lista exhaustiva de los desencadenantes que pueden permitir el comienzo de la siguiente fase del VEB, son solo algunos de los más comunes. Todos ellos tienen capacidad para reducir temporalmente la actividad del sistema inmunitario.

Lupus

La disminución de la actividad del sistema inmunitario provocada por estos desencadenantes que acabo de describir puede permitir que aumente la cantidad de virus, lo que conlleva la liberación y secreción de más subproductos, neurotoxinas, cadáveres víricos y dermotoxinas. Esto

puede ocasionar una reacción alérgica que a su vez sale a la luz en forma de erupciones y urticarias misteriosas en la piel de distintas partes del cuerpo e impulsa al paciente a dirigirse a la consulta del médico, que puede acabar dando un diagnóstico de lupus, sobre todo si aparecen otros síntomas como fatiga, dolor corporal en zonas aleatorias, cefaleas y dificultades de concentración combinados con los síntomas cutáneos. Las comunidades médicas desconocen que el lupus no es más que una reacción del organismo a los subproductos, neurotoxinas, cadáveres víricos y dermotoxinas del virus de Epstein-Barr. En realidad, el lupus no es más que una infección vírica del Epstein-Barr.

Hipotiroidismo y otros trastornos del tiroides

Mientras tu sistema inmunitario está debilitado, el VEB puede aprovecharse del caos, abandona los órganos en los que había anidado y se dirige a otro órgano o glándula importante. Aunque también esté presente en el bazo o en los órganos reproductores, lo más habitual es que las células del VEB salgan sea del hígado cuando el sistema inmunitario está debilitado, y el camino más frecuente de la mayoría de las más de sesenta variedades del virus es dirigirse directamente hasta el tiroides.

Las comunidades médicas no son aún conscientes de que el VEB es el causante real de la mayoría de los trastornos y enfermedades del tiroides, especialmente de la enfermedad de Hashimoto, aunque también de la de Graves, del cáncer de tiroides y de otras dolencias tiroideas (las complicaciones tiroideas son, en ocasiones, producto de la radiación, pero, en el 95 por ciento de los casos, el culpable es el virus de Epstein-Barr). Las investigaciones médicas todavía no han descubierto las verdaderas causas de los trastornos del tiroides y faltan décadas para que conozcan y acepten que el VEB es el virus que las provoca de forma directa. Si un médico te da un diagnóstico de Hashimoto, lo que realmente te está queriendo decir es que no sabe cómo se ha producido. Supuestamente, tu cuerpo está atacando a tu tiroides, una opinión que nace de la desinformación. En realidad, es el VEB, y no tu cuerpo, el que está atacando al tiroides.

Una vez en tu tiroides, el VEB empieza a taladrar los tejidos. Otro aspecto no descubierto aún del modo de actuar del VEB es que, cuando se encuentra en la fase de penetrar en una glándula, cambia de forma y sus células se vuelven mucho más ovaladas, con los extremos apuntando en una dirección. De ese modo, giran como barrenas para penetrar hasta lo más profundo del tiroides (como hacen las larvas de los escarabajos cuando entran en la madera de los árboles). En este proceso, matan las células tiroideas y van dejando cicatrices en la glándula, lo que da lugar, en millones de mujeres y muchos hombres, a un hipotiroidismo oculto que puede ser leve o muy extremo. El sistema inmunitario detecta ese ataque e intenta intervenir, porque el VEB está provocando una inflamación directa. Es consciente de lo que la está causando, pero le resulta muy difícil etiquetar el virus cuando ya está incrustado en la glándula. Las neurotoxinas, dermotoxinas, subproductos víricos y cadáveres venenosos que genera levantan una cortina de humo que impide a las células inmunitarias ver directamente cada célula vírica, lo que les proporciona a estas la oportunidad de escapar e incrustarse aún más en el tejido de la glándula.

Aunque lo anterior puede sonar de lo más terrorífico, no dejes que te amedrente; tu tiroides tiene la capacidad de rejuvenecerse y curarse si recibe lo que necesita. Y jamás subestimes el poder de tu sistema inmunitario ni lo que es capaz de hacer para defenderte. Para cuando llegues al final de este capítulo, se habrá activado por el simple hecho de que por fin habrás conocido la verdad.

Como el virus está dañando y matando células al introducirse en el tiroides, puede crear un leve tejido cicatricial, y las bolsas de este tipo de tejido que se forman pueden convertirse más adelante en el inicio de pequeños tumores. Para impedir que se expandan y que las células del VEB que contienen proliferen, tu sistema inmunitario intenta aislar al virus envolviéndolo en calcio: este es el proceso por el cual se crean nódulos en el tiroides. Sin embargo, estas cárceles de calcio que forma tu sistema inmunitario alrededor de los tumores de tejido cicatricial no siempre consiguen detener al VEB. En primer lugar, la mayoría de las células del virus evitan el ataque y siguen estando libres. En segundo lugar, una célula vírica que tu sistema inmunitario consigue aislar sigue estando viva y convierte su prisión de calcio en un hogar confortable donde continúa teniendo acceso a los alimentos del interior del tiroides, con lo cual agota la energía de este. Las células víricas pueden incluso transformar su prisión en un bulto vivo, denominado *quiste*, dependiendo de la mutación o variedad de VEB que tengas, lo que provoca más tensión aún en el tiroides.

Consumir una cantidad suficiente de alimentos ricos en calcio y en vitamina C apoya el ataque del sistema inmunitario contra el VEB. Sin embargo, el tipo de calcio que necesitas no es el de los productos lácteos. Tu sistema inmunitario depende del calcio de la fruta, de las hortalizas de hoja verde, de las hierbas, de los alimentos silvestres y de ciertas verduras. Como está constantemente utilizando las fuentes de calcio útiles de la dieta y tú consumes calcio improductivo, tu sistema inmunitario puede decidir, por desesperación, utilizar ese calcio obtenido de fuentes como la leche, el queso, la mantequilla y los huevos para encerrar un tumor de tejido cicatricial. Con este tipo de calcio «equivocado», la cárcel de calcio (el nódulo del tiroides) no será funcional y el virus aumentará el tumor, de manera que estas fuentes improductivas acaban provocando todavía más daño.

Aunque tu dieta incluya el tipo de calcio útil procedente de las frutas, las hortalizas de hoja verde, las hierbas, los alimentos silvestres y otras verduras, debes intentar tomar mucha cantidad de ellos, porque el sistema inmunitario está utilizándolo constantemente para salvar tu tiroides, y, si no tiene suficiente, puede recurrir a extraerlo de las reservas del hígado. Además, los huesos necesitan obtener calcio productivo de algún sitio. Si tu sistema inmunitario no tiene acceso a una cantidad suficiente de calcio útil para combatir al virus del tiroides, no quedará nada para los huesos, lo que significa que estos no podrán contar con el que debería haberles sido entregado.

Al mismo tiempo, los cientos de partículas víricas que no están presas en nódulos pueden debilitar el tiroides haciéndolo menos efectivo a la hora de producir sus hormonas. La tensión que esto provoca en las glándulas suprarrenales, que compensan la falta de hormonas tiroideas adecuadas, unida a un hígado que se ha estancado como consecuencia de una infección vírica leve prolongada y las toxinas del VEB (por no hablar de otros elementos problemáticos alojados en el interior de este órgano), puede a su vez provocar aumento de peso, fatiga, deterioro cognitivo, trastornos de memoria, depresión, pérdida del cabello, insomnio, uñas quebradizas, debilidad muscular y docenas de síntomas más.

Algunas variedades del VEB especialmente raras y agresivas pueden incluso ir más allá y generar cáncer en el tiroides cuando están alimentadas con los elementos tóxicos problemáticos «correctos». El índice de cáncer de tiroides está creciendo con rapidez en todo el mundo y las comunidades médicas no saben que la causa es un aumento de las formas raras y agresivas del VEB que se van volviendo más comunes cada pocos años.

El virus de Epstein-Barr invade el tiroides por un motivo estratégico: pretende distraer y provocar tensión en el sistema endocrino. Esta tensión en el tiroides ocasiona un esfuerzo de las glándulas suprarrenales, que deben segregar más adrenalina, uno de los alimentos favoritos del VEB.

No todas las mezclas de adrenalina producidas por las suprarrenales alimentan al VEB con descargas breves. Lo que sucede es que la dolencia prolongada del tiroides puede impulsar a las suprarrenales a segregar más adrenalina a largo plazo para compensar. Esto acaba provocándoles un estado más desequilibrado y sensible, porque los sucesos estresantes y los problemas emocionales de la vida cotidiana ya les exigen mucho. La tensión prolongada acaba generando episodios de descargas extra y contradicciones. Una perturbación emocional o un suceso estresante, por muy pequeños que sean, pueden suponer un fuerte impacto para las suprarrenales debilitadas e impulsarlas a producir una variedad de adrenalina más corrosiva que por lo general está reservada para los momentos de supervivencia de lucha o huida.

La adrenalina cotidiana, normal, más suave, acaba mezclada con estos pequeños chorros de mezclas más intensas que, debido a su naturaleza corrosiva, pueden penetrar más en los tejidos del cuerpo donde ha anidado el VEB. La adrenalina cotidiana y suave no penetra en este tipo de tejidos y tiene pocas probabilidades de llegar a los lugares donde anida el VEB, como el tiroides. Las mezclas corrosivas son las que penetran en todo el cuerpo con más facilidad, con lo que facilitan incluso que el VEB encerrado en la cárcel de un nódulo tiroideo pueda aprovecharlas; también son con las que el virus prospera mejor.

Sin embargo, esto no es siempre lo que el VEB necesita para hacerse más fuerte. Hay productos como los huevos que actúan como un superalimento para él y en ocasiones favorecen su expansión y su crecimiento más que los tipos corrosivos de adrenalina. Y también lo alimentan aquellos que nos sirven de consuelo, como el queso y el gluten.

A veces se unen los alimentos y la adrenalina. Cuando consumimos, por ejemplo, huevos, lácteos y gluten, el VEB tiene más probabilidades de aprovechar sus residuos si las circunstancias emocionales y la adrenalina corrosiva están aumentando la frecuencia cardíaca y empujando estos residuos alimentarios (y los nutrientes de otros alimentos) por la sangre, pues esto permite que el VEB pueda comer.

Todo ello puede conducir al VEB a su objetivo fundamental: el sistema nervioso.

FASE CUATRO DEL VIRUS DE EPSTEIN-BARR

El objetivo último del virus de Epstein-Barr es que algunas de sus células se aventuren y abandonen el tiroides para inflamar el sistema nervioso central.

En situaciones normales, el sistema inmunitario no se lo permitiría, pero si el VEB ha conseguido desgastar completamente a la persona en la fase tres, cuando penetró en el tiroides, con todo lo que esto conlleva, y si además esta persona debe afrontar repentinamente algún daño físico o emocional grave, el virus puede aprovecharse de su vulnerabilidad y empezar a provocar numerosos síntomas extraños que van desde palpitaciones cardíacas hasta dolores generalizados que van cambiando y moviéndose en forma de hormigueo y entumecimiento, fatiga misteriosa o dolor nervioso.

Una situación muy común es aquella en la que la persona tiene un accidente, se somete a una intervención quirúrgica, sufre alguna otra lesión física o incluso da a luz y luego está hecha unos zorros durante un tiempo mucho más largo del que podría esperarse. Es muy habitual que la persona se sienta «como si le hubiese pasado una apisonadora por encima».

Los análisis de sangre, las radiografías y los escáneres no revelan nada raro, con lo cual los médicos no son conscientes de que el virus está inflamando los nervios. El Epstein-Barr en fase cuatro es, por tanto, uno de los causantes principales de las enfermedades misteriosas, es decir, de esos problemas neurológicos que dejan a los médicos absolutamente perplejos.

Lo que en realidad está sucediendo es que los nervios dañados disparan la secreción de una hormona «de alarma» para notificar al organismo que están en peligro y necesitan reparación. En la fase cuatro, el VEB detecta esa hormona y la descarga de adrenalina y se apresura a acoplarse a esos nervios dañados.

Un nervio es algo parecido a un cordel con vellosidades. Cuando el nervio resulta dañado, estas vellosidades se salen por los lados de la funda que recubre el nervio. El VEB busca estas aperturas y se aferra a ellas. Si lo consigue, puede mantener esa zona inflamada durante años. Como resultado, se puede tener una lesión relativamente pequeña que permanece activa y provoca un dolor constante.

No hace falta tener ninguna lesión física para desarrollar cualquiera de estos síntomas neurológicos que provoca el VEB, porque este inflama de todas formas los nervios. Cuando se alimenta de toxinas disponibles (como mercurio, aluminio, cobre y otros elementos problemáticos tóxicos, además de alimentos como los huevos, la leche, el queso, la mantequilla y el gluten), puede segregar neurotoxinas que se enganchan a los nervios, ya sean raíces capilares expuestas o nervios lesionados o incluso sanos. Esto puede provocar distintos tipos de síntomas y cada variedad del VEB hace algo ligeramente distinto. A una variedad puede gustarle un alimento más tóxico como el mercurio o puede producir una neurotoxina más tóxica capaz de inflamar los nervios con solo tocarlos sin que estos tengan que estar lesionados ni desgastados.

Entre los problemas que provoca esta inflamación vírica podemos citar el dolor muscular, el dolor articular, puntos neurálgicos dolorosos, dolor de espalda, hormigueo o entumecimiento en las manos y en los pies, sacudidas y espasmos, acúfenos (pitidos, zumbidos, ruidos o pequeños estallidos en los oídos), migrañas, fatiga continuada, mareo, miodesopsias, insomnio, dificultades para descansar durante el sueño y sudoración nocturna. Es frecuente que a los pacientes que sufren este tipo de problemas se les diagnostique fibromialgia, síndrome de fatiga crónica o artritis reumatoide, que no son sino conjuntos de síntomas que las comunidades médicas admiten que son incapaces de comprender y para los que no tienen cura. En estos casos, lo que hacen es administrar unos tratamientos inapropiados que no atacan al culpable real…, porque lo cierto es que estas enfermedades misteriosas son solo una infección por virus de Epstein-Barr en fase cuatro.

Una de las grandes equivocaciones de los médicos consiste en confundir los síntomas que provoca el Epstein-Barr en las mujeres con la perimenopausia o la menopausia. Síntomas como sofocos, sudoración nocturna, aumento de peso, palpitaciones, mareo, depresión, caída del cabello y ansiedad fueron y siguen siendo a menudo malinterpretados y confundidos con un cambio hormonal. Esto dio origen a tres movimientos desastrosos: la teoría autoinmune, la teoría de que «todo está en tu mente» y la terapia hormonal sustitutiva. (En el capítulo 15, «Síndrome premenstrual y menopausia», encontrarás más información sobre este tema).

Vamos a analizar más detalladamente algunas de las enfermedades crónicas que han intrigado a los médicos durante décadas y que son el resultado de un virus de Epstein-Barr en fase cuatro.

Síndrome de fatiga crónica, también conocido como encefalomielitis miálgica/ síndrome de fatiga crónica (EM/SFC), síndrome de fatiga crónica y disfunción inmunitaria (SFCDI) o enfermedad sistémica de intolerancia al esfuerzo (ESIE)

Desde hace muchísimo tiempo, las mujeres han tenido que soportar que se niegue la existencia de una causa física para su dolencia. Como sucede con los enfermos de fibromialgia (véase el epígrafe siguiente), las personas que padecen síndrome de fatiga crónica (SFC) tienen que oír a menudo que son unas farsantes, unas vagas, que alucinan o que están locas. Es una enfermedad que afecta a las mujeres en un porcentaje desproporcionalmente elevado, aunque también está empezando a darse en hombres.

La cantidad de afectados por el síndrome de fatiga crónica aumenta sin parar. Cada vez resulta más común que las muchachas universitarias regresen a casa a mitad de curso con esta dolencia que las incapacita para hacer otra cosa que no sea estar acostadas. Contraer el SFC alrededor de los veinte años puede resultar especialmente demoledor. Ves a tus amigos seguir con sus relaciones y sus trabajos mientras tú te sientes incapaz de aprovechar todo tu potencial.

Las personas que contraen el SFC a los treinta, cuarenta o cincuenta años tienen que afrontar otros obstáculos: aunque han alcanzado una edad suficiente para tener bien asentadas sus vidas y su red de apoyo, también han asumido una serie de responsabilidades. Lo más probable es que tengan que atender a su familia con dedicación plena y asumir más de lo que son capaces de afrontar, por lo que les abruma la presión de actuar con normalidad a pesar del SFC.

Para agravar el aislamiento que sienten las personas de ambos grupos de edad, aparecen los sentimientos de culpabilidad, miedo y vergüenza que acompañan un diagnóstico equivocado. Estoy seguro de que, si padeces SFC, en alguna ocasión te has sentido machacado por el sufrimiento físico y has tenido que oír cómo te dicen: «Pero si tienes un aspecto de salud inmejorable», «Se te ve muy bien» o incluso «Pareces estar fuerte». Resulta descorazonador sentirse mal y oír a médicos, amigos y familiares decir que no te pasa nada. Es posible incluso que un médico llegue a adjudicar a lo que estás experimentando una etiqueta con la que te identifiques y, como la gente que te rodea no es capaz de captar lo que eso significa, siguen sin comprender lo que estás pasando o se olvidan de ello. Lo único que parecen registrar es que no es un diagnóstico devastador de que padeces un cáncer y te quedan tres meses de vida, así que seguro que estás bien. Con la mejor de las intenciones te dicen: «Tienes buen aspecto» o «Tienes un aspecto estupendo». No se dan cuenta de lo duro que resulta vivir un día sí y otro también con una serie de síntomas que te impiden seguir adelante.

El síndrome de fatiga crónica es real. Es el virus de Epstein-Barr.

Como hemos visto, las personas que padecen SFC tienen una carga vírica de VEB muy elevada, tanto si los médicos la observan en los análisis de sangre como si no, que sistemáticamente afecta al organismo generando una neurotoxina que inflama el sistema nervioso central. Esto puede llegar a debilitar las glándulas suprarrenales, el hígado y el aparato digestivo, y provocar la sensación de que se te ha agotado la batería.

Si ya has oído con anterioridad el término *fatiga neurológica,* has de saber que tuvo su origen en la información de los libros de la serie del Médico Médium. En la actualidad se ha extendido su uso y no se cita la fuente original, pero es el término que llevo usando desde hace treinta años para enseñar a los profesionales sanitarios que las neurotoxinas víricas ralentizan el sistema nervioso central, lo vuelven más sensible y provocan en él una reacción alérgica que genera una inflamación, leve o grave, de los nervios. La fatiga neurológica puede estar incluida en muchas de las dolencias provocadas por el VEB. Muchas veces, la gente tiene más de una enfermedad o de un conjunto de síntomas y esta fatiga neurológica forma parte del cóctel.

Fibromialgia

Hemos vivido más de seis décadas en las que los médicos se han dedicado a negar categóricamente que la fibromialgia fuera un problema auténtico. En la actualidad, las comunidades médicas están aceptando por fin que es una dolencia real. La incluyen dentro de la categoría de las enfermedades autoinmunes y eso significa que, aunque la acepten como enfermedad, consideran que tiene una «causa desconocida» y aplican la teoría de trabajo de que el cuerpo está atacando a los nervios.

Una de las explicaciones teóricas que las autoridades médicas pueden dar a los doctores sobre esta enfermedad es que está provocada por un exceso de actividad de los nervios. En realidad, lo que esta expresión significa una vez más es que… nadie tiene ni idea de lo que está sucediendo. No es culpa de los médicos. No existe ningún libro mágico que les diga qué es lo que puede ayudar a los pacientes con fibromialgia ni cuál es el auténtico causante del dolor que padecen. Los profesionales de la medicina alternativa se dedican a hacer conjeturas eliminando alimentos y experimentando con suplementos para ver los aciertos y los fallos que consiguen con la esperanza de aportar algo de alivio a sus pacientes. También ellos desconocen la causa real.

A la profesión médica le faltan todavía varios años para descubrir la verdadera raíz de esta enfermedad, porque es vírica y se produce en una parte de los nervios que hoy en día los aparatos médicos son incapaces de detectar.

Las personas que padecen fibromialgia afrontan una situación muy real que puede resultar debilitante, y el virus de Epstein-Barr es el causante de este trastorno. Al inflamar el sistema nervioso central y todos los nervios del cuerpo, provoca un dolor constante que puede ir cambiando y moviéndose por todo el cuerpo (es lo que yo denomino *dolor móvil*). La molestia que se siente una semana en determinadas zonas puede, a la semana siguiente, pasar a otras áreas del cuerpo. También es posible sentir una fluctuación constante del dolor, de leve a grave, que permanece siempre en el mismo lugar.

Una de las partes más duras de la fibromialgia, entre muchas otras, es el hecho de que los accidentes y las acciones cotidianas pueden provocar un dolor insoportable. Darse un golpe contra el marco de una puerta, por ejemplo, tropezar con algo mientras caminas, levantar algo demasiado pesado o forzar el cuerpo en exceso con ejercicio físico son a menudo experiencias de dolor que cualquier persona olvidaría en cuestión de segundos, si es que llega a percibirlas. Sin embargo, el dolor que le pueden provocar a un paciente con fibromialgia es muy superior.

El VEB está también detrás de síntomas comunes de esta enfermedad, como la sensibilidad al tacto, la fatiga grave (es decir, la fatiga neurológica) y un montón de problemas más.

Acúfenos

Los acúfenos, o pitidos en los oídos, suelen estar provocados por el VEB cuando este se introduce en el canal nervioso del oído interno, lo que se conoce como el laberinto. También pueden experimentarse como zumbidos, estallidos, ruidos o vibraciones en los oídos; en algunos casos, parece casi una sinfonía de distintos instrumentos a la vez. Estos sonidos son el resultado de la inflamación y la vibración que el virus está provocando en el laberinto y en el nervio vestibulococlear. Las formas leves pueden estar provocadas por las neurotoxinas que el virus está eliminando, que se reúnen alrededor del laberinto e inflaman los nervios.

En los casos de acúfenos, los sonidos exteriores como los producidos por ventiladores, aires acondicionados y máquinas alejadas pueden cambiar la textura del pitido o de los demás ruidos haciendo que prácticamente bailen y vayan cambiando de tonos. También suelen empeorar al final del día, ya caída la tarde. Resulta una enfermedad muy dura, así que es mejor que intentes llevarte bien con ella mientras trabajas para mejorarla. Muchas personas observan que, cuanto más descansan y duermen, mejor están al despertar. Esto se debe a que, cuando descansas más, el canal nervioso del oído interno tiene más tiempo para fortalecerse y recuperarse, lo que no significa que si no duermes bien no puedas hacer nada para curarte. Todo el tiempo que estés durmiendo (o, si no puedes dormir, que estés descansando con los ojos cerrados) ayuda a mantener a raya los síntomas de los acúfenos.

Vértigo y enfermedad de Ménière

Los médicos suelen atribuir el vértigo y la enfermedad de Ménière a unos cristales de calcio, u otolitos, que se desprenden en el oído interno. Sin embargo, la mayoría de los casos crónicos se deben en realidad a que la neurotoxina del VEB está inflamando el nervio vago.

Esto puede provocar muchas variedades de vértigo, desde la sensación de estar de pie en un barco en movimiento a la de caer hacia la izquierda, hacia la derecha o incluso hacia delante mientras caminas, lo que te obliga a intentar mantener el equilibrio. El vértigo puede ser muy leve, un mareo después de girar la cabeza muy rápido o que te cueste observar algo o a alguien que se mueve a tu alrededor porque cualquier movimiento dentro de tu campo de visión te provoca náuseas o incluso mareo. Los casos más extremos pueden provocar incapacidad para levantarse de la cama o todo lo contrario, para acostarse, porque, en cuanto lo haces, la cabeza empieza a darte vueltas (es lo que yo denomino vueltas de la cama). En ocasiones son giros circulares y en otras se trata de un movimiento repetido que te cruza los ojos.

La variedad que experimentes dependerá del punto en el que la neurotoxina o el propio virus estén tocando el nervio vago. Si la más inflamada es la parte inferior, el mareo irá acompañado de náuseas. Si es la central, tendrás más bien la sensación de estar en un barco o de que la tierra se mueve cuando estás de pie o caminando. Cuando la más inflamada es la superior, puede dar lugar a un vértigo más grave, esas vueltas de la cabeza que tanto dificultan el ir caminando a cualquier sitio.

Otros síntomas

La ansiedad, los mareos, la opresión en el pecho y en la garganta, las molestias en el cuello, el dolor en el pecho, los espasmos esofágicos, algunas variedades de gastroparesis, los ataques de pánico, el asma y el hormigueo y la falta de sensibilidad en el abdomen, el pecho, los hombros y la nuca pueden ser también producto de una inflamación del nervio vago provocada por el VEB.

El insomnio, el hormigueo y el entumecimiento de las manos y los pies, la ansiedad, el dolor de los meñiques, el hormigueo y la falta de sensibilidad en los meñiques o en otros dedos, incluso el pulgar en gatillo (la sensación momentánea de pérdida de control en el uso del pulgar), pueden deberse a la inflamación constante que provoca el VEB en los nervios frénicos.

Las palpitaciones cardíacas pueden ser el resultado de una acumulación en el hígado de cadáveres víricos venenosos del VEB y de sub-productos víricos que sobrecargan tanto este órgano que los desechos se escapan y se van acumulando lentamente en la válvula mitral del corazón. Esto provoca la aparición de una sustancia pegajosa capaz de generar latidos cardíacos ectópicos o palpitaciones misteriosas. Algunas variedades del VEB pueden segregar una neurotoxina que aumenta la inflamación del cerebro, lo que provoca palpitaciones cardíacas más graves o incluso fibrilación auricular cuando las neurotoxinas saturan determinadas neuronas cerebrales e interrumpen las señales que van desde estas al corazón. Todos estos síntomas pueden entrar en la categoría de actividad eléctrica misteriosa del corazón, algo que confunde a los médicos.

Si padeces VEB o sospechas que pudieras padecerlo, lo más probable es que la fase cuatro del virus te resulte más que frustrante. Tranquilízate. Si tomas las medidas adecuadas según la información que te aportan los libros de la serie del Médico Médium —algunas de las cuales las comunidades médicas aún no conocen, aunque están empezando a hacerlo—, podrás recuperarte, reconstruir tu sistema inmunitario, reparar tu sistema nervioso, recuperar tu estado normal y volver a hacerte con el control de tu vida.

TIPOS DE EPSTEIN-BARR

Como ya he dicho antes, existen más de sesenta variedades del virus de Epstein-Barr. Esta cifra es tan elevada porque el virus tiene ya más de cien años de existencia. Ha tenido varias generaciones de personas por las que ir avanzando e incluso ha recibido algo de ayuda de las industrias, y en este tiempo ha ido mutando y aumentando sus diversos híbridos y cepas. Con el transcurso de los años, las personas han ido incrementando su nivel de toxicidad, es decir, su cuerpo ha asumido la carga de una mayor exposición a los elementos problemáticos tóxicos de nuestro mundo. El VEB se ha adaptado a alimentarse de esta amplia variedad de toxinas, entre las que se incluyen los metales pesados tóxicos, los pesticidas, los herbicidas, los fungicidas y los fármacos. Utilizando estos elementos problemáticos como fuente de combustible, se ha propagado y ha mutado, y cada una de esas mutaciones ha ido desarrollando distintos puntos fuertes y apetitos. A lo largo de estas décadas, ha tenido que adaptarse al encontrar diversos sistemas inmunitarios, algunos de ellos mucho más fuertes que otros. Como algunas de las variedades también se han hecho más fuertes, han podido propagarse. Las múltiples cepas del VEB pueden clasificarse, según su mayor o menor gravedad, en seis grupos, con diez tipos por grupo.

En seguida analizaremos detalladamente estos grupos, pero en primer lugar es importante recordar que muchas personas tienen más de una variedad del VEB. Algunas pueden tener una perteneciente a un grupo y diez años más tarde estar expuestas a una situación que les lleva a contraer otra de un grupo diferente. Algunas tienen dos o tres variedades, lo que significa que una persona experimentará a menudo síntomas de diferentes grupos del VEB, ya sean entremezclados todos al mismo tiempo o en distintos momentos de la vida. Tenlo en cuenta mientras lees la información sobre ellos.

Ten en cuenta también que cada grupo incluye diferentes variedades que pueden producir efectos ligeramente distintos en el cuerpo, lo que da lugar a variaciones en los síntomas de un mismo grupo. Por ejemplo, una variedad del VEB puede ser algo más agresiva que otra del mismo grupo o tener un apetito distinto por una toxina determinada. Esto se traduce en diferencias en los síntomas.

Cualquier variedad del VEB de cualquier grupo tiene capacidad para aumentar la inflamación. Las de los grupos 3 a 6 pueden dar lugar a un diagnóstico equivocado de enfermedad de Lyme, si eso es lo que el médico está buscando, porque incrementan la inflamación lo suficiente como para dar falsos positivos en los análisis.

Como siempre digo, el simple hecho de conocer la causa del sufrimiento ya resulta empoderador. Leer todo este capítulo y reconocer que tus síntomas y dolencias misteriosos se ajustan a la forma de actuar del VEB puede aliviarte el miedo y la preocupación por lo que te está sucediendo. Estas descripciones de los grupos del VEB pueden ayudarte a determinar la variedad o variedades que han estado alterando tu vida. Y, aunque no consigas identificar contra qué grupo o grupos estás luchando, el simple hecho de saber que se trata de este virus puede ayudarte a recuperar la paz. Sabiendo esto puedes asumir el control, trabajar para librarte del virus y así recuperarte, en lugar de seguir ignorando por qué estás enfermo.

El grupo 1 del VEB es el más antiguo y leve. Estas versiones del virus tardan años, incluso décadas, en pasar de una fase a la siguiente. Sus efectos pueden no resultar muy notorios hasta que la persona infectada alcanza los setenta u ochenta años de edad, y entonces tan solo provocarles dolor de espalda. Pueden incluso permanecer en los órganos y jamás alcanzar las fases tres y cuatro. Este grupo es cada vez más raro porque las generaciones mayores de personas fallecen y dejan de estar entre la población. Lo más probable es que desaparezca en los próximos treinta años y se extinga a medida que las mutaciones recientes de las personas más jóvenes se enfrenten a él.

El grupo 2 del VEB pasa de una fase a la siguiente un poco más rápido que el grupo 1; la persona infectada puede percibir los síntomas a los cincuenta o sesenta años. Estas variedades pueden demorarse parcialmente en el tiroides y enviar solo algunas de sus partículas víricas, que comienzan a segregar más neurotoxinas que inflaman los nervios, con lo que producen una inflamación nerviosa relativamente leve. Esto a su vez puede dar lugar a versiones leves o intermitentes de distintas dolencias y diagnósticos, como fibromialgia, neuralgia, dolor articular, tendinitis, síndrome del túnel carpiano, molestias y dolores. La única variedad del VEB que conocen las comunidades médicas pertenece a este grupo.

El grupo 3 del VEB pasa de una fase a la siguiente más rápido que el grupo 2, por lo que sus síntomas pueden percibirse alrededor de los cuarenta años. Además, los virus pertenecientes a este grupo completan totalmente la fase cuatro, es decir, abandonan el tiroides para acoplarse a los nervios. Prefieren unas toxinas diferentes, por lo que las neurotoxinas que segregan son ligeramente distintas a las del grupo anterior. Este tipo de virus pueden provocar trastornos variados, tales como dolor articular, hormigueo y entumecimiento, fatiga, palpitaciones cardíacas, acúfenos y vértigo. Las variedades del VEB pertenecientes al grupo 3 pueden provocar también trastornos del aparato reproductor, y, si una persona tiene suficiente cobre en el hígado, algunas concretas pueden alimentarse de él y crear las dermotoxinas responsables del eccema y la psoriasis. Si hay suficiente aluminio, pueden dar lugar a las dermotoxinas causantes del vitíligo.

El grupo 4 del VEB provoca trastornos perceptibles a edades tan tempranas como los treinta años. Sus neurotoxinas más agresivas pueden dar lugar a síntomas que se relacionan con la fibromialgia, el síndrome de fatiga crónica, el deterioro cognitivo, la confusión, la ansiedad, los cambios de humor y todos los provocados por los virus de los grupos 1, 2 y 3. Este grupo puede segregar también las dermotoxinas que están detrás de los trastornos de la piel y es capaz de provocar síntomas de estrés postraumático, aunque la persona infectada no haya sufrido jamás ningún trauma aparte del hecho de tener inflamación por causa del virus.

El grupo 5 del VEB provoca trastornos perceptibles incluso a los veinte años. Es una forma especialmente problemática del virus, porque puede aflorar justo cuando el joven está empezando a independizarse. Puede provocar todos los problemas que causa el grupo 4 y alimentarse de las mezclas intensas de adrenalina excesiva segregada por el miedo, la preocupación u otras emociones negativas continuadas. Para que provoque grandes problemas, debe estar presente el mercurio, un metal pesado tóxico; los jóvenes de hoy suelen tener en sus órganos unos niveles más elevados que los de las generaciones anteriores, aunque creamos que debería ser todo lo contrario. Las variedades del VEB de este grupo suelen tener también una preferencia por los huevos: tanto estos como el mercurio son sus alimentos favoritos. Esto significa que sacarlos de la dieta y centrarse en eliminar el mercurio son dos formas de adquirir un cierto control y revertir los síntomas y dolencias asociadas con este grupo. Los médicos, dado que no consiguen encontrar nada y consideran que sus pacientes con VEB del grupo 5 son jóvenes sanos, solían declarar a menudo que «todo son imaginaciones» y los enviaban al psicólogo para que los convenciera de que lo que estaba sucediendo en su cuerpo no era real. A medida que la epidemia de enfermedades crónicas ha ido siendo, cada año que pasa, más difícil de negar, entre los médicos más jóvenes ha ganado peso una nueva moda: lo de que «todo son imaginaciones tuyas» está siendo sustituido por «tu enfermedad es real, pero la has creado tú mismo». Ahora, algunos profesionales sanitarios les dicen a sus pacientes que ellos mismos han manifestado su enfermedad por «pensar cosas malas», por «pensar mal» o por «no ser suficientemente positivos», o bien les dan a entender que tienen un problema emocional y por eso están enfermos. Muchos médicos, tanto alternativos como convencionales, se toman en serio los síntomas, pero se orientan en la dirección equivocada del intestino permeable, la microbiota, una microflora inactiva, las hormonas, las sensibilidades alimentarias o un concepto excesivamente simplificado de que «quizá todo se deba a las suprarrenales». Por muy buena intención que tengan, a menos que en estos años hayan adquirido la información del Médico Médium, no se dan cuenta de que el problema real es una infección vírica leve subyacente. Y todavía se sigue dando el caso de que el paciente encuentre un médico que siga la tendencia de la enfermedad de Lyme, en cuyo caso lo más probable es que salga con un diagnóstico equivocado de esta enfermedad.

Algunas variedades del VEB pertenecientes al grupo 6 pueden afectar gravemente incluso a niños pequeños. Además de ser las causantes de todos los trastornos del grupo 5, pueden ser responsables de leucemia, esclerosis múltiple, ELA, algunos casos de meningitis vírica y lupus grave si las variedades «correctas» están acompañadas de suficientes metales tóxicos como el mercurio y el aluminio. Al mismo tiempo, algunas de las variedades de este grupo provocan una serie de síntomas muy similares a los de la leucemia pero que no lo son. La investigación y la ciencia médica no se dan cuenta de que lo que está detrás es el VEB, por lo que el diagnóstico puede no ser preciso. En ocasiones, médicos bienintencionados se equivocan y aprietan el gatillo demasiado rápido con un diagnóstico de leucemia que cambia la vida del paciente. Pueden confundir accidentalmente un caso infantil grave de mononucleosis provocado por una variedad agresiva de VEB (infección vírica aguda) con una leucemia (infección vírica prolongada) sin darse cuenta de que se trata de un problema vírico.

Esta falta de claridad para el diagnóstico es muy similar en trastornos neurológicos como la esclerosis múltiple y la ELA. Ten en cuenta que te pueden diagnosticar lupus, ELA o esclerosis múltiple sin que tengas ninguna de las variedades avanzadas del VEB pertenecientes al grupo 6. Es posible que se trate de otra menos agresiva. Hasta el más leve de los síntomas neurológicos pue-

de hoy en día dar lugar a un diagnóstico que dependerá de la especialidad del médico. Por ejemplo, aunque la esclerosis múltiple —la enfermedad que daña la vaina de mielina de los nervios del sistema nervioso central— está provocada por el VEB, hay determinados síntomas que *parecen* pertenecer a ella. Para que se produzcan daños en la vaina de mielina tiene que haber una variedad avanzada del VEB. Además, para que una variedad del grupo 6 se acelere, tiene que haber al mismo tiempo un nivel elevado de metales pesados tóxicos como mercurio y aluminio. Hay personas que presentan los síntomas más leves provocados por variedades más suaves del VEB (no pertenecientes al grupo 6) y a las que, por la forma en la que disparan los médicos, se diagnostica erróneamente una esclerosis múltiple cuando en realidad no se ha dañado la vaina de mielina. Tanto los casos *reales* de esclerosis múltiple como los síntomas crónicos *erróneamente* diagnosticados como tales están provocados por el VEB sin que los médicos sean conscientes de ello, a menos que estén familiarizados con la información del Médico Médium.

Algunas variedades del VEB del grupo 6 pueden crear una gran cantidad de tipos más potentes de neurotoxinas y dermotoxinas responsables de parte del sufrimiento que provocan. Esto se debe en gran medida a que determinadas variedades de este grupo tienen un hambre aún mayor de metales pesados tóxicos como el mercurio, el aluminio y el cobre, así como de huevos, lácteos y gluten. Esta hambre de huevos en especial inhibe el sistema inmunitario, porque este está constantemente combatiendo el virus y utilizando sus reservas para protegerte, y cualquier cosa que impulse al VEB, como los huevos, hace que estas batallas sean más duras. El VEB del grupo 6 puede dar lugar a la aparición de una enorme variedad de síntomas tales como erupciones, debilidad en las extremidades y dolor nervioso agudo.

COMPLICACIONES DE LA GRIPE Y LA COVID

Siempre he dicho que la gripe disminuye la actividad del sistema inmunitario y ofrece con ello a virus como el VEB una oportunidad de asentarse. La gripe es un desencadenante del virus de Epstein-Barr, por eso algunas personas sufren una recaída al cabo de pocos días o necesitan meses de recuperación. La covid está desencadenando unos problemas similares, pero a mayor escala.

Existen muchas cepas diferentes de gripe. Algunas son suaves y otras, más graves. Si la misma gripe grave ataca a un grupo de personas, aquellas que tenían síntomas o dolencias previos (conocidos o no) experimentarán probablemente una recuperación más difícil a menos que conozcan la fuente de esos problemas de salud subyacentes y las herramientas correctas para abordarlos. Esto se debe a que los casos graves de gripe pueden desencadenar la actividad de otros virus ya presentes en el organismo, en especial del VEB y del herpes zóster. Una vez activados, pueden aparecer enfermedades y síntomas víricos como lyme, síndrome de fatiga crónica, fibromialgia, problemas de concentración, hormigueo y entumecimiento por todo el cuerpo, debilidad de las extremidades, depresión y ansiedad.

En algunas personas, estos síntomas y dolencias del VEB o de otros virus ya existían y el desencadenante de la gripe los volvió a activar o los reforzó.

En otros casos se estaban desarrollando dentro del cuerpo y todavía no habían aflorado… hasta que la gripe los desencadenó. Eran personas en el umbral de una infección vírica crónica leve; por ejemplo, si el VEB que estaba en tu organismo (y que ignorabas) estaba a punto de entrar en fase de mononucleosis. Entonces tu sistema inmunitario ya estaba enfrentándose a él y llegó un virus de la gripe… y no hizo falta nada más para desencadenar el VEB. Por eso, después de la gripe, puedes sufrir el primer brote de mononucleosis con fatiga, dificultades de concentración, dolor corporal o debilidad de las extremidades, síntomas que aparecen y desaparecen durante semanas, mucho después de haber superado la gripe. Mientras tanto, es posible que tu amigo haya cogido la misma gripe y, diez días después, esté otra vez en marcha sin acordarse de ella.

La covid es un desencadenante todavía más eficaz y actúa de una forma similar: pueden volver fácilmente síntomas que alguien haya sufrido en el pasado o aparecer otros nuevos provocados por virus preexistentes (como el VEB) que la gente no sabía que tenía ya en su cuerpo y estaban esperando la oportunidad de aflorar. La covid está acelerando los síntomas y enfermedades futuras de la gente.

Esto es una gran fuente de confusión. Mucha gente cree que todo se debe a la covid, que esta es la razón de sus síntomas crónicos recientes. Si alguien desarrolla problemas respiratorios que se vuelven crónicos porque la covid le ha dañado los pulmones, entonces efectivamente ha sido un resultado de la enfermedad. La recuperación puede ser lenta si el virus provocó una fiebre muy alta y prolongada (en unos momentos te ofreceré más información). Sin embargo, esta situación solo describe algunos casos. La mayoría de los problemas duraderos que la gente experimenta después de la covid no están provocados por ella, sino que ya existían, quizá no se conocían y se han desencadenado. Son síntomas y dolencias crónicos que de todas formas se iban a desarrollar como consecuencia de la actividad vírica ya presente en el organismo. La covid actuó como desencadenante del VEB o de otros virus que ya estaban en el cuerpo, pero no habían sido detectados; adelantó síntomas y enfermedades futuras que podrían haber tardado veinte años o más en desarrollarse.

Comparemos esto con lo que significa recuperarse de una fiebre relacionada con la covid.

Una fiebre alta y sostenida puede provocar deshidratación y un déficit grave de electrolitos que, después de la enfermedad, pueden dar lugar a una fatiga cerebral que tarda entre tres y seis meses en pasarse. También puede ocasionar un enorme estrés para las glándulas suprarrenales, muy sensibles al calor, y debilitarlas de tal modo que necesiten entre uno y tres meses de recuperación. Estos efectos de la fiebre alta no dan lugar a montones de síntomas diferentes. Algunas personas pueden cansarse con más facilidad o sentirse más débiles y tener menos fuerza de la normal, pero con el tiempo eso se pasa por sí solo. No suelen ser problemas permanentes posteriores a la covid.

Por el contrario, cuando esta enfermedad desencadena una dolencia vírica subyacente como la provocada por el VEB, los síntomas pueden ser más variados y duraderos.

Una persona puede experimentar ambas cosas a la vez, una recuperación lenta debida a una fiebre alta y prolongada relacionada con la covid y al mismo tiempo la aparición o un brote de síntomas crónicos de una enfermedad vírica subyacente desencadenada por la covid.

Tanto la gripe como la covid pueden crear confusión en otros aspectos. Por ejemplo, una persona puede llevar ya mucho tiempo con síntomas crónicos —como fatiga, problemas de concentración, malestar, tristeza— y haber recibido múltiples diagnósticos, por ejemplo trastornos intestinales, fibromialgia, esclerosis múltiple, migrañas oculares, artritis reumatoide, enfermedad de Lyme, ansiedad o depresión. En esta situación, puede contraer la gripe o la covid y sentirse peor sin saber por qué. Hasta una forma leve de gripe puede hacer que estos síntomas se vuelvan más graves de lo normal. Aunque puede ser una situación temporal —solo dos o tres semanas de síntomas más fuertes, dependiendo de lo que esté atravesando el paciente—, es suficiente para hacer que la persona vaya más lenta.

Las cepas leves de gripe son las que más desorientan. Los síntomas podrían ser tan sencillos como algún dolorcillo más en el cuerpo, febrícula, garganta irritada o dolor de cabeza, y, cuando se mezclan con otros ya presentes, pueden confundir la situación. La gente puede creer que su dolencia crónica preexistente ha empeorado, que están haciendo algo mal o que su salud está yendo marcha atrás cuando lo que realmente está sucediendo es que una cepa leve de gripe está atravesando su cuerpo. Es muy fácil cometer este error. Por lo general, hace falta que se forme mucosidad y quizá que aparezca la tos para que la gente se dé cuenta de que han podido pillar algo, que eso no es su enfermedad habitual o el síntoma con el que se han acostumbrado a convivir de vez en cuando. Son cepas leves de gripe en las que la mucosidad o la tos no llegan a aparecer, por lo que el paciente no se da cuenta de que sí era gripe.

También la gripe estomacal (gastroenteritis vírica) confunde a muchos. La gente la coge, vomita, no puede comer y se siente absolutamente perdida en el día o el par de días que está atravesándolos. No saben si se trata de una dolencia preexistente o de una intoxicación alimentaria.

Cualquier gripe puede provocar unos síntomas levísimos, algo de cansancio y malestar, y luego desaparecer, pero se puede transmitir a otra persona a la que quizá le afecte más, sobre todo si tenía síntomas o dolencias preexistentes.

La covid es muy similar. No es solo la cepa inicial. Se transmite igual que la gripe. La gente contrae y transmite la covid en sus múltiples cepas igual que contagia la gripe en sus múltiples cepas.

El coronavirus es un virus vivo, no es una hebra de ARN muerta ni fragmentos de información del virus. Es un virus vivo. Y lo mismo sucede con la gripe. Los virus de la familia de los herpes, incluidos el VEB, el herpes zóster, el citomegalovirus, el herpes simple, el VHH-6, el VHH-7 y otras variedades conocidas y desconocidas de VHH, también lo son. Todos ellos están vivos y, para seguir estándolo, necesitan comida. El VEB se alimenta de metales pesados tóxicos como el mercurio y de otros alimentos, y los de la gripe y la covid hacen lo mismo.

Los virus de la gripe y de la covid son artificiales. Se han creado en laboratorios, se ha experimentado con ellos, se los ha analizado y han sido alimentados para mantenerlos vivos. Compiten entre sí (aunque no contra los virus herpéticos) dentro del cuerpo. Si una persona con covid contrae también una cepa mala de gripe, el coronavirus aumentará su fuerza para luchar contra la gripe por su supervivencia. Ambos virus se unen entre sí hasta que uno de ellos va poco a poco descomponiéndose y destruye al otro. Una medida preventiva que puede resultar útil es eliminar de la dieta determinados alimentos que pueden alimentarlos (el principal son los huevos, porque se utilizan para criar virus en los laboratorios). Esta es solo una medida preventiva útil que puedes adoptar. Tenerlos en tu organismo a diario o todas las semanas puede favorecer a virus como el de la covid o incluso el de la gripe cuando te acabas de contagiar.

Vivimos en una época en la que los virus no aparecen por las buenas. Son manipulados, alterados y en ocasiones incluso creados mediante mutaciones de cepas originales, naturales y dóciles de otros que están presentes en el entorno natural. Los de la gripe y la covid consumen metales pesados tóxicos como el mercurio, pero solo este; ninguno de ellos se alimenta de otros metales pesados tóxicos. Por esta razón, las personas que tienen niveles elevados de mercurio y de virus como el VEB y el herpes zóster que están provocando sus síntomas y dolencias tienden a ser más sensibles al coronavirus. Podemos abarcarlo todo en la etiqueta de «dolencias preexistentes», pero va más allá, son virus preexistentes. ¿Y qué virus tiene esa persona? ¿Tiene también

niveles altos de metales pesados tóxicos como el mercurio? Eliminar estos metales es otra posible medida para prevenir contagios de gripe o covid.

También es importante ser proactivo y conocer los virus preexistentes que están creando los síntomas con los que convives a diario, porque actuar para eliminarlos matando virus como el VEB puede hacer que estés más fuerte y seas más capaz de combatir la gripe y la covid que estamos afrontando en la actualidad.

La cepa original concreta de covid que entró recientemente en las personas era mucho más agresiva al principio porque nunca había penetrado en los seres humanos. Al ir pasando por la población se vuelve menos agresiva (a menos que esté compitiendo con una cepa muy agresiva de gripe). De esta forma, al pasar por millones de personas, pierde fuerza porque tiene que ir batallando contra el sistema inmunitario humano. Cada persona lucha contra él y, con el tiempo, según va entrando en más personas, cambia y se debilita.

Es lo contrario de lo que hace el VEB. Como viste en el epígrafe «Tipos de Epstein-Barr», en este mismo capítulo, cuando se extiende y muta con el transcurso de los años, se van desarrollando grupos nuevos que se vuelven más agresivos. El grupo 1 era leve y dócil, pero, a medida que fue entrando en más y más personas a lo largo de décadas, fue mutando y fortaleciéndose. Las mutaciones más nuevas son más fuertes que las variedades anteriores.

El coronavirus, por el contrario, golpeó duro a la raza humana cuando llegó. Sin embargo, se va volviendo más suave a medida que el sistema inmunitario humano lo va reconfigurando, cambiando y debilitando. Esto supone que, con el tiempo, ya no tendremos que enfrentarnos a la cepa más agresiva; con el paso de los años nos las veremos con una forma más leve de la versión actual. Eso no significa que no vaya a entrar una variedad nueva manufacturada que vuelva a colocarnos en la situación en la que estamos con esta.

Llevo más de treinta y cinco años hablando sobre virus a médicos, profesionales de la salud y muchísimas personas más. Les he enseñado cómo actúan en el cuerpo, la forma de protegernos de ellos y cómo eliminarlos para curarnos y superar nuestros síntomas y dolencias. Por lo general, la gente no quiere saber que tienen virus hasta que están tan enfermos que no les queda más remedio que aceptar que algo no va bien. Estas personas, las que llevan tanto tiempo luchando con sus síntomas que están dispuestas a reconocer que el causante es un virus, son las que más se han identificado con los conocimientos que he ido transmitiendo a lo largo de estos años.

Esta nueva experiencia global de la covid está despertando a todo el movimiento sanitario a la realidad de que los virus pueden ser un problema para nuestra salud. Pero eso no basta si seguimos centrados en el punto equivocado. Afirmaciones como que el coronavirus no es un virus vivo van a propagarse cada vez más, al igual que las teorías de que los virus no están vivos, que no comen y que el único virus del que debemos preocuparnos es el coronavirus y quizá el de la gripe. También oiremos decir que, cuando contraes la covid, puede producirte una enfermedad crónica duradera, pero las enfermedades crónicas provienen de virus preexistentes que la gente ya tiene en su cuerpo y que las comunidades médicas desconocen. Estos son solo algunos ejemplos de cómo los mensajes van a estar siempre equivocados. Ya se ha producido una lucha en la que mucha gente ni siquiera creía que la covid fuera un problema o algo de lo que debiéramos preocuparnos, así de antivíricos somos hoy en día como sociedad… Y no *antivíricos* en el sentido útil, de protección. Seguimos viviendo en un mundo en el que, si no vemos algo, creemos que no puede ser un problema.

En un mundo en el que la covid ha golpeado duro, la pandemia ha conseguido que muchos presten más atención a los virus. Puedes conside-rar esta situación como una oportunidad para transmitir tus conocimientos. Como dije al principio del libro, siempre te he mostrado las herramientas para combatir los virus; desde el principio te he dado la información necesaria para que te protejas y te fortalezcas, de manera que amenazas como los virus no puedan vencerte.

Desde que era niño, el Espíritu de la Compasión me ha dicho que el zinc es un arma contra los virus, en parte porque el mundo tiene déficit de él. No está en nuestros alimentos; hasta los mejores productos ecológicos que cultivamos carecen de él. El zinc es un ecualizador del sistema inmunitario, lo apoya de un modo que no le permite reaccionar en exceso ni de manera insuficiente. En el caso de la covid, tiende a reaccionar en exceso porque es un virus muy reciente. Nuestro cuerpo lo ve como un absoluto extraño y el coronavirus puede reaccionar declarando la guerra al sistema inmunitario, mientras que este reacciona de forma excesiva: así es como se complica la situación. El zinc puede hacer tres cosas: (1) calma el sistema inmunitario, (2) lo refuerza porque sus células se alimentan de este mineral, y (3) al mismo tiempo debilita los virus de la covid y de la gripe. Cuando debilita al coronavirus, lo vuelve dócil y menos agresivo. Es una medida que puede resultar muy útil en esta enfermedad, en la gripe y con otros virus que están en proceso de fabricación y que saldrán a la luz en los próximos años.

La vitamina C también resulta muy útil contra virus como los de la gripe y la covid. Puede hacer dos cosas: (1) alimenta al sistema inmunitario, y (2) entorpece a los virus. Les irrita las membranas, las cubiertas exteriores protectoras que actúan como escudos. Las dosis más altas tienden a crear pequeños huecos y agujeros en ellas, y con ello debilitan a los virus y les impiden actuar.

A medida que vayas leyendo este capítulo y los siguientes irás encontrando más herramientas para fortalecer el sistema inmunitario, librarte de los elementos problemáticos que alimentan a los virus y reconstruir tu cuerpo. En la época actual, esto tiene más importancia que nunca.

Y también la tiene cuidar de la salud emocional. En el capítulo 24, «Meditaciones y técnicas para curar el alma», encontrarás meditaciones ampliadas para mantenerte enraizado, afrontar las muchas emociones que vienen acompañadas de incertidumbre, agitación y confinamiento y acceder a los recursos curativos que tienes dentro de ti y justo ante tu ventana. En el último capítulo del libro, «Mantén la fe», encontrarás una técnica muy poderosa para seguir avanzando.

En este punto de la historia tienes un propósito especial. A medida que el coronavirus vaya pasando por muchas más personas en los próximos días y años, seguirá también actuando como desencadenante de síntomas y enfermedades crónicas. Ya ha empezado una ola de personas que sufren después de la covid. La gente está empezando a luchar con los problemas crónicos de salud que, en otras circunstancias, se habrían desarrollado más tarde (por ejemplo, fatiga duradera, dolor corporal, miodesopsias, debilidad de las extremidades, hormigueo y entumecimiento, tics y espasmos o migrañas). Repito una vez más que la mayoría de los síntomas duraderos no se deben a la covid, sino que aparecen porque esta puede actuar como desencadenante acelerando los síntomas y las dolencias que la gente sufrirá en el futuro.

Sin embargo, las personas no se van a dar cuenta de que estos problemas de salud ya les estaban esperando y van a creer que esos problemas son consecuencia de la propia covid. Van a sentirse perdidos e impotentes y a pensar que, como ya no tienen covid, no pueden hacer nada para solucionarlos. Están ciegos y seguirán estándolo a menos que la información contenida en este libro pueda llegar a ellos.

Por eso desempeñas un papel crucial en la historia. Sabes que, cuando se desarrollan síntomas no respiratorios y persisten mucho tiempo

después de la covid, lo que ha sucedido en realidad es que esta ha activado otros virus como el VEB o el herpes zóster que ya estaban en el organismo de la persona, y, por lo general, esa es la auténtica causa de los síntomas. Si una persona sufre una recaída de lyme después de la gripe o de la covid, sabes que se debe a que el VEB u otro virus herpético que ya estaba presente se ha activado y ha vuelto a desatar los síntomas. Y sabes también que hay algo que tanto tú como otros podéis hacer para dejar atrás todo esto y avanzar: podéis no solo protegeros a vosotros mismos, sino ayudar a otros a descubrir esta información y averiguar qué está fallando para que puedan protegerse a sí mismos y a sus familias.

Tienes este conocimiento para iluminar el camino de otras personas.

CÓMO PODEMOS CURARNOS DEL VIRUS DE EPSTEIN-BARR

Como resulta muy fácil contagiarse y el virus de Epstein-Barr es difícil de detectar y puede provocar una gran cantidad de síntomas misteriosos, sería muy comprensible que a estas alturas te sintieras completamente abrumado y descorazonado.

Sin embargo, te alegrará saber que, si sigues atentamente y con paciencia los pasos que se detallan en esta sección y en la cuarta parte del libro, puedes curarte. Puedes conseguir el restablecimiento del sistema inmunitario, librarte del VEB, rejuvenecer tu organismo, recuperar plenamente el control de tu salud y seguir adelante con tu vida.

Cada persona tiene un proceso curativo diferente. Existen más de sesenta variedades del VEB, y esa cifra no incluye las de otros virus (como el herpes zóster) que pueden estar presentes al mismo tiempo en el organismo de una persona. Hay quien tiene una variedad y otros pueden tener dos. Algunas personas pueden tener VEB más herpes zóster o algún otro virus de la familia herpética. Unas pueden tener más mercurio, que provoca síntomas neurológicos, y otras más cobre tóxico, que causa trastornos cutáneos.

Lo que significa todo esto es que algunas personas descubren que el zumo de apio por sí solo, sin ningún otro cambio, es suficiente para aliviar sus síntomas, mientras que otras pueden necesitar mucho más y se embarcan en la limpieza curativa de veintiocho días, en otras limpiezas del libro *Limpiar para sanar* o siguen protocolos de suplementos. Las respuestas a cada caso las encontrarás en este libro y en los demás de la serie de Médico Médium.

Cada persona es diferente, pero todo el mundo puede curarse. Recuerda que el Médico Médium no se limita a un solo protocolo, por eso millones de personas de todo el mundo han conseguido recuperar su vida. Nadie puede decir: «He probado lo del Médico Médium y no me ha funcionado». Hay más gente que ha recuperado la salud gracias a esta serie de libros y a la información que contienen que con ninguna otra cosa de hoy en día: ahí están los resultados. Existe todo un historial de cómo esta información ha cambiado muchas vidas, si acabas de llegar aquí, debes ser consciente de ello. Cuando te comprometes y dedicas el tiempo y el esfuerzo necesarios para leer los libros y comprender los distintos protocolos, puedes adaptarlos a tus necesidades para avanzar tanto como necesites.

Yo voy a intentar facilitar al máximo la comprensión de cómo elaborar tu protocolo individual para tus síntomas o tus enfermedades. Si lo necesitas, puedes mostrar esta información a tu médico o a tus terapeutas.

Ten en cuenta que, si alguien dice que ha hecho «lo del zumo de apio», es posible que no haya comprendido un punto clave; quizá ha probado solo un cuarto de litro y no con el estómago vacío, como debe ser, o no lo ha hecho durante el tiempo suficiente. También es posible que haya tomado suplementos que contenían alcohol o de una calidad muy baja. O quizá no dedicó el tiempo necesario a reflexionar sobre qué protocolos debía adaptar o no abordó un protocolo paso a paso.

Quiero que todo el mundo se cure lo más pronto posible, y mucha gente lo hace muy rápido. Otros tienen una infección vírica crónica desde hace tiempo y gran cantidad de metales pesados tóxicos, y quizá han estado probando anteriormente muchos enfoques diferentes inútiles e incluso perjudiciales. En estas situaciones, aunque mates el VEB y elimines los metales pesados tóxicos, el sistema nervioso puede haber resultado dañado por ambos y necesita cierto tiempo para curarse. Muchos de los que siguen los protocolos del Médico Médium empiezan a notar un alivio inmediato al ir eliminando cosas de su organismo, y luego, tiempo después, los síntomas neurológicos acaban desapareciendo porque, como ya he dicho, el sistema nervioso necesita un tiempo para repararse.

Creo en ti. Con el conocimiento y el poder adecuados, sé que puedes curarte.

Alimentos curativos

El consumo de una serie de frutas, hortalizas de hoja verde, hierbas, alimentos silvestres y ciertas verduras puede ayudar a tu cuerpo a librarse del VEB y a curarse de sus efectos. Las siguientes son las mejores (enumeradas, más o menos, en orden de importancia), intenta tomar al menos tres cada día —cuantas más, mejor— y ve rotando su consumo para que, al cabo de una o dos semanas, hayas introducido en tu organismo tantas como te haya sido posible.

Presta atención para evitar los alimentos que se indican en el capítulo 19, «Lo que no debemos comer». A la hora de abordar un síntoma o una dolencia provocados por el VEB, es básico empezar el proceso de eliminar al menos una o dos de las cosas que alimentan al virus.

- **Zumo de apio:** restaura las glándulas gástricas del estómago y refuerza con ello el ácido clorhídrico del intestino. Aporta sales minerales al sistema nervioso central (fundamentalmente agrupaciones de sales de sodio, un subgrupo del sodio que solo se encuentra en este zumo). Las agrupaciones de sales de sodio son también antivíricas y antibacterianas. El zumo de apio es el único alimento o medicina herbal que contiene todos los electrolitos, no solo una parte. Ayuda a eliminar neurotoxinas, dermotoxinas y bacterias como los estreptococos.

- **Arándanos silvestres:** ayudan a restaurar el sistema nervioso central durante la exposición a metales pesados tóxicos y después de esta y eliminan las neurotoxinas del VEB en el hígado. Resultan también útiles para eliminar metales pesados tóxicos como el mercurio, el aluminio y el cobre. Son uno de los alimentos más adaptógenos del planeta y poseen potentes propiedades antivíricas.

- **Patatas:** crean una forma fácil y sostenible de glucosa que ayuda a estabilizar las glándulas suprarrenales, alimentan el sistema nervioso, aportan glucógeno al cerebro y son antivíricas y antibacterianas.

- **Espinacas:** crean un entorno alcalino en el organismo y aportan al sistema nervioso micronutrientes muy fáciles de absorber. Contienen sales de oligoelementos que proporcionan unos electrolitos imprescindibles para el cerebro.

- **Plátanos:** ayudan a eliminar virus y bacterias del tracto intestinal. Contienen sustancias antivíricas y antibacterianas.

- **Espárragos:** limpian el hígado y el bazo y fortalecen el páncreas. Esta ayuda para depurar y fortalecer el hígado consigue automáticamente la depuración del sistema linfático y permite mantenerlo sano.

- **Cilantro:** elimina metales pesados tóxicos como el mercurio, el aluminio, el cobre y el plomo, unos alimentos muy apreciados por el VEB. Posee también leves propiedades antivíricas.

- **Papayas:** restauran el sistema nervioso central. Fortalecen y reabastecen el ácido clorhídrico del intestino. Calman los revestimientos del tracto intestinal y mejoran la acción peristáltica.

- **Lechuga:** estimula la acción peristáltica del tracto intestinal y ayuda a eliminar del hígado los subproductos del VEB y otros desechos víricos.

- **Coles de Bruselas:** depuran el hígado y sus componentes fitoquímicos de azufre son antivíricos.

- **Perejil:** puede ayudar a eliminar los niveles superficiales fácilmente accesibles de cobre y aluminio que alimentan al VEB.

- **Batatas:** ayudan a limpiar y depurar los subproductos y las toxinas del VEB en el hígado.

- **Col crespa (kale):** rica en alcaloides concretos y oligoelementos que mantienen fuerte el sistema inmunitario y nos protegen de virus como el VEB.

- **Brotes germinados:** son ricos en zinc y selenio, que fortalecen el sistema inmunitario frente al VEB.

- **Jengibre:** facilita la asimilación de nutrientes y alivia los espasmos asociados con el VEB. Contiene sustancias antivíricas y antibacterianas.

- **Ajo:** un antivírico y antibacteriano que protege frente al VEB y los estreptococos.

- **Pepinos:** fortalecen las glándulas suprarrenales y los riñones y eliminan neurotoxinas y dermotoxinas de la sangre.

- **Tomates:** son suaves para el aparato digestivo, sobre todo cuando los nervios están sensibles por culpa del VEB. Contienen gran cantidad de una forma de vitamina C muy absorbible y asimilable. Además, hidratan profundamente a nivel celular; ese poquito de zumo fresco que obtienes cuando comes un tomate es muy eficaz para hidratar el hígado.

- **Pitaya roja (fruta del dragón):** es útil para limpiar un hígado estancado y perezoso. Además, favorece la función inmunitaria hepática.

- **Hinojo:** contiene potentes sustancias antivíricas y antibacterianas que combaten el VEB y los estreptococos. Fortalece el sistema inmunitario.

- **Frambuesas:** son ricas en antioxidantes que eliminan los radicales libres de los órganos y el torrente sanguíneo.

- **Pomelos:** son una fuente muy rica de bioflavonoides y calcio que apoya al sistema inmunitario y elimina las toxinas del organismo.

- **Granada:** ayuda a depurar y limpiar la sangre y el hígado, lo que permite que el sistema linfático permanezca más limpio.

- **Albaricoques:** reconstruyen el sistema inmunitario y fortalecen la sangre.

Hierbas y suplementos curativos

Las siguientes hierbas y suplementos fortalecen aún más el sistema inmunitario y ayudan al organismo a recuperarse de los efectos del virus. **Antes de utilizarlos, asegúrate de leer el capítulo 21, «Guía básica de los protocolos de suplementos».**

Los suplementos de las distintas listas de este capítulo se pueden mezclar tranquilamente. Puedes, por ejemplo, basarte en la lista para la fibromialgia y luego introducir algunos de los de la lista del síndrome de fatiga crónica. También puedes elaborar tu propio protocolo eligiendo suplementos de la lista de las enfermedades autoinmunes y de la del eccema, la psoriasis y las erupciones tipo lupus. A medida que vayas leyendo, encontrarás más opciones de personalización.

Cuando hablo de diseñar tu propio protocolo de suplementos no me estoy refiriendo a incorporar otros diferentes a los que recomiendo en este libro o en el de *Limpiar para sanar*. Por los motivos que verás en el capítulo 19, «Lo que no debemos comer», los suplementos no incluidos en mis recomendaciones podrían empeorar tus problemas.

Suplementos para la mononucleosis (una etapa temprana del virus de Epstein-Barr)

Puedes utilizar esta lista de suplementos si el médico te ha detectado el VEB en un análisis de sangre, tanto si te ha diagnosticado mononucleosis como si no lo ha hecho. También puedes recurrir a ella si muestras síntomas misteriosos que no consiguen diagnosticar y que se corresponden con los que se mencionan en este capítulo.

Puedes personalizar tu protocolo con los suplementos de esta lista y los de la siguiente, diseñada para etapas más tardías del VEB.

- **Zumo de apio fresco:** ve aumentando la cantidad hasta un litro (32 oz) al día.

- **Eufrasia:** 3 cuentagotas dos veces al día.

- **Hoja de gordolobo:** 4 cuentagotas dos veces al día.

- **Jengibre:** 1 taza de infusión o recién rallado o licuado al gusto cuatro veces al día.

- **L-lisina:** 6 cápsulas de 50 mg dos veces al día.

- **Melisa:** 4 cuentagotas dos veces al día.

- **Monolaurín:** 2 cápsulas dos veces al día.

- **Osha:** 3 cuentagotas dos veces al día.

- **Raíz de lomatium:** 3 cuentagotas dos veces al día.

- **Raíz de regaliz:** 1 cuentagotas dos veces al día (dos semanas sí y dos semanas no).

- **Raíz de uva de Oregón:** 2 cuentagotas dos veces al día (dos semanas sí y dos semanas no).

- **Sello de oro:** 4 cuentagotas dos veces al día (dos semanas sí y dos semanas no).

- **Tomillo:** 2 ramitas de tomillo fresco en infusión en agua caliente o 4 ramitas en agua a temperatura ambiente al día.

- **Uña de gato:** 3 cuentagotas dos veces al día.

- **Vitamina C (como Micro-C):** tras la terapia de choque de vitamina C del Médico Médium, 10 cápsulas dos veces al día.

- **Zinc (como sulfato de zinc líquido):** tras la terapia de choque de zinc del Médico Médium durante dos días, 3 cuentagotas dos veces al día.

Suplementos para los trastornos y enfermedades autoinmunes (etapa tardía del VEB, incluye el lupus y la artritis reumatoide)

Si sufres una dolencia no incluida en este capítulo, pero tus síntomas se corresponden con los del VEB, puedes recurrir a estos suplementos. La mayoría de los diagnósticos de enfermedades autoinmunes pueden ser etapas tardías del VEB.

Puedes personalizar tu protocolo con los suplementos de esta lista y los de la anterior, diseñada para etapas más tempranas del VEB.

Si tienes lupus y sus aspectos relacionados con la piel te están molestando más, puedes consultar los suplementos indicados para «Eccema, psoriasis y erupciones tipo lupus» al final de este capítulo. Si tienes otros síntomas más de lupus, puedes empezar con esta lista o diseñarte un protocolo utilizando ambas.

- **Zumo de apio fresco:** ve aumentando la cantidad hasta 1 l (32 oz) dos veces al día si puedes; en caso contrario, ve aumentando la cantidad hasta 1 l (32 oz) cada mañana.

- **Celeryforce:** 3 cápsulas dos veces al día.

- **5-MTHF:** 1 cápsula dos veces al día.

- **ALA (ácido alfalipoico):** 1 cápsula de 500 mg dos veces a la semana.

- **Aloe vera:** 5 o más centímetros (2 o más pulgadas) de gel fresco (sin la piel) al día.

- **Arándanos silvestres en polvo:** 1 cda. sopera al día.

- **Cúrcuma:** 1 cápsula dos veces al día.

- **Curcumina:** 2 cápsulas dos veces al día.

- **Espirulina:** 2 cdtas. o 6 cápsulas al día.

- **Glutatión:** 1 cápsula al día.

- **Hibisco:** 1 taza de infusión al día.

- **Hoja de gordolobo:** 2 cuentagotas dos veces al día.

- **Hoja de ortiga:** 2 cuentagotas dos veces al día.

- **L-lisina:** 4 cápsulas de 500 mg dos veces al día.

- **Melisa:** 2 cuentagotas dos veces al día.

- **Miel cruda:** 1 a 3 cdtas. al día.

- **MSM:** 1 cápsula dos veces al día.

- **Raíz de lomatium:** 1 cuentagotas al día.

- **Raíz de regaliz:** 1 cuentagotas al día (dos semanas sí y dos semanas no).

- **Raíz de uva de Oregón:** 1 cuentagotas dos veces al día (dos semanas sí y dos semanas no).

- **Selenio:** 1 cápsula al día.

- **Seta chaga:** 2 cdtas. o 6 cápsulas dos veces al día.

- **Tomillo:** 2 ramitas de tomillo fresco en infusión en agua caliente o 4 ramitas en agua a temperatura ambiente al día.

- **Uña de gato:** 2 cuentagotas dos veces al día.

- **Vitamina B$_{12}$ (como adenosilcobalamina con metilcobalamina):** 2 cuentagotas dos veces al día.

- **Vitamina C (como Micro-C):** 6 cápsulas dos veces al día.

- **Yodo naciente:** 3 gotitas (no cuentagotas) dos veces al día.

- **Zinc (como sulfato de zinc líquido):** hasta un máximo de 2 cuentagotas dos veces al día.

- **Zumo de hierba de cebada en polvo:** 2 cdtas. o 6 cápsulas dos veces al día.

Suplementos para el síndrome de fatiga crónica (SFC), también conocido como encefalomielitis miálgica/síndrome de fatiga crónica (EM/SFC), síndrome de fatiga crónica y disfunción inmunitaria (SFCDI) o enfermedad sistémica de intolerancia al esfuerzo (ESIE)

- **Zumo de apio fresco:** ve aumentando la cantidad hasta 1 l (32 oz) al día y a continuación hasta 2 l (64 oz) al día si puedes.

- **Celeryforce:** 2 cápsulas 3 veces al día.

- **5-MTHF:** 1 cápsula dos veces al día.

- **Ashwagandha:** 1 cuentagotas al día.

- **Curcumina:** 2 cápsulas dos veces al día.

- **EPA y DHA (sin pescado):** 1 cápsula al día (tomada con la cena).

- **Espirulina:** 1 cda. sopera o 9 cápsulas al día.

- **Eufrasia:** 1 cuentagotas al día.

- **Gluconato de magnesio:** 1 cápsula al día.

- **Glutatión:** 1 cápsula al día.
- **Gordolobo:** 2 cuentagotas dos veces al día.
- **L-lisina:** 4 cápsulas de 500 mg dos veces al día.
- **Melisa:** 3 cuentagotas dos veces al día.
- **Monolaurín:** 2 cápsulas dos veces al día.
- **Raíz de regaliz:** 1 cuentagotas dos veces al día (dos semanas sí y dos semanas no).
- **Raíz de uva de Oregón:** 1 cuentagotas al día (dos semanas sí y dos semanas no).
- **Sello de oro:** 2 cuentagotas dos veces al día (dos semanas sí y dos semanas no).
- **Seta chaga:** 2 cdtas. o 6 cápsulas al día.
- **Uña de gato:** 2 cuentagotas dos veces al día.
- **Vitamina B$_{12}$ (como adenosilcobalamina con metilcobalamina):** 2 cuentagotas dos veces al día.
- **Vitamina C (como Micro-C):** 3 cápsulas dos veces al día.
- **Zinc (como sulfato de zinc líquido):** 2 cuentagotas dos veces al día.
- **Zumo de hierba de cebada en polvo:** 4 cdtas. o 12 cápsulas al día.

Suplementos para la fibromialgia

- **Zumo de apio fresco:** ve aumentando la cantidad hasta 1 l (32 oz) al día.
- **Celeryforce:** 2 cápsulas dos veces al día.
- **5-MTHF:** 1 cápsula al día.

- **Arándanos silvestres en polvo:** 1 cucharadita al día.
- **Ashwagandha:** 1 cuentagotas al día.
- **Curcumina:** 2 cápsulas dos veces al día.
- **EPA y DHA (sin pescado):** 1 cápsula al día (tomada con la cena).
- **Espirulina:** 2 cdtas. o 6 cápsulas al día.
- **Gluconato de magnesio:** 1 cápsula dos veces al día.
- **Hoja de ortiga:** 3 cuentagotas dos veces al día.
- **L-lisina:** 3 cápsulas de 500 mg dos veces al día.
- **Melisa:** 4 cuentagotas dos veces al día.
- **Monolaurín:** 1 cápsula al día.
- **MSM:** 1 cápsula al día.
- **Raíz de regaliz:** 1 cuentagotas al día (dos semanas sí y dos semanas no).
- **Uña de gato:** 1 cuentagotas dos veces al día.
- **Vitamina B$_{12}$ (como adenosilcobalamina con metilcobalamina):** 2 cuentagotas dos veces al día.
- **Vitamina C (como Micro-C):** 3 cápsulas dos veces al día.
- **Vitamina D$_3$:** 1000 UI al día.
- **Zinc (como sulfato de zinc líquido):** 1 cuentagotas dos veces al día.
- **Zumo de hierba de cebada en polvo:** 2 cdtas. o 6 cápsulas al día.

Suplementos para los acúfenos (pitidos, vibración, zumbidos o pequeños estallidos en los oídos)

- **Zumo de apio fresco:** ve aumentando la cantidad hasta 1 l (32 oz) al día y luego auméntala hasta 2 l (64 oz) al día si puedes.

- **Celeryforce:** 1 cápsula dos veces al día.

- **5-MTHF:** 1 cápsula al día.

- **Aceite de orégano:** 1 cápsula dos veces al día.

- **ALA (ácido alfalipoico):** 1 cápsula dos veces a la semana.

- **Arándanos silvestres en polvo:** 1 cda. sopera al día.

- **Curcumina:** 3 cápsulas dos veces al día.

- **Espirulina:** 2 cdtas. o 6 cápsulas al día.

- **Gluconato de magnesio:** 1 cápsula dos veces al día.

- **Hoja de gordolobo:** 3 cuentagotas dos veces al día.

- **Hoja de olivo:** 1 cuentagotas dos veces al día.

- **Hoja de ortiga:** 3 cuentagotas dos veces al día.

- **L-lisina:** 6 cápsulas de 500 mg dos veces al día.

- **Melisa:** 4 cuentagotas dos veces al día.

- **Monolaurín:** 1 cápsula al día.

- **Raíz de lomatium:** 2 cuentagotas dos veces al día.

- **Raíz de regaliz:** 1 cuentagotas dos veces al día (dos semanas sí y dos semanas no).

- **Seta chaga:** 2 cdtas. o 6 cápsulas al día.

- **Uña de gato:** 2 cuentagotas dos veces al día.

- **Vitamina B$_{12}$ (como adenosilcobalamina con metilcobalamina):** 3 cuentagotas dos veces al día.

- **Vitamina C (como Micro-C):** 6 cápsulas dos veces al día.

- **Zinc (como sulfato de zinc líquido):** 2 cuentagotas dos veces al día.

- **Zumo de hierba de cebada en polvo:** 2 cdtas. o 6 cápsulas al día.

Suplementos para el vértigo y la enfermedad de Ménière

- **Zumo de apio fresco:** ve aumentando la cantidad hasta 1 l (32 oz) al día.

- **Celeryforce:** 2 cápsulas dos veces al día.

- **Arándanos silvestres en polvo:** 2 cdtas. al día.

- **Complejo B:** 1 cápsula al día.

- **Curcumina:** 2 cápsulas dos veces al día.

- **EPA y DHA (sin pescado):** 1 cápsula al día (tomada con la cena).

- **Espirulina:** 2 cdtas. o 6 cápsulas al día.

- **Eufrasia:** 1 cuentagotas al día.

- **Gluconato de magnesio:** 1 cápsula al día.

- **Hoja de gordolobo:** 3 cuentagotas dos veces al día.

- **Hoja de olivo:** 1 cuentagotas dos veces al día.

- **L-glutamina:** 1 cápsula al día.

- **L-lisina:** 5 cápsulas de 500 mg dos veces al día.

- **Melisa:** 3 cuentagotas tres veces al día.

- **Monolaurín:** 1 cápsula al día.

- **Raíz de lomatium:** 2 cuentagotas dos veces al día.

- **Raíz de regaliz:** 1 cuentagotas al día (dos semanas sí y dos semanas no).

- **Seta chaga:** 2 cdtas. o 6 cápsulas al día.

- **Uña de gato:** 2 cuentagotas dos veces al día.

- **Vitamina B$_{12}$ (como adenosilcobalamina con metilcobalamina):** 2 cuentagotas dos veces al día.

- **Vitamina C (como Micro-C):** 4 cápsulas dos veces al día.

- **Zinc (como sulfato de zinc líquido):** 2 cuentagotas dos veces al día.

- **Zumo de hierba de cebada en polvo:** 2 cdtas. o 6 cápsulas al día.

Suplementos para el eccema, la psoriasis y las erupciones tipo lupus

- **Zumo de apio fresco:** ve aumentando la cantidad hasta 1 l (32 oz) al día.

- **Celeryforce:** 2 cápsulas dos veces al día.

- **5-MTHF:** 1 cápsula al día.

- **Aloe vera:** 5 o más centímetros (2 o más pulgadas) de gel fresco (sin la piel) al día.

- **Curcumina:** 1 cápsula dos veces al día.

- **EPA y DHA (sin pescado):** 2 cápsulas al día (tomada con la cena).

- **Espirulina:** 2 cdtas. o 6 cápsulas al día.

- **Hoja de gordolobo:** 1 cuentagotas dos veces al día.

- **Hoja de ortiga:** 1 cuentagotas o 1 taza de infusión dos veces al día.

- **L-lisina:** 4 cápsulas de 500 mg dos veces al día.

- **Melisa:** 2 cuentagotas dos veces al día o 1 taza de infusión dos veces al día.

- **Raíz de regaliz:** 1 cuentagotas al día (dos semanas sí y dos semanas no).

- **Selenio:** 1 cápsula al día.

- **Seta chaga:** 1 cdta. o 3 cápsulas al día.

- **Uña de gato:** 1 cuentagotas dos veces al día.

- **Vitamina B$_{12}$ (como adenosilcobalamina con metilcobalamina):** 1 cuentagotas dos veces al día.

- **Vitamina C (como Micro-C):** 6 cápsulas dos veces al día.

- **Zinc (como sulfato de zinc líquido):** hasta un máximo de 1 cuentagotas dos veces al día.

- **Zumo de hierba de cebada en polvo:** 2 cdtas. o 6 cápsulas al día.

CASO REAL

Una carrera casi perdida por culpa del Epstein-Barr
2001

Tanto Michelle como su marido, Matthew, trabajaban en una empresa y cobraban un sueldo elevado. Michelle era la empleada estrella de su compañía y se propuso seguir trabajando durante el embarazo hasta el momento del parto.

Cuando dio a luz, se quedó instantáneamente prendada de su hijo, Jordan. No podía sentirse más feliz. «Ahora ya lo tengo todo —pensó—, un trabajo que me entusiasma y una familia a la que quiero aún más».

Pero el brillante futuro de Michelle empezó a nublarse por una fatiga que no conseguía quitarse de encima. Por muchas vitaminas que tomara o mucho ejercicio que hiciera, estaba constantemente hecha fosfatina. Acudió a su médico y este, tras hacerle un reconocimiento, despejó sus preocupaciones:

—A mí me parece que estás estupendamente. Es lógico que, teniendo un recién nacido, te sientas agotada. Duerme más y no te preocupes.

Michelle se propuso dormir más. Al cabo de otra semana, se sentía peor que nunca. Sospechando que pudiera tratarse de un problema posparto, acudió al tocólogo, que le tomó una muestra de sangre para hacerle un análisis completo que incluía pruebas de tiroides. Cuando recibió los resultados del laboratorio, el tocólogo diagnosticó correctamente que Michelle padecía tiroiditis de Hashimoto.

Le recetó una medicación para el tiroides con el objetivo de devolver sus niveles hormonales a la normalidad. Michelle se sintió mejor con estas medicinas, aunque no tanto como había estado antes del embarazo. Se había marcado el objetivo de regresar al trabajo un mes después del nacimiento de su hijo, pero comprobó que no le quedaba más remedio que posponer sus planes.

Unos seis meses después, la fatiga había vuelto y de manera mucho más fuerte. Fue entonces cuando empezaron las tribulaciones de Michelle. Muy pronto empezó a costarle un gran esfuerzo cuidar de Jordan, por lo que Matthew accedió a ayudarla hasta que se sintiera mejor.

Sin embargo, Michelle siguió empeorando. Además de estar cansada, empezó a sentir dolores, sobre todo en las articulaciones. Volvió al tocólogo y este le hizo una nueva serie de análisis, pero los resultados no mostraron nada raro. Debido a la medicación para el tiroides que Michelle seguía tomando, los niveles de hormonas tiroideas parecían ser perfectos, y lo mismo sucedía con todos los niveles de vitaminas y minerales. El tocólogo estaba perplejo.

Sospechando que los síntomas de Michelle pudieran estar relacionados con el problema de tiroides, el tocólogo la remitió a un importante endocrinólogo (el médico especialista en los problemas hormonales), quien le hizo un perfil tiroideo completo y comprobó los demás niveles hormonales desde diversos ángulos. Al final, le diagnosticó una «leve fatiga adrenal».

Había algo de verdad en aquel diagnóstico: las glándulas suprarrenales de Michelle estaban sobrecargadas por culpa del virus de Epstein-Barr, que se había activado durante el embarazo y estaba inflamándole el tiroides.

El endocrinólogo le dijo a Michelle que intentara tranquilizarse y evitar el estrés. Siguiendo sus recomendaciones, Michelle rechazó los proyectos de consultoría en los que había estado trabajando como *freelance* desde casa.

En realidad, el trabajo de Michelle no tenía nada que ver con su dolencia. La fuente de estrés no estaba en el trabajo, sino en la enfermedad que estaba socavando su vida y en su incapacidad para entenderla y solucionarla.

Michelle siguió empeorando. Se le inflamaron las rodillas y caminar se convirtió en una ardua tarea, así que se compró unas rodilleras y decidió buscar ayuda con más ahínco. Su intuición le decía que tenía un invasor en el cuerpo, de modo que acudió a un especialista en enfermedades infecciosas. Eso habría sido efectivamente lo más correcto… si los especialistas en enfermedades infecciosas supieran cómo reconocer y tratar infecciones pasadas de VEB.

Por desgracia, cuando todo esto le estaba sucediendo a Michelle, no contaban con estos conocimientos. Por eso, tras someterla a una serie de pruebas agotadoras, el especialista observó que Michelle presentaba anticuerpos de una infección anterior por VEB, pero negó taxativamente que aquello pudiera ser la causa de ningún problema. Le dijo que estaba físicamente bien y añadió que podría estar deprimida, por lo que le ofreció remitirla a un psiquiatra.

Furiosa porque le hubiera hecho sentirse como si estuviera loca por pretender tratar lo que ella sentía que era un problema físico muy real, Michelle (con grandes dolores) se levantó y salió precipitadamente de la habitación.

Cada vez más desesperada, acudió a todo tipo de especialistas que la sometieron a ultrasonidos, radiografías, resonancias magnéticas, tomografías axiales computerizadas y montones de análisis de sangre. Le dijeron que tenía candidiasis, fibromialgia, esclerosis múltiple, lupus, enfermedad de Lyme y artritis reumatoide, pero ninguno de estos diagnósticos era correcto. Le recetaron fármacos inmunosupresores, antibióticos y montañas de suplementos distintos. Pero ninguno de estos tratamientos sirvió de nada.

Michelle sufría insomnio y palpitaciones cardíacas, y desarrolló un vértigo crónico que le provocaba mareos y náuseas. Bajó de 63,5 kilos a 52.

Muy pronto, no le quedó más remedio que permanecer la mayor parte del día en la cama. Se estaba consumiendo. Su marido, Matthew, estaba aterrado.

Después de pasar cuatro años investigando todas las demás opciones y basándose en la recomendación del naturópata al que había acudido Michelle, Matthew me llamó como último recurso. Cuando mi ayudante respondió al teléfono, Matthew rompió a llorar.

—¿Qué ocurre? —preguntó mi ayudante.

—Mi mujer se está muriendo —respondió Matthew.

Para nuestra primera cita, Matthew había planeado llevar él el peso de la conversación sentado junto a Michelle, que estaba en cama. Menos de un minuto después de que Matthew empezara a contarme la historia de su mujer, le interrumpí:

—Muy bien —le dije—. El Espíritu me dice que es una forma agresiva del virus de Epstein-Barr.

La neurotoxina vírica estaba inflamando todas las articulaciones de Michelle. El insomnio y el dolor en los pies eran el resultado de la inflamación constante de los nervios frénicos. El vértigo se debía a que la neurotoxina del VEB estaba inflamando el nervio vago, y las palpitaciones cardíacas estaban provocadas por la acumulación de cadáveres víricos de VEB y subproductos virales en la válvula mitral.

—No os preocupéis —les dije a Michelle y Matthew—. Sé cómo vencer a este virus.

Michelle exclamó con toda la energía que fue capaz de reunir:

—¡Sabía que era un virus!

Fue el primer paso fundamental para su recuperación.

Le recomendé un protocolo de zumo de apio y papaya, estupendo para estimular a alguien que está en las condiciones de Michelle (con bajo peso, incapaz de comer y con un elevado número de partículas víricas). A continuación, le di las recomendaciones de curación que figuran en este capítulo, una lista de suplementos apropiados y las indicaciones que aparecen en la cuarta parte, «Cómo lograr al fin la curación».

La dieta depurativa detuvo inmediatamente la alimentación del VEB. Al cabo de una semana se había reducido perceptiblemente la inflamación de las rodillas. La L-lisina eliminó el vértigo y los demás suplementos empezaron a matar las partículas del virus y a disminuir la producción de otras nuevas.

En tres meses Michelle estaba de nuevo caminando. Al cabo de nueve meses volvió a incorporarse a tiempo parcial a su duro trabajo en la empresa. A los dieciocho meses, el dolor y el sufrimiento que había padecido no eran ya más que un recuerdo; había conseguido superar el VEB. En la actualidad, Michelle ha recuperado totalmente su salud. Rebosa energía y felicidad y ha vuelto a hacer malabarismos para compatibilizar su trabajo con su familia.

CASO REAL

Acabar con la reclusión provocada por el síndrome de fatiga crónica
2005

Cynthia era madre de dos hijos. Poco después del nacimiento de su hija pequeña, Sophie, empezó a notar fatiga. Tenía que hacer acopio de todas sus energías para conseguir llegar hasta la noche, y solo a base de tomar cada vez más café lograba mantenerse en pie. Al cabo de pocos años tuvo que dejar su empleo a tiempo parcial en una tienda de ropa porque no tenía más remedio que echarse una buena siesta todas las tardes. Necesitaba ese descanso para disponer de fuerza suficiente para recoger a sus hijos cuando llegaban en el autobús del colegio, preparar la cena y ayudarles con los deberes.

Observó que se estaba volviendo cada vez más irritable y que menudeaban las discusiones con su marido, Mark, que no entendía por qué estaba siempre tan cansada. Después de todo, las pruebas que le había hecho el médico no habían indicado nada malo. El médico le había dicho que estaba sana y había concluido que quizá lo único que le pasaba era que se sentía triste o deprimida.

Aquel diagnóstico hizo que Cynthia abandonara la consulta del médico sin decir ni una sola palabra más. Cualquier bajón de ánimo que pudiera tener se debía a que estaba siempre cansada y a que apenas podía mantenerse en pie, y no al revés. Su marido, sin embargo, se puso del lado del médico y empezó a mostrarse cada vez más resentido con ella.

La tensión continuada llegó a suponer una enorme sobrecarga para Cynthia. Le parecía imposible seguir el ritmo normal de la vida. No tenía energía suficiente ni para cepillarse el pelo y la simple idea de pasar la aspiradora o fregar los cacharros bastaba para agotarla. Visto desde fuera, parecía que estaba renunciando a vivir. Mark estaba cada vez más enfadado y empezó a hablar de separación.

—Trabajo duro en la oficina durante todo el día para tener que ocuparme además de las cosas de la casa —le dijo—. Se supone que esto es cosa tuya.

Cynthia cada vez se sentía más agobiada por la presión a que estaba sometida para que se pusiese bien, pero la preocupación por lo que iba a ser de su matrimonio y por lo que les pudiera suceder a sus hijos hacía que su fatiga aumentara cada vez más. Apenas conseguía conducir hasta la tienda ni preparar la cena para su familia. Todo lo que no fuera estar tumbada en la cama o en el sofá le suponía un esfuerzo terrible.

Este es un buen ejemplo de un caso entre moderado y grave de síndrome de fatiga crónica no diagnosticado. Cuando Cynthia me llamó, tenía la sensación de que su vida se había venido abajo. Su marido la había dejado y su hija, Sophie, que ya tenía siete años, y su hijo, Ryan, de nueve, habían perdido la unidad familiar. Lo que el médico había malinterpretado como un trastorno psiquiátrico era en realidad un problema físico: virus de Epstein-Barr. Y esta misma historia se repite una y otra vez en demasiadas mujeres.

Me puse manos a la obra e informé a Cynthia de que padecía un VEB que su médico no había conseguido detectar. Hice hincapié en la importancia de controlar la carga viral y de tratar las deficiencias nutricionales; le expliqué lo que significaba el síndrome de fatiga crónica, tal y como he hecho en este mismo capítulo, y le indiqué los protocolos de tratamiento que hemos visto anteriormente y que expongo con más detalle en la cuarta parte. Como su vida dependía de ello —porque así era—, Cynthia siguió los consejos del Espíritu de la Compasión. Poco a poco, empezó a mejorar. Sus glándulas suprarrenales empezaron otra vez a funcionar normalmente y Cynthia recuperó su energía. Ahora ya podía atender de nuevo a sus hijos, hacer recados, mantener la casa en condiciones y arreglarse el pelo, y todo sin necesidad de recurrir a los litros de café que tenía que tomar anteriormente. Y al fin consiguió volver a trabajar.

Tras observar el cambio operado en su mujer, Mark llamó a Cynthia y le propuso que salieran a cenar; su madre se ocuparía de los niños. Cuando llegaron al sofisticado restaurante en el que, mucho tiempo atrás, habían tonteado siendo universitarios, Mark le dijo a Cynthia que había llamado antes de ir para encargar una comida curativa especial para ella, y que, como muestra de solidaridad, había pedido lo mismo para él. Ante un plato de hummus con tomates secados al sol y rollitos nori vegetales, no se puede decir que Mark rompiera a llorar de emoción (algunas cosas no cambian nunca), pero sí que tuvo que tocarse un poco los ojos cuando le pidió perdón por su comportamiento anterior.

Cynthia guardó silencio y luego respondió con sonrisa juguetona:

—Te dejo que me compenses por ello.

Tras unas semanas de tantear el terreno —Cynthia quería asegurarse de que Mark no quería volver con ella solo para tenerla como paño de lágrimas y ama de casa—, volvieron a vivir juntos en familia. En la actualidad, Mark madruga todos los sábados para acudir al mercado agrícola antes de que se les acaben las verduras para la ensalada.

CASO REAL
El dolor de la fibromialgia quedó por fin olvidado
2000

Stacy, una mujer de cuarenta y un años que trabajaba a tiempo parcial como recepcionista en la consulta de un médico, llevaba más de quince años casada con Rob, empleado en un concesionario de coches. Por falta de energía, nunca había sido capaz de seguir el ritmo de las excursiones que Rob planeaba con sus hijas. De hecho, no recordaba haberse sentido totalmente bien en su vida. Siempre tenía pequeños dolores y se encontraba más cansada que sus amigas. Y, desde que dio a luz a su segunda hija, que ahora tenía ya once años, la fatiga y el dolor muscular se habían agudizado.

Un fin de semana, mientras Rob y las niñas estaban en un museo, salió a dar un paseo más largo de lo habitual; había tomado la determinación de esforzarse un poco para perder unos kilos que había cogido en los últimos años. Tras el paseo, notó un dolor poco habitual en la rodilla izquierda. Recordando el consejo de su entrenador de baloncesto de la universidad, que recomendaba «pasearlo», intentó ignorarlo.

Sin embargo, el dolor no desaparecía. Dos semanas más tarde acudió al médico de la empresa. Salió de la consulta cojeando y con un volante para una resonancia, pero esta no mostró nada extraño en la rodilla. Como se apoyaba en la pierna «buena», caminaba desequilibrada y tropezaba con mucha facilidad; las escaleras, los bordillos y las esquinas de las alfombras llegaron a ser obstáculos importantes.

Y entonces empezó a dolerle la rodilla derecha, aunque no se la había golpeado en ninguna caída y las pruebas no mostraban nada raro. La preocupación de Stacy se convirtió en miedo: algo estaba funcionando realmente mal en su cuerpo. Los médicos de la empresa le diagnosticaron artritis reumatoide y conjeturaron que los culpables del dolor eran los quince kilos de sobrepeso que tenía.

Muy pronto empezó a sentir dolor también en otros sitios. Era incapaz de levantar las manos por encima de la cabeza sin que le dolieran los brazos y el cuello. Ya no podía ir a trabajar y, cuando no le quedó más remedio que pasar las horas tumbada en el sofá, cayó en una depresión. Por la noche, Rob preparaba la cena para toda la familia y la hija de ambos se la llevaba a Stacy al sofá.

Un especialista llegó a la conclusión de que se trataba de fibromialgia. Cuando Stacy le preguntó cuál era la causa, el médico respondió:

—No se sabe. Creemos que se trata de una hipersensibilidad de los nervios. Esto te aliviará.

Y le entregó una receta para una medicina que se emplea habitualmente para tratar la depresión y el dolor de la fibromialgia. En la siguiente visita al especialista, cuando Stacy declaró que no había mejorado nada, el médico me la remitió.

Cuando le expliqué lo que era realmente la fibromialgia, que su verdadera causa era el virus de Epstein-Barr y que lo llevaba en su organismo desde la niñez, Stacy recordó haber padecido un brote de mononucleosis a los catorce años. Al fin tenía una respuesta a sus problemas. Ahora comprendía que la mala dieta, las carencias nutricionales y el aumento del estrés habían disparado el anteriormente latente VEB en forma de fibromialgia. No saber lo que le pasaba —la impotencia— la había asustado más que conocer la verdadera causa; el misterio de su enfermedad misteriosa había sido lo más duro. Ahora sabía lo que debía hacer y tenía confianza en su capacidad para curarse.

A los seis meses de nuestra primera conversación, y tras seguir las mismas sugerencias que describo en este capítulo y en la cuarta parte, «Cómo lograr al fin la curación», se había librado de la fibromialgia, había regresado al trabajo y volvía a disfrutar de la vida. Me dijo que se sentía más feliz y sana que nunca y que ella misma había planeado la siguiente excursión familiar: ir a recoger manzanas a un huerto ecológico.

EL CONOCIMIENTO ES PODER

El primer paso del proceso de curación es saber que la causa de tu sufrimiento es el virus de Epstein-Barr… y darte cuenta de que no tienes la culpa de lo que te pasa.

Los problemas de salud relacionados con el VEB que sufres no se deben a nada que hayas hecho mal ni a ningún defecto moral que padezcas. No los has provocado tú ni eres culpable de nada. No los has manifestado ni los has atraído. Eres un ser humano vibrante y maravilloso y tienes todo el derecho divino de curarte. Mereces curarte.

Gran parte de la efectividad del VEB deriva de que es capaz de esconderse en las sombras para que ni tú ni el sistema inmunitario de tu organismo podáis percataros de su presencia. De ese modo, no solo consigue provocar el caos sin que nadie se lo impida, sino que hace brotar emociones complicadas como la culpabilidad, el miedo y la impotencia si convives con síntomas y dolencias y no recibes ninguna respuesta para ellos.

Ahora tienes ante ti una perspectiva nueva. Si padeces VEB, tanto tu mente como tu cuerpo conocen lo que te está provocando los problemas de salud. Solo con esto, tu sistema inmunitario se fortalecerá y el virus se debilitará de forma natural. También puedes actuar contra el virus y darle a tu sistema inmunitario lo que necesita. Por eso, en lo que respecta a la lucha contra el VEB, en un sentido estricto, el conocimiento es poder.

«Los problemas de salud relacionados con el VEB que sufres no se deben a nada que hayas hecho mal ni a ningún defecto moral que padezcas. No los has provocado tú ni eres culpable de nada. No los has manifestado ni los has atraído. Eres un ser humano vibrante y maravilloso y tienes todo el derecho divino de curarte. Mereces curarte».

ANTHONY WILLIAM, *Médico Médium*

CAPÍTULO 4

Esclerosis múltiple

Desde que la ciencia médica identificó por primera vez la esclerosis múltiple (EM), esta dolencia ha ido acompañada siempre de una grave confusión. Demasiadas personas reciben, cada año, un diagnóstico de EM equivocado.

En los años cincuenta, sesenta y setenta aumentó enormemente entre las mujeres la prevalencia de unos síntomas neurológicos misteriosos que los médicos interpretaban como menopausia, desequilibrio hormonal o, sencillamente, psicosis. Para las mujeres resultaba prácticamente imposible encontrar un profesional médico que confirmara que el dolor, los temblores, la fatiga, el vértigo y demás eran síntomas reales de un problema físico. Por aquel entonces, las únicas que conseguían que los médicos las tomaran en serio eran muy ricas o de edad avanzada.

Hasta que una cantidad significativa de hombres empezó a presentar los mismos síntomas, allá por los años sesenta y setenta, la profesión médica no comenzó a tomarse en serio aquellos síntomas neurológicos misteriosos. Al igual que sucede con muchas otras enfermedades, la palabra de un hombre prevalece sobre la de una mujer.

Como los médicos estaban abrumados por la responsabilidad de establecer un diagnóstico, recurrieron a la etiqueta de EM.

La esclerosis múltiple es especialmente conocida por inflamar y dañar la cubierta protectora del sistema nervioso central, que actúa como transmisora de los mensajes neurológicos y que recibe el nombre de vaina de mielina. Los nervios transportan una serie de señales eléctricas que son las que dirigen las distintas partes del cuerpo; cuando una porción de la vaina de mielina se lesiona, los mensajes de los nervios que se encuentran debajo de ella pueden trastocarse y provocar un caos importante (dependiendo de las zonas en las que se haya inflamado el sistema nervioso).

La EM puede provocar dolor muscular y espasmos, debilidad y fatiga, trastornos mentales, problemas de visión o de oído, mareos, depresión, trastornos digestivos y disfunciones de la vejiga e intestinales. Puede también paralizar las piernas parcial o totalmente y obligar al paciente a utilizar bastón, muletas o incluso silla de ruedas.

También puedes sufrir estos síntomas y no tener EM.

La cantidad de personas que empiezan a tener síntomas de esta enfermedad en todo el mundo crece cada año a un ritmo difícil de documentar. Y aproximadamente la mitad de los diagnósticos son erróneos, lo que significa que por cada persona diagnosticada correctamente con EM a otra se le dice que la sufre cuando no es así. En estos casos de diagnósticos erróneos, no hay ninguna lesión en la vaina de mielina de los nervios; sin embargo, los síntomas sí son reales y tienen una razón de ser (en seguida hablaremos más sobre este tema).

Recibir un diagnóstico de EM puede suponer el vuelco total de la vida de una persona, y resulta devastador tanto si es correcto como si está equivocado.

Este capítulo revela la verdad acerca de la EM y te muestra cómo puedes superarla y recuperar tu vida.

CÓMO IDENTIFICAR LA ESCLEROSIS MÚLTIPLE

Si padeces esclerosis múltiple, es probable que las lesiones de la vaina de mielina de los nervios del sistema nervioso central —y la consecuente inflamación y fibrosis de esos nervios— provoquen la mayoría de los síntomas siguientes. De todas formas, ten en cuenta que puedes sufrir cualquiera de estos síntomas pero no tener esclerosis múltiple; solo si padeces varios de ellos en su forma más grave es posible que tu dolencia sea realmente EM.

- Con anterioridad, problemas oculares como visión borrosa, visión doble, disminución de la percepción del color, dolor de ojos o pérdida completa de visión, normalmente de un ojo cada vez.

- Debilidad y fatiga crónicas.

- Dolor crónico, especialmente en los músculos de todo el cuerpo.

- Temblores.

- Entumecimiento en los brazos o en las piernas, primero en un lado del cuerpo y luego en el otro.

- Debilidad o parálisis en las piernas que provoca dificultades para caminar o, en los casos más graves, verse dependiente de una silla de ruedas.

- Confusión mental, que se muestra como dificultad para concentrarse.

- Trastornos de la memoria.

- Problemas de dicción.

Aparte de comprobar si padeces esta lista de síntomas, no existen pruebas que indiquen con claridad la existencia de EM. Esta es, en parte, la razón de que se produzcan tantos diagnósticos equivocados de esta enfermedad.

Si sufres al menos seis de los síntomas más importantes de la lista anterior de una forma grave y pronunciada —y si tu médico ha descartado otras posibles causas que pudieran provocarlos—, puedes intentar confirmar que padeces EM pidiéndole al neurólogo que te haga una resonancia magnética para ver si existen lesiones (es decir, fibrosis o cualquier otro daño) en la vaina de mielina del cerebro y de la médula espinal. Si se encuentran dos o más lesiones, se podría confirmar que tus síntomas son el resultado de una esclerosis múltiple.

Dicho esto, las lesiones resultan muy difíciles de percibir incluso con los actuales aparatos médicos de imágenes en 3D (y no es probable que la situación mejore hasta el año 2030, más o menos). Por tanto, si tu neurólogo no consigue encontrar ninguna lesión, eso no significa que no existan.

Por otra parte, hay mucha gente con distintas variedades de manchas en el cerebro: lesiones oscuras o de color más claro, puntos blancos y zonas grises en el tejido cerebral…, y muchas de ellas no provocan ningún tipo de síntomas. Una persona puede sufrir una contusión y, tras la resonancia magnética posterior, descubrir que tiene una lesión que nadie conocía porque jamás había experimentado ninguno de los síntomas descritos. Dicho de otra forma: detectar lesiones en el cerebro no es siempre una respuesta definitiva para los síntomas que estás sufriendo. En la próxima sección explicaremos por qué.

Otra cosa que debes tener en cuenta es si has padecido infecciones de oído o de garganta, sinusitis o, en el caso de las mujeres, infecciones vaginales. Todas ellas suelen producirse en la infancia o al principio de la edad adulta, antes de que se desarrolle la esclerosis múltiple.

Otra forma de hacerte una idea del mal que padeces es comprender mejor lo que realmente significa la EM.

QUÉ ES REALMENTE LA ESCLEROSIS MÚLTIPLE

Las comunidades médicas creen que la esclerosis múltiple es una enfermedad autoinmune provocada por el propio sistema inmunitario, que confunde algunas zonas de la vaina de mielina de los nervios con organismos invasores y las ataca.

Como digo en otros capítulos, este es un planteamiento que va a retrasar varias décadas el hallazgo de la verdad en la investigación médica. El cuerpo humano no se ataca a sí mismo. Los culpables son los patógenos.

Las comunidades médicas creen también que la EM no tiene solución, y también en este caso están equivocados. Lo cierto es que la esclerosis múltiple puede curarse y ser una versión del virus de Epstein-Barr.

Como ya expliqué en el capítulo 3, el VEB es un virus que provoca una inflamación crónica de los nervios. La mayoría de las cepas son leves y poco agresivas, pero hay variedades más agresivas que, cuando coinciden con un nivel muy alto de mercurio para alimentar al virus, pueden dar lugar al conjunto específico de síntomas que se asocian con la esclerosis múltiple.

En muchos casos, los síntomas asociados con la EM provienen de neurotoxinas del VEB y no de una lesión de la vaina de mielina de los nervios. Es decir, una variedad agresiva del VEB se alimenta de mercurio y produce grandes depósitos de neurotoxinas que pueden entorpecer la función de los neurotransmisores, debilitar los impulsos nerviosos, inflamar los nervios y provocar los síntomas asociados con la EM. Y todo ello sin lesionar ni dañar en absoluto la vaina de mielina.

(Como mencioné en el capítulo 3, existen también personas con síntomas muy leves provocados por las variedades más suaves del VEB a las que se les diagnostica erróneamente EM porque algunos médicos se apresuran a etiquetar).

Una pequeña proporción de los pacientes diagnosticados de EM sí presentan una lesión en la vaina de mielina de los nervios provocada por unas formas raras y especialmente agresivas del VEB que se asientan en la propia vaina de mielina. El virus, alimentado por el mercurio del cerebro, intenta penetrar en las zonas débiles de la vaina de los nervios, lo que las inflama en los niveles más profundos. El propio virus puede acabar dañando la vaina de los nervios y, en una prueba de imagen, ese deterioro se observa como un tipo de lesión. Estas variedades del VEB también producen neurotoxinas que inflaman los nervios y crean problemas neurológicos adicionales.

Ten en cuenta que identificar la causa de una lesión —y si esa lesión va a tener algún efecto, y cuál, sobre la salud de la persona— queda fuera de las pruebas médicas actuales. Repito una vez más que las cepas víricas que provocan daños directos en los nervios son raras. Por lo general, cuando se identifican lesiones en las pruebas de imagen del cerebro de un paciente con síntomas asociados a la EM, las manchas son en realidad depósitos de mercurio y aluminio que se están oxidando y provocando manchas de subproductos metálicos en la vaina de mielina de los nervios o en otros tejidos del cerebro o del sistema nervioso.

Por eso, las lesiones no deben ser lo que más nos importe. Como viste en la sección anterior, hay mucha gente con manchas en el cerebro que no experimenta ningún síntoma y también muchas personas sin manchas que sí muestran síntomas asociados con la EM porque, con independencia de la existencia o no de estas, pueden tener una cepa del VEB alimentándose de mercurio en su organismo y segregando neurotoxinas que inflaman el sistema nervioso. Además, los médicos todavía no son capaces de saber si el punto que ven en un escáner procede de una mancha, de un daño real en la vaina de mielina de los nervios o de cualquier otra causa.

La investigación y la ciencia médica todavía no son capaces de llegar a estos detalles sutiles. Las comunidades médicas aún no pueden distinguir las razones concretas de diversos síntomas de la EM, y la investigación y la ciencia no reconocen que los metales pesados tóxicos y los virus son los que están detrás de esta enfermedad. (Por lo que respecta al sistema inmunitario, no solo es inocente de cualquier acción malvada, sino que es tu defensa principal contra la EM. Cuando recibe lo que necesita, la curación es posible y está a tu alcance). Hay otro punto que distingue a la EM de otras formas del VEB, y es que, en esta dolencia, va acompañado por una combinación única de bacterias, hongos y metales pesados. Concretamente, si padeces EM tendrás los siguientes cofactores del VEB en tu organismo:

- Estreptococos (una o más cepas de los más de cincuenta grupos de esta bacteria existentes).

- Bacterias *H. pylori* (o, cuando menos, un caso previo de *H. pylori*).

- Hongo *Candida* (a menudo malinterpretado; es un mensajero amistoso de otro problema y no una causa de problemas).

- Citomegalovirus.

- Herpes simple (VHS-1 o VHS-2).

- Metales pesados tóxicos, como mercurio, aluminio y cobre; estos metales alimentan al virus, lo que provoca una tensión mayor en la capacidad del sistema inmunitario para proteger al cuerpo de las lesiones nerviosas provocadas por el virus.

Si bien estos cofactores favorecen las características particulares de la EM, la raíz de la esclerosis múltiple no es sino una forma de VEB. Ser conscientes de esto nos permite disipar toda la oscuridad y el misterio que rodean esta enfermedad. El VEB puede resultar grave en algunos casos, y en el capítulo 3 encontrarás una explicación detallada de todo lo que necesitas saber acerca de él, incluidos los pasos que puedes dar para poner fin a los daños que provoca y para eliminar casi por completo tanto el virus como sus cofactores.

CÓMO CURAR LA ESCLEROSIS MÚLTIPLE

Los médicos suelen tratar la esclerosis múltiple utilizando fármacos inmunosupresores y esteroides, debido a su creencia errónea de que el problema es el sistema inmunitario. Sin embargo, lo cierto es que no es el sistema inmunitario el que te está atacando, sino un virus. La única posibilidad de matar al VEB es contar con un sistema inmunitario fuerte y activo, y esas medicaciones están diseñadas para calmarlo y adormilarlo. En situaciones críticas, es perfectamente comprensible que la gente tienda a tomarlas. El objetivo general es ser proactivo a la hora de trabajar sobre el problema subyacente real, porque eso permitirá no tener que tomar medicamentos algún día.

Lo mejor es que leas el capítulo 3 para comprender bien el VEB. Como las cepas del VEB que provocan la esclerosis múltiple resultan agresivas para la vaina de mielina de los nervios, los siguientes suplementos están específicamente recomendados para combatir esta enfermedad, pues ayudan a reducir el dolor y a proteger la vaina de mielina mientras estás luchando contra el VEB. **Antes de utilizarlos, asegúrate de leer el capítulo 21, «Guía básica de los protocolos de suplementos».**

Suplementos para la esclerosis múltiple (EM):

- **Zumo de apio fresco:** ve aumentando la cantidad hasta 1 l (32 oz) al día y luego hasta 2 litros (64 onzas) si puedes.

- **Celeryforce:** 2 cápsulas tres veces al día.

- **5-MTHF:** 2 cápsulas dos veces al día.

- **ALA (ácido alfalipoico):** 1 cápsula al día.

- **Complejo B:** 1 cápsula al día.

- **CoQ10:** 1 cápsula al día.

- **Curcumina:** 3 cápsulas dos veces al día.

- **EPA y DHA (sin pescado):** 1 cápsula al día (tomada con la cena).

- **Espirulina:** 1 cda. sopera o 9 cápsulas al día.

- **GABA:** 1 cápsula de 250 mg al día.

- **Gluconato de magnesio:** 2 cápsulas dos veces al día.

- **Glutatión:** 1 cápsula al día.

- **Hoja de gordolobo:** 2 cuentagotas dos veces al día.

- **Hoja de ortiga:** 4 cuentagotas dos veces al día.

- **L-glutamina:** 1 cápsula dos veces al día.

- **L-lisina:** 4 cápsulas de 500 mg dos veces al día.

- **Melisa:** 4 cuentagotas dos veces al día.

- **Monolaurín:** 1 cápsula dos veces al día.

- **MSM:** 1 cápsula dos veces al día.

- **Raíz de regaliz:** 1 cuentagotas dos veces al día (dos semanas sí y dos semanas no).

- **Uña de gato:** 3 cuentagotas dos veces al día.

- **Vitamina B$_{12}$ (como adenosilcobalamina con metilcobalamina):** 2 cuentagotas dos veces al día.

- **Vitamina C (como Micro-C):** 6 cápsulas dos veces al día.

- **Zinc (como sulfato de zinc líquido):** 2 cuentagotas dos veces al día.

- **Zumo de hierba de cebada en polvo:** 2 a 4 cdtas. o 6 a 12 cápsulas al día.

Debes ser consciente de que la EM no supone una condena de por vida. Si un médico te ha hecho un diagnóstico preciso, eso no significa que comprenda plenamente los síntomas que presentas. Esta enfermedad sigue siendo un misterio para la investigación y la ciencia, así que no pierdas la esperanza. No hay ninguna norma que diga que no puedes curarte.

No hay razón para temer un diagnóstico de EM (si te han dicho que la padeces, lo más probable es que seas uno de los muchos que han recibido un diagnóstico equivocado. El auténtico culpable de tus síntomas puede ser el VEB; concretamente, una cepa que provoque daños en la vaina de mielina de los nervios).

Si cumples las recomendaciones de esta sección y, en especial, sigues todos los consejos del capítulo 3 y de la cuarta parte del libro para recuperar el sistema nervioso central y el sistema inmunitario, podrás verte libre de casi todos los virus que están inflamando tus nervios y recuperarás una vida normal y sin síntomas de enfermedad. Consulta la sección «Cómo podemos curarnos del virus de Epstein-Barr», del capítulo 3, para comprobar los distintos factores que pueden influir sobre el tiempo que tardarás en curarte. Recuerda que, aunque mates el VEB y elimines los metales pesados tóxicos de tu organismo, el sistema nervioso necesita un tiempo para repararse. Ve paso a paso en tu curación.

Creo en ti. Las respuestas están aquí. Millones de personas de todo el mundo han recuperado su vida poniendo en práctica estas herramientas y protocolos. Si te comprometes y empleas el tiempo y el esfuerzo necesarios para leer y comprender la información del Médico Médium, podrás llegar todo lo lejos que sea necesario.

CASO REAL
La verdad le permite recuperar la salud
2006

Rebecca era una enfermera de cuarenta y un años que trabajaba en las urgencias de un hospital. Una tarde, al final de un turno muy largo, una de las enfermeras que debía relevarla no acudió al trabajo y Rebecca tuvo que seguir trabajando doce horas más, hasta bien entrada la noche.

Mientras conducía hacia su casa, donde su madre había estado cuidando de Nicholas, su hijo de diez años, notó cómo se le entumecía el lado derecho de la cara. En seguida, el entumecimiento empezó a bajar también por el brazo. Rebecca jamás había experimentado nada parecido anteriormente, pero lo había visto en muchos pacientes a lo largo de sus años de profesión. Intentó ignorarlo achacándolo al exceso de trabajo y se acostó al llegar a casa con la esperanza de que, a la mañana siguiente, hubiera desaparecido.

Cuando se despertó, pudo comprobar que no era así. Tenía entumecidos el lado derecho de la cara, la nariz, parte de la boca, el brazo y la mano. Preocupada por que pudiera ser un ictus, le pidió a su madre que la llevara al hospital. Una médica conocida suya la examinó inmediatamente y le hizo una serie de pruebas que incluyeron una resonancia magnética con contraste y un electrocardiograma. Las pruebas no mostraron nada extraño y la médica dedujo que no era un ictus. Sospechó que el culpable podría ser un ataque de ansiedad.

—Vamos a darle tiempo y veremos si remiten los síntomas —dijo, y le recetó benzodiacepina.

Durante las semanas siguientes, Rebecca experimentó muy pocos cambios. Intentó seguir adelante con su entumecimiento misterioso, pero pronto comprobó que la situación estaba empeorando. Su brazo derecho empezó a debilitarse y llegó un momento en que fue incapaz de realizar sus tareas normales en el trabajo, que incluían mover a los pacientes de las camillas y levantar diversos aparatos médicos. Decidió coger un permiso y pidió cita con el jefe de Neurología del hospital.

Tras someterla a una serie muy completa de pruebas, el médico le informó de que se trataba de un inicio de esclerosis múltiple, aunque la resonancia magnética y el escáner cerebral no habían mostrado evidencia alguna de la enfermedad. El neurólogo le dijo que debería hacerse resonancias de forma regular. Llegaría un momento en que, a medida que la esclerosis múltiple fuera avanzando, empezaría a aparecer en las imágenes. Hasta que llegara ese momento, le recetó la medicación utilizada para tratar la EM (fármacos inmunosupresores y esteroides). A duras penas consiguió Rebecca contener las lágrimas cuando se acercó a su madre en la sala de espera. ¿Cómo iba a poder atender a Nicholas?

Durante los seis meses siguientes, los síntomas fueron avanzando. El entumecimiento empezó a ir acompañado de mareos, fatiga y, tras la última resonancia con contraste, de confusión mental. Un día, una enfermera con la que Rebecca había trabajado anteriormente, que era cliente mía, le recomendó que me llamara y pidiera una cita.

Lo primero que me dijo el Espíritu de la Compasión fue que Rebecca tenía una enfermedad vírica, una cepa específica del VEB.

—Pero si me han hecho pruebas para detectar el virus de Epstein-Barr —dijo Rebecca—. Revelaron que, en la actualidad, no tengo ninguna infección en la sangre, solo señales de una infección que contraje hace muchos años. Eso no puede ser lo que está provocando los problemas actuales.

Le expliqué que los anticuerpos del VEB en la sangre no son necesariamente señal de que el virus haya abandonado el organismo de una persona, sino que indican, más bien, que el virus se ha adentrado más en el cuerpo. En el caso de Rebecca, el virus estaba muy vivo y afectando a su sistema nervioso central. Le aseguré que no tenía esclerosis múltiple.

—Daría cualquier cosa por poder creerlo —me dijo.

—Es la verdad —le respondí, y le describí cómo, además del sistema nervioso central, el VEB estaba inflamándole también los nervios frénico y trigémino, y que eso era lo que le estaba provocando el entumecimiento. Además, el virus estaba segregando una neurotoxina que era la causante de los mareos, la fatiga y la confusión mental.

Al final, conseguí convencerla.

—Es como si me hubieses quitado un peso enorme de encima.

Siguiendo los protocolos que explico en este capítulo y en la cuarta parte, a los seis meses Rebecca estaba totalmente recuperada. No tenía que tomar medicación y pudo volver a ocupar su puesto en el hospital. Ha dejado de hacer horas extra, porque considera que el estrés que le provocaban la agotaba y permitía al VEB aprovecharse de la situación.

El simple hecho de entender cómo actuaba su dolencia —y de descubrir que no era una condena para toda la vida— fue lo que marcó la diferencia en la curación de Rebecca. Me dijo que, de no haberse enterado de lo que se escondía realmente tras su enfermedad misteriosa, estaba segura de que habría seguido arrastrando un diagnóstico equivocado durante el resto de su vida.

«Este libro es la guía que te permitirá liberarte de verdad. Y hay una razón para que lo tengas entre tus manos en este momento concreto».

ANTHONY WILLIAM, *Médico Médium*

CAPÍTULO 5

Artritis reumatoide

Las comunidades médicas utilizan el término *artritis reumatoide* (AR) como si fuese un diagnóstico para la dolencia que provoca inflamación crónica y dolorosa de las articulaciones. Sin embargo, la definirían con más propiedad si dijeran *enfermedad de las articulaciones inflamadas, aflicción que provoca dolor articular o trastorno de los dolores inexplicables.* Si las investigaciones médicas no han descubierto aún la explicación de un conjunto concreto de síntomas —es decir, lo que sucede en el caso de la AR—, sería preferible que lo denominaran con un nombre que los médicos conocieran. Esconderse detrás de nombres elaborados no ayuda a nadie, y menos a los pacientes.

Lo más habitual es que la AR afecte a las articulaciones pequeñas de las manos y los pies, aunque también puede afectar a las rodillas, los codos u otras articulaciones mayores, así como a otras partes del cuerpo: los nervios, la piel, la boca, los ojos, los pulmones o el corazón. El dolor articular y la inflamación son los efectos más notables de esta enfermedad, y con el tiempo pueden llegar a producirse daños y deformidades en las articulaciones y en los huesos. Las comunidades médicas no saben que el número de personas afectadas por la AR en el mundo es, en realidad, más elevado de lo que se informa. Afecta a personas con edades comprendidas entre los quince y los sesenta años y la mayoría son mujeres.

Las comunidades médicas creen que la artritis reumatoide es una enfermedad autoinmune, es decir, una dolencia en la que un sistema inmunitario confundido considera que determinadas partes del cuerpo son organismos invasores y responde atacándolas constantemente. Esto significa que tu cuerpo se vuelve contra ti sin pedirte opinión al respecto.

La profesión médica instruye a los doctores para que utilicen de forma generalizada explicaciones de este tipo para las enfermedades misteriosas. Es una trampa para que los pacientes se sientan seguros, para convencerles de que los profesionales sanitarios saben qué es lo que está sucediéndoles y por qué, para que crean que se puede controlar lo que está mal. Pero esta explicación de las enfermedades autoinmunes no ayuda tanto como la institución médica cree. Cuando un paciente se hace la imagen mental de que sus células se están enfrentando unas a otras, se le está enviando el mensaje equivocado: que su cuerpo le ha traicionado y que no puede confiar en que vaya a curarse.

Es fundamental que seamos conscientes de que nuestro cuerpo no se ataca a sí mismo. La verdad es la siguiente: la inflamación de las articulaciones tiene el objetivo de protegerte del ataque de un virus especialmente común. Tu cuerpo está esforzándose al máximo para evitar que los patógenos penetren más profundamente en las articulaciones y en el tejido que las rodea. Cuando la inflamación es prolongada y crónica surge el problema que conocemos como AR, pero sigue debiéndose al enorme esfuerzo que está haciendo el organismo para evitar el daño que provocan los virus.

Los médicos creen además que la artritis reumatoide no tiene cura, pero también en esto están equivocados.

Este capítulo te explica lo que es realmente la artritis reumatoide y cómo puedes controlarla y recuperar la salud.

IDENTIFICAR LA ARTRITIS REUMATOIDE

Si ya padeces artritis reumatoide, es probable que experimentes muchos de los siguientes síntomas… y por una buena razón. Estos síntomas son el resultado del uso que está haciendo el organismo de sus defensas para repeler un patógeno vírico muy común:

- Dolor en las articulaciones, sobre todo en las muñecas y los nudillos, en las rodillas y en el antepié, aunque cualquier articulación puede verse afectada.

- Inflamación articular.

- Rigidez articular, sobre todo por las mañanas, que puede durar varias horas.

- Hormigueo o entumecimiento, en especial de las manos o de los pies.

- Acumulación de líquidos, sobre todo en los tobillos o detrás de las rodillas.

- De forma intermitente, fatiga, fiebre y otros síntomas parecidos a los de la gripe.

- Palpitaciones cardíacas.

- Quemazón o picores en la piel.

- Un dolor quemante e itinerante (que se va moviendo).

- Dolor nervioso.

Para identificar la AR, los médicos emplean una serie de métodos, aunque ninguno de ellos resulta definitivo. A continuación encontrarás una lista de pruebas específicas, pero ten en cuenta que pueden fallar, porque no están diseñadas para encontrar la verdadera causa de la AR. Es decir, no tienen capacidad para encontrar el patógeno vírico que la provoca; pueden servir más bien de referencia para comprobar el nivel de inflamación existente en el organismo, aunque no siempre lo indican con exactitud.

- **Análisis de sangre para medir el factor reumatoide:** comprueba la existencia de una serie de anticuerpos que los médicos consideran asociados a la AR. Sin embargo, puede dar un resultado positivo en personas totalmente sanas o en personas que padezcan una enfermedad que no tiene relación alguna con ella, como el lupus. Además, puede dar resultados negativos en personas que sí padecen síntomas de artritis reumatoide. Por tanto, no resulta demasiado útil.

- **Análisis de sangre para medir los anticuerpos antipéptidos citrulinados cíclicos (anti-CCP):** esta prueba para medir los anticuerpos es más moderna y eficaz que la del factor reumatoide para identificar los casos de inflamación por artritis reumatoide, aunque sigue estando muy lejos de resultar definitiva. La cuestión es qué está realmente detectando, porque recuerda que los médicos desconocen la causa de la AR.

- **Análisis de sangre para medir la tasa de sedimentación eritrocitaria:** esta prueba está diseñada para un nivel de inflamación elevado. Las causas de la inflamación son múltiples, por lo que esta prueba no indica necesariamente una artritis reumatoide. Dicho esto, puede utilizarse para identificar la cantidad de inflamación existente. Por tanto, si padeces AR, puede ayudarte a calibrar su grado de agresividad. Por otra parte, una persona puede tener unos niveles de inflamación elevados sin mostrar ningún síntoma.

- **Análisis de sangre para medir la proteína C reactiva:** esta prueba analiza los niveles de una proteína asociada con la inflamación activa. De todas maneras, existen otros factores, como la obesidad, capaces también de crear esta proteína. Además, la inflamación por sí sola no indica que la causa tenga que ser necesariamente una artritis reumatoide.

- **Ultrasonidos y resonancias magnéticas:** pueden utilizarse para registrar la actividad inflamatoria que, con el tiempo, ha provocado lesiones óseas.

- **Test de mutación del gen MTHFR:** se utiliza como si pudiera identificar una mutación genética causante de diversos síntomas para cualquier tipo de enfermedad en la que la culpable parezca ser la inflamación, pero está muy lejos de ser definitivo. Da falsos positivos de mutaciones genéticas, cuando, en realidad, actúa simplemente como análisis de inflamación, exactamente igual que los demás de la lista. Se podría decir que cualquier persona con inflamación dará un resultado positivo en esta prueba. Es un test de inflamación con pretensiones y terminología genética (la parte positiva es que demuestra que se siguen buscando respuestas). Aunque las mutaciones del gen MTHFR no son la respuesta correcta —no es el motivo de que la gente esté enferma—, aplaudo a las comunidades médicas por su impulso constante para descubrir las razones de los problemas de la gente).

Otra forma de determinar si padeces o no artritis reumatoide es conocer la verdad de lo que realmente significa esta enfermedad.

QUÉ ES REALMENTE LA ARTRITIS REUMATOIDE

Las comunidades médicas creen que la artritis reumatoide es una enfermedad autoinmune provocada por el propio sistema inmunitario, que considera erróneamente que las articulaciones y otras partes del cuerpo son invasores y las ataca. Como ya he dicho anteriormente, nuestros cuerpos no se atacan a sí mismos, solo reaccionan ante el ataque de los patógenos.

La artritis reumatoide está provocada por una versión del virus de Epstein-Barr (VEB).

El VEB provoca dolencias crónicas en diversas partes del cuerpo, como las articulaciones, los huesos y los nervios. Este virus es el causante del dolor y la inflamación de las articulaciones (por lo que respecta al sistema inmunitario, no solo es inocente de toda fechoría, sino que es tu principal defensa contra el VEB).

Como he mencionado anteriormente, existen más de sesenta variedades del virus de Epstein-Barr. Las investigaciones médicas tardarán décadas en aportar algo de luz a las condiciones y mutaciones víricas del VEB que provocan la AR. Cuando al fin se dediquen tiempo, energía y recursos a esta causa —esperemos que eso suceda en las próximas décadas—, los investigadores podrán descubrir con facilidad las variantes del VEB que han causado grandes daños en las articulaciones y los nervios de las personas a lo largo de un siglo. Cuando los médicos profundicen un poco más, accederán a las auténticas soluciones contra el virus que se exponen en este libro.

Saber que la artritis reumatoide es una forma de VEB elimina todo el misterio que la rodea. Las afecciones que provoca este virus se explican con gran detalle en el capítulo 3, así como los pasos que deben darse para poner fin a los daños causados y para destruir prácticamente todos los virus VEB presentes en el organismo.

CÓMO CURAR LA ARTRITIS REUMATOIDE

Los médicos suelen tratar la artritis reumatoide con diversos medicamentos antiinflamatorios e inmunosupresores porque no tienen otra cosa que ofrecer, y con ellos afrontan las crisis. Dado el grado de dolor e inflamación que provoca la AR, es una estrategia comprensible, aunque plantea dos problemas.

En primer lugar, la medicación no elimina la raíz principal de la AR, que es el virus de Epstein-Barr. Como estos fármacos no hacen nada para reducir el número de virus, permiten que la enfermedad continúe avanzando dentro de ti. De hecho, más bien evitan que el organismo reaccione ante el virus, pues le obligan a actuar como si este no estuviese ahí.

En segundo lugar, tu principal defensa contra el VEB es tu sistema inmunitario, y lo que hacen en realidad este tipo de fármacos que se venden con receta es hacer que el sistema inmunitario se adormezca y se vuelva dócil. Por tanto, no solo no consiguen ayudarte a derrotar al VEB, sino que podrían favorecer su avance.

La mejor forma de abordar la enfermedad es leer el capítulo 3 entero para comprender

plenamente lo que significa el VEB. Espero que te resulte liberador, y creo que las recomendaciones que encontrarás en él te van a ser de mucha utilidad.

Si deseas encontrar suplementos para aliviar la AR, consulta la lista de los indicados para los trastornos y enfermedades autoinmunes que encontrarás al final del capítulo 3. Como el VEB que provoca la artritis reumatoide puede resultar especialmente incómodo y difícil de soportar, encontrarás en ella antiinflamatorios *naturales* (es decir, que no debilitan el sistema inmunitario) recomendables que te aliviarán el dolor y favorecerán la curación del VEB. Y recuerda que, como la causa subyacente de la inflamación de la AR es el VEB, actuar para librarte del él y de sus fuentes de alimentación supone supone también deshacerte de la inflamación en su misma raíz. Antes de utilizar los suplementos recomendados, asegúrate de leer el capítulo 21, «Guía básica de los protocolos de suplementos».

Además, puedes aplicarte compresas calientes y frías. Coloca una compresa fría sobre las zonas doloridas entre cinco y diez minutos cada vez (según te sientas) hasta un total de una media hora al día para reducir la inflamación y acelerar la curación. Ponte una compresa caliente en las mismas zonas durante diez minutos al día para aliviar la tensión muscular que pueda desarrollarse alrededor de las articulaciones lesionadas.

Si sigues estas recomendaciones y, sobre todo, los consejos que encontrarás en el capítulo 3 y en la cuarta parte, «Claves para alcanzar la curación», podrás verte libre tanto del VEB como de la AR y recuperar el control de tu salud y de tu vida. Consulta la sección «Cómo podemos curarnos del virus de Epstein-Barr», en el capítulo 3, para conocer los diversos factores que pueden influir sobre el tiempo que tardes en curarte. Creo en ti. Las respuestas están aquí. Millones de personas de todo el mundo han recuperado su vida poniendo en práctica estas herramientas y protocolos.

CASO REAL
Tomó cartas en el asunto con sus manos hinchadas
1998

A Janet le entusiasmaba su trabajo de esteticista. Hacer que la gente se sintiera bien consigo misma gracias a los tratamientos de hidroterapia y las sesiones de maquillaje que realizaba a domicilio era lo que la impulsaba a levantarse con alegría de la cama todas las mañanas. A los cuarenta y ocho años, tenía muchas responsabilidades. Como madre sin pareja de dos hijos adolescentes, se esforzaba muchísimo por estar al día en el pago del alquiler de la casa, gestionar su equipo de esteticistas a domicilio y conseguir que su hijo mayor terminara la universidad. Por si fuera poco, su madre llevaba un año enferma de cáncer. Janet había tenido que dedicar todos los fines de semana y todas sus horas libres a atender sus necesidades: supervisar las citas con los médicos, pagar las facturas, hacerle la compra, ayudarla en las tareas domésticas y poner en orden sus asuntos.

En los últimos años, Janet había estado experimentando molestias de vez en cuando, pero siempre consideraba que eran algo natural, que le pasa a todo el mundo, así que no les hacía ningún caso. Una noche, en mitad de aquella época de tanto ajetreo y después de haberse quedado levantada hasta tarde arreglando los papeles de su madre tras un día repleto de citas de clientes, Janet notó un dolor más fuerte de lo habitual en los codos, las muñecas y las manos. Se dijo a sí misma que a la mañana siguiente habría desaparecido, pero, cuando despertó, el dolor había empeorado.

Al comprobar que era incapaz de realizar su trabajo, concertó inmediatamente una cita con su médico. Tras unos análisis de sangre y un reconocimiento completo, el médico le dijo:

—Creo que tienes artritis reumatoide.

La remitió a un reumatólogo, que le hizo otro reconocimiento y más análisis de sangre, y llegó a la conclusión de que Janet tenía una inflamación provocada por diversas proteínas y anticuerpos asociados con la inflamación de las articulaciones.

A Janet no terminaba de cuadrarle aquel razonamiento circular.

—¿Y eso qué significa? —preguntó.

—Significa que tienes AR —respondió el reumatólogo.

—Pero ¿qué es lo que está provocando la inflamación?

El reumatólogo le contestó que el causante era el sistema inmunitario de su organismo, que estaba atacando a las articulaciones y haciendo que se inflamaran, y le recetó una medicación antiinflamatoria e inmunosupresora.

Janet seguía sin encontrarle lógica alguna a la explicación del médico. Hasta aquel momento había considerado que podía confiar en sí misma. Quizá no pudiera confiar en otras personas, como en su exmarido o en la señora Ferguson, que jamás le pagaba los tratamientos faciales, pero siempre había estado segura de que su cuerpo estaba de su lado. No comprendía por qué de repente podía haber empezado a atacarse a sí mismo. Le parecía una traición.

Le asustaba la idea de que la enfermedad pudiera ir empeorando con el paso del tiempo. Si aquello había surgido sin avisar, entonces ¿qué iba a impedirle a su cuerpo seguir perjudicándola? Contempló a su madre, metida de lleno en la batalla contra el cáncer a los ochenta y dos años, y se preguntó si, a su edad, ella iba a estar mucho peor. A los cuarenta y ocho años, su madre tenía una salud estupenda, jamás tuvo que afrontar un problema de AR. ¿Podría ocurrir incluso que su cuerpo no consiguiera llegar a los setenta?

Janet decidió tomar cartas en el asunto con sus manos hinchadas y concertó una cita con una médica de medicina funcional que estudió los análisis de sangre que le habían hecho, pidió otras pruebas adicionales y acabó dándole el mismo diagnóstico de AR. Janet le preguntó a la doctora Tanaka qué era lo que le estaba provocando la artritis reumatoide y esta le respondió que era un proceso autoinmune, es decir, que el cuerpo se estaba atacando a sí mismo. Janet la presionó para que le diera una explicación mejor, pero la doctora no tenía otra. Lo que hizo fue indicarle que eliminara el gluten de trigo y el azúcar procesado de su dieta y que tomara un montón de suplementos que incluían aceite de pescado, vitamina D y el complejo B.

Con este régimen, Janet se sintió un poco mejor. El dolor no era tan fuerte en los codos, pero las manos y las muñecas no estaban ni mucho menos como antes. Solo podía realizar su trabajo en lo que ella denominaba días «buenos», y solo había unos pocos de estos cada mes. No solo estaba perdiendo ingresos, sino que tuvo que contratar una ayudante para su madre, y la suma de ambas cosas estaba dejándole la cuenta del banco a cero.

Un día, una clienta especial, Olivia —la mujer que la había animado a emprender su propio negocio unos años atrás—, llamó para concertar una cita con Janet y le pidió que se hiciera cargo del maquillaje para la boda de su hija. Cuando Janet le dijo que tendría que mandar a otra de las maquilladoras de su equipo y le explicó el motivo, Olivia le dijo:

—Vas a llamar a Anthony.

Mi escaneo inicial de Janet mostró inflamación en los nervios y en las articulaciones. Sin embargo, no se debía a que su cuerpo estuviera atacándose a sí mismo: el Espíritu de la Compasión reconoció que se trataba de una infección producida por el virus de Epstein-Barr. El sistema inmunitario de Janet estaba intentando combatirlo y trabajando a favor de ella para eliminarlo, tratando de hacer todo lo posible para impedir que el virus penetrara en el tejido conjuntivo de las articulaciones; mientras tanto, los medicamentos inmunosupresores que tomaba lo estaban inutilizando e impidiéndole a su cuerpo defenderse del virus.

Cuando le expliqué que el VEB se expresa como mononucleosis en una de sus fases iniciales, Janet recordó haber sufrido un brote de esta enfermedad cuando estudiaba en la universidad y que las articulaciones le dolían igual que ahora. Por fin encontraba una explicación lógica. Comprendió que el virus había superado la forma original como mononucleosis y se había adentrado en su cuerpo, donde había permanecido más o menos latente hasta que la tensión del año anterior, unida al consumo, provocado por el estrés, de determinados alimentos que contenían sustancias que lo favorecían, habían hecho que despertara. La lógica era aplastante y aquella explicación le permitía confiar en su cuerpo. Sintió que recuperaba su espíritu de lucha, listo para ayudarla a curarse.

Para que recuperara la salud, nos centramos en el poder de las frutas, las hortalizas de hoja verde, las hierbas, los alimentos silvestres y las verduras, especialmente los antivíricos que se enumeran en los protocolos del capítulo 3, «Virus de Epstein-Barr, síndrome de fatiga crónica y fibromialgia». Tras la depuración curativa de 28 días que se describe en el capítulo 22, Janet pudo empezar de nuevo a trabajar casi a jornada completa.

Al cabo de tres meses, había recuperado su agenda y su volumen de trabajo normales.

Mantuvo a la asistenta de su madre a tiempo parcial. Empezó a llevar bolsas de alimentos curativos a casa de su madre y le enseñó a la asistenta a preparar batidos de frutas, salsa de mango, sopa de espinacas y otros platos que mantendrían fuerte el sistema inmunitario de su madre.

Un año después de nuestra primera conversación, Janet seguía cumpliendo los protocolos del VEB y evitando los alimentos que desencadenaban el virus, y no sufría ningún dolor ni molestia; de hecho, se encontraba mejor de lo que se había sentido en años. Sabía que no tenía AR y disfrutaba enormemente con el hecho de haber conquistado al fin el pequeño virus de la mononucleosis que había contraído en la universidad.

Con la llegada de las vacaciones, el trabajo de Janet se duplicó, pero ver su agenda tan apretada no le produjo ningún sobresalto. Más bien le hizo exclamar:

—¡A por todas!

«Desde el principio te he transmitido la información que necesitas para protegerte a ti mismo y proteger a tu familia, para hacerte más fuerte y para que amenazas como los virus no puedan tumbarte. Esa ha sido siempre una de las bases de la información del Médico Médium».

ANTHONY WILLIAM, Médico Médium

CAPÍTULO 6

Hipotiroidismo y tiroiditis de Hashimoto

Si queremos entender bien los trastornos y las enfermedades del tiroides, no nos queda más remedio que retroceder en la historia. El transcurrir de las generaciones hace que se vaya perdiendo el origen de los acontecimientos y es humano olvidar cómo surgieron las cosas, porque el trajín de la vida cotidiana nos distrae de todo lo demás. Hoy en día, muchas historias se ocultan o se pierden a propósito. Si no explico esto aquí, la verdad sobre el origen de los trastornos del tiroides podría perderse para siempre.

La enfermedad tiroidea es una dolencia relativamente nueva. Hasta el inicio del siglo XIX, cuando la Revolución Industrial empezó a cambiar la forma de trabajar de las personas, no surgieron los primeros problemas reales con el tiroides. Hasta entonces, el bocio había sido una enfermedad muy poco habitual que solo aparecía en casos de deficiencia de minerales, como yodo y zinc, o de toxicidad provocada por metales pesados, como el cobre y el mercurio.

A partir de ese momento, las industrias recién desarrolladas empezaron a verter metales pesados tóxicos a ríos, arroyos y lagos, y las fábricas empezaron a liberar emisiones venenosas de sustancias químicas nuevas que nuestros organismos humanos no habían conocido anteriormente, y fueron las glándulas tiroideas de las personas las que empezaron a pagar los platos rotos. La gente se encontraba expuesta a más toxicidad que nunca y los casos de bocio se multiplicaron.

Más tarde, en torno al cambio de siglo, las industrias empezaron a eliminar nutrientes de cereales, verduras y frutas —todo ello en nombre del progreso— y a envasar nuestros alimentos en latas de plomo. El plomo es el metal pesado ideal para favorecer el bocio en una persona, y como la alimentación no aportaba la nutrición correcta, la vulnerabilidad de las personas se duplicaba. Al mismo tiempo, la ciencia médica hizo algo que fue considerado un avance enorme y se basaba en una filosofía que había sido muy popular en la Edad Media: la práctica de comer una parte del cuerpo de un animal para ayudar a curar la parte correspondiente de la persona enferma. En aquellos días, si alguien padecía una enfermedad del corazón, se le indicaba que tenía que comer corazón. La enfermedad renal se trataba comiendo riñones; las enfermedades del cerebro, comiendo cerebro, y las enfermedades oculares, comiendo ojos de animales deshidratados. Era una forma de curanderismo que no resultaba eficaz, pero que se respetaba y que estaba considerada la tendencia más lógica de la época.

Años más tarde, a finales del siglo XIX, los investigadores médicos tropezaron con un caso en el que la teoría funcionaba realmente… por primera vez en la historia de la humanidad. Descubrieron que las glándulas tiroideas de los cerdos, una vez deshidratadas y molidas, producían una medicina que aliviaba en las personas los síntomas de las enfermedades del tiroides, sobre todo del bocio.

Una de las razones por las que funcionaba era que el tiroides desecado aportaba a las personas un nutriente del que carecían: el yodo. Otra razón de alivio para los pacientes era que la profesión médica había descubierto, de forma accidental, su primer esteroide, es decir, una hormona concentrada que reduce la inflamación y el funcionamiento del sistema inmunitario. Cuando el tiroides tiene problemas, el organismo suele reaccionar de forma excesiva y provocar una retención de líquidos alrededor de la glándula: esto es, en parte, lo que provoca el bocio. La concentración hormonal en el tiroides desecado actuaba como inmunosupresor y ralentizaba la capacidad del organismo para reaccionar ante los problemas del tiroides.

Por primera vez, parecía que la filosofía de «comer las partes del cuerpo correspondientes a la enfermedad» había dado origen a una cura. En otra concentración, el tiroides bovino o porcino desecado sigue siendo el ingrediente que se utiliza en las medicaciones actuales para los problemas de tiroides, lo que hace que, en el mejor de los casos, estas medicaciones resulten, cuando menos, anticuadas, porque siguen sin tratar los problemas de salud que han provocado la dolencia. Por tanto, vamos a no dar medallas a título póstumo por un descubrimiento que se hizo de casualidad.

Tenemos que darnos cuenta de que no se trató de un pensamiento científico elevado. Fue simplemente un médico que se despertó una mañana y pensó: «Vamos a probar esa vieja teoría que anda por ahí». Acto seguido, se fue a una carnicería a buscar unos cuantos despojos y empezó a improvisar en su laboratorio.

«Un ojo para un ojo, un riñón para un riñón, un tiroides para un tiroides… ¡Anda, este sí que funciona!». Había cogido el tiroides de un cerdo, lo había curado y deshidratado y luego se lo había dado a comer a sus pacientes de bocio. Y dio resultado, pero no fue, en absoluto, un gran descubrimiento basado en una teoría científica sofisticada.

En el siglo XX se produjo un enorme incremento de las enfermedades víricas y las mujeres empezaron a presentar unos síntomas relacionados con el tiroides que diferían bastante del bocio de años anteriores. Hoy en día, muchos años después, esta nueva dolencia se ha bautizado con el nombre de «tiroiditis», que simplemente significa inflamación del tiroides. En la actualidad es frecuente que los pacientes reciban unos diagnósticos concretos de Hashimoto o hipotiroidismo, aunque estas dolencias sigan siendo enfermedades misteriosas.

Actualmente, ha surgido una nueva oleada de enfermedades tiroideas. Centenares de millones de personas, sobre todo mujeres, no saben que padecen un problema del tiroides, pero tienen una calidad de vida muy disminuida provocada de forma subyacente por los problemas tiroideos. A los pacientes que sí reciben atención médica para el tiroides se les siguen recetando medicamentos elaborados a partir de tiroides sintéticos o animales desecados, y, cuando estos medicamentos no consiguen suprimir los síntomas, se les ofrece un tratamiento de yodo radiactivo para intentar destruir la glándula tiroidea.

Esto no es ningún progreso. La investigación y la ciencia médica todavía no han dado respuestas que consigan aclarar cuál es la verdadera causa de estas misteriosas enfermedades del tiroides, y por eso la gente no sabe qué tiene que hacer para curarse.

En las siguientes secciones te voy a revelar cuál es la auténtica razón por la que muchísimas personas presentan síntomas relacionados con el tiroides y lo que puedes hacer si eres una de ellas. Si estás sufriendo, debes saber que existe un motivo para ello… y también una forma de mejorar.

COMPRENDER EL HIPOTIROIDISMO Y EL HASHIMOTO

Hipotiroidismo es el nombre con el que se conoce la baja producción de hormonas tiroideas, un trastorno que la investigación y la ciencia médica no saben que no es sino un caso inicial y leve de tiroiditis. El que la infraproducción de estas hormonas alcance o no esa etapa inicial de tiroiditis depende de lo fuerte que sea la causa vírica subyacente, de la variedad del virus de que se trate y de lo debilitado que esté el sistema inmunitario. El hipotiroidismo y la tiroiditis de Hashimoto no son el bocio del pasado, que estaba provocado por una deficiencia de yodo y una acumulación de toxinas en el tiroides. Estos nombres (*hipotiroidismo* y *hashimoto*) no explican qué es lo que realmente está ocasionando la fatiga, las palpitaciones cardíacas, los sofocos, la confusión mental, el aumento de peso y demás problemas que sufren los pacientes.

Los médicos creen que el hashimoto se debe a que, por alguna razón, el sistema inmunitario se ha vuelto loco, está confundiendo las células tiroideas con organismos invasores y les ha declarado la guerra.

Eso no es así. Ya lo he dicho anteriormente y lo vuelvo a repetir: el cuerpo no se ataca a sí mismo. Nuestros sistemas inmunitarios no se confunden y empiezan a perseguir a nuestros propios órganos. Y esto es verdad en el caso del tiroides y en el de cualquier otra glándula u órgano.

La teoría equivocada de la enfermedad autoinmune no es más que una forma de evitar responsabilidades. Echa la culpa al cuerpo del paciente para evitar mostrar el hecho cierto de que las investigaciones médicas ni siquiera han arañado aún la superficie de lo que realmente está provocando los problemas de tiroides.

Lo cierto es que el 95 por ciento de los casos actuales de enfermedades tiroideas, incluida la de Hashimoto, surgen de una infección vírica (el otro 5 por ciento provienen de la radiación). Y el virus que las provoca es el Epstein-Barr (VEB).

Tal y como se explica en el capítulo 3, tras un largo periodo de incubación —habitualmente en el hígado—, el VEB emprende su periplo hacia el tiroides y penetra en sus tejidos. Con el tiempo, la carga vírica debilita el tiroides y disminuye su eficacia para segregar las hormonas de las que depende el organismo. Hay muchos casos en los que, con el paso del tiempo, el VEB va poco a poco inflamando el tiroides y dando lugar, primero, a un caso de hipotiroidismo y, más adelante, a una tiroiditis de Hashimoto. Pero esto no significa que tu cuerpo te esté traicionando; más bien, lo que está sucediendo es que tu sistema inmunitario está persiguiendo al verdadero intruso y haciendo un gran esfuerzo para protegerte.

Tu cuerpo también trabaja mucho para protegerte de otras formas. Cuando el tiroides se debilita por la infección del VEB, el hígado puede abrir sus almacenes de hormonas tiroideas para compensar, y las suprarrenales empiezan a producir unas hormonas específicas similares a las que segregaría normalmente el tiroides. Cuando tanto estas como el hígado funcionan correctamente y están fuertes, constituyen un buen respaldo para la escasa producción de hormonas tiroideas, algo que la investigación y la ciencia médica todavía no han descubierto.

Una de las grandes confusiones de los pacientes consiste en creer que la medicación para el tiroides combate la causa inicial de su enfermedad; lo cierto, sin embargo, es que estos fármacos no están tratando el tiroides, sencillamente, están añadiendo hormonas al torrente sanguíneo con la esperanza de que el cuerpo pueda utilizarlas para sustituir aquellas que el tiroides no está produciendo. Lo que no se dice es que los fármacos para el tiroides son esteroides suaves que ralentizan el sistema inmunitario y evitan que reaccione ante los síntomas. Este es un secreto que muchas veces ni siquiera conocen los médicos con poca experiencia, porque no se lo han contado. Y lo más normal es que los médicos no expliquen a los pacientes que ellos tampoco comprenden realmente lo que son el hipotiroidismo y el hashimoto ni que la medicación no va a curar las enfermedades.

Si estás tomando medicación para el tiroides y has notado una mejoría, estupendo. Puede actuar como una tirita prácticamente inocua para un trastorno del tiroides que procede de una infección vírica. Sin embargo, si has probado la medicación para el tiroides y no has notado alivio, ahora comprenderás por qué tu frustración es lícita.

He oído historias de cientos de mujeres que empezaron a tomar la medicación para los trastornos tiroideos y que, diez o quince años después, cuando tenían cincuenta o sesenta años y acudieron a que les realizaran un examen del tiroides, la enfermera o el médico al ver los resultados les dijeron:

—¿Qué demonios le ha pasado a su tiroides? Tiene un aspecto terrible.

Y durante todo ese tiempo, las mujeres creían que estaban actuando de forma responsable y proactiva. Creían que las medicinas que tomaban estaban cuidando su tiroides.

Si quieres, tú puedes evitar tener tan mala suerte. Si sigues el programa que se explica en el capítulo 3, puedes librarte del virus de Epstein-Barr, y con los consejos de las secciones siguientes podrás curar y proteger tu tiroides lesionado y fortalecer las glándulas de apoyo. Conseguirás al fin tener la capacidad de revertir tu enfermedad tiroidea y no limitarte a oír que la estás afrontando y tratando cuando, en realidad, solo estás abordando de forma temporal los síntomas. Gracias al conocimiento de la verdad de lo que está provocando tu problema y de cómo mejorar podrás recuperar el control de tu salud.

ANÁLISIS DE SANGRE DEL TIROIDES

Si sospechas que padeces un problema de tiroides pero no estás seguro, pídele a tu médico que te haga unos análisis de sangre de los niveles de hormonas tiroideas. En concreto, tienen que analizar la TSH, la T4 libre, la T3 libre y los anticuerpos tiroideos. Aunque distan mucho de ser perfectos, estos análisis han sido los mejores.

Una moda que ha cundido entre la comunidad médica alternativa es el análisis de la T3 inversa. Sus defensores afirman que es un indicador muy preciso de los problemas del tiroides, mientras que sus detractores opinan que no es más que mucho ruido y pocas nueces.

En cierto sentido, ambos tienen razón. Tu nivel de T3 inversa sí que refleja problemas genuinos en el tiroides, pero es imposible saber lo que significa cada resultado porque los síntomas que experimenta el paciente son un misterio para los médicos que intentan interpretarlos. Por ese motivo, aunque un resultado de T3 inversa no es un valor específico, no pasa nada si le pides a tu médico que solicite el análisis.

Aunque las comunidades médicas señalan al tiroides como fuente de los síntomas que se explican en este capítulo, no existe ninguna evidencia, estudio o prueba que los vincule con él; hay personas sin problemas tiroideos que pueden sufrirlos también. Los pacientes que están tomando medicación y cuyo tiroides, según sus médicos, está funcionando bien, pueden también padecerlos. Después de leer este libro ya sabrás que la causa verdadera es el VEB, no el propio tiroides. En los casos de hipotiroidismo y tiroiditis de Hashimoto todavía no se ha encontrado la relación entre el tiroides y la mayoría de los síntomas que supuestamente están relacionados con él.

Para terminar, es importante que seas consciente de que, aunque todos los resultados de los análisis sean normales, eso no significa que no tengas un problema de tiroides. Muchas personas, sobre todo mujeres, notan síntomas víricos leves que los médicos asocian con el hipotiroidismo a pesar de tener unos resultados normales en los análisis. Esto se debe a que los síntomas los provoca el virus, tanto si los análisis han revelado que el tiroides está empezando a disminuir su actividad como si no lo han hecho. En ocasiones deben pasar meses, o incluso años, antes de que una enfermedad tiroidea se desarrolle lo suficiente como para que los análisis de sangre puedan detectarla (además, la mayoría de los intervalos de los análisis son demasiado amplios y un problema leve puede, y muchas veces lo hace, pasar desapercibido).

Hoy en día, algunos médicos recetan medicamentos para el tiroides incluso en el caso de que los análisis den un resultado dentro del intervalo normal. Con esta actitud pretenden cortar los problemas desde el principio, y para las mujeres supone un avance, porque al fin las están escuchando y tomando en serio. Sin embargo, lo que aporta a las pacientes un alivio parcial de los síntomas de infecciones víricas leves no es más que el suave efecto esteroideo de un medicamento que tan solo enmascara los efectos del virus. Las investigaciones tienen aún mucho que avanzar para descubrir la causa de fondo de los trastornos tiroideos y lo que realmente podrá ayudar a estas pacientes.

Si notas síntomas de un problema vírico, con independencia de lo que muestren los análisis, utiliza los programas del capítulo 3, de la cuarta parte y de la próxima sección. Con ello estarás actuando para poner fin a tu problema tiroideo, combatirás el virus que lo está provocando, te recuperarás y evitarás trastornos futuros y sumamente frustrantes causados por el VEB.

CÓMO TRATAR LOS PROBLEMAS DE TIROIDES

Esta sección te propone alimentos, hierbas y suplementos para curar el tiroides lesionado, fortalecer todas las demás glándulas del sistema endocrino (suprarrenales, pituitaria, páncreas y demás) y disminuir la carga vírica concreta del tiroides.

Alimentos que contienen goitrógenos

Existe una tendencia que está haciendo retroceder a la gente ante verduras como la coliflor, la col rizada, el brécol, el repollo, la berza y los grelos: se rumorea que contienen goitrógenos, es decir, sustancias que provocan bocio.

¡Pasa de ella olímpicamente! Estos alimentos no contienen en absoluto goitrógenos suficientes para inhibir el tiroides. Tendrías que comer cincuenta kilos de brécol al día para empezar a preocuparte.

Por tanto, toma las verduras crucíferas que más te gusten y disfrútalas. Lo cierto es que favorecen la salud del tiroides.

Alimentos curativos

Entre los alimentos más curativos para los problemas del tiroides están los arándanos silvestres, el cilantro, las espinacas, las alcachofas, los espárragos, el ajo, los brotes germinados, la lechuga trocadero, las manzanas, los tomates, los arándanos rojos, las semillas de cáñamo (en pequeñas cantidades) y el alga dulse del Atlántico. Entre todos matan por inanición a las células del VEB, aportan micronutrientes, reparan el tejido tiroideo, reducen el crecimiento de los nódulos, eliminan los metales pesados tóxicos y los desechos víricos y, con el tiempo, detienen la escasa producción de hormona tiroidea y estimulan su producción. Incorpora a tu dieta tantos como puedas.

Además, evita los alimentos que aparecen en el capítulo 19, «Lo que no debemos comer». A la hora de afrontar un síntoma o una dolencia provocados por el VEB, es fundamental empezar el proceso de eliminación de al menos uno o dos de los productos de los que se alimenta. Si necesitas avanzar un paso más en tu curación, intenta ir eliminándolos todos.

Hierbas y suplementos curativos

Antes de utilizarlos, asegúrate de leer el capítulo 21, «Guía básica de los protocolos de suplementos».

(Si estás buscando información para curar el hipertiroidismo y la enfermedad de Graves, consulta el libro *Limpiar para curar*, de la serie del Médico Médium).

Suplementos para el hipotiroidismo, la tiroiditis de Hashimoto, el bocio y los nódulos, quistes y tumores del tiroides

- **Zumo de apio fresco:** ve aumentando la cantidad hasta 1 l (32 oz) al día.

- **Celeryforce:** 1 cápsula dos veces al día.

- **5-MTHF:** 1 cápsula al día.

- **Arándanos silvestres en polvo:** 2 cdas. soperas al día.

- **Complejo B:** 1 cápsula al día.

- **Curcumina:** 2 cápsulas dos veces al día.

- **EPA y DHA (sin pescado):** 1 cápsula al día (tomada con la cena).

- **Espirulina:** 2 cdtas. o 6 cápsulas al día.

- **Gluconato de magnesio:** 1 cápsula dos veces al día.

- **Hoja de gordolobo:** 2 cuentagotas dos veces al día.

- **Hoja de ortiga:** 2 cuentagotas dos veces al día.

- **L-lisina:** 5 cápsulas de 500 mg dos veces al día.

- **Melatonina:** 5 miligramos al día a la hora de acostarse.

- **Melisa:** 4 cuentagotas dos veces al día.

- **Monolaurín:** 1 cápsula dos veces al día.

- **Raíz de lomatium:** 1 cuentagotas dos veces al día.

- **Raíz de regaliz:** 1 cuentagotas dos veces al día (dos semanas sí y dos semanas no).

- **Seta chaga:** 2 cucharaditas o 6 cápsulas al día.

- **Tomillo:** 2 ramitas de tomillo fresco en agua caliente como infusión o 4 ramitas en agua a temperatura ambiente al día.

- **Uña de gato:** 2 cuentagotas dos veces al día.

- **Vitamina B$_{12}$ (como adenosilcobalamina con metilcobalamina):** 1 cuentagotas dos veces al día.

- **Vitamina C (como Micro-C):** 6 cápsulas dos veces al día.

- **Vitamina D$_3$:** 1000 UI al día.

- **Yodo naciente:** 2 gotitas (no cuentagotas) al día (o 1 cápsula de *fucus vesiculosus* al día).

- **Zinc (como sulfato de zinc líquido):** 1 cuentagotas dos veces al día.

- **Zumo de hierba de cebada en polvo:** 2 cdtas. o 6 cápsulas al día.

CASO REAL
Más fuerte que nunca
1999

A los amigos de Sarah les asombraba (y les daba algo de envidia) su habilidad para ir por la vida con una energía inagotable. Los fines de semana iba con su novio, Rob, de marcha por el monte y, al llegar a casa, todavía le quedaban ganas de salir con sus amigas. Comía lo que le apetecía y jamás engordaba ni un kilo. A Rob, entrenador personal, le encantaba presumir de ella en el gimnasio donde trabajaba.

Cuando Sarah tenía treinta y seis años, observó que, entre Acción de Gracias y Año Nuevo, había engordado tres kilos y medio. Apenas conseguía embutirse en sus pantalones preferidos. Al principio creyó que podría deberse a que se había hinchado por el ciclo menstrual. Sin embargo, cuando pasó el periodo, comprobó que todavía le costaba muchísimo abrocharse el pantalón.

Decidió ponerse a tope en el gimnasio para quemar el exceso de grasa y, además, eliminó de su dieta todos los hidratos de carbono.

Su amiga Jessica le dijo que estaba encantada de ver que había aumentado un poco de peso.

—Tienes un aspecto más sano —le dijo.

Sarah, sin embargo, se sentía más cómoda con su peso anterior y sabía que no era normal engordar sin motivo. También sabía que Jessica tenía otras razones para alegrarse de que Sarah estuviera algo más rellenita: una cierta envidia.

Dos semanas después de haber empezado a hacer más ejercicio y de haber eliminado los hidratos de carbono, comprobó que el peso no se había movido ni un gramo, pero que tenía menos energía. Rob, que nunca había tenido problemas para mantener el peso, le dijo que no se estaba esforzando lo suficiente en el gimnasio; también le indicó que tomara batidos de proteínas para aumentar la masa muscular.

Sin embargo, el peso iba aumentando medio kilo cada dos semanas y Sarah tenía cada vez menos energía. Antes de este episodio, pesaba cincuenta y dos kilos. El día que llegó a los cincuenta y nueve, llamó al médico.

Tras practicarle un reconocimiento exhaustivo, el doctor Kiernan le explicó que las pruebas hormonales del tiroides mostraban unos niveles elevados, lo que indicaba que padecía hipotiroidismo. Sarah quiso saber qué era lo que lo estaba provocando. Siempre había estado sana, seguía una dieta saludable y hacía mucho ejercicio. El doctor Kiernan le respondió que, sencillamente, era algo que podía suceder cuando las personas envejecían.

Aquella explicación no entraba en la cabeza de Sarah. La palabra *envejecer* no formaba parte de su vocabulario. Aún no había cumplido los cuarenta, ni siquiera estaba casada, no tenía hijos… ¿y ya estaba empezando a padecer los achaques de una anciana?

De todas formas, tomó la medicación que le recetó el doctor Kiernan, siguió ejercitándose con frecuencia y evitó los hidratos de carbono. Sin embargo, seguía engordando un kilo al mes. Cuando llegó a los setenta kilos, llamó a su madre para desahogarse contándole lo decepcionado que estaba Rob con su aumento de peso. Ya no le gustaba que le vieran con ella en el gimnasio porque decía que su cuerpo era un mal reflejo de sus habilidades como entrenador. Había dejado de invitarla a salir con sus amigos y colegas. Una vez, estando con ellos, Rob se mostró a la defensiva.

—No os preocupéis por Sarah. Ha estado comiendo demasiados hidratos —había dicho nada más empezar la velada.

Su madre se enfadó por la conducta de Rob y le dijo a Sarah:

—Ya sé que te he hablado anteriormente de Anthony y que no le has llamado. Creo que tienes que hacerlo ya.

En el escaneo inicial, el Espíritu me confirmó que Sarah tenía, efectivamente, un problema de tiroides: hipotiroidismo, justo al límite de un inicio de tiroiditis. Su tiroides aún no estaba totalmente inflamado, pero, a menos que se evitara, iba a acabar estándolo. Me apresuré a explicarle que su problema no era un síntoma de envejecimiento, sino que lo estaba provocando un virus; en concreto, el virus de Epstein-Barr.

Lo primero que hicimos fue cambiar la dieta de Sarah. Eliminamos los alimentos que desestabilizan la producción hormonal, como los huevos y los productos lácteos, y redujimos el consumo de proteínas de origen animal a una vez al día. Además, aumentamos el consumo de frutas y verduras antivirales, hortalizas de hoja verde, hierbas y alimentos silvestres, como las papayas, las bayas, las manzanas, los canónigos, los mangos, las espinacas, la col rizada, los brotes germinados, el alga dulse, el cilantro y el ajo. Como suplementos, nos concentramos en la melisa, el cromo, el zinc y el *fucus vesiculosus*. Con este protocolo conseguimos reducir la carga vírica del tiroides, que volvió a segregar el nivel hormonal normal.

Al principio, a Rob no le gustó aquella dieta nueva. Consideraba que los batidos de frutas (sin proteínas en polvo) para desayunar, una ensalada de espinacas con naranja y aguacate para comer, salmón con verduras para cenar y fruta entre horas para picar era demasiada azúcar y muy pocas proteínas.

Sin embargo, en las dos primeras semanas, Sarah perdió dos kilos. Y al cabo del primer mes había perdido un total de cuatro.

El segundo mes, la pérdida de peso fue más gradual, pero cada vez tenía más energía: su metabolismo había vuelto a funcionar. Y, como beneficio añadido, estaba aumentando su masa muscular más que nunca.

Al cabo de tres meses y medio había recuperado los cincuenta y dos kilos… y tenía más músculo que cuando anteriormente pesaba eso mismo.

Durante este tiempo, Sarah le dijo al doctor Kiernan que quería ir dejando la medicación para el tiroides. Aunque aquello iba en contra de lo que le habían enseñado, el médico no podía negar que el tiroides de Sarah estaba recuperando su funcionamiento normal y que ella estaba volviendo a la vida ante sus ojos. Muy pronto, Sarah dejó la medicación totalmente.

Ahora, cuando los clientes de Rob en el gimnasio tienen problemas para perder peso, él les cuenta lo que le sucedió a su novia (dando por sentado que fue él quien la ayudó a conseguirlo) y les pone una dieta depurativa rica en fruta y baja en grasa.

Rob le pidió perdón a Sarah por su conducta anterior y le dio a entender que pronto le propondría matrimonio. Sarah me contó que, aunque Rob está muy bueno, no estaba muy segura de querer comprometerse con él después de ver cómo la había tratado cuando las cosas se pusieron difíciles. Hoy por hoy, siguen sin estar casados.

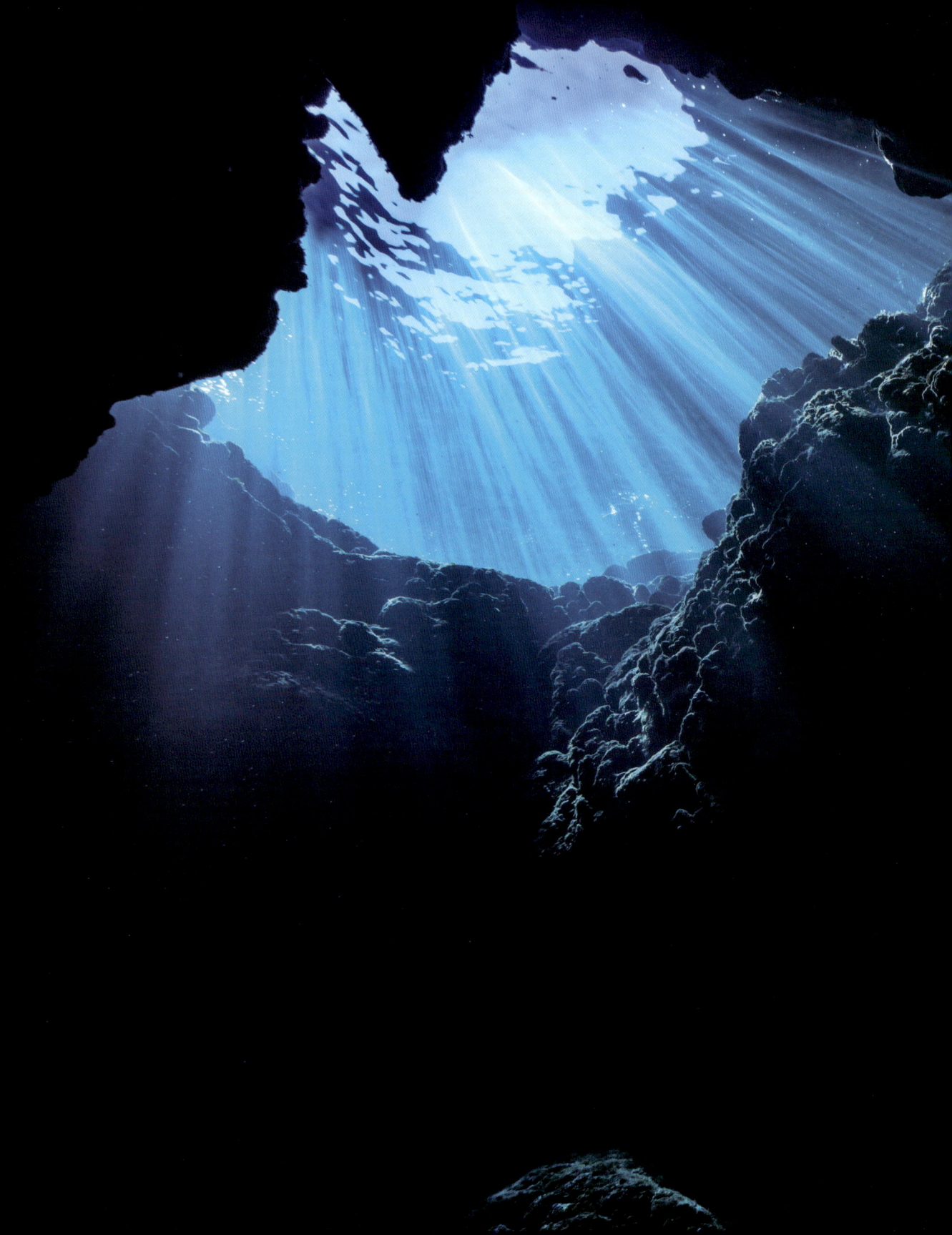

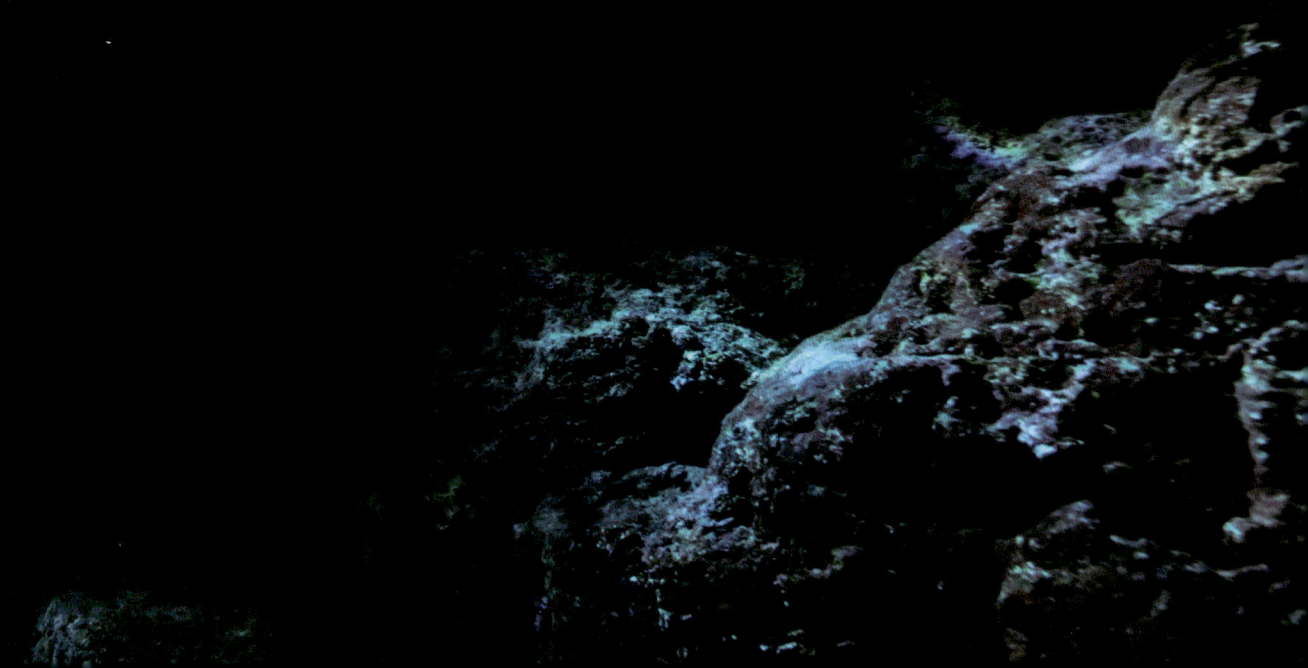

TERCERA PARTE

LOS CAUSANTES SECRETOS DE OTRAS ENFERMEDADES MISTERIOSAS

«Lo cierto es que millones de personas sufren enfermedades misteriosas. Una enfermedad misteriosa es una dolencia o un síntoma que deja a todo el mundo perplejo por cualquier razón. Puede ser misteriosa porque no existe un nombre que designe ese conjunto concreto de síntomas y en ese caso se descarta calificándola de desequilibrio mental. Puede ser también un trastorno crónico conocido para cuya causa inicial no existe tratamiento eficaz (porque las comunidades médicas no lo comprenden aún) o un trastorno que con frecuencia se diagnostica de forma equivocada.

Trastornos como la diabetes tipo 2, la hipoglucemia, las complicaciones de la menopausia, el trastorno por déficit de atención con hiperactividad, el acné, el eccema, la psoriasis, la parálisis de Bell, la neuropatía, el síndrome de permeabilidad intestinal, las palpitaciones cardíacas, las enfermedades autoinmunes, el lupus, la fibromialgia, la enfermedad de Lyme, la esclerosis múltiple, el síndrome de fatiga crónica, las migrañas, los trastornos del tiroides, la artritis reumatoide, la colitis, el síndrome del intestino irritable, la celiaquía, el insomnio, la ansiedad, la depresión y demás no son más que etiquetas sin otro significado que la confusión y el sufrimiento. Eso es lo que los convierte en enfermedades misteriosas».

ANTHONY WILLIAM, Médico Médium

CAPÍTULO 7

Diabetes tipo 2 e hipoglucemia

El combustible principal del cuerpo es la glucosa, un azúcar simple que proporciona a todas las células la energía que necesitan para funcionar, curarse, crecer y prosperar.

La glucosa nos mantiene en movimiento… y vivos. Es de lo que se alimenta el sistema nervioso central y también todos los órganos del cuerpo, incluido el corazón. La utilizamos para construir y mantener los músculos, y realiza funciones vitales como la reparación de los tejidos y las células dañadas.

Cada vez que comemos algo, el organismo descompone los azúcares que contiene ese alimento en glucosa y la lleva al torrente sanguíneo para que pueda llegar a todas las células. Sin embargo, estas células no pueden utilizar la glucosa directamente, necesitan la ayuda del páncreas, una glándula endocrina grande situada detrás del estómago. Las combinaciones de alimentos consumidos determinan la cantidad de ayuda que precisan.

El páncreas está constantemente vigilando el torrente sanguíneo. Cuando detecta un aumento de los niveles de glucosa, responde segregando una hormona llamada insulina que se une a las células y les indica que deben abrirse para absorber la glucosa de la sangre. De este modo, la insulina permite que las células obtengan la energía que necesitan y se asegura de que los niveles de glucosa en sangre permanecen estables.

Si la sangre tiene más glucosa de la que las células son capaces de consumir —por ejemplo, si has tomado una comida especialmente pesada como costillas de cerdo recubiertas de salsa barbacoa almibarada; es decir, un montón de grasas mezcladas con azúcar—, la insulina dirige el exceso de glucosa hasta el hígado, donde se almacena. En algún momento posterior, cuando los niveles de glucosa estén bajos —por ejemplo, entre comidas o durante periodos de actividad física intensa—, el hígado libera la glucosa que tiene almacenada, para que las células puedan utilizarla. Eso sí, esto sucede siempre que el hígado esté fuerte y funcione correctamente.

En condiciones normales, este sistema resulta muy eficaz para optimizar el uso de la glucosa. Sin embargo, cuando el páncreas no es capaz de producir la insulina suficiente en los momentos necesarios, empieza a fallar. También lo hace si algunas de las células empiezan a impedir que la insulina se una a ellas y no se abren para recibir la glucosa porque hay demasiada grasa en la sangre que está interfiriendo en este proceso: esta es la auténtica causa de la resistencia a la insulina. Y puede fallar el hígado cuando se estanca, se ralentiza y deja de funcionar correctamente porque ya no puede almacenar la glucosa ni liberarla de forma adecuada.

Cuando se produce alguno de estos problemas, o todos ellos al mismo tiempo, las células no retiran suficiente glucosa de la sangre. En este caso, el organismo conduce parte del exceso de glucosa hacia la orina, lo que puede obligarte a orinar con más frecuencia y, a su vez, te deshidrata y te da sed. El culpable no es el azúcar (tu glucosa), sino el resultado de la cantidad de grasa que está presente en la sangre. Aunque se elimine el azúcar y se expulse a través de la orina, la sed proviene técnicamente de que la grasa de la sangre está provocando deshidratación. Además, en la mayoría de los casos en los que se consumen grasas con azúcares, estas van acompañadas de un exceso de sal, que también interviene en el proceso de deshidratación.

Si el páncreas no segrega una cantidad suficiente de insulina cuando tu cuerpo la necesita, o tienes resistencia a la insulina, y si estos problemas provocan a su vez unos niveles de glucosa en sangre excepcionalmente elevados, corres el riesgo de contraer una diabetes tipo 2. Aunque la investigación y la ciencia médica conocen la prediabetes, la precursora de la diabetes tipo 2, no saben que existen unas etapas aún más tempranas: la preprediabetes, la prepreprediabetes e incluso la preprepreprediabetes. Estas formas tempranas de prediabetes se producen cuando el hígado está empezando a estancarse y a ralentizarse como consecuencia de una dieta rica en grasas y ya no puede almacenar la glucosa como debiera. Al mismo tiempo, podrías estar en los prolegómenos de un hígado pregraso. Las etapas precursoras de la diabetes y del hígado graso pueden ser indetectables.

Los profesionales médicos no saben por qué se produce la diabetes tipo 2, y este desconocimiento queda patente en las dietas que los médicos y nutricionistas recomiendan a los diabéticos. Si supieran lo que realmente está sucediendo en el organismo de estos pacientes, sus consejos alimentarios serían completamente distintos. Aunque los médicos aciertan en algunos de los elementos del tratamiento, no son capaces de explicar cómo ni por qué se inicia esta enfermedad.

En este capítulo vas a ver qué es exactamente lo que provoca la diabetes tipo 2. También te ofrece una explicación veraz de cómo se produce la resistencia a la insulina, lo que es la hipoglucemia y cómo puedes recuperar el equilibrio de tu organismo para que tenga la oportunidad de curarse.

SÍNTOMAS DE LA DIABETES TIPO 2

Si padeces diabetes tipo 2, es posible que experimentes uno o más de los siguientes síntomas (ten en cuenta que es posible que estés en las fases iniciales de la diabetes y no experimentes ninguno de ellos).

- **Sed poco habitual, boca seca, micción frecuente:** estos síntomas se deben a que el organismo está sobrecargado de grasas. Hay demasiada grasa flotando libremente en el hígado, el sistema linfático y el torrente sanguíneo como consecuencia de una dieta rica en ella y mantenida durante mucho tiempo. La grasa del torrente sanguíneo no permite a este absorber fácilmente el agua y utilizarla. Otra causa de estos síntomas es que, como la resistencia a la insulina no permite que el azúcar penetre en las células, tu cuerpo está utilizando agua para eliminar el exceso de glucosa a través de la orina. Estos efectos de una dieta rica en grasa pueden provocar sed, sequedad de boca y micción frecuente (suele ir acompañada de un consumo excesivo de sal, aunque estos síntomas pueden también producirse sin esta).

- **Visión borrosa:** el sistema nervioso central necesita glucosa para funcionar correctamente. Si la resistencia a la insulina persiste por una dieta rica en grasas, puede ocasionar visión borrosa intermitente o continua. Para más inri, al deshidratarte, el organismo puede extraer el agua del cristalino de los ojos para eliminar el exceso de glucosa.

- **Hambre poco habitual:** se debe a que tus células no están recibiendo toda la glucosa que necesitan para alimentarse porque la grasa impide que penetre en ellas.

- **Fatiga e irritabilidad:** son fruto de que no estás recibiendo la energía que sueles recibir cuando tus células están bien alimentadas de glucosa. Ten en cuenta que podría estar presente otra dolencia, como una infección vírica leve, que provoca fatiga y aumenta la ocasionada por la resistencia a la insulina, la prediabetes o la diabetes tipo 2.

- **Problemas digestivos:** el páncreas no se limita solo a segregar insulina, también elabora enzimas que ayudan al organismo a descomponer los alimentos. Si tu páncreas no cumple bien sus funciones, se produce una deficiencia tanto de insulina como enzimática, con lo que a tu cuerpo le resulta más difícil digerir los alimentos. Esta carencia de enzimas no suele ser el aspecto más complicado. Se agrava cuando el hígado está débil, estancado o perezoso y no produce suficiente bilis para descomponer las grasas, lo que supone un esfuerzo para las glándulas gástricas del estómago que les impulsa a segregar un exceso de ácido clorhídrico que las debilita. Cuando el hígado está más fuerte y sano, consigue que la carga del páncreas sea menor.

- **Hipoglucemia:** estos bajones de energía —bajadas del nivel de azúcar en sangre que pueden llegar a ocurrir casi cada dos horas— son el resultado de la debilidad del hígado y de unas glándulas suprarrenales hipoactivas: cuando el hígado está estancado y perezoso, puede llegar un punto en el que ya no sea capaz de seguir almacenando glucosa, lo que significa que no puede segregarla a la sangre cuando el nivel baja. Las suprarrenales tienen que compensar entonces los bajones de azúcar. Cuando el azúcar en sangre está bajo, segregan adrenalina para que actúe como combustible, y esto con el tiempo acaba debilitándolas. Las personas que hacen ayuno intermitente de forma incorrecta acaban estropeando y debilitando las suprarrenales porque funcionan a base de adrenalina y no de glucosa (en el libro *Limpiar para sanar* encontrarás más información sobre el ayuno intermitente).

QUÉ PROVOCA REALMENTE LA DIABETES TIPO 2 Y LA HIPOGLUCEMIA

Aunque las comunidades médicas lo desconocen, tanto la diabetes tipo 2 como la hipoglucemia empiezan en el hígado y las glándulas suprarrenales.

Cuando estás sometido a un estrés constante y la vida te obliga a afrontar pruebas difíciles e inevitables, tus glándulas suprarrenales empiezan a inundar tu sangre de adrenalina, una hormona que te suministra la energía necesaria para hacer frente a la emergencia. Si bien esta respuesta es muy útil para los momentos difíciles, cuando tu mente está constantemente en estado de crisis y no eres capaz de quemar físicamente la corrosiva adrenalina que está saturando los tejidos de tus órganos y glándulas, esta adrenalina, combinada con una dieta rica en grasa, puede saturar el hígado, estancarlo más y hacerlo más perezoso.

En condiciones normales, el páncreas es tan suave como el culito de un bebé. Sin embargo, cuando la adrenalina generada por situaciones de miedo o por cualquier otra emoción complicada unida a la que cubre el hueco de la glucosa está abrasándolo constantemente, al final acaba desgastándose y generando unas callosidades que lo engrosan y lo endurecen.

El proceso es el siguiente: al nacer, el páncreas es como una tarjeta de crédito nuevecita. Algunas personas vienen al mundo con un verdadero chollo: un límite de gastos muy alto, una generosa línea de crédito en efectivo y un montón de puntos en la tarjeta de vuelos de la compañía aérea. Otros, en cambio, llegan con un crédito más bajo, unos intereses más elevados y menos puntos como consecuencia de la variedad o el nivel de toxinas con los que nacen. En ambos casos, si no tienes cuidado puedes acabar agotando el saldo. Cuando la gente se pasa la vida agotada y afrontando el estrés a base de fritos y comidas grasientas, helados, galletas, etc., al final acaba con el saldo del páncreas y los puntos de la tarjeta de vuelos (cuando eso sucede, el hígado se ha agotado y ha quedado demasiado estancado y perezoso para actuar como hermano protector del páncreas, que es lo que suele hacer).

Con el tiempo, este sobreesfuerzo del páncreas empeora su capacidad para producir insulina suficiente para entregar la glucosa de la sangre a los órganos y las glándulas que la necesitan. Esta incapacidad para realizar su función es, por sí sola, suficiente para provocar prediabetes y diabetes tipo 2.

Y eso no es el final. Todo el organismo se enfrenta a las inundaciones crónicas de adrenalina producida por emociones complicadas. El páncreas, sobre todo si tomas alimentos a base de grasa cada vez que tienes que hacer frente a algún problema porque estás viviendo una época de mucho estrés, produce una insulina que se mezcla con la adrenalina de la sangre, y, cuando estas hormonas se mezclan, chocan entre sí. Llega un momento en que muchas de las células de todo tu cuerpo se vuelven «alérgicas» a la mezcla de adrenalina e insulina y rechazan las dos hormonas. Las investigaciones médicas no han descubierto aún este híbrido *frankensulínico* (como yo lo denomino) ni saben que afecta al cuerpo físico, pero es una de las causas principales de la debilidad pancreática, que da lugar a una menor producción de insulina y a que las células del cuerpo se nieguen a aceptar la glucosa (resistencia a la insulina).

Las comidas pesadas y contundentes pueden por sí solas provocar también la secreción de un exceso de adrenalina. Esto se debe a que las glándulas suprarrenales son como un parque de bomberos en el que la grasa dispara la alarma. Cuando las suprarrenales reciben la señal que indica un exceso de grasa en la sangre —lo que puede suponer un riesgo grave e inmediato para el páncreas, el hígado y el corazón— , el parque de bomberos (las suprarrenales) envía los camiones (adrenalina) para hacer frente a la situación licuando la sangre y aumentando ligeramente la frecuencia cardíaca para extraer la grasa de las arterias y las venas e impedir que la sangre se estanque por el alto contenido en grasa. Esta subida de adrenalina aumenta la potencia digestiva haciendo que la grasa se desplace rápidamente por el tracto intestinal con el objetivo de eliminar la mayor parte a través del movimiento de los intestinos e impedir así que permanezca en el tracto digestivo y que la sangre y el hígado la absorban. Aunque estas funciones de la adrenalina te protegen en caso de crisis, tienen un coste y pueden, con el tiempo, llegar a debilitar el hígado, el páncreas, las suprarrenales y el corazón.

Por el contrario, también es posible que tus glándulas suprarrenales no estén funcionando lo suficiente, es decir, que estén segregando una cantidad demasiado pequeña de adrenalina. Esto obliga al páncreas a hacer horas extra para compensar. Si el problema es crónico y viene acompañado de una infección vírica leve, el páncreas se inflama o aumenta de tamaño y, con el tiempo, puede empezar a rendir también menos de lo que debería. Un hígado y un sistema inmunitario fuertes pueden mantener a raya a los patógenos para que ni estos ni las neurotoxinas alcancen el páncreas y así evitan que este se inflame.

Y otra posibilidad es que tengas fatiga adrenal, que consiste en que las glándulas suprarrenales segregan muy poca adrenalina unas veces y otras una cantidad excesiva. Esto puede influir en la cantidad de insulina que segrega el páncreas. Cuando las suprarrenales no son estables y pasan de producir demasiado poco a hacerlo en exceso, pueden hacer que suceda lo mismo con la secreción de insulina del páncreas. La respuesta de lucha o huida puede ser como un interruptor de la producción de insulina: los consumidores de café lo pulsan manualmente a diario y, con el tiempo, acaban agotando la energía del páncreas.

Uno de los precursores de la diabetes tipo 2 es un nivel de glucosa bajo pero fluctuante —denominado hipoglucemia—, que está indicando la existencia de un problema importante en la capacidad del hígado para manejar correctamente la glucosa. Esta situación puede darse cuando disminuye la capacidad de este para almacenar y liberar glucosa porque está estancado y perezoso. También puede deberse a que no estás tomando al menos un tentempié ligero y equilibrado —por ejemplo, una fruta que aporte azúcar y potasio y una hierba o una verdura de hoja o de otro tipo que aporte sodio— cada dos horas. Cuando nos saltamos comidas de forma regular, obligamos al organismo a utilizar sus preciosas reservas de glucosa y lo impulsamos a tener que funcionar a base de adrenalina; como ya hemos mencionado, esta situación puede forzar el páncreas, provocar

resistencia a la insulina y dar lugar a una fatiga adrenal, y, con el tiempo, a un aumento de peso.

(Si tienes un hígado fuerte y no presentas un nivel alto de patógenos producidos por virus o bacterias, puedes pasar bastantes años comiendo de manera desigual y no ver los efectos hasta mucho tiempo después. Si tienes cualquier problema de salud, es fundamental tomar tentempiés o picotear o tomar regularmente al menos algún tipo de sal mineral y carbohidrato —como, por ejemplo, zumo de apio, agua de coco, agua de limón o un tentempié equilibrado— a lo largo del día. Las personas con hipoglucemia no deben practicar el ayuno intermitente).

Otro factor decisivo es el tipo de alimentación. Existe la confusión de que la diabetes viene provocada por tomar muchos alimentos azucarados. Sin embargo, el verdadero problema no es el azúcar, sino la combinación de azúcar y grasa, sobre todo grasa. Por ejemplo, podrías pasar el resto de tu vida comiendo solo fruta y no tener diabetes jamás (de hecho, tomar mucha fruta es la fórmula más eficaz para vivir más años, tal y como explicaré en el capítulo 20, «Miedo a la fruta»).

El problema es la grasa. La mayoría de las personas que consumen alimentos procesados y comida basura, tales como tartas, galletas, rosquillas, helados y demás —o aquellas personas que toman un plato principal aparentemente saludable, como pollo, pero luego toman postre—, suelen consumir una gran cantidad de grasa y un montón de azúcar al mismo tiempo. Si bien el azúcar que no está unida a los nutrientes (es decir, que no procede de fuentes como las frutas, las hortalizas de hoja verde, las hierbas, los alimentos silvestres, las verduras, la miel cruda, el jarabe de arce puro o el agua de coco) es claramente poco saludable, la grasa es lo que obliga al hígado y al páncreas a hacer un esfuerzo especial.

Lo primero que sucede es que los niveles elevados de grasa en sangre que se producen tras cualquier comida en la que se ingieran proteínas animales —ya sean carnes magras de cerdo, vacuno o pollo, o comida rápida rebozada y frita en aceite—, o incluso una comida vegetal a base de tartas y galletas sin gluten repletas de frutos secos, semillas y aceites, va a entorpecer la capacidad del cuerpo para permitir que la insulina segregada por el páncreas transporte el azúcar a las células, lo que significa que va a haber un montón de azúcar flotando en la sangre y que este azúcar puede ir a parar a cualquier sitio. Un hígado fuerte ayudará a recoger toda la glucosa posible y la almacenará para cuando lleguen las vacas flacas. Con el tiempo, sin embargo, una dieta rica en grasas, proteínas y aceites procesados —ya sean grasas y aceites saludables o no— puede llegar a sobrecargar el hígado. La constante responsabilidad de tener que estar limpiando el exceso de glucosa de la sangre mientras se ve bombardeado y sobrecargado de grasa y luego tener que esperar demasiadas horas entre comidas puede hacer que el hígado se vuelva vulnerable. Cuando se sobrecarga de esta manera, vierte toda la glucosa que tenía almacenada otra vez en el torrente sanguíneo y puede, con ello, provocar la etapa inicial de la hipoglucemia y la prediabetes.

Como el hígado es el que asume la tarea de procesar la grasa que ingerimos, una dieta rica en grasas (que se esconden hasta en las proteínas más magras y que normalmente se consideran saludables) puede provocar que este órgano se vuelva perezoso y sea incapaz de almacenar y liberar la glucosa correctamente. Las comidas abundantes y pesadas unidas a periodos de escasez de glucosa por no comer entre horas pueden, con el tiempo, dar lugar a una diabetes tipo 2.

Al mismo tiempo, el páncreas tiene que segregar enzimas que ayuden a digerir la grasa. Si esta es muy abundante, el páncreas tiene que trabajar muy duro, y, si ya existen otros factores que estén provocándole tensión —como las emociones graves que hacen que las glándulas suprarrenales lo inunden de adrenalina corrosiva—, una dieta rica en grasa puede ser la gota que colme el vaso y provocar una diabetes tipo 2.

La parte positiva de este planteamiento es que todos los problemas que hemos descrito hasta ahora son absolutamente reversibles. A continuación vamos a analizar cómo podemos curar el páncreas y el hígado y corregir la resistencia a la insulina para así poner fin a la hipoglucemia o a la diabetes tipo 2.

CÓMO TRATAR LA DIABETES TIPO 2 Y LA HIPOGLUCEMIA

Como las comunidades médicas no conocen la verdadera causa de la diabetes tipo 2 y de la hipoglucemia, no proporcionan al paciente una orientación apropiada en cuestiones de alimentación. Normalmente suelen recomendar una dieta sin azúcar y aconsejan a los pacientes que eviten totalmente la fruta y que se centren en tomar proteínas (ya sean de origen vegetal, animal o de ambos) y verduras. Las comunidades médicas suelen creer que este consejo entra dentro de lo que se considera una «dieta equilibrada», un término que no es tan racional como parece porque no se basa en un conocimiento de las auténticas causas de estas dolencias.

Si sigues estos consejos, puede que notes alguna mejoría. Al mismo tiempo, conseguirás seguir siendo diabético toda tu vida —y no simplemente un diabético en buenas condiciones, sino un diabético doliente—, porque el exceso de grasa va a empeorar la enfermedad, aunque el consumo de fruta es fundamental para curarla. Resulta imperativo que comprendamos que una dieta siempre rica en grasa es uno de los factores que más favorecen aquello que en un principio debilitó el páncreas y el hígado.

El azúcar ha sido solo el mensajero. Y, en este caso, los profesionales sanitarios disparan al mensajero. El azúcar estaba exponiendo la resistencia a la insulina provocada por un páncreas y un hígado sobrecargados de grasa.

Resulta fácil seguir una dieta rica en grasas animales o vegetales sin darnos cuenta. Una pieza de carne magra de cien gramos contiene una cucharada sopera de grasa concentrada, que exige un gran esfuerzo del páncreas y el hígado. Por eso, cuando una persona muestra resistencia a la insulina (aunque siga una dieta que pueda parecer tradicionalmente «saludable») e introduce azúcar en su organismo, ese azúcar va a provocar problemas de insulina y, de repente, va a convertirse en el centro de atención, cuando no es el auténtico instigador del problema.

Es evidente que el azúcar de mesa y muchos otros edulcorantes no son saludables; no te estoy recomendando que los tomes. Sin embargo, para tratar la diabetes tipo 2 y la hipoglucemia, es básico disminuir el consumo de grasas y aumentar el de fruta fresca, hortalizas de hoja verde, hierbas, alimentos silvestres y verduras. Te recomiendo que hagas la cura depurativa que encontrarás en el capítulo 22, pues con ella favorecerás la curación del hígado, del páncreas y de las glándulas suprarrenales y estabilizarás los niveles de azúcar en sangre.

Puede que el médico te recete insulina. Si bien es cierto que hará que disminuya el nivel de glucosa en sangre, no va a afrontar los problemas de base, es decir, los daños de las glándulas suprarrenales y el páncreas, la disfunción del hígado, las emociones difíciles crónicas o la resistencia a la insulina.

A continuación, te presento un plan diario más específico que se centra en curar cualquier causa posible de la diabetes tipo 2 o de la hipoglucemia. También encontrarás más consejos en la cuarta parte, «Cómo lograr al fin la curación». La duración del programa dependerá del daño que hayan sufrido los órganos. Si asumes el compromiso de aprender la información del Médico Médium y personalizar estas herramientas para crear un protocolo que te funcione, obtendrás buenos resultados.

Desde la primera edición de este libro, son muchísimas las personas que han curado sus dolencias y síntomas. Algunas lo hacen en seguida y otras tardan más, todo depende de si están o no poniendo en práctica la información de manera correcta y del estado en el que se encontraban cuando empezaron.

Tómatelo con calma. De momento, haz lo que puedas, ya que, por poco que sea, sirve para mucho. Si solo puedes probar una o dos de las herramientas que indico, hazlo y no las dejes, así verás al menos alguna mejoría o impedirás que tu dolencia empeore. Si en algún momento consideras que tienes que avanzar más, esta información te estará esperando para llevarte todo lo lejos que necesites llegar.

Refuerza tus glándulas suprarrenales

El hecho de tener diabetes tipo 2 significa que lo más probable es que tus glándulas suprarrenales estén afectadas. Por tanto, uno de los pasos que tienes que dar para curarte es leer el capítulo 8, «Fatiga adrenal». Puedes seguir los consejos que se dan en él para tener unas glándulas suprarrenales estables y fuertes.

Alimentos curativos

Los arándanos silvestres, las espinacas, el apio, las papayas, los brotes germinados, la col crespa (kale), las frambuesas, las moras, las patatas, la calabaza, el cilantro, los plátanos, los melones, la lechuga, los tomates, las manzanas, los pepinos y los espárragos son los mejores alimentos para las personas que padecen diabetes tipo 2 o hipoglucemia, porque depuran el hígado, refuerzan los niveles de glucosa, apoyan el funcionamiento del páncreas, estimulan las glándulas suprarrenales y estabilizan los niveles de insulina. Por ello, incorpora a tu dieta tantos como puedas.

Además, debes evitar también algunos alimentos, sobre todo el queso, la leche, la nata, la mantequilla, los huevos y los aceites procesados. Intenta mantener bajo el consumo general de grasas y evita todos los azúcares procesados. Los naturales de la fruta, la miel cruda, el agua de coco y el jarabe de arce puro son aceptables.

Hierbas y suplementos curativos

Antes de utilizarlos, asegúrate de leer el capítulo 21, «Guía básica de los protocolos de suplementos».

(Si estás buscando información sobre las causas verdaderas de la diabetes tipo 1 y 1,5, consulta el libro *Limpiar para curar*, del Médico Médium).

Suplementos para la diabetes (tipo 1, tipo 1,5 [LADA] y tipo 2), la prediabetes, la hipoglucemia y los desequilibrios de la glucemia

- **Zumo de apio fresco:** ve aumentando la cantidad hasta 1 l (32 oz) al día.
- **5-MTHF:** 1 cápsula dos veces al día.
- **Arándanos silvestres en polvo:** 1 cucharada sopera al día.
- **Ashwagandha:** 1 cuentagotas dos veces al día.
- **Bayas de amla:** 2 cdtas. dos veces al día.

- **Bayas de schisandra:** 1 taza de infusión dos veces al día.
- **Cúrcuma:** 2 cápsulas dos veces al día.
- **Escaramujo:** 1 taza de infusión dos veces al día.
- **Espirulina:** 2 cdtas. o 6 cápsulas al día.
- **Glutatión:** 1 cápsula al día.
- **Hibisco:** 1 taza de infusión dos veces al día.
- **Hoja de ortiga:** 2 cuentagotas o 1 taza de infusión dos veces al día.
- **L-lisina:** 2 cápsulas de 500 mg dos veces al día.
- **Melisa:** 2 cuentagotas o 1 taza de infusión dos veces al día.
- **Seta chaga:** 2 cdtas. o 6 cápsulas al día.
- **Vitamina B$_{12}$ (como adenosilcobalamina con metilcobalamina):** 1 cuentagotas dos veces al día.
- **Vitamina C (como Micro-C):** 4 cápsulas dos veces al día.
- **Yodo naciente:** 6 gotitas (no cuentagotas) al día.
- **Zinc (como sulfato de zinc líquido):** hasta un máximo de 1 cuentagotas dos veces al día.
- **Zumo de hierba de cebada en polvo:** 2 cdtas. o 6 cápsulas al día.

CASO REAL
Una nueva forma de ver el azúcar
2003

Desde su adolescencia, Morgan había tenido que batallar contra lo que ella misma denominaba sus subidas y bajadas emocionales. Su madre, Kim, había observado que, cuando Morgan pasaba demasiado tiempo sin comer, era habitual que le acometieran arrebatos de frustración o que rompiera a llorar sin motivo.

Una y otra vez, Kim llevó a Morgan al médico para que comprobara sus niveles de azúcar en sangre, pero tanto las pruebas de hemoglobina A1C como otras que le realizaron dieron siempre resultados normales. El médico achacó la conducta inconstante de Morgan a algo propio de una chica sensible… o quizá, incluso, bipolar.

Cuando Morgan tenía veintipocos años, Kim encontró un médico alternativo que afirmó que Morgan sufría hipoglucemia. Indicó que debía evitar totalmente los azúcares y demás hidratos de carbono y seguir una dieta estricta a base de proteínas y verduras, realizando pequeñas ingestas cada pocas horas para estabilizar el nivel de azúcar en sangre.

Al principio, Morgan mejoró. Tanto ella como Kim consideraron esa mejoría como una señal de que la dieta era útil y por eso, durante la mayor parte del comienzo de su vida adulta, Morgan evitó la mayoría de los hidratos y todos los azúcares procesados. Se centró en tomar las proteínas que le había recomendado el médico —huevos, pollo, pavo, queso, pescado y frutos secos cada pocas horas— y ensaladas de tomate y pepino, permitidas por tener pocos hidratos de carbono. Esta dieta proporcionó a Morgan el azúcar en sangre y la estabilidad energética que necesitaba.

A los veintimuchos años, sin embargo, sus niveles de energía volvieron a mostrarse variables. Comenzó a tener gases digestivos e hinchazón abdominal, aumentó de peso y empezó a notarse fatigada. Cada vez que hacía ejercicio, le acometía después un bajón enorme de energía y un ansia intensa de tomar azúcar.

Le hicieron un análisis en la consulta del médico alternativo y la prueba A1C mostró evidencias de que padecía diabetes tipo 2. A Morgan le costó asimilar semejante información. Apenas había tomado azúcar durante los siete años anteriores. Leía todos los envases de los alimentos, todas las etiquetas, y se esforzaba mucho por tomar proteínas y evitar los hidratos de carbono, una conducta que en su momento pareció ser su salvación.

Kim habló del asunto con su peluquera, que era cliente mía, y esta le dijo que yo podría llegar a la raíz de su problema de salud.

En el primer minuto de la conversación telefónica que mantuve con Morgan y Kim, el Espíritu me confirmó que Morgan tenía hipoglucemia y que, técnicamente, en aquel momento ya sufría diabetes tipo 2.

—Pero eso es imposible —dijo Morgan—. Evito totalmente el azúcar y los hidratos de carbono, y tomo proteínas cada tres horas.

—El problema no es el azúcar —le respondí—, sino la grasa. Por desgracia, Morgan, te recetaron una dieta rica en grasa disfrazada como dieta rica en proteínas.

—Pero me dijeron que lo que estaba tomando era todo proteína —arguyó Morgan—. ¿Dónde estaba la grasa?

—Estaba dentro de las proteínas de origen animal —le dije—. Durante siete años, la grasa ha sido tu principal fuente de calorías, pues tu organismo no disponía de calorías procedentes del azúcar ni de los hidratos de carbono.

—¿Y por qué no saben esto los médicos?

—Todavía no lo han aprendido —le respondí—. Están atrapados por la tendencia de los alimentos ricos en proteínas.

Kim intervino:

—¿Y por qué dicen que estos alimentos son solo ricos en proteínas? ¿Por qué no mencionan la grasa?

—Porque así es como se comercializaron en los años treinta. Si todos estos productos de origen animal se comercializaran como ricos en grasa, no resultarían tan atractivos.

Les expliqué que la grasa animal había sobrecargado el hígado y el páncreas de Morgan.

—Durante los primeros años te pareció que estabas estabilizada porque no dejabas pasar tanto tiempo entre comidas y porque la combinación de muchas proteínas y muchas grasas forzó a tus glándulas suprarrenales a trabajar más bombeando hormonas energéticas.

Ahora, al hacerse mayor, estaba mostrando todos los síntomas de una fatiga adrenal y una serie de trastornos digestivos, porque el hígado y el páncreas se habían vuelto perezosos. Eso era lo que estaba provocando también el aumento de peso.

—Tu hígado ya no puede almacenar más glucosa para darte energía y tus glándulas suprarrenales se están quedando sin adrenalina. Tenemos que cambiar tu dieta, disminuir las proteínas de origen animal y limitarlas a una ración para cenar, eliminar todos los productos lácteos y los huevos y empezar a incorporar azúcares naturales de la fruta. Y tienes que dejar a un lado ese miedo a los hidratos que te han inculcado. Los plátanos, las manzanas, los dátiles, las uvas, los melones, los mangos, las peras y las bayas son los que te van a cambiar la salud. Puedes seguir tomando algunos frutos secos y semillas de vez en cuando y por separado, pero no más de un puñado una o dos veces al día.

Kim dudaba:

—¿Le estás diciendo a una diabética que lo que necesita es tomar más azúcar?

Esto es algo que escucho constantemente.

—Solo el azúcar natural de la fruta —respondí.

Les aseguré a ambas que, si Morgan utilizaba la técnica del picoteo y comía cada dos horas combinando los alimentos para equilibrar el potasio, el sodio y el azúcar (como describo en el capítulo 8, «Fatiga adrenal»), le iría estupendamente. Las frutas, las hortalizas de hoja verde, las hierbas, los alimentos silvestres y las verduras serían unos ingredientes estupendos para los tentempiés y las comidas. Le sugerí combinaciones curativas, como apio o pepino con dátiles, manzanas, nueces o semillas.

En el primer mes de tratamiento, Morgan sintió más energía y estabilidad emocional que en los últimos diez años. Estaba bajando de peso y por fin podía hacer ejercicio sin venirse abajo después. Los batidos con dátiles, plátanos y apio se convirtieron en su comida favorita para después del deporte. Y decidió, a pesar de que era algo que parecía ir en contra de todos los consejos que se dan en casos de diabetes, que se sentía tan bien con el cambio de dieta que solo iba a tomar una ración de proteínas de origen animal a la semana.

Al cabo de cuatro meses, Morgan había revertido la diabetes tipo 2. Cuando vio los resultados de la prueba A1C, el médico se quedó perplejo: eran otra vez normales. En los meses siguientes, Morgan continuó con la recuperación del páncreas, el hígado y las suprarrenales… y consiguió recuperar también el buen rumbo de su vida.

CAPÍTULO 8

Fatiga adrenal

Los elementos clave del sistema endocrino son las glándulas suprarrenales, unos bultitos situados directamente encima de los riñones. Estas glándulas segregan unas hormonas fundamentales para la salud, entre las que se incluyen una serie de hormonas todavía no descubiertas además de adrenalina, cortisol y otras que, a su vez, regulan la producción de hormonas sexuales como el estrógeno y la testosterona. La investigación y la ciencia médica están empezando a conocer el papel que desempeñan realmente las glándulas suprarrenales en nuestro cuerpo y sus efectos sobre la salud.

El estímulo principal de las glándulas suprarrenales es el estrés, que las obliga a producir una cantidad mayor de hormonas como la adrenalina. Es un mecanismo de supervivencia excelente que permite al organismo afrontar las emergencias inmediatas y breves. Este aporte hormonal extra puede ayudarte a superar las crisis cuando aparecen.

Sin embargo, si el estrés se prolonga demasiado —por ejemplo, si estás pasando por una quiebra económica, un divorcio, una ruptura amorosa, una traición, la muerte de un ser querido o cualquier otra situación de crisis emocional grave—, las glándulas suprarrenales pueden acabar debilitándose por haber estado sometidas a una hiperactividad continua. Sufrir una cantidad muy elevada de estrés, aunque sea durante un periodo relativamente corto, también supone un sobreesfuerzo para estas glándulas; un ejemplo muy común es el momento del parto, que requiere la aportación de una cantidad enorme de adrenalina. De hecho, las comunidades médicas no son conscientes de que el sobreesfuerzo de las suprarrenales es uno de los motivos de la fatiga y la depresión posparto, unos problemas que son muchas veces el resultado de un agotamiento tal de las glándulas suprarrenales que se quedan sin la fuerza necesaria para producir hormonas suficientes en los momentos apropiados para mantener a la madre fuerte, rebosante de vitalidad y feliz.

Cuando las glándulas suprarrenales sobrepasan su límite de capacidad, sufren el equivalente a un ataque de nervios y empiezan a comportarse de manera errática.

Algunos médicos alternativos creen que, cuando las suprarrenales se «queman» parcialmente, sencillamente dejan de producir todas las hormonas que necesita el organismo; pero eso es una simplificación excesiva del papel tan complejo que desempeñan estas glándulas en la capacidad de reacción instantánea ante cambios emocionales o del entorno. Lo que realmente sucede es que, en lugar de funcionar de una forma absolutamente estable, segregando la cantidad exacta de hormonas que requiere cada situación nueva, las suprarrenales agotadas pueden producir una cantidad de hormonas demasiado alta o demasiado baja; es algo parecido a los cambios tremendos de estado de ánimo que experimenta una persona que padezca un trastorno bipolar.

Por ejemplo, un brote temporal de depresión puede provenir de unas glándulas suprarrenales descontroladas que reaccionan alocadamente ante una situación e inundan a la persona con demasiada adrenalina. Este exceso de adrenalina puede, a su vez, quemar en el cerebro las reservas de sustancias químicas neurotransmisoras. Una de estas, entre otras muchas, es la dopamina. Todas ellas son fundamentales para que nos sintamos estables y contentos, y por eso si te falta puedes sentirte deprimido. Esta conducta variable de las suprarrenales que da lugar en cualquier momento a extremos hormonales tanto por exceso como por defecto es lo que caracteriza a la auténtica fatiga adrenal.

Si bien es cierto que los médicos alternativos no han captado todos los matices de la fatiga adrenal, están muy por delante de algunos médicos convencionales, que ni siquiera reconocen la existencia de esta enfermedad.

Lo cierto es que la fatiga adrenal existe desde los albores de la raza humana, lo único que ha cambiado es su grado de incidencia. Como consecuencia de la época tan acelerada y estresante que vivimos, de la explosión de patógenos que se inició en el siglo XX y de la exposición creciente a los metales pesados tóxicos, más del 95 por ciento de nosotros sufriremos fatiga adrenal muchas veces a lo largo de la vida.

SÍNTOMAS DE LA FATIGA ADRENAL

Si padeces fatiga adrenal, es posible que experimentes uno o más de los siguientes síntomas: debilidad, falta de energía, problemas de concentración, facilidad para sentirte confuso, mala

memoria, problemas para realizar tareas básicas que anteriormente no te costaban ningún trabajo, ronquera, mala digestión, estreñimiento, depresión, insomnio o levantarte cansado después de haber dormido y tener que confiar en echarte siestecitas a lo largo del día. Ten en cuenta que puede ir acompañada de una infección vírica leve provocada, por ejemplo, por el VEB, es decir, que se produzca una combinación de los síntomas de la fatiga adrenal y los víricos.

La adrenalina desempeña un papel fundamental mientras sueñas (cuando estás corriendo en sueños, por ejemplo, las suprarrenales se estimulan y liberan esta hormona), por lo que, en casos extremos de fatiga adrenal, algunas personas son incapaces de soñar lo suficiente para cubrir las necesidades del cerebro, el alma y el espíritu. En casos muy extremos, algunas personas se encuentran tan débiles que no son capaces de estar levantadas más de un par de horas al día.

Además, con frecuencia las suprarrenales fatigadas influyen también sobre otras glándulas y órganos. Por ejemplo, es posible que el páncreas se encuentre sometido a una gran tensión debido al trabajo extra que tiene que hacer para compensar el bajo rendimiento de las suprarrenales. Puede que el corazón tenga que trabajar más para intentar regular los niveles inusuales de adrenalina, cortisol y azúcar en sangre. Si, de repente, un exceso de cortisol y adrenalina recorre tu cuerpo y vacía las reservas de glucosa, glucógeno y hierro del hígado, este tendrá que trabajar muchísimo para generar más. Y estas oleadas repentinas de cortisol y adrenalina y la falta de glucosa pueden llegar también a desequilibrar el sistema nervioso central y el cerebro.

Sin embargo, una cantidad excesivamente baja de cortisol puede provocar unos problemas enormes. El cortisol desempeña un papel fundamental en la transformación de la hormona tiroidea de almacenamiento T4 en la hormona T3, que es la que puede utilizar el organismo, y en permitir que la T3 penetre y «recargue» las células. Cuando las suprarrenales tienen un rendimiento demasiado bajo, pueden provocar una escasez de hormonas tiroideas en las células. En este caso, aunque tengas un tiroides saludable que en los análisis no muestre ninguna anormalía, puedes experimentar lo que los médicos consideran síntomas de hipotiroidismo, como aumento de peso, depresión, caída del cabello, uñas quebradizas, aspereza o adelgazamiento en la piel, frío, fluctuaciones en el nivel de azúcar en sangre y muchísimos otros problemas que proceden en realidad del bajo rendimiento de las suprarrenales combinado con una infección vírica leve y un hígado estancado y perezoso.

También puedes tener algunos de estos síntomas, aunque tus glándulas suprarrenales estén en perfecto estado de salud, si el tiroides no te funciona correctamente (véase el capítulo 6, «Hipotiroidismo y tiroiditis de Hashimoto»). Otra posibilidad es que padezcas fatiga neurológica provocada por la inflamación del sistema nervioso central a causa de las neurotoxinas producidas por un virus como el Epstein-Barr o el herpes zóster. Como las causas de la pérdida de energía pueden ser muchísimas, es difícil saber si tienes fatiga adrenal basándote solo en una lista de síntomas. Por suerte, existen otros indicios que puedes analizar.

MÁS SEÑALES DE FATIGA ADRENAL

Si presentas varios de los síntomas descritos en la sección anterior y tu estado se asemeja a dos o más de los que se describen a continuación, es muy posible que tengas fatiga adrenal.

(Si las circunstancias estresantes o complicadas que dieron lugar a la fatiga adrenal se reducen y los síntomas persisten y se vuelven crónicos, consulta la información que aparece en el capítulo 3, «Virus de Epstein-Barr, síndrome de fatiga crónica y fibromialgia». Podrías estar sufriendo una infección vírica subyacente combinada con metales pesados tóxicos).

Te «derrumbas» en la primera parte del día o a lo largo del día. Aunque hayas dormido una cantidad normal de horas la noche anterior, puedes sentir la necesidad de tumbarte y cerrar los ojos antes de comer si no tienes suficientes hormonas suprarrenales.

Te sientes cansado durante todo el día en el trabajo, pero recuperas energías cuando vuelves a casa por la tarde. Esto sucede cuando las glándulas suprarrenales agotadas se guardan durante la estresante jornada de trabajo sus reservas limitadas de hormonas por si surge alguna emergencia y luego las sueltan cuando regresas a casa y te encuentras en un ambiente relajado en el que tienes muchas menos probabilidades de verte obligado a afrontar una crisis.

Te sientes sumamente agotado por las noches, pero te cuesta dormirte. El acto de dormir, sobre todo el del sueño REM, requiere hormonas suprarrenales. Si tus reservas son escasas, puedes experimentar insomnio, un sueño muy ligero y poco reparador o no tener sueños durante la noche.

Te sientes cansado incluso después de haber dormido toda la noche. También en este caso, si no tienes suficientes hormonas suprarrenales para alimentar el sueño REM y los sueños, dormir no será reparador. Además, la escasez de hormonas puede robarte tanta energía que te sentirás débil por mucho que duermas.

Experimentas sudores constantes en las axilas antes de hacer cualquier tarea, por sencilla que sea. Esta situación es el resultado de que todo tu sistema endocrino está haciendo horas extra para compensar la falta de adrenalina.

Estás siempre sediento y no consigues calmar la sed, tienes siempre la boca seca o a menudo tienes antojo de sal. Esto se debe a la gran cantidad de electrolitos que se destruyen en la sangre y en el sistema nervioso como consecuencia de una oleada repentina de la mezcla de adrenalina y cortisol. El agua, los refrescos, el café, el alcohol y la mayoría de las bebidas son incapaces de resolver el problema. Necesitas reponer los electrolitos bebiendo algo que tenga el equilibrio adecuado de sodio, potasio y glucosa: agua de coco, zumo de manzana recién hecho, jugo de apio recién hecho o una mezcla de jugo de apio y manzana.

Ves borroso o te cuesta enfocar la vista. Esto es producto de un exceso de cortisol —que tiende a deshidratar todas las zonas del cuerpo—, lo cual afecta a puntos sensibles cercanos a los ojos, que requieren una buena hidratación constante. También puedes tener ojeras o los ojos hundidos.

Ansia constante de sustancias estimulantes. Si sientes a menudo la necesidad de tomar algún estimulante para poder seguir con la marcha —por ejemplo, tabaco, café, refrescos con cafeína, tentempiés dulces, como galletas o rosquillas, o incluso fármacos estimulantes, como las anfetaminas—, puede que instintivamente estés buscando un sustituto de las hormonas suprarrenales que te faltan. Aunque los estimulantes te aporten una inyección de energía rápida, en cuanto se pasen sus efectos te vendrás abajo. Además, al forzar a las suprarrenales a estar siempre trabajando en exceso y luego a agotarse, estos estimulantes crean un ciclo de subidas y bajadas que, con el tiempo, empeora aún más su ya deficiente funcionamiento.

CÓMO EVITAR LA FATIGA ADRENAL

No resulta fácil evitar el estrés cotidiano. Todos tenemos responsabilidades y obligaciones, algunas de las cuales son absolutamente imposibles de evitar. Por necesidades económicas, por tener que cuidar de otras personas o por distintas responsabilidades, no todos podemos elegir cómo queremos vivir nuestra vida. A la hora de apoyar a tus glándulas suprarrenales o incluso de recuperarlas, cada poquito cuenta. Si no tienes la posibilidad de hacer grandes cambios como dormir mucho, reducir tu agenda, crear una carga de trabajo más manejable o centrarte en mejores opciones de comida, debes saber que cada cosita que hagas para apoyarlas supondrá una gran ayuda. Veamos, por tanto, los pasitos que puedes dar para sentir que controlas más tu salud.

Uno de ellos es evitar la cafeína, que está diseñada para aportarte un «subidón» de adrenalina. Aunque te haga sentirte bien temporalmente, a la larga corres el riesgo de quemar tus suprarrenales. Depender del café, el té matcha, el chocolate y el cacao —aunque puedan parecer medicinales— es un camino seguro para impedir la curación de tus glándulas. Es comprensible que los tomes si la cafeína es el único método que tienes a tu alcance para obtener fuerzas en estos momentos de tu vida, pero, si no es así, plantéate la posibilidad de reducir su consumo. Para hacerlo más fácil puedes recurrir a pequeños cambios en tu dieta. Tomar glucosa (la fruta es una fuente excelente), sobre todo por la mañana, puede resultar muy útil para obtener la fuerza y la energía que necesitas, y si además disminuyes la cantidad de grasa que consumes (una vez más, sobre todo por la mañana), puedes sacarle el máximo de energía… y tus suprarrenales pueden empezar a recuperarse. La glucosa es como un interruptor de la producción no deseada de adrenalina: impide que tu cuerpo la utilice cada minuto como combustible y, a cambio, te da la energía que necesitas, sobre todo cuando tienes menos grasa en la sangre, lo que le permite llegar de la forma más eficaz a las células.

Otra fuente de tensión para las suprarrenales son las emociones fuertes. Eso no significa que tengas que evitar todas las emociones fuertes. Por ejemplo, si estás contentísimo, tus suprarrenales generarán una hormona *buena* para tu organismo y no se sobrecargarán; sin embargo, si estás asustado, tus suprarrenales segregarán una forma de adrenalina que, con el tiempo, puede acabar desgastando ambas glándulas y algunas otras partes vitales del cuerpo.

Tal vez te estés preguntando cómo es posible que algunas emociones sean mejores que otras para el cuerpo. ¿Las glándulas suprarrenales no segregan la misma adrenalina en respuesta a cualquier emoción? Eso es lo que creen las comunidades médicas, pero están equivocadas. Lo cierto es que las glándulas suprarrenales producen cincuenta y seis mezclas diferentes en respuesta a las distintas emociones y situaciones. Más concretamente, producen treinta y seis variedades de adrenalina destinadas a afrontar situaciones cotidianas (estar asustado, charlar con un extraño, caminar rápido, mover el intestino, bañarse, nadar o soñar, por ejemplo) y otras veinte para situaciones menos habituales (romper con tu pareja, dar a luz, rechazar un ataque físico, sufrir un accidente de coche o llorar una muerte, por ejemplo).

Como norma general, si algo te provoca emociones negativas, lo más probable es que esté poniendo tu cuerpo en peligro y actúe como desencadenante de algunos síntomas que ya estás experimentando. Si, por ejemplo, sufres migrañas, el estrés emocional intenso puede dispararlas; aunque no es el causante, sí puede provocar la aparición prematura de una. Si este estrés emocional persiste, estará forzando además tus glándulas suprarrenales. Por tanto, lo ideal sería dejar que los sentimientos complicados o difíciles como el miedo, la angustia, el enfado, la culpa y la vergüenza broten y pasen, y no reprimirlos ni quedarse enganchado en ellos.

Sin embargo, resulta mucho más fácil hablar de alejarse de las emociones dolorosas y acercarse a las alegres que ponerlo en práctica. Si deseas apoyo emocional, en el capítulo 24, «Meditaciones y técnicas para curar el alma», y en el 25,

«Ángeles esenciales», encontrarás varias sugerencias. Estos capítulos incluyen también ejercicios de equilibrio espiritual a los que puedes recurrir siempre que tengas la sensación de que la vida te está bombardeando.

CÓMO COMBATIR LA FATIGA ADRENAL

Si al analizar los síntomas y situaciones descritos anteriormente llegas a la conclusión de que tienes fatiga adrenal, no te desesperes. Además de las sugerencias anteriores, hay una serie de pasos que puedes dar, y que se describen a continuación y en la cuarta parte, para curar las suprarrenales y ayudarlas a que recuperen toda su fuerza.

Si te comprometes a aprender la información del Médico Médium y a adaptar estas herramientas para crear un protocolo apropiado para ti, obtendrás buenos resultados. Muchísimas personas han utilizado los conocimientos que se dan en este libro para curarse. Algunas lo hacen muy rápido; otras pueden tardar más. El tiempo que tardes tú depende en parte de la cantidad de información que puedas poner en práctica en este momento y del estado en el que te encontraras al empezar. Otros factores que pueden afectar a la duración del periodo de curación son tu salud general y lo que esté sucediendo en tu vida; por ejemplo, si estás atravesando una crisis que sigue forzando tus suprarrenales, necesitarás mucho más tiempo. Y repito una vez más que, si persiste la fatiga adrenal, estudia la información del capítulo 2, «Virus de Epstein-Barr, síndrome de fatiga crónica y fibromialgia», porque podrías estar sufriendo una infección vírica leve que provoca fatiga y otros síntomas.

Tómatelo con calma. Haz lo que puedas en este momento, porque cada poquito cuenta y sirve de mucho. Si solo puedes probar una o dos de las herramientas que se indican, ponlas en práctica y persevera en ellas para conseguir al menos algo de mejoría o impedir que tu dolencia empeore. Si en algún momento observas que puedes avanzar más, esta información te estará esperando para llevarte hasta donde quieras llegar.

Tardes lo que tardes, cuanto antes emprendas la senda de la recuperación, antes empezarás a sentirte mejor y a devolver la salud a tus suprarrenales.

Tu cuerpo está de tu parte

Tus glándulas suprarrenales se apoyan entre sí, la una a la otra. Y es que jamás se debilitan exactamente igual: una está siempre más perjudicada o sensible, lo que significa que hay otra que está siempre un poco más fuerte.

Cuando una de ellas tiene carencias, la otra las compensa. Si, por ejemplo, una se está debilitando más rápido, la más fuerte se hará cargo hasta que la más débil encuentre una oportunidad para recuperarse... con la esperanza de que, si la fuerte empieza a flaquear un día, la otra estará en situación de ayudarla. Es un mecanismo innato de nuestro sistema endocrino que la investigación y la ciencia médica todavía no han descubierto.

Siempre que tenemos un problema emocional (como una traición o una tragedia), la zona del alma que reside en un lugar determinado del centro emocional del cerebro indicará a una de las suprarrenales que debe segregar más adrenalina que la otra. Eso es lo que determina si utilizas más la derecha o la izquierda en una situación comprometida. Es un mecanismo de defensa natural de nuestro cuerpo que impide que a ambas se les pida que estén al mismo tiempo segregando grandes cantidades de adrenalina. (Sin embargo, la cafeína sortea este mecanismo de defensa y estimula a las dos glándulas suprarrenales al mismo tiempo).

Cuando estás actuando para curarte, puede resultar muy útil recordar que tu cuerpo está de tu parte. No estás luchando contra un fallo suyo ni contra una debilidad innata; estás trabajando con sus mecanismos naturales de recuperación, que siempre te han estado cuidando. Incluso cuando nos enfrentamos a pruebas emocionales, tenemos un sistema que nos apoya y nos protege.

Cortisol externo: solo para emergencias

Si estás pasando una crisis, un medicamento sustitutivo del cortisol puede servirte como remedio rápido, pues aportará a tu cuerpo unas hormonas extra para que sustituyan a las que tus glándulas suprarrenales hipoactivas no son capaces de segregar.

Si bien este es el tratamiento favorito de los médicos, no es una solución ideal, porque tu cuerpo necesita un abanico amplio de tipos y cantidades de hormonas adrenales a lo largo del día para afrontar distintas situaciones. Tomar una pastilla por la mañana no puede compararse con tener unas glándulas suprarrenales capaces de reaccionar activamente en todo momento a las necesidades del organismo.

Además, los medicamentos de cortisol son inmunodepresores, es decir, hacen que tu sistema inmunitario se adormile y se vuelva dócil, con lo que te hacen más sensible a un montón de problemas.

Por todo ello, esta medicación es, en el mejor de los casos, una solución temporal para que puedas volver a estar activo y para darte tiempo de curar bien las suprarrenales utilizando las técnicas que te explico a continuación.

Picotea cada hora y media o dos horas

La mayoría de las personas hace tres comidas relativamente fuertes al día separadas por varias horas. Esta costumbre supone un esfuerzo para las glándulas suprarrenales, porque, una hora y media o dos horas después de haber comido, la cantidad de glucosa en la sangre es muy baja, ya que se han agotado los azúcares que se habían consumido. Cuando desciende el nivel de azúcar en sangre, las glándulas suprarrenales se ven obligadas a producir mezclas de hormonas para mantenerte «en marcha». Eso significa que, si con frecuencia pasas mucho tiempo sin comer, estás sometiendo a tus suprarrenales a una tensión constante y no les estás dando la oportunidad de recuperarse.

Por eso, la mejor manera de curar las glándulas suprarrenales es comer algo ligero y equilibrado cada hora y media o dos horas (esto resulta especialmente útil si sufres alguna otra dolencia o síntoma neurológico como los que se mencionan en el capítulo 3, «Virus de Epstein-Barr, síndrome de fatiga crónica y fibromialgia») o, en otras palabras, enfocar la comida como un *picoteo*.

Es fundamental conocer este dato, porque las tendencias dietéticas actuales empujan a hacer todo lo contrario. Seguir la moda de saltarte comidas te robará la posibilidad de curar tu fatiga adrenal.

Por ejemplo, la tendencia del ayuno intermitente hace que la gente no coma durante la mitad del día o más. Los que lo practican afirman que les da más energía, pero la realidad es que consumen bebidas con cafeína para sustituir la energía que deberían proporcionarles las comidas. Si eliminas la cafeína, sentirás los auténticos efectos de tener un nivel bajo de azúcar en sangre, que es todo lo contrario de tener energía. Si una persona tiene energía mientras practica este tipo de ayuno y no toma cafeína, se debe a que, cuando evitas el consumo de sales minerales y glucosa durante demasiado tiempo, las suprarrenales se ponen al mando y segregan adrenalina para compensar la falta de azúcar en la sangre y actúan como mecanismo de defensa del cuerpo para impulsarte a lo largo del día. El motivo real de que el ayuno intermitente aporte beneficios temporales es que, por defecto, evita que la gente consuma alimentos ricos en grasa (lo que yo denomino *grasas radicales*) durante la mañana o incluso durante la mayor parte del día. Evitar alimentos como los huevos, el beicon, el queso, la mantequilla, la leche, la carne, el aguacate, las mantecas de frutos secos y el aceite por la mañana puede resultar muy útil, pero no significa que se esté haciendo lo correcto. En el libro *Limpiar para sanar* encontrarás más información sobre este tipo de ayuno.

La técnica del picoteo funciona porque las comidas frecuentes mantienen estable el nivel de azúcar en sangre durante todo el día, y, si la glucosa no disminuye, las suprarrenales no tienen que intervenir. Al concederles descansos prolongados, les permites utilizar su energía para curarse y recuperarse.

Cada una de las comidas que hagas debería incluir una proporción equilibrada de potasio, sodio y azúcar. Ten en cuenta que estamos hablando de azúcares naturales procedentes de la fruta, que contiene oligoelementos y nutrientes fundamentales, y no de azúcar de mesa ni de lactosa, el azúcar que contienen los productos lácteos. Veamos algunos ejemplos de comidas estupendas para curar las suprarrenales:

- Un dátil (potasio), dos ramas de apio (sodio) y una manzana (azúcar).

- Un plátano (potasio), espinacas (sodio) y una naranja (azúcar).

- Una batata (potasio), perejil (sodio) y tomate (azúcar).

Por dejarlo claro, puedes perfectamente tomar comidas más abundantes. Los ejemplos anteriores no tienen por qué sustituir al desayuno, la comida ni la cena. Más bien pueden servir para mantener los niveles de azúcar en sangre estables entre las comidas más copiosas. O, si no puedes tomarte un tentempié, siempre puedes recurrir al agua de coco (que no esté rosa ni roja) o al agua de limón con miel cruda para mantenerte en marcha entre comidas.

También puedes centrarte en cualquiera de estas opciones y no tomar comidas más abundantes, sobre todo por la mañana. Empezar el día con agua de limón (entre medio y un litro, es decir, de 16 a 32 onzas) seguida entre un cuarto de hora y media hora más tarde por zumo de apio (entre medio y un litro, es decir, de 16 a 32 onzas) es una técnica muy útil porque el limón y el apio aportan una gran cantidad de sales minerales que favorecen a tus suprarrenales (no debes exprimir el limón en el zumo de apio, sino tomarlos por separado).

Las opciones de batidos de frutas que encontrarás en el capítulo 23 también resultan útiles. El batido para depurar metales pesados, por ejemplo, aporta una combinación muy buena de potasio, sodio, azúcar natural y oligoelementos que sirven de apoyo a las suprarrenales.

Además de tomar comidas ligeras y frecuentes, puedes consumir también algunos alimentos concretos que favorecerán la recuperación de las glándulas suprarrenales.

Alimentos curativos

Existen algunas frutas, hortalizas de hoja verde, hierbas, alimentos silvestres y verduras que pueden ayudarte a proteger las glándulas suprarrenales o a acelerar su recuperación fortaleciendo el sistema nervioso, reduciendo la inflamación gracias a sus componentes antivíricos y antibacterianos, aliviando el estrés y aportando nutrientes fundamentales para la función adrenal. Los siguientes están entre los más apropiados para acabar con la fatiga adrenal: brotes germinados, espárragos, arándanos silvestres, plátanos, pata-tas, papayas, tomates, mangos, cilantro, espinacas, ajo, brécol, col rizada, frambuesas, moras, lechuga romana y manzanas de piel roja. Incorpora a tu dieta tantos como puedas.

Lo que no debes comer

Si sufres una fatiga adrenal leve, te basta con seguir los demás consejos de este capítulo. Sin embargo, si es moderada o grave, es probable que, hasta que estés más fuerte, necesites eliminar temporalmente aquellos alimentos que fuerzan las glándulas suprarrenales y ralentizan su curación. Ten en cuenta que muchos dietistas expertos recomiendan consumir alimentos ricos en grasas, ya sean vegetales, animales o de ambas. Esto se debe, bien a que no son conscientes de la gran cantidad de grasa que esconden hasta las carnes más magras, bien a que creen que esa grasa es buena. Este consejo puede resultar muy convincente, así que ándate con ojo; es malo para todo el mundo, y especialmente perjudicial si tienes fatiga adrenal. Tanta cantidad de grasa obliga a hacer un esfuerzo al páncreas y al hígado y, con el tiempo, llega a provocar resistencia a la insulina, con lo que dificulta el mantenimiento de un nivel estable de glucosa, y esto, a su vez, supone un esfuerzo tremendo para las glándulas suprarrenales, que tienen que luchar para producir mezclas de hormonas que compensen esta situación. Si eres vegetariano o vegano, eso no te garantiza ninguna inmunidad. Si tu dieta está compuesta en su mayor parte de alimentos ricos en grasa como los aguacates, la manteca de almendras o de cacahuete, los frutos secos, las semillas, la soja, el aceite de coco y otros aceites saludables, sigues forzando el páncreas y el hígado.

Los dietistas suelen aconsejar también la eliminación de los hidratos de carbono de la dieta. Y esto tampoco es bueno y puede provocar tensión, porque tu organismo los necesita para obtener energía. Estas tendencias alimenta-

rias te obligan a ir más despacio en tus tareas cotidianas e impiden la curación de la fatiga adrenal.

Si deseas más información sobre los efectos
que producen determinados alimentos en tu salud, consulta el capítulo 19, «Lo que no debemos
comer». Quizá te sientas listo para ir eliminando
de tu dieta aquello que sirve de alimento a los
virus, sobre todo si sufres una infección vírica leve
que está favoreciendo la fatiga y los demás síntomas que muestras.

Hierbas y suplementos curativos

Antes de utilizarlos, asegúrate de leer el capítulo 21, «Guía básica de los protocolos de suplementos».

Suplementos para los problemas adrenales

- **Zumo de apio fresco:** ve aumentando la
  cantidad hasta medio litro (16 oz) dos
  veces al día o 1 l (32 oz) cada mañana.

- **Celeryforce:** 3 cápsulas dos veces al día.

- **Ashwagandha:** 1 cuentagotas dos veces
  al día.

- **Bayas de amla:** 1 cdta. dos veces al día.

- **Bayas de schisandra:** 1 taza de infusión
  al día.

- **Complejo B:** 1 cápsula al día.

- **Espirulina:** 2 cdtas. o 6 cápsulas al día.

- **Gluconato de magnesio:** 2 cápsulas dos
  veces al día.

- **Hibisco:** 1 taza de infusión al día.

- **Hoja de ortiga:** 1 cuentagotas dos veces
  al día.

- **Melisa:** 2 cuentagotas dos veces al día.

- **Raíz de achicoria:** 1 taza de infusión
  al día.

- **Raíz de regaliz:** 10 gotitas (no
  cuentagotas) dos veces al día (dos
  semanas sí y dos semanas no).

- **Vitamina B$_{12}$ (como adenosilcobalamina
  con metilcobalamina):** 1 cuentagotas
  dos veces al día.

- **Vitamina C (como Micro-C):** 4 cápsulas
  dos veces al día.

- **Zinc (como sulfato de zinc líquido):**
  hasta un máximo de 1 cuentagotas dos
  veces al día.

CASO REAL

Fatigada por la grasa radical, curada por la fruta
2001

Mary, de treinta y cinco años, acudió al médico porque estaba siempre cansada. Por mucho
que descansara, no conseguía quitarse el agotamiento de encima. En su trabajo en una compañía
naviera, jamás conseguía estar totalmente despierta o alerta. Su médico la sometió a una serie de
pruebas y la llamó cuando recibió los resultados.

—No tienes nada —le dijo—. Es solo que has trabajado un poco de más. Después de las vacaciones volverás a estar bien.

Pero en Año Nuevo su fatiga no solo no había desaparecido, sino que había ido creciendo de forma constante. En esta ocasión acudió a un médico integrativo que le diagnosticó fatiga adrenal. Y tenía razón, sin embargo, además de recetarle una lista enorme de suplementos, le indicó que tenía que eliminar todos los hidratos de carbono y los azúcares de la dieta, a excepción de una manzana verde al día y un puñado de bayas de vez en cuando. No debía hacer más de tres comidas al día y todas tenían que incluir proteínas de origen animal y diversas verduras.

Al principio, Mary notó un aumento enorme de energía y creyó que se estaba curando. Sin embargo, lo que realmente estaba sucediendo en su organismo era lo siguiente: para compensar la pérdida de azúcares en la dieta, que había provocado una reducción de glucosa en sangre, sus glándulas suprarrenales, ya previamente agotadas, estaban trabajando a marchas forzadas e inundando su organismo de adrenalina. Además, tomar proteínas animales —que, naturalmente, contienen grasa— tres veces al día estaba sobrecargando el hígado y el páncreas y obligando a las suprarrenales a bombear más hormonas para mantener el conjunto equilibrado. He aquí un ejemplo del riesgo que suponen las dietas de moda que no han sido respaldadas por un entendimiento de lo que el cuerpo necesita y de cómo funciona.

Tras treinta días de seguir esta dieta, Mary notó una disminución perceptible de energía. La fatiga había empeorado y ahora le resultaba más duro que nunca arrastrarse al trabajo cada día. Y, por si esto fuera poco, tenía un ansia irresistible de azúcar, así que empezó a recurrir a hidratos de carbono procesados y dulces de la máquina de la oficina para calmar estos antojos. En su sangre, los azúcares se mezclaron con los niveles elevadísimos de grasas y provocaron una resistencia a la insulina. En ese momento, sus suprarrenales empezaron a segregar aún más adrenalina y prácticamente llegaron al punto del agotamiento total.

Entonces un becario de la empresa en la que trabajaba Mary le habló de mí y le contó que había ayudado a su madre, y Mary decidió llamarme. Para empezar, eliminamos las grasas animales de su dieta y cambiamos las tres comidas al día por la técnica del picoteo cada dos horas. Con ello conseguimos que sus niveles de glucosa se mantuvieran activos y estables y erradicamos la resistencia a la insulina. También equilibramos su dieta con hierbas y verduras ricas en sodio, frutas ricas en potasio y hortalizas de hoja verde ricas en proteínas.

Muy pronto, Mary se encontró de nuevo en el estado en el que se hallaba cuando acudió al primer médico. Al cabo de un mes, ya se encontraba operativa. Y un año después, estaba llena de energía.

Cuando la llamé, hace poco, me dijo que había observado que algunos de sus compañeros de trabajo sufrían fatiga relacionada con un bajo nivel de azúcar en sangre y que el becario y ella habían empezado a prepararles batidos para merendar…, unos batidos que se habían hecho de lo más populares. Me contó que todavía le gustaba picotear, que se sentía mucho mejor cuando comía de la forma que le había recomendado el Espíritu y que solo se saltaba la dieta en ocasiones muy especiales.

CAPÍTULO 9

Candidiasis

La popularidad de los diagnósticos de candidiasis surge de una época en la que la medicina convencional se encontraba en fase de negación absoluta. Era a mediados de los años ochenta —prácticamente la *edad oscura* de las enfermedades crónicas— y lo único que hacía el modelo médico para atender los problemas de salud de las mujeres era ofrecerles terapias hormonales sustitutivas o antidepresivos. Cientos de miles de mujeres de todo el mundo estaban hartas de que nadie las escuchara.

Mientras tanto, el movimiento de la medicina alternativa había alcanzado el punto de inflexión. Cada vez era mayor el número de médicos y sanadores alternativos que lanzaban prácticas nuevas o se apuntaban a otras ya establecidas. Fue un tiempo en el que los médicos convencionales y los alternativos estaban rigurosamente separados. Era imposible encontrar un naturópata o un médico holístico trabajando en un centro de medicina convencional. También fue una época en la que la medicina alternativa no era propiedad de la convencional: estaba sola, la medicina convencional todavía no se había infiltrado en ella. Hoy en día vemos caballos de Troya que introducen en la medicina alternativa la forma convencional de pensar. Ambas son casi lo mismo, y gran parte de la alternativa hace lo que le manda la convencional. Esto le ha quitado mucha de su capacidad para salirse de lo establecido. Allá en los años ochenta, los médicos alternativos seguían siendo independientes y se consideraban preparados para superar a la medicina convencional; solo necesitaban algo a lo que hincarle el diente para demostrar sus conocimientos.

Una marea de mujeres frustradas con sus médicos convencionales empezó a llenar las salas de espera de las consultas alternativas. El problema era que los terapeutas no sabían qué les pasaba…, aunque sí que estaban convencidos de que las mujeres padecían *algo*. Aquello fue el gran despertar, que duró desde principios o mediados de los años ochenta hasta principios de los noventa. Al fin se estaba tomando en serio a las mujeres y sus problemas de salud. Fue una época importante, una época que debería celebrarse, como cuando se consiguió el sufragio femenino. Sin embargo, este cambio histórico en la vida de las mujeres no consiguió entrar en los libros de historia.

En esta época, el movimiento hormonal había alcanzado una gran consideración. La comunidad médica convencional había adquirido la costumbre de echar la culpa de todo a la menopausia y a la perimenopausia. Sin embargo, los médicos alternativos que intentaron diagnosticar a aquella oleada de mujeres con síntomas misteriosos no se habían subido aún al tren hormonal. Sospechaban que se trataba de otra cosa.

Y entonces la comunidad médica alternativa encontró el hongo *Candida*. Aquel nombre supuso una bocanada de aire fresco para las mujeres que habían pasado décadas reclamando la atención de la medicina convencional sin conseguir que les dieran ninguna respuesta. La candidiasis se convirtió en sinónimo de «al fin sabemos por qué no todo el mundo se siente bien». Estaban equivocados, pero, aun así, supuso un avance increíble.

Las mujeres que acudían a la consulta del naturópata, del quiropráctico, del acupuntor o del herborista y oían que tenían candidiasis veían al fin confirmada su dolencia: «Sí que tienes una enfermedad» (ten en cuenta que todavía era bastante raro encontrar estos terapeutas, no había uno en cada esquina y por lo general los seguros no los cubrían). Aunque tenían que aceptar un cierto grado de culpabilidad cuando el médico señalaba como culpable a su estilo de vida, al menos el diagnóstico resultaba de lo más lógico. Incluso tenían la posibilidad de notar una cierta mejoría cuando seguían las indicaciones del médico y eliminaban los alimentos fritos y procesados y los postres contundentes. Por aquel entonces, lo que preocupaba no era el gluten, sino que se centraban más en los «alimentos blancos», aquellos a los que se les habían eliminado los nutrientes y a menudo estaban rebozados y fritos en grasa.

A finales de los años noventa, la popularidad del diagnóstico de candidiasis se había extendido y había llegado al mundo de la medicina convencional, en parte porque esta estaba perdiendo pacientes y su reputación estaba comenzando a disminuir. Hoy en día, el diagnóstico está plenamente asentado y resulta una de las formas más fáciles de decirle a una persona: «Este es el motivo de que te sientas mal».

¿Se recuperan realmente las mujeres con los tratamientos de la candidiasis? No. Y la dieta drástica recomendada de suprimir el azúcar y aumentar el consumo de grasa y proteínas les proporciona solo un alivio transitorio que, más tarde, resulta contraproducente.

En realidad, la cándida es la levadura más inapropiadamente maldita de nuestros tiempos. Todos tenemos cándidas, un hongo beneficioso que reside en el tracto intestinal y que facilita la digestión y la absorción de los alimentos. Se puede estar prácticamente invadido de cándida y, aun así, estar perfectamente sano. Hay muchas personas con unos niveles altísimos de cándida que comen y beben lo que les apetece sin notar ni un asomo de fatiga ni molestias estomacales. La cándida en sí misma es inofensiva.

Lo que aún no comprenden las comunidades médicas es que la cándida es una compañera frecuente, o cofactor inocuo, de enfermedades y microorganismos como los virus y las bacterias que sí están provocando problemas como la enfermedad de Lyme, el herpes zóster, el virus de Epstein-Barr, el herpes, el *C. difficile*, el estreptococo, el *H. pylori*, la diabetes, la esclerosis múltiple, el virus herpes 6, el citomegalovirus y muchos más.

Por ejemplo, si tienes síntomas de enfermedad de Lyme (véase el capítulo 16), las condiciones que los provocaron —ingesta de antibióticos, alimentos problemáticos, falta de sueño, estrés intenso o miedo, por ejemplo—, unidas a la infección vírica responsable de los síntomas, tienen grandes probabilidades de dar lugar a una mayor tasa de reproducción de la cándida. Cualquier tipo de infección vírica o bacteriana aumenta las probabilidades de que un análisis de este hongo dé positivo. Y con frecuencia se sugiere que la cándida es el problema, con independencia de que aparezca o no en la prueba. No olvides que estos análisis son todavía falibles y no concluyentes, forman parte del sistema de conjeturas, así que, aunque no den positivo, puedes tener cándida porque todos la tenemos. El nivel depende de los factores que se explican en este capítulo.

De todas formas, por mucha que tengas, lo que está poniendo tu organismo en peligro no es este hongo beneficioso, sino todo lo demás.

Echarle la culpa a la cándida es como disparar al mensajero. Una acumulación grande de cándida puede ser un indicador de que hay algo que está mal y debe ser investigado, pero no de que el problema sea la propia cándida.

El caso es que a los médicos les resulta comparativamente sencillo emplear un puñado de pruebas para detectar la cándida, pero les es casi imposible detectar a los verdaderos culpables que se esconden detrás de la fibromialgia, la esclerosis múltiple, el alzhéimer, la demencia, las infecciones de las vías urinarias, determinados tipos de fatiga adrenal, el síndrome de fatiga crónica, el lupus, la artritis reumatoide, la enfermedad de Lyme, las enfermedades tiroideas, el sobrecrecimiento bacteriano en el intestino delgado (SIBO), el eccema, la psoriasis y numerosas enfermedades más para las que las comunidades médicas aún no tienen respuestas. La cándida se convirtió en un chivo expiatorio muy conveniente y sigue siéndolo hoy en día.

LA VERDAD ACERCA DE LA CÁNDIDA

En las comunidades médicas han surgido numerosas ideas absurdas acerca de la cándida basadas en la desinformación y reforzadas por décadas de modas pasajeras. Tendrás que leer las siguientes secciones con la mente abierta, porque contradicen todo lo que hayas podido oír acerca de este hongo inocuo y todo lo que muy probablemente te dirán en el futuro.

Reconocer el caso raro

Cuando una persona contrae una infección provocada por una cepa vírica o bacteriana y desarrolla fatiga y fiebre, ya sea grave o leve, puede echársele la culpa de estos síntomas a la cándida, un hongo beneficioso. En aquellos casos en los que se cree que puede ser la causante de una dolencia grave, lo que realmente está sucediendo es que el origen del sufrimiento del paciente es completamente distinto: una infección vírica o bacteriana. La cándida aumenta significativamente en favor de la persona para intentar apoyarla, no para dañarla ni entorpecerla. En menos de un 0,1 por ciento de casos, la cándida parece provocar daños considerables y entonces los médicos tienden a creer que está descontrolada y provoca una fiebre entre moderada y alta que puede llegar a cronificarse y durar semanas o meses. En realidad, la que provoca la fiebre, la fatiga y demás es la infección vírica o bacteriana. Los análisis pueden mostrar también niveles elevados de cándida en la sangre. Aunque es un caso verdadero de candidiasis, solo significa que existe una infección bacteriana descontrolada o una infección vírica aguda, y esa es la auténtica razón de los síntomas. Este es el único caso en el que la cándida «explota» y prolifera de manera extremada. Estos casos de candidiasis real suelen deberse a complicaciones posoperatorias y, repito una vez más, existe siempre una infección bacteriana o vírica descontrolada al mismo tiempo.

Cuando una persona convive con los síntomas de una infección bacteriana o vírica crónica leve (y no aguda y grave), la cándida sigue considerándose la culpable, aunque los análisis muestren unos niveles entre moderados y leves. Hoy en día, lo que suele suceder, sobre todo en la medicina alternativa, es que los síntomas crónicos y prolongados de fatiga y trastornos digestivos se achacan a ella o, cada vez más a menudo, al SIBO. Llegará un momento en el que este se pondrá en cabeza y será el diagnóstico de candidiasis del futuro. Como ya he dicho en otros momentos, el SIBO es la nueva candidiasis.

En resumen, si un médico te dice que tus síntomas se deben a la cándida, lo más probable es que esté equivocado.

Candidiasis y síndrome del intestino permeable

A la cándida se la ha acusado de taladrar el revestimiento del colon y del tracto intestinal y provocar el síndrome del intestino permeable, pero esto no es así.

Lo peor que puede provocar una concentración elevada de cándida es la formación de callosidades en partes irritadas del revestimiento intestinal que han estado crónicamente infectadas por bacterias como los estreptococos. Allí donde había bacterias improductivas entraba la cándida con ellas. Las callosidades y el tejido cicatricial del interior del tracto intestinal están provocados por bacterias y virus que dificultan levemente la absorción de los alimentos. La cándida tiende a asentarse en esas lesiones generadas por los patógenos. Esos son todos los trastornos que puede provocar (en el capítulo 17, «La salud del tracto intestinal», encontrarás la verdadera causa del síndrome del intestino permeable).

El canario de la mina

El hogar de la cándida es el intestino, pero también puede aparecer en el hígado, el bazo, la vagina o cualquier otro lugar. Esto no provoca mayores daños, aparte de un ligero esfuerzo extra para el sistema inmunitario que se compensa con lo mucho que trabaja la cándida para defenderte de bacterias y virus improductivos. Es un toma y daca.

Al igual que sucede con los canarios de las minas de carbón, la cándida es un indicador de que existe algo realmente preocupante que está favoreciendo su crecimiento. Por ejemplo, una infección estreptocócica vaginal puede pasar inadvertida para los médicos, y la levadura, que también está presente, cargar con todas las culpas de las molestias de paciente. Más les valdría a los médicos tomar la cándida como una señal de que de-

ben buscar al estreptococo oculto, el auténtico causante de las infecciones de las vías urinarias, de vejiga, muchas de las vaginales (incluidas las provocadas por levaduras y bacterias, como la vaginosis bacteriana) y de la cistitis intersticial. Un aumento de la cantidad de hongos no es más que una señal de que existe otro culpable real —en este caso, bacteriano— que está provocando el problema.

Tratar la raíz del problema

Casi nunca resulta necesario tratar directamente una sobreabundancia de cándida; más bien, se debe afrontar la raíz de la enfermedad que está provocando los síntomas. Cuando se consigue acabar con la auténtica enfermedad, los niveles de cándida regresan de forma natural a la normalidad.

Una de las cosas buenas de la medicina actual es que los tratamientos más populares para la candidiasis —que incluyen unos hábitos alimentarios más saludables— resultan útiles, si se hacen bien, para muchas de las enfermedades verdaderas a las que acompaña la cándida. Cuando una persona cambia su dieta y elimina alimentos como los pasteles, el pan y los alimentos procesados, su sistema inmunitario se fortalece naturalmente porque el gluten, los productos lácteos y los huevos que consumía alimentaban a virus y bacterias. Al eliminarlos, consigue que su organismo resulte menos acogedor para las enfermedades autoinmunes y otras dolencias.

Sin embargo, otros aspectos de la dieta que suele recomendarse para combatir la candidiasis pueden resultar perjudiciales…

Miedo a la fruta

Una de las mayores equivocaciones acerca de la cándida tiene que ver con los alimentos que le sirven de sustento. Aunque las comunidades médicas pueden utilizar el término *alimentar*, no lo ven así. Se están refiriendo sencillamente a aquellos alimentos que consideran el desencadenante de la candidiasis. Por ejemplo, aunque se sabe que la cándida puede alimentarse de azúcar, consideran que esta es una causa de su proliferación; no creen que se alimente literalmente de ella. Aparte de esto, la confusión principal estriba en el tipo de azúcar.

Se suele creer que todos los azúcares son iguales, pero eso es como decir que todas las aguas son iguales, ya se trate de un vaso de agua mineral o del agua del inodoro.

De hecho, la fructosa que está presente de forma natural en la fruta va unida a una serie de sustancias —como los componentes antivíricos y antibacterianos, antioxidantes, polifenoles, antocianinas, minerales, componentes fitoquímicos y micronutrientes anticancerosos— que aniquilan la mayoría de las enfermedades y matan a la cándida. Ni siquiera cuando se separa de la fruta y se concentra puede crear o alimentar a la cándida.

Es más, el azúcar de la fruta fresca empieza a abandonar rápidamente el estómago entre tres y seis minutos después de haberla ingerido y ni siquiera toca el tracto intestinal. Por tanto, si lo que te asusta es que el azúcar de la fruta pueda alimentar a la cándida, no tienes por qué volver a preocuparte. La fibra, la pulpa, la piel y las semillas de la fruta matan no solo a variedades de bacterias como los estreptococos, la *E. coli* y los estafilococos, junto con algunos virus, sino que ayudan también a matar hongos improductivos (es decir, no la cándida beneficiosa), parásitos y lombrices. La fruta disminuye de forma natural la concentración de cándida, porque esta no necesita prosperar cuando el entorno está limpio y se eliminan aquellos productos que, sin que la investigación y la ciencia médica lo sepan, son los que la alimentan. Si no hay gluten, lácteos y huevos en el aparato digestivo, la cándida no necesita tragarlos para defenderte y protegerte. La fruta es tu arma secreta antipatógenos. Y ahora

que ya sabes que la cándida es una bendición salvadora, también puedes considerar la fruta como un arma o una herramienta contra ella, porque hace que se reduzca de forma natural cuando la consumes. (En el capítulo 20, «Miedo a la fruta», encontrarás más información sobre este tema).

Los azúcares que sí alimentan a la cándida son el azúcar de mesa, el de caña procesado, el de remolacha procesado, el obtenido de fuentes como el néctar de agave, cualquier tipo de azúcar granulado procesado y el que se obtiene del maíz (como el jarabe de maíz rico en fructosa). Lo que exacerba los efectos de estos azúcares y los vuelve más problemáticos es que están mezclados con grasas. Y aquí es donde los médicos alternativos están ayudando a la gente, porque la animan a dejar las tartas de chocolate.

El mito de las grasas y las proteínas

La idea de que consumiendo una dieta rica en grasas y en proteínas conseguimos detener la cándida es un tremendo error. En realidad, la grasa y las proteínas la *alimentan*.

Determinadas proteínas, que poseen propiedades inflamatorias porque alimentan a los bichos, son pegajosas y se adhieren al tracto intestinal. La acumulación de proteínas no digeridas en una persona con un aparato digestivo debilitado puede generar un caldo de cultivo estupendo para todo tipo de bacterias improductivas y hongos no beneficiosos. A cambio, la cándida, un hongo beneficioso, empieza a proliferar porque está intentando manejar el problema que están produciendo las bacterias improductivas y los hongos no beneficiosos que se están criando gracias a las proteínas no digeridas.

Confiar en la grasa (ya sea vegetal, animal o ambas) como fuente principal de calorías da lugar a un ingente crecimiento de la cándida. Un paciente puede estar siguiendo al pie de la letra la dieta diseñada por el médico y *aparentemente* irle todo bien. Sin embargo, la cándida se está multiplicando silenciosamente en su organismo intentando gestionar las bacterias improductivas que están atiborrándose de leche, queso, mantequilla, huevos, aceites que se enrancian y carne de ave que no se digieren bien y se pudren en el intestino cuando un hígado debilitado provoca una digestión también débil. El día en que el paciente ceda a la tentación de tomar un helado (una combinación de grasa, lactosa y azúcar procesado) en la fiesta de cumpleaños de su hijo, puede animar a los síntomas a reaparecer unos días o una semana más tarde. Es posible que el médico se preocupe de que la cándida resurja y salga a la luz gracias al azúcar del helado, cuando en realidad lo que está alimentando las bacterias improductivas del aparato digestivo es la gran cantidad de grasa y proteínas no digeridas. Después de tomar el helado, el paciente estará peor que cuando empezó el tratamiento, con más bacterias improductivas y hongos no beneficiosos que provocarán la vuelta de la cándida beneficiosa para limpiarlos.

El mejor enfoque para crear un entorno más apropiado y saludable en el intestino —que, además, reduce la necesidad de que la cándida tenga que limpiar el estropicio— es seguir una dieta baja en grasas. Eso significa tomarlas una vez al día o menos, ya sean vegetales o animales. Recuerda que, si sigues una dieta rica en proteínas, por lo general es también rica en grasas, aunque no lo parezca.

CÓMO CURAR LA CANDIDIASIS

La mejor forma de curar un brote de candidiasis es afrontar la enfermedad que está provocando realmente los síntomas.

Los consejos del capítulo 17, «La salud del tracto gastrointestinal», benefician a todo el mundo, incluidos aquellos que solo quieren tratar la cándida como problema colateral de una dolencia subyacente. Lo que debes hacer para combatir la cándida es aumentar los niveles de ácido clorhídrico para descomponer y digerir las proteínas, limpiar el tracto intestinal, fortalecer y depurar el hígado (para que la aumente la producción de bilis y puedas descomponer y digerir las grasas) y matar de hambre a los virus y bacterias improductivos.

Aprender a abordar los problemas intestinales con estas herramientas te llevará, en un momento dado, a no necesitar los antifúngicos ni antibióticos que se utilizan en las conjeturas asociadas con el intestino.

Hierbas y suplementos curativos

Estas dos listas de suplementos te ofrecen opciones si muestras síntomas que (equivocadamente) se han atribuido a la candidiasis. Si tus molestias están más relacionadas con el intestino, lo más probable es que te identifiques con la lista para el SIBO (que muy a menudo se diagnostica erróneamente como candidiasis). Si están centradas en la zona del aparato reproductor o de las vías urinarias, probablemente te guste más la de las infecciones de las vías urinarias, las infecciones por levaduras, las infecciones de vejiga y la vaginosis bacteriana. Si tus síntomas pertenecen a ambas categorías, puedes personalizar tu protocolo a partir de las dos.

Antes de utilizar estos suplementos, asegúrate de leer el capítulo 21, «Guía básica de los protocolos de suplementos».

Suplementos para el SIBO (sobrecrecimiento bacteriano en el intestino delgado)

- **Zumo de apio fresco:** ve aumentando la cantidad hasta 1 l (32 oz) al día.

- **Aceite de orégano:** 1 cápsula dos veces al día.

- **Aloe vera:** 5 o más cm (2 o más pulgadas) de gel fresco (sin la piel) al día.

- **Cúrcuma:** 2 cápsulas al día.

- **Curcumina:** 1 cápsula dos veces al día.

- **Espirulina:** 2 cdtas. o 6 cápsulas al día.

- **Hoja de gordolobo:** 4 cuentagotas dos veces al día.

- **Hoja de olivo:** 3 cuentagotas dos veces al día.

- **Jengibre:** 1 taza de infusión o recién rallado o licuado al gusto al día.

- **Melisa:** 4 cuentagotas dos veces al día.

- **Raíz de bardana:** 1 taza de infusión al día o 1 raíz recién licuada al día.

- **Raíz de regaliz:** 1 cuentagotas dos veces al día (dos semanas sí y dos semanas no).

- **Raíz de uva de Oregón:** 2 cuentagotas dos veces al día (dos semanas sí y dos semanas no).

- **Sello de oro:** 4 cuentagotas dos veces al día (dos semanas sí y dos semanas no).

- **Seta chaga:** 2 cdtas. o 6 cápsulas al día.

- **Uña de gato:** 3 cuentagotas dos veces al día.

- **Vitamina B$_{12}$ (como adenosilcobalamina con metilcobalamina):** 1 cuentagotas dos veces al día.

- **Vitamina C (como Micro-C):** 4 cápsulas dos veces al día.

- **Zinc (como sulfato de zinc líquido):** hasta un máximo de 1 cuentagotas dos veces al día.

- **Zumo de hierba de cebada en polvo:** 2 cdtas. o 6 cápsulas al día.

Suplementos para las infecciones de las vías urinarias, infecciones de vejiga, infecciones por levaduras y vaginosis bacteriana

- **Zumo de apio fresco:** ve aumentando la cantidad hasta 1 l (32 oz) al día.

- **Aloe vera:** 5 o más cm (2 o más pulgadas) de gel fresco (sin la piel) al día.

- **Bayas de amla:** 2 cdtas. dos veces al día.

- **D-manosa:** 1 cda. sopera de polvo disuelto en agua cuatro veces al día.

- **Escaramujo:** 2 tazas de infusión al día.

- **Hibisco:** 2 tazas de infusión al día.

- **Hoja de gordolobo:** 3 cuentagotas dos veces al día.

- **Hoja de olivo:** 2 cuentagotas dos veces al día.

- **Melisa:** 4 cuentagotas dos veces al día.

- **Miel cruda:** 1 cucharada sopera al día.

- **Raíz de lomatium:** 2 cuentagotas dos veces al día.

- **Raíz de uva de Oregón:** 1 cuentagotas dos veces al día (dos semanas sí y dos semanas no).

- **Sello de oro:** 4 cuentagotas dos veces al día (dos semanas sí y dos no).

- **Seta chaga:** 2 cdtas. o 6 cápsulas al día.

- **Tomillo:** 2 ramitas de tomillo fresco en agua caliente como infusión o 4 ramitas en agua a temperatura ambiente al día.

- **Uña de gato:** 3 cuentagotas dos veces al día.

- **Vitamina C (como Micro-C):** tras la terapia de choque de vitamina C del Médico Médium opcional, 6 cápsulas dos veces al día.

- **Zinc (como sulfato de zinc líquido):** tras la terapia de choque de zinc del Médico Médium opcional durante dos días, hasta un máximo de 2 cuentagotas dos veces al día.

- **Zumo de hierba de cebada en polvo:** 2 cdtas. o 6 cápsulas al día.

CASO REAL
Después de todo, no era candidiasis
1992

Margaret era una profesora de guardería que a los cuarenta y dos años empezó a experimentar una fatiga extrema. Aunque durmiera toda la noche, no descansaba y se sentía agotada todo el día. Muy pronto empezaron a dolerle los codos, las rodillas y los tobillos, y le costaba sentarse en el suelo y levantarse cuando hacían corros en clase. Alimentos que anteriormente no le daban ningún problema le provocaban ahora trastornos gastrointestinales y siempre se sentía hinchada. Por si fuera poco, pasaba constantemente de tener frío a tener calor, por lo que debía ponerse varias capas de ropa para así poder adaptarse rápidamente a los sofocos y a los dedos congelados.

Una mañana, después de un largo fin de semana de inactividad total, regresó al colegio bostezando y con grandes ojeras. Su profesora ayudante le sugirió que se hiciera una revisión, y Margaret lo tuvo en cuenta y acudió al médico tradicional, que le hizo un análisis de sangre para comprobar si sufría problemas de tiroides. Cuando llegaron los resultados, el médico la llamó para decirle que no tenía nada.

—Estás estupendamente.

Margaret no se sintió satisfecha con este diagnóstico y le pidió a su hermana el nombre del médico de medicina funcional al que anteriormente había alabado con gran entusiasmo. Acudió a verle y, mientras se abanicaba en la consulta, que tenía aire acondicionado, el médico sonrió y le dijo:

—Los problemas que tienes son hormonales.

Y añadió que posiblemente se trataba de un trastorno o de las etapas iniciales de la perimenopausia. En cualquier caso, el médico insistió en que el problema iba acompañado de una candidiasis, que era lo que le estaba provocando aquellos síntomas.

Margaret se sintió tan aliviada que tuvo que hacer un gran esfuerzo para no abrazar al médico. Por fin creía haber encontrado una respuesta. Salió de la consulta con recetas de medicamentos para una terapia hormonal bioidéntica y de fármacos antimicóticos, así como con un impreso donde se explicaba la necesidad de depurar la dieta y de eliminar los azúcares procesados, los aceites procesados y los fritos.

Estuvo tomando el antimicótico durante diez días, pero no notó ninguna mejoría. Volvió al médico de medicina funcional para decirle que, de hecho, tenía peor el intestino. El doctor le vendió un probiótico y le aseguró que eso solucionaría sus molestias. Una semana más tarde, a pesar de estar tomando el probiótico y de seguir la terapia hormonal bioidéntica y la nueva dieta, los espasmos estomacales la hacían doblarse de dolor en el colegio.

En esta ocasión, Margaret decidió acudir a un naturópata, que asintió cuando le contó la historia de sus padecimientos y estuvo de acuerdo en que el problema eran los desequilibrios hormonales y la candidiasis. Para tratar esta última, le recetó una tanda de suplementos depurativos para el colon y le indicó que debía eliminar todos los hidratos de carbono de la dieta. Tenía que comer solo proteínas animales y verduras.

Como ya habían empezado las vacaciones de verano, Margaret aplicó las recomendaciones del naturópata a rajatabla y eliminó incluso su vinagreta balsámica favorita y el vaso de vino que tomaba por la noche. Con estos cambios, los dolores se redujeron aproximadamente un 15 por ciento. Parecía que estaba en el buen camino…, pero la mejoría no fue más allá.

El naturópata la sometió a otro programa depurativo, pero, en esta ocasión, la mejoría que había obtenido anteriormente desapareció. Volvieron los dolores, tenía muchísimos gases y se sentía más fatigada que nunca (más tarde le expliqué que el agotamiento se debía a la falta de hidratos de carbono). Margaret echaba de menos las bayas, los pomelos y los plátanos, pero el naturópata la había asustado tanto que no se atrevía ni a acercarse a la fruta. Por pura determinación, siguió sin tomar azúcar otros treinta días, en los que tampoco ingirió ningún tipo de hidratos de carbono.

Para entonces se encontraba aún peor que cuando empezó a buscar ayuda. Había perdido las esperanzas y se sentía apartada del mundo, sin saber cómo iba a poder trabajar cuando volviera al colegio unas semanas después. Tenía la impresión de que la candidiasis que le habían diagnosticado estaba acabando con su calidad de vida. Fue entonces cuando me encontró. El Espíritu me dio en seguida la lectura de que el problema no era en absoluto la candidiasis; de hecho, apenas había cándidas en el organismo de Margaret.

La auténtica razón de su sufrimiento era un caso no diagnosticado de bacteria estomacal *H. pylori* unida a un citomegalovirus (de la familia de los herpes). Tenía el hígado perezoso, funcionando solo al 40 por ciento de su capacidad, frente al 65 por ciento normal propio de las mujeres de su edad. Y tenía una cantidad muy baja de ácido clorhídrico en los jugos gástricos, así como un nivel moderado de envenenamiento por mercurio, un metal pesado tóxico.

Cuando se lo conté, Margaret recordó que seis meses antes del inicio de los síntomas le habían retirado unos empastes dentales metálicos. Le expliqué que, durante el proceso de retirada de los empastes, había entrado mercurio en su organismo y le había saturado y sobrecargado el hígado. Aquello había alimentado el citomegalovirus y el *H. pylori* y disminuido el ácido clorhídrico que necesitaba con urgencia.

Para afrontar la situación hice un ajuste rápido de la dieta. Redujimos la ingesta de grasas y de proteínas animales e incluimos de forma alterna algunas frutas, como arándanos silvestres, albaricoques e incluso dátiles. El resto de la dieta estaba compuesta de verduras, hierbas, hortalizas de hoja verde, patatas, aguacates, diversas frutas más y salmón salvaje, e hice hincapié en que tomara pocas grasas. Con este cambio, su organismo consiguió expulsar una gran cantidad de mercurio del tracto intestinal y del hígado, detuvo inmediatamente el crecimiento del *H. pylori* y disminuyó la carga de citomegalovirus. Cuando llegó septiembre, Margaret había mejorado lo suficiente para recibir a su nueva clase con muy buen ánimo. A los tres meses de la primera llamada, todos los síntomas habían desaparecido —nunca se habían debido a la candidiasis ni a trastornos hormonales— y su salud se había recuperado totalmente.

«Hoy en día, lo que suele suceder, sobre todo en la medicina alternativa, es que los síntomas crónicos y prolongados de fatiga y trastornos digestivos se achacan a la cándida o, cada vez más a menudo, al sobrecrecimiento bacteriano en el intestino delgado (SIBO). Llegará un momento en el que este se pondrá en cabeza y será el diagnóstico de candidiasis del futuro. Como ya he dicho en otros momentos, el SIBO es la nueva candidiasis».

ANTHONY WILLIAM, Médico Médium

CAPÍTULO 10

Migrañas

Una gran parte de la población mundial sufre migrañas o dolores de cabeza recurrentes de diversos tipos. Algunas personas las experimentan en la nuca, otras en la parte superior de la cabeza, otras en las sienes, algunas en los ojos..., por nombrar solo unas pocas variantes. También pueden sentirse como pulsaciones y palpitaciones intensas centradas en un lado de la cabeza o que abarcan toda la cabeza y el cuello. La mayoría de las personas que las padecen son mujeres, aunque pueden afectar a cualquier sexo de cualquier edad, incluso a niños, y hacen la vida muy complicada.

Los que están familiarizados con ellas saben bien que el dolor puede ir acompañado de una sensibilidad extrema a la luz, al sonido y a los olores, visión borrosa, destellos de luz, náuseas o vómitos, dificultad para hablar y un aturdimiento que puede llegar incluso al desmayo. Una migraña puede durar desde un par de horas a varios días y te quita las ganas de hacer cualquier cosa que no sea estar tumbado en una habitación oscura y silenciosa hasta que se pasa.

Esta enfermedad misteriosa puede tener unas consecuencias muy debilitantes y hacer que resulte muy difícil conservar un empleo o disfrutar de la vida social. Las personas que la padecen suelen tener la sensación de que no les queda otro remedio que organizar su vida según el dolor de cabeza. Están constantemente intentando predecir si una migraña va a acabar arruinando una reunión, una cita o una comida con los amigos.

Para algunos, llega a ser incluso una superstición: no pueden mencionar la palabra *migraña* por miedo a que eso por sí solo sea suficiente para desencadenarla. Algunas personas me han contado que es como una condena a cadena perpetua. La sensación de que las migrañas te gobiernan y rigen cada movimiento que haces —así como los efectos aniquiladores del dolor físico— vuelve a los que las padecen extremadamente vulnerables y de una enorme sensibilidad emocional.

Es una enfermedad misteriosa compleja, pues la combinación de factores que la disparan varía de una persona a otra. Los médicos intentan tratarla con «cócteles» de fármacos mediante un sistema de prueba y error. Si un grupo de fármacos no funciona, recetan otro y otro hasta que el paciente empieza a sentir algún alivio de los síntomas. Sin embargo, los efectos secundarios de estos fármacos pueden provocar otros problemas nuevos; además, en ocasiones funcionan solo de manera temporal. Por otro lado, en algunos casos el cuerpo acaba desarrollando resistencia a un medicamento, pero dejar de tomarlo puede también desencadenar migrañas.

Este capítulo te ofrece una información sobre las migrañas que jamás se ha puesto sobre la mesa. Revela los secretos que se ocultan tras los muchos factores que desencadenan una migraña y muestra el camino hacia la recuperación.

DESENCADENANTES DE LA MIGRAÑA

Las comunidades médicas no saben qué es lo que provoca la mayoría de las migrañas. Esto es, en parte, el motivo de que enfoquen el tratamiento de una forma tan aleatoria. Hasta el momento, la teoría más extendida es que un neuropéptido segregado en el sistema trigeminal (los nervios craneales) provoca dolor de cabeza en las personas especialmente sensibles a él. Otras teorías afirman que todo depende del intestino —que los microorganismos están desequilibrados, que puedes tener un intestino permeable, que tu microbiota no funciona…— o, en el caso de las mujeres, que se deben a un problema hormonal porque, en muchas, tienden a empeorar en un punto determinado del ciclo menstrual (en seguida analizaremos esto más a fondo).

De hecho, a menudo no es solo un factor, sino una combinación de varios, lo que desencadena la migraña. A continuación expongo los más comunes. Lee bien las descripciones e intenta identificar los que pueden aplicarse a tu caso, y afronta de lleno cada uno de ellos para así poder empezar el proceso de curación.

Ten también en cuenta que, cuando consigas identificar una causa, no debes dejar de observarte. Las migrañas son, con frecuencia, el resultado de un conjunto de causas: dos, tres, cuatro o más factores que actúan colectivamente como desencadenantes. Por ejemplo, si no duermes lo suficiente y estás sometido a un estrés crónico, pero por lo demás estás sano, lo más probable es que no sufras migrañas. Sin embargo, si también estás expuesto a metales pesados tóxicos (como el mercurio o el aluminio) y además tomas productos lácteos y huevos (unos alimentos que pue-

den formar mucosidad porque alimentan patógenos como el VEB, otros virus y bacterias como los estreptococos, y estos patógenos pueden segregar venenos alergénicos), entonces la falta de sueño, el estrés, los metales pesados tóxicos y los patógenos pueden combinarse para llevar a tu organismo al límite de sus fuerzas y desencadenar una migraña.

Los sospechosos habituales

Existen determinadas enfermedades de las que se sabe con certeza que desencadenan migrañas. Un médico de confianza repasará primero la lista siguiente para comprobar si tienes alguno de estos trastornos. Si sufres migrañas, estoy seguro de que habrás visitado a muchos médicos y analizado diversos factores y pruebas diagnósticas. Solo como recordatorio, aquí tienes la lista:

- **Traumatismo craneoencefálico:** lesión cerebral traumática normalmente provocada por un golpe en la cabeza o una sacudida violenta de la cabeza y de la parte superior del cuerpo. Si has experimentado alguna situación que haya podido provocar este tipo de lesión, díselo al médico. Incluso en el caso de que la sufrieras hace mucho tiempo y las migrañas empezaran mucho después, puede haber desencadenado una propensión a sufrirlas.

- **Meningitis:** inflamación grave de las membranas protectoras que rodean el cerebro y la médula espinal. Suele estar provocada por una infección vírica, aunque también puede deberse a una infección bacteriana o a determinadas drogas. Si alguna vez tuviste meningitis, aunque fuera hace mucho tiempo, lo más probable es que haya desencadenado una futura propensión a las migrañas, sobre todo si se trató de una meningitis vírica.

- **Ictus isquémico:** lesión cerebral en la que se interrumpe o reduce significativamente el flujo sanguíneo a una parte del cerebro, lo que provoca la muerte de las células por falta de alimento y oxígeno. Este es un tipo de ictus fácilmente identificable y producido por una lesión.

- **Ataque isquémico transitorio (AIT):** es el resultado de una lesión cerebral menor que un ictus; puede ser tan sutil que ni siquiera seas consciente de haberlo sufrido, pero puede tener un efecto importante sobre la salud de la persona.

- **Aneurisma cerebral:** dilatación de un vaso sanguíneo en el cerebro.

- **Tumor cerebral:** masa anormal de tejido en el cerebro. Un tumor puede ser canceroso o benigno, pero ambos tipos pueden provocar migrañas.

- **Quiste o microquiste cerebral:** bolsa llena de aire, líquido u otro material (normalmente benigna) que se forma en el cerebro.

- **Nervios cervicales presionados:** los nervios cervicales son ocho nervios que parten de la médula espinal y ayudan a controlar diferentes zonas del cuerpo. Los dos primeros (C1 y C2) controlan la cabeza. Si algo interfiere en su funcionamiento, pueden provocar diversos trastornos, entre ellos migrañas.

Si te has sometido a la batería de pruebas, has repasado tu historial médico con tus doctores y has eliminado los elementos de la lista anterior, estás en el ámbito de lo misterioso. A continuación

encontrarás explicaciones de desencadenantes de migrañas que las comunidades médicas no comprenden bien todavía y también otros desencadenantes que desvelo por vez primera.

Virus de Epstein-Barr y herpes zóster

Los médicos no saben que millones de personas sufren migraña por culpa del virus de Epstein-Barr (VEB) o incluso por el del herpes zóster.

Como ya he explicado en el capítulo 3, el VEB provoca una inflamación continuada del sistema nervioso central, en el que está incluido el cerebro. Si el virus o sus neurotoxinas penetran en el nervio vago o se colocan encima de él, la inflamación de este nervio puede provocar migrañas.

También el virus del herpes zóster puede inflamar los nervios trigémino y frénico y desencadenar una migraña. El herpes simple 1 (VHS-1), el virus responsable de las conocidas calenturas, también puede asentarse dentro de los nervios trigémino o frénico y aumentar su inflamación ligerísimamente, lo justo para desencadenar la migraña.

Para saber si estás infectado por el virus de Epstein-Barr, lee el capítulo 3 y analiza si tienes varios de los otros síntomas que provoca, además de los dolores de cabeza. Si así fuera, sigue las instrucciones que encontrarás en ese mismo capítulo para combatirlo. Para saber si el virus del herpes zóster pudiera ser el culpable, lee el capítulo 11. Es posible que lo único que tengas que hacer para acabar con las migrañas sea combatir el VEB o el herpes.

Microataque isquémico transitorio

El microataque isquémico transitorio es similar al ataque isquémico transitorio, pero a una escala mucho menor. Las comunidades médicas no son todavía conscientes de que esta actividad semejante a un microictus isquémico puede ocurrir y desencadenar migrañas.

Migrañas relacionadas con los senos paranasales

Algunas migrañas parten de infecciones estreptocócicas crónicas asentadas en los recubrimientos de los senos paranasales. En estos casos, los otorrinolaringólogos suelen recomendar la cirugía para retirar el tejido dañado. Como los estreptococos resultan muy difíciles de eliminar una vez que han penetrado en los revestimientos de los senos, aun en el caso de que la cirugía funcione, el alivio que aporta es solo temporal.

Una forma mejor de tratar las migrañas relacionadas con los senos paranasales es fortalecer el sistema inmunitario para que el organismo pueda combatir la infección de forma natural. Las recomendaciones de este capítulo y de la cuarta parte, «Cómo lograr al fin la curación», te indican cómo hacerlo. Lee también la sección de «Hierbas y suplementos curativos» del capítulo 9, «Cándida», donde encontrarás un protocolo de suplementos muy útil para las personas con infecciones de los senos paranasales y sinusitis crónicas.

Filtraciones amoniacales

Otro de los grandes culpables de las migrañas es la sobrecarga intestinal. Las comunidades médicas no saben que, cuando el aparato digestivo no funciona correctamente, los gases amoniacales pueden filtrarse del intestino hacia los nervios vago, frénico y trigémino. En esos casos, el amoniaco cruza la barrera hematoencefálica y se abre paso hacia todas las partes del sistema nervioso central. Como impide que el cerebro reciba parte del oxígeno que necesita, puede producirle una tensión y provocar espasmos en los nervios, lo que da lugar a migrañas.

Para determinar si este es tu caso —y, si así fuera, solucionar el problema—, lee el capítulo 17, «La salud del tracto gastrointestinal».

Deficiencia electrolítica

Para conservar la salud, el organismo debe tener un nivel determinado de los electrolitos que se emplean para mantener los neurotransmisores, fortalecer las neuronas y enviar los impulsos nerviosos eléctricos que recorren el cuerpo y el cerebro, que es el centro de la actividad eléctrica del organismo. Una carencia de electrolitos puede trastornar gravemente la actividad del cerebro, lo que fuerza el sistema nervioso central y desencadena las migrañas, sobre todo si la persona tiene metales pesados tóxicos en el cerebro o una infección vírica leve crónica provocada, por ejemplo, por el VEB.

La causa más común de deficiencia electrolítica es la deshidratación crónica provocada a menudo por las bebidas con cafeína, los alimentos deshidratantes y una falta de zumos frescos y agua. El zumo de apio y el agua de coco (que no esté rosa ni roja) son las mejores fuentes de electrolitos para reabastecer tus reservas. Si no puedes tomar medio litro (16 onzas) o más de zumo de apio ni incorporar a tu dieta el agua de coco, intenta tomar al día un mínimo de 350 mililitros de zumo de pepino, de pepino y manzana o de apio y manzana (las mezclas pueden ser mitad y mitad). Toma también entre medio y un litro (16 a 32 onzas) de agua de limón; es una forma estupenda de acabar con la deficiencia electrolítica y la deshidratación crónica.

Estrés

Todo el mundo sufre estrés de vez en cuando, ya sea mucho o poco. Sin embargo, algunas personas han tenido mucho más que otras. Si sufres estrés crónico, vives muchas reacciones de lucha o huida en las que pueden darse descargas de adrenalina a diario. La adrenalina es muy estimulante y crea un patrón de altibajos en los que nos recargamos y luego nos venimos abajo. Este subidón de adrenalina en una persona muy sensible, sobre todo si sufre una enfermedad crónica, puede ser suficiente para generar una reacción de hipertensión capaz de presionar determinadas áreas, como los nervios trigéminos, y desencadenar una migraña. Puede incluso hacerlo a diario o todas las semanas.

En el capítulo 24, «Meditaciones y técnicas para curar el alma», encontrarás métodos para aliviar la tensión mental.

Ciclo menstrual

Muchas de las mujeres que padecen migrañas observan que estas se desencadenan la noche anterior al inicio de la menstruación, durante ella o justo después. Esto se debe a que, cuando una mujer está menstruando, su aparato reproductor acapara el 80 por ciento de la actividad del sistema inmunitario. Si tu cuerpo está combatiendo otros desencadenantes como el estrés, una intoxicación por metales pesados, una deshidratación o, en la mayoría de los casos, virus o bacterias como el VEB o el estreptococo cuando se produce la menstruación…, ¡bum!, puedes acabar sufriendo una migraña, porque las reservas y el poder del sistema inmunitario se dirigen a ayudar al aparato reproductor. Este es el motivo de que un gran número de las personas que sufren migrañas sean mujeres. El sistema inmunitario de los hombres no se dedica al aparato reproductor una vez al mes y deja el resto del cuerpo vulnerable a infecciones víricas leves y a los efectos de los metales pesados tóxicos. Si esto es lo que te las desencadena a ti, centra tu atención en minimizar otras causas posibles para que tu ciclo menstrual tenga menos posibilidades de agobiar a tu organismo.

Trastornos del sueño

Si no disfrutas de un sueño suficientemente profundo y tienes también otros problemas como metales pesados tóxicos, otros elementos problemáticos tóxicos, síntomas víricos u otros síntomas y dolencias, la falta de sueño puede ser un factor desencadenante de la migraña.

Si padeces algún trastorno del sueño como el insomnio, ponte cómodo. Cuando estás tumbado en la cama, despierto pero con los ojos cerrados, una mitad de tu cerebro puede estar dormida mientras la otra mitad permanece despierta. Eso significa que tu cuerpo se está curando y que tu sistema nervioso central se está rejueneciendo. Por eso, intenta no enfadarte ni dejar que te invada la frustración por tener que pasar una noche en vela. El simple hecho de conocer este secreto te hará menos susceptible a padecer migrañas relacionadas con el sueño.

Si lo que genera el insomnio es una enfermedad física tratada en este libro —VEB, herpes zóster o enfermedad de Lyme, por ejemplo—, utiliza los consejos del capítulo correspondiente y de la cuarta parte, «Cómo lograr al fin la curación», para recuperarte.

Si no duermes lo suficiente porque el día no dispone de horas bastantes para todas tus obligaciones, intenta buscar la forma de recortar el tiempo que dedicas a estas. Como la alternativa es perder horas o días por culpa de las migrañas, es preferible arañar unas cuantas horas más para dormir. Te mereces respetar los límites de tu cuerpo.

Metales pesados y otros tóxicos medioambientales

Los metales pesados tóxicos como el mercurio, el aluminio, el plomo, el cobre, el arsénico, el cadmio, el níquel y el bario pueden instalarse en el cerebro y en otros órganos, como el hígado, y dificultar su correcto funcionamiento. Las posibles consecuencias de este hecho son la ansiedad, la depresión, los trastornos obsesivo-compulsivos (TOC), los trastornos de déficit de atención con hiperactividad (TDAH), el trastorno del espectro autista, el trastorno bipolar, la despersonalización, el alzhéimer, la demencia, los tics y los espasmos. Y otra posible consecuencia son las migrañas.

Existen también miles de sustancias químicas dudosas o directamente tóxicas a las que regularmente estás expuesto en tu oficina o lugar de trabajo, en tu casa, en tu comida, en el agua que bebes, en el aire que respiras, etc. Estas sustancias pueden llegar a penetrar en el cerebro y afectar a sus impulsos eléctricos. Muchos de nosotros no tenemos control alguno de nuestro entorno —lo que respiramos, aquello a lo que estamos expuestos—, pero sí la capacidad de eliminar estas toxinas de nuestro cuerpo. En el capítulo 18, «Cómo eliminar las toxinas del cerebro y del cuerpo», encontrarás más información sobre este tema. En algunos casos, la depuración continuada —intentando, además, evitar el contacto con toxinas nuevas— es suficiente para acabar con las migrañas.

Desencadenantes alimentarios comunes

No es habitual que puedas sufrir una migraña solo por tomar un alimento determinado si no albergas patógenos como virus o bacterias.

Lo más probable es que sean varios los factores que estén contribuyendo a tu problema y los siguientes alimentos lo desencadenen:

- **Productos lácteos:** provocan la formación de mucosidad, porque alimentan a todas las bacterias y virus improductivos, como el VEB y los estreptococos del intestino y el cuerpo. Con ello sobrecargan el hígado y esto a

su vez da lugar a una sobrecarga del sistema linfático. Las toxinas que segregan los virus y la mucosidad adicional creada por estos virus y bacterias acaban presionando el sistema nervioso central.

- **Huevos:** alimentan a todos los virus y las bacterias improductivas y les permiten proliferar y expulsar neurotoxinas y otros subproductos patogénicos capaces de irritar el sistema nervioso central. Esto, a su vez, puede inflamar los nervios frénico, vago o trigémino e incluso zonas del propio cerebro y dar lugar a una migraña.

- **Gluten (trigo, centeno, cebada, espelta):** el gluten alimenta a bacterias improductivas como los estreptococos y a los virus, que a continuación segregan neurotoxinas y otros subproductos capaces de provocar inflamación. El sistema inmunitario se sobrecarga cuando la fuerza de estos patógenos aumenta, lo que puede desencadenar migrañas ya existentes y empeorarlas.

- **Carne (vacuno, pollo, cerdo):** cuando tienes el aparato digestivo debilitado con escasez de ácido hipoclorhídrico y un hígado sobrecargado incapaz de producir suficiente bilis, si estas proteínas y las grasas rancias se pudren, pueden producir amoniaco, que minimiza la cantidad de oxígeno del cerebro y desencadena una migraña.

- **Alimentos fermentados (encurtidos, vinagre [incluido el de sidra], chucrut, kimchi, kétchup):** los alimentos fermentados o en vinagre disminuyen el pH del tracto intestinal y lo acidifican, lo que puede desencadenar migrañas. El vinagre de sidra por sí solo es ya un desencadenante en la mayoría de las personas.

- **Sal:** intenta evitar en lo posible el exceso de sal. Plantéate la posibilidad de incluir el zumo de apio o la sopa de espinacas del Médico Médium (encontrarás la receta en el capítulo 23) en tu dieta. Añade también limón al agua. Si vas a usar sal, que sea marina de calidad o gema. No utilices sal de mesa común.

- **Aceites:** los aceites de colza, maíz, semilla de algodón y palma son grasas que sobrecargan el hígado y espesan la sangre. Los de colza y maíz, sobre todo si son transgénicos, pueden alimentar los patógenos y provocar inflamación.

- **Aditivos (glutamato monosódico, aspartamo):** son neurotóxicos y pueden resultar desencadenantes muy agresivos para las personas que padecen migrañas.

- **Alcohol:** extremadamente deshidratante y malo para el hígado.

- **Bebidas de café, té matcha, chocolate, cacao y otros tipos de cafeína:** la cafeína es sobrestimulante y sumamente agresiva para el sistema nervioso central. Actúa como neurotoxina capaz de desencadenar migrañas. Algunas personas afirman que el chocolate y otras formas de cafeína pueden aliviar las migrañas, pero eso es porque, en realidad, los dejan y vuelven a tomarlos. Han experimentado ese efecto porque la cafeína obliga a las suprarrenales a inundar el organismo de adrenalina, que actúa como esteroide para la inflamación que provoca la migraña. Con el tiempo, sin embargo, la cafeína tiene repercusiones perjudiciales.

Para facilitar la curación, es muy recomendable dejar de tomar todos estos alimentos al menos hasta que desaparezcan las migrañas. Si eso te resulta demasiado difícil, empieza por aquellos que creas que vas a ser capaz de eliminar y parte de ahí. Es muy positivo actuar de forma proactiva en cualquier sentido.

Reacciones alérgicas

Cuando entras en contacto con algo que te produce alergia, tu organismo segrega histamina para protegerte de esa sustancia potencialmente peligrosa. Las infecciones víricas leves, como las que provoca el VEB, están constantemente segregando neurotoxinas, subproductos y otros desechos víricos. Esto por sí solo ya basta para elevar el nivel de las histaminas, lo que te vuelve más sensible y alérgico a distintas cosas en diferentes momentos. En algunos casos, sin embargo, el organismo puede reaccionar de manera excesiva y producir demasiada histamina, lo que es posible que dé lugar a una migraña. Sin embargo, esta reacción puede retrasarse y producirse días después de haber ingerido un alimento alergénico, y algo puede no parecer alergénico pero alimentar los patógenos y crear toxinas que te vuelven más sensible en distintos aspectos.

Analiza si hay algo que estés comiendo, bebiendo, respirando o tocando, o con lo que tengas contacto de un modo u otro, que pueda estar provocándote una migraña o un dolor de cabeza. Puede ser alguien que esté fumando a tu lado, el polen, el perro de un vecino nuevo…

Si las migrañas empezaron hace poco, presta especial atención a cualquier cosa que pueda darte alergia y que haya entrado en tu vida poco antes del primer episodio. Los ambientadores de enchufar, velas perfumadas, colonias, perfumes, lociones para después del afeitado e incienso, entre otras cosas, pueden desencadenarlas. Cuando identifiques todas las causas posibles de una reacción alérgica, intenta eliminarlas y comprueba si con ello eliminas también las migrañas. Tu intuición acerca de lo que te provoca intolerancia es mucho más precisa que las pruebas que te pueda realizar el médico, que pueden no ser muy fiables, así que establece el propósito de escuchar a tu cuerpo y estar alerta.

Cómo afrontar las migrañas

Como ya hemos visto, la cantidad de desencadenantes posibles de las migrañas es abrumador. Si has identificado las causas que pueden dar lugar a tus dolores de cabeza, lo más útil que puedes hacer es eliminarlas.

Las hierbas y los suplementos, así como los alimentos curativos, también son importantes. Te ayudarán a reducir el dolor y la inflamación, mitigarán las reacciones alérgicas, calmarán los nervios, te tranquilizarán, mejorarán tu salud hepática, matarán de hambre y exterminarán a los patógenos y te proporcionarán una depuración suave.

Alimentos curativos

Hay algunos alimentos concretos que pueden ayudar a prevenir o curar las migrañas acabando con los patógenos, eliminando toxinas, fortaleciendo los tejidos cerebrales, mejorando la digestión a través del hígado y las glándulas del estómago, calmando los nervios, aportando nutrientes fundamentales y relajando los músculos. El zumo de apio fresco, el cilantro, las semillas de cáñamo (en pequeñas cantidades), las patatas, los plátanos, los espárragos, las naranjas, las coles de Bruselas, los tomates, el brécol, las espinacas, las papayas, los chiles, el ajo, el jengibre, la col rizada, la canela y las manzanas están entre las comidas más adecuadas para tratar las migrañas. Incorpora en tu dieta tantos como puedas.

Hierbas y suplementos curativos

Antes de utilizarlos, asegúrate de leer el capítulo 21, «Guía básica de los protocolos de suplementos».

Suplementos para el dolor de cabeza y la migraña

- **Zumo de apio fresco:** ve aumentando la cantidad hasta 1 l (32 oz) al día.
- **Celeryforce:** 3 cápsulas tres veces al día.
- **Aceite de orégano:** 2 cápsulas al día.
- **Arándanos silvestres en polvo:** 1 cda. sopera al día.
- **Ashwagandha:** 1 cuentagotas dos veces al día.
- **CoQ10:** 1 cápsula al día.
- **Corteza de sauce blanco:** 2 cuentagotas o 2 cápsulas al día.
- **Cúrcuma:** 2 cápsulas dos veces al día.
- **Curcumina:** 3 cápsulas dos veces al día.
- **Escutelaria:** 2 cuentagotas o 2 cápsulas dos veces al día.
- **Espirulina:** 2 cdtas. o 6 cápsulas al día.
- **Flor de saúco:** 1 taza de infusión al día.
- **Gluconato de magnesio:** 2 cápsulas dos veces al día.
- **Hoja de ortiga:** 4 cuentagotas dos veces al día.
- **Kava:** 2 cuentagotas o 2 cápsulas al día.
- **L-lisina:** 4 cápsulas de 500 mg dos veces al día.

- **Melisa:** 4 cuentagotas dos veces al día.

- **Sello de oro:** 1 cuentagotas dos veces al día (dos semanas sí y dos semanas no).

- **Tanaceto:** 2 cuentagotas o 2 cápsulas al día.

- **Uña de gato:** 2 cuentagotas dos veces al día.

- **Vitamina B12 (como adenosilcobalamina con metilcobalamina):** 2 cuentagotas dos veces al día.

- **Vitamina C (como Micro-C):** 4 cápsulas dos veces al día.

- **Zumo de hierba de cebada en polvo:** 2 cdtas. o 6 cápsulas al día.

CASO REAL
Ya no necesita estar a oscuras
2007

Erica sufría migrañas desde los diez años. Recordaba con todo detalle la primera vez que tuvo una: se encontraba de pie bajo los brillantes focos del escenario de una obra de teatro que estaban representando en el colegio cuando le asaltó un dolor en la nuca que de repente se hizo más intenso y empezó a irradiar hacia el lateral de la cabeza.

Después de aquello, Erica aprendió que la única forma de hacer frente a una migraña era estar tumbada en una habitación a oscuras y en silencio. A veces, el dolor irradiaba hacia el lado contrario de la cabeza; en ocasiones, le hacía incluso vomitar. Cuando creció, las migrañas la asaltaban a menudo antes, durante o justo después de la menstruación. Comprobó que ir de pasajera en un coche podía desencadenarlas, como también trasnochar un poco con sus amigos. Además, era posible que cualquier tipo de conflicto emocional le provocara las punzadas de dolor.

A los treinta años, Erica llevaba teniendo problemas con su novio tres años. Derek no comprendía la necesidad que tenía Erica de disponer de más descanso y tranquilidad.

—No me gusta tener que andar de puntillas en mi propio piso —solía decir.

Tampoco comprendía por qué su novia no quería ya acompañarle a tomar algo fuera de la ciudad. Erica le decía que era porque el trasnochar y los cócteles podían desencadenarle una migraña, y Derek salía sin ella y le mandaba mensajes mostrándole lo bueno que era por no ponerse a ligar con las chicas guapas que estaban en el bar. Esta conducta hundía a Erica y daba lugar a que se intercambiaban mensajes furiosos hasta que le acometía el conocido dolor y tenía que ir a acostarse.

Erica jamás encontró alivio en los muchos medicamentos diferentes que le recetó el médico. Intentó cambiar su dieta basándose en algunos artículos que leyó, pero aquello no pareció ser tampoco la respuesta que necesitaba. Buscando alivio para su dolencia, visitó a neurólogos, nutricionistas especializados en alergias alimentarias e incluso a un psicoterapeuta, porque empezó a sentirse sola y perdida. Un médico integrativo le diagnosticó una superabundancia de cándida y le dijo que tenía que eliminar todos los azúcares de la dieta, pero aquello tampoco dio resultado.

Cuando me llamó, hablaba en voz baja. Me dijo que Derek estaba en la otra habitación y que se burlaría de ella si supiera que seguía buscando formas de solucionar el problema de la migraña. Él consideraba que Erica tenía mentalidad de víctima y que sus «migrañas» no eran sino una estratagema elaborada para recibir más atención.

Lo primero que me dijo el Espíritu fue que le transmitiera a Erica que aquello era una tontería. Que su dolor era totalmente real.

Entonces le conté que el Espíritu me había dicho que tenía unos niveles elevados de mercurio en el cerebro y en el hígado debidos en parte a una exposición a metales pesados cuando era niña. Y eso no era todo: también sufría deshidratación crónica y era alérgica a los huevos, a los productos lácteos y al gluten de trigo. Había desarrollado deficiencias en nutrientes fundamentales para el sistema nervioso, como la vitamina B_{12}, el zinc, el selenio y el molibdeno. Estos nutrientes son también cofactores esenciales para la conservación de los electrolitos.

Para ayudar a Erica, el Espíritu me dijo que tenía que tomar alimentos ricos en potasio para rehidratarse, cilantro para eliminar los metales pesados y jugo de apio solo como fuente de sales minerales, muy necesarias para el sistema nervioso central. Gracias a este tratamiento, el organismo de Erica empezó a equilibrarse en seguida. Evitó los alimentos desencadenantes de la migraña que se mencionan en este capítulo, se centró en estar hidratada, descansó mucho y empezó a tomar varios de los suplementos incluidos en la sección de «Hierbas y suplementos curativos».

Por primera vez en veinte años, había dejado de tener migrañas. Y, por primera vez en tres años, se liberó de Derek. Con la cabeza clara evaluó su relación y decidió apuntar más alto.

«No olvides nunca el poder de los pasos que das hacia tu curación. Siempre que trabajas para cuidarte, tu propia búsqueda de la verdad y tu vitalidad ayudan a liberar a otras personas».

ANTHONY WILLIAM, Médico Médium

El herpes zóster, la verdadera causa de la colitis, los trastornos de la articulación temporomandibular, la neuropatía diabética y otras enfermedades

En el mundillo médico, el herpes zóster es una enfermedad que no admite réplica ni discusión. Podemos observar a un paciente con una erupción de libro, dolor en la piel del costado o de la espalda y eso es todo, amigos.

Si fuera así, este capítulo no sería necesario.

Lo cierto es que el virus del herpes zóster es el responsable de millones de síntomas misteriosos, desde erupciones que confunden a los dermatólogos a síntomas neurológicos como tics, hormigueos, ardores, espasmos, migrañas crónicas, dolores de cabeza y muchos más. Algunas variedades no descubiertas de este virus son las responsables de la parálisis de Bell, el hombro congelado, el dolor nervioso diabético, la colitis, el ardor vaginal, los trastornos de la articulación temporomandibular, la neuralgia del trigémino, la ciática, el dolor de muelas y de encías, el rechinar de dientes, el dolor de mandíbula, la sensación de ardor en la lengua, muchos casos de enfermedad de Lyme e incluso la esclerosis múltiple mal diagnosticada.

El herpes zóster es una enfermedad que puede provocar fiebre, dolor de cabeza, erupciones, dolor muscular, dolor articular, dolor de cuello, dolor nervioso agudo, ardor nervioso y otros síntomas sumamente desagradables. Las primeras cepas de este virus nacieron a principios del siglo xx.

Los médicos tienen claro que el herpes zóster está provocado por un virus, pero lo que la investigación y la ciencia médica todavía no saben es que este virus tiene treinta y una variedades distintas que siguen aumentando. Este dato es importante porque cada uno de los distintos tipos de virus provoca unos síntomas diferentes. También es importante porque las comunidades médicas ni siquiera reconocen que la mayoría de los casos de herpes zóster son el resultado de la acción de un virus. Por ejemplo, cualquiera de las variedades más agresivas de este virus puede provocar enfermedad de Lyme (y también sus síntomas neurológicos). (En el capítulo 16 encontrarás más información sobre la enfermedad de Lyme).

En este capítulo vamos a analizar los quince tipos de virus del herpes zóster que más infecciones suelen provocar y que casi siempre se tratan de forma incorrecta, en ocasiones con fármacos inmunodepresores, esteroides y antibióticos que disminuyen la calidad de vida del paciente. Te hablaré de los síntomas del herpes zóster, de cómo se transmite el virus y de cómo se desencadena la infección, de las características únicas de muchas cepas del virus y de cuál es la forma más eficaz de tratar los dos tipos de infecciones principales —las que provocan erupciones y las que no—, para que puedas identificar y tratar la versión del virus que hayas contraído y llevar una vida saludable.

SÍNTOMAS DEL HERPES ZÓSTER

Entre los síntomas que pueden indicar que estás desarrollando una infección por herpes zóster están la fiebre y los escalofríos parecidos a los de la gripe, los dolores de cabeza o migrañas, el malestar y los dolores, el dolor quemante, los picores, el hormigueo, las erupciones enrojecidas y las pústulas (ampollas con pus en la piel).

Las comunidades médicas creen que estos dos últimos síntomas —las erupciones y las pústulas— acompañan siempre al herpes zóster. Por lo general aparecen en la zona lumbar, la parte superior de la espalda, la caja torácica, los hombros o el cuello. En realidad, lo cierto es que son solamente la manifestación clásica de uno de los tipos de virus del herpes. Si un paciente presenta pústulas y ampollas distintas a las erupciones con aspecto de código de barras en zonas poco habituales, es usual que los médicos no consideren que se trata de un herpes. Y esto es un error diagnóstico muy común.

Siete cepas de virus del herpes sí provocan erupciones en cualquier parte del cuerpo, no solo en las zonas habituales. Y las otras ocho no provocan erupciones. Por tanto, si presentas la mayoría de los síntomas del herpes pero no tienes ninguna señal de infección en la piel y tu médico no es capaz de encontrar una explicación para tu dolencia, es muy probable que estés siendo víctima de un virus del herpes no eruptivo.

TRANSMISIÓN Y FACTORES DESENCADENANTES DEL VIRUS DEL HERPES ZÓSTER

Como sucede con cualquier enfermedad de la familia de los herpes, las formas de contraer el herpes zóster son numerosas. Pueden transmitírtelo tus padres, puedes contagiarte a través de una transfusión de sangre infectada, de un intercambio de fluidos corporales, en un lavabo público... ¡Incluso a través de la sangre de un cocinero que se cortó en el dedo mientras preparaba tu comida!

El mito de la varicela

Contrariamente a lo que creen actualmente la investigación y la ciencia médica, el herpes zóster no se puede contraer a través de la varicela. Es posible que tu médico te haya dicho que, si has tenido varicela, antes o después tendrás un herpes zóster, pero no es así. Lo único que tienen en común la varicela y el herpes zóster es que ambos están provocados por un virus de la familia de los herpes que provoca erupciones. El virus de la varicela pertenece a una especie de la familia de los herpes totalmente distinta a la del herpes zóster, así que no tienen nada que ver el uno con el otro.

¿Y por qué nos dicen, entonces, que el herpes zóster está relacionado con la varicela cuando no es así? He aquí un gran ejemplo de desinformación que se aceptó en un momento dado porque *parecía* lógica y que luego se fue transmitiendo hasta acabar totalmente arraigada. Eso por no mencionar que la investigación y la ciencia médica no son muy de fiar en lo que respecta a los virus. Carecen de información y saben muy poco de este tema, la plaga de la covid lo ha demostrado claramente.

Periodo de letargo y desencadenantes

Si te has infectado con el virus del herpes zóster o sencillamente albergas en tu organismo una de las variedades más antiguas de él, es posible que no seas consciente de ello durante mucho tiempo. Lo más probable es que lo lleves contigo durante al menos diez años, y posiblemente durante cincuenta o más, antes de que dé señales de vida. En las variedades y mutaciones más nuevas, el periodo de letargo puede ser mucho más corto, con lo que los síntomas podrían aparecer a los pocos meses de infectarte.

El virus se esconde en uno de tus órganos —normalmente en el hígado—, donde el sistema inmunitario no puede detectarlo. Allí espera agazapado hasta que algún acontecimiento traumático, físico o emocional, te debilita y proporciona un entorno en el que el virus se fortalece (por ejemplo, alimentándolo con lo que más le gusta). A veces, una traición, las dificultades económicas o un disgusto amoroso pueden ser suficientes para desencadenar la enfermedad.

Si tienes un sistema inmunitario especialmente fuerte, o si no has estado en contacto con los factores desencadenantes del herpes zóster, algunas variedades del virus puede permanecer aletargadas durante toda tu vida y no llegar a provocarte jamás ningún daño importante.

Sin embargo, si tu sistema inmunitario es un poco inestable (por causa, por ejemplo, de una carencia de zinc, de la exposición a metales pesados tóxicos o a otros elementos problemáticos o de la presencia de otros virus como el VEB o el herpes simple 1), el virus puede abandonar su escondrijo y emprender pequeñas incursiones por tu organismo antes de que ocurra algo que desencadene un brote importante. En estos casos, el virus suele dirigirse a la parte inferior de la columna vertebral e inflamar el nervio ciático. Por tanto, si de forma periódica notas un dolor en la parte baja de la espalda que viene y va sin motivo aparente, podría tratarse de un virus del herpes zóster haciendo excursiones entre el hígado y la columna. En muchos casos, cuando llega a la parte inferior de la columna vertebral, puede provocar un dolor lumbar debilitante e incluso incapacitante. A menudo, si este persiste, el especialista te recomendará una intervención quirúrgica. En muchos casos, no sirve de nada y el dolor continúa, a veces incluso empeora. Si te han operado de la espalda y el resultado no ha sido tan beneficioso como esperabas, plantéate la posibilidad de que tengas una infección simultánea del virus del herpes zóster que te esté generando inflamación y dolor.

La mejor estrategia contra los ataques mayores y menores del virus del herpes zóster es la prevención, es decir, evitar las situaciones que podrían animar al virus a dejar el estado de latencia. Una de las formas más fáciles de conseguirlo es dejando de consumir todo aquello que le sirve de alimento.

HERPES ZÓSTER ERUPTIVO

Existen siete cepas del virus del herpes zóster que provocan erupciones. Aunque las pústulas resulten muy dolorosas, si se encuentran en un lugar fácil de detectar y que el médico asocia con la variedad normal del herpes zóster, y si además su aspecto es el que los médicos clásicos están habituados a ver desde la facultad, en cierto sentido pueden suponer una bendición, porque permiten al médico comprender al menos que tienes un herpes zóster, con lo que no considerará que se trata de una dolencia idiopática o una erupción misteriosa. Sin embargo, la mayoría de ellas pueden no resultar identificables a causa de su localización o de su aspecto.

Estas siete cepas presentan unos síntomas muy similares. Se distinguen fundamentalmente por los distintos tipos de erupciones que provocan y el lugar donde estas se encuentran.

Herpes zóster clásico

La erupción puede aparecer en cualquier punto situado entre el pecho y los muslos. Puede estar localizada en la parte superior de la espalda o cerca del inicio de los glúteos. También puede estar situada en un costado o en el otro, en una pierna o en la otra (pero no en ambas a la vez). Esta es la variedad que vemos en la televisión cuando se habla del herpes zóster y también la que se asocia (erróneamente) con la varicela. Es uno de los tipos más comunes de herpes zóster… y el que los médicos consideran, equivocadamente, que es el único.

Herpes zóster de la parte superior del cuerpo

La erupción aparece en un punto situado del pecho hacia arriba —en la parte superior del pecho, en los hombros o en el cuello, por ejemplo—, pero no en los brazos. Es la más parecida a la de la variedad común de herpes zóster.

Herpes zóster en los dos brazos

La erupción aparece exclusivamente en los dos brazos y en las dos manos. Tiene también un aspecto distinto, como de puntitos, con pústulas grandes y pequeñas, a veces un poco separadas.

Herpes zóster en un brazo

La erupción aparece solo en uno de los brazos. Puede ser en cualquiera de ellos, pero no en los dos a la vez. Este brote tiene también un aspecto distinto, como de puntitos, con pústulas grandes y pequeñas separadas.

Herpes zóster en la cabeza

La erupción aparece en la parte superior y en los lados de la cabeza (incluida la cara). También puede presentarse en el interior de la boca: en la lengua, la garganta o cualquier otro lugar. Las pústulas son más menudas que las de las variedades anteriores y a veces tienen como pequeños «cuernecillos» encima. Los médicos los diagnostican a veces como hongos y los tratan con cremas antimicóticas o con esteroides.

Herpes zóster en las dos piernas

La erupción aparece en las dos piernas y en ningún otro sitio. Tiene un aspecto distinto al del herpes zóster normal, con unas pústulas que casi parecen constelaciones.

Herpes zóster en la zona vaginal

Esta erupción, que afecta solo a las mujeres, aparece en la zona exterior de la vagina y próxima a ella, es decir, entre el recto y la vagina, en la parte inferior de los glúteos o en la entrepierna. Esta variedad es digna de especial mención, porque con frecuencia los médicos la diagnostican como un herpes de transmisión sexual, con lo que provocan un dolor emocional innecesario a centenares de miles de mujeres en todo el mundo. La forma principal de identificar estas enfermedades es que este tipo de herpes zóster provoca mucho dolor, mientras que el herpes genital —es decir, la infección por el virus del herpes simple tipo 2 o VHS-2— suele ser menos doloroso. Además, presenta unas pústulas relativamente extendidas por la zona genital o la parte inferior de los glúteos, mientras que las del VHS-2 tienden a estar reunidas en una zona pequeña.

Neurotoxina del herpes zóster

Una de las ideas equivocadas que se tienen con respecto al herpes zóster es que el virus está agazapado dentro de la erupción cutánea, pero esto no es así en absoluto. El virus está mucho más profundo, incluso en el torrente sanguíneo y en el hígado al mismo tiempo, asentado en un lugar desde el que pueda provocar la inflamación más eficaz del sistema nervioso.

El virus segrega una mezcla exclusiva de neurotoxina y dermotoxina y, en estos siete tipos, este veneno vírico se desplaza hacia fuera, a los nervios periféricos y la piel. Esta neurotoxina-dermotoxina es la causante del picor y la irritabilidad de las erupciones y las pústulas que dan fama al herpes zóster.

Los metales pesados tóxicos (como el mercurio, el aluminio y el cobre) son algunos de los alimentos favoritos de este virus y le permiten crear su neurotoxina y su dermotoxina. También le encantan los huevos, son otro de sus alimentos preferidos.

Si bien las siete variedades pueden provocar lesiones en los nervios tanto de la piel como del interior del cuerpo y pueden resultar muy dolorosas, en realidad son las formas más leves de herpes zóster. Si tienes un sistema inmunitario fuerte y no haces nada para fortalecer el virus, tu cuerpo acabará eliminando la infección sin necesidad de ayuda.

HERPES ZÓSTER NO ERUPTIVO

Aunque las comunidades médicas lo desconozcan, existen ocho variedades de herpes zóster que no provocan erupción.

Como acabo de explicar, las erupciones de las primeras siete variedades las produce un veneno, o neurotoxina-dermotoxina, producido por el virus que se desplaza hacia los nervios periféricos y la piel.

Las ocho variedades que no provocan erupción también segregan una neurotoxina. En estos casos, el veneno no suele contener una dermotoxina que se desplace hacia afuera, a los nervios periféricos menores y la piel. La neurotoxina pro-

ducida por el herpes zóster no eruptivo se mueve hacia dentro, a los nervios mayores. Estos nervios, que ya estaban dañados por el virus, se inflaman aún más. (Ten en cuenta que estas variedades de herpes zóster pueden producir alguna dermotoxina capaz de provocar, en algunos casos, unas erupciones misteriosas muy leves).

Si padeces alguna de estas variedades no eruptivas, sufrirás en muchos casos un dolor interno y unas lesiones de los nervios que serán mayores que los que provocan las cepas eruptivas. Es más, estos síntomas no irán acompañados de ninguna señal externa que indique a tu médico que tienes una inflamación provocada por un virus del herpes zóster. Por ello, si el médico no está familiarizado con la información del Médico Médium, puede no tener ni idea de que tus síntomas están relacionados con este virus y recomendarte una batería de pruebas que conduzcan a conjeturas.

Por ejemplo, puede que tu médico crea que tienes un sistema inmunitario que ha confundido una parte de tu cuerpo con un organismo invasor y ha empezado a atacarla. Como tratamiento, podría recetarte uno o más fármacos inmunosupresores o esteroides para disminuir la fuerza del ataque. Sin embargo, y como ya hemos visto anteriormente, tu sistema inmunitario no solo es completamente inocente de cualquier fechoría, sino que constituye tu principal defensa contra el verdadero responsable de tu dolencia. Los fármacos hacen que tu sistema inmunitario se adormezca y se vuelva dócil, y de ese modo dan al virus del herpes zóster la oportunidad de seguir reproduciéndose y hacerse mucho más fuerte.

Otra situación sería que tu médico conjeturase que se trata de un caso de lyme o decidiera que estás sufriendo un ataque bacteriano y te recetara antibióticos, con lo que el golpe para tu salud sería doble, porque estos antibióticos debilitarían tu sistema inmunitario y además fortalecerían al virus del herpes zóster. Cuando los nervios están inflamados por el virus, algunos antibióticos producen un efecto abrasivo y provocan un dolor mayor. Es posible que tu médico te diga que es una «aniquilación» de la bacteria del lyme cuando, en realidad, se trata de una sensibilidad en los nervios producida por el herpes zóster.

La mejor manera de protegerte de semejantes situaciones es aprender las características de las ocho variedades no eruptivas de herpes zóster.

Herpes zóster neurálgico (también conocido como neuropatía diabética)

El herpes zóster neurálgico —que ataca fundamentalmente a las extremidades inferiores y provoca dolor nervioso, entumecimiento o ardor en las piernas y en los pies— se denomina a menudo neuropatía diabética y se identifica erróneamente como una complicación de la diabetes. Este es un bulo médico enorme que se debe desmentir. A menos que exista una lesión evidente o algún impedimento para los nervios, las sensaciones que percibe el paciente no son una neuropatía, lo que los médicos identifican como la muerte de los nervios de una zona concreta; en realidad, estos nervios están inflamados y provocan una neuralgia.

Y lo cierto es que no existe ninguna relación entre la diabetes y la denominada neuropatía diabética (de hecho, esta variedad de herpes zóster se produce en pacientes que no son diabéticos con mayor frecuencia que en los diabéticos). Sin embargo, los médicos no tienen ni idea de que se trata de dos problemas distintos, y por eso no hacen nada o intentan tratar el problema nervioso con más medicinas, con lo que solo consiguen fortalecer al virus.

Herpes zóster de picor desesperante

Este virus provoca un picor que se desplaza constantemente y que no podemos aliviar rascándonos. Esto se debe a que irrita unos nervios que están muy por debajo de la piel, a los que no podemos llegar con los dedos. No existe sensación de quemazón, no resulta especialmente doloroso, pero estar constantemente sufriendo un picor difuso que no puedes aliviar de ninguna manera puede resultar desesperante. Si el virus se ve reforzado por un sistema inmunitario débil o por algún factor desencadenante, los picores aumentan y pueden impedirte dormir, mantener un empleo o incluso llevar una vida normal.

Herpes zóster vaginal

Este virus afecta solo a las mujeres. Se introduce en las profundidades de las paredes vaginales e inflama los nervios de esta zona. También se desplaza al interior de la vejiga y del recto para causar unos estragos aún mayores, y provoca una sensación de quemazón tan irritante que podría considerarse una forma de tortura.

Si el médico no te despacha diciéndote que «son imaginaciones tuyas» porque no consigue encontrar la causa, lo más probable es que lo diagnostique erróneamente como un desequilibrio emocional y te recete un tratamiento hormonal. Este tratamiento no resulta eficaz y en ocasiones puede empeorar la situación. Son muchas las mujeres que sufren esta variedad de herpes y, hasta el momento, la industria médica las ha ignorado.

Herpes zóster con colitis

Las comunidades médicas no saben que este virus es el responsable de casi todos los casos de colitis, una dolencia que provoca graves inflamaciones y hemorragias en el revestimiento interno del colon. Los síntomas de la colitis incluyen dolor intestinal, sangre en las heces, debilidad y pérdida de peso.

La colitis ha sido siempre una enfermedad misteriosa y seguirá siéndolo hasta que las investigaciones médicas revelen que se trata de una variedad de herpes zóster, ¡pero esto es algo que nadie sabe todavía! A la sociedad le faltan tres o cuatro décadas para enterarse de la verdad.

La investigación y la ciencia médica creen que la colitis es una dolencia autoinmune en la que el sistema inmunitario ataca el revestimiento del colon provocando inflamación. Eso significa que suelen tratarla con fármacos inmunosupresores o, peor aún, con antibióticos, con lo que están reforzando al virus. Los esteroides hacen remitir la colitis, pero, como no combaten el herpes zóster, esta remisión suele ser poco duradera.

Herpes zóster quemante en el brazo y en la pierna

Este virus provoca un dolor ardiente en los brazos y en las piernas. A diferencia de las variedades eruptivas que afectan a los brazos o a las piernas, en este caso la inflamación de los nervios y la sensación quemante se producen a una gran profundidad bajo la piel, lo que te impide delimitarlas y aliviarlas.

Y como no aparece ninguna erupción que indique la presencia de un virus del herpes zóster, lo más probable es que los médicos receten un tratamiento inadecuado y que empeorará enormemente la situación.

Herpes zóster en la boca, trastorno de la articulación temporomandibular y parálisis de Bell

Este virus afecta a las encías y al área de la mandíbula. Es también el responsable de la parálisis de Bell (inflamación vírica de los nervios faciales más importantes), neuralgia del trigémino y de los trastornos de la articulación temporomandibular (resultado de la inflamación del nervio trigémino que cursa con dolor). Con frecuencia se confunde con un problema dental y provoca endodoncias innecesarias. Pero la cirugía dental no

solo no ayuda, sino que las medicaciones que lleva asociadas debilitan el sistema inmunitario, lo que permite al virus hacerse más fuerte.

Esta auténtica tortura de la boca puede durar años.

Herpes zóster del hombro congelado

Este virus agrava los nervios de los hombros haciendo que se «congelen» durante un periodo que puede oscilar entre un mes y un año.

Esta dolencia suele diagnosticarse erróneamente como una bursitis infecciosa y tratarse con antibióticos, lo que solo sirve para reforzar al virus una barbaridad. En ocasiones se realizan incluso operaciones quirúrgicas innecesarias, porque los médicos no tienen ni idea de que lo que se esconde detrás de los síntomas es un herpes zóster.

Herpes zóster del cuerpo en llamas

Este virus te provoca la sensación de que todo tu cuerpo está en llamas, al mismo tiempo y de forma implacable. Actúa encontrando un punto central junto a los ganglios en lo más profundo del sistema nervioso y liberando una neurotoxina que se extiende por todo el organismo e inflama nervios por todas partes. No hace falta decir que produce gran angustia y miedo, y que estas emociones difíciles pueden impulsar a las glándulas suprarrenales a producir una cantidad abundante de hormonas adrenales capaces de alimentar al virus y de hacerlo aún más fuerte.

Es un herpes zóster especialmente terrible, pero, gracias a Dios, relativamente raro. Ten en cuenta que tu cuerpo siempre tiene la capacidad de curarse, incluso de esta variedad tan infrecuente del virus. A lo largo de estas décadas he visto a cientos de personas que se curaban utilizando las herramientas adecuadas. Existen también otras versiones más leves de esta variedad que pueden curarse más rápido.

Cómo curar el herpes zóster

Sufrir un herpes zóster de cualquier tipo resulta siempre doloroso y estresante. Ya sea una variedad eruptiva o no eruptiva, puede resultar enloquecedor.

Por suerte, existen algunos protocolos del Médico Médium sencillos y poderosos. El objetivo es hacer que los virus vuelvan a un estado latente y matar a todos, o a tantos como sea posible para que resulten prácticamente inocuos.

La duración del proceso dependerá de diversos factores, como el tiempo que lleva el virus en tu organismo, la cantidad de metales pesados tóxicos que albergues y cómo sea tu dieta (por ejemplo, si tomas huevos, productos lácteos y gluten). Además, las medicaciones que has tomado a lo largo de tu vida se introducen en el hígado, lo bloquean y lo vuelven perezoso, con lo que le impiden funcionar correctamente, y eso dará lugar a carencias nutricionales. El tiempo que tarde el herpes zóster en curarse dependerá también de si estás utilizando tu sistema inmunitario para combatir otros virus como el de Epstein-Barr, el herpes simple 1, el citomegalovirus o estreptococos u otras formas de bacterias. Las personas que muestran síntomas de variedades del herpes zóster suelen tener también otros adicionales provocados por el VEB. Esto significa que tardarán más en reconstruir su sistema inmunitario.

Cada persona tiene que enfrentarse a cosas distintas. Aunque quizá te lleve algo de tiempo personalizar tu protocolo con las herramientas que te muestro para adaptarlo totalmente a tu caso, cuentas con la información necesaria para conseguirlo. Y recuerda que se alcanzan los resultados deseados, muchísima gente se ha curado del herpes zóster usando este libro; esta información ya está demostrada. Si trabajas con estos protocolos, puedes avanzar todo lo que quieras y dejar de convivir con los síntomas del herpes zóster. Si deseas más información, lee toda la cuarta parte del libro, «Cómo lograr al fin la curación».

Brotes y síntomas posteriores al herpes zóster

A medida que vayas avanzando en tu proceso de curación, ten en cuenta que puedes seguir experimentando algunos síntomas posteriores al herpes que pueden durar bastante. Se deben a que los nervios pueden tardar un tiempo en curarse de la neurotoxina y la dermotoxina del virus. Por eso, después de haber combatido una infección o un brote de herpes, estos restos de síntomas neurológicos no son inesperados, simplemente tardan un poco más en desaparecer.

Ten en cuenta también que, cuando ya te hayas curado del herpes zóster, es fundamental que sigas actuando de manera proactiva con tus medidas antivíricas. Si no lo haces después de recuperarte, podrás sufrir brotes periódicos de esa variedad del virus o incluso contraer uno nuevo. Estate alerta y sigue cuidándote.

Alimentos curativos

Algunas frutas, hortalizas de hoja verde, hierbas, alimentos silvestres y verduras pueden ayudar enormemente al organismo a curarse del herpes zóster, ya sea eruptivo o no eruptivo. Esto se debe, en parte, a que no alimentan al virus y, además, a que poseen propiedades antivíricas y antibacterianas que pueden mantener alejadas, debilitar e incluso destruir las células víricas. Cada uno de ellos colabora con él de distinta manera, ya sea apoyando la recuperación del cuerpo de los brotes provocados por la neurotoxina y la dermotoxina, estimulando el sistema inmunitario, curando los nervios y estimulando su crecimiento, calmando la piel inflamada o limpiando el cuerpo. Los alimentos más apropiados para combatir el herpes zóster son los arándanos silvestres, el ajo, el jengibre, el apio, el cilantro, los brotes germinados, los tomates, la papaya, las manzanas de piel roja, las patatas, las alcachofas, los plátanos, las batatas, las espinacas, los espárragos, la lechuga (las variedades de hojas sueltas y color verde oscuro o rojo), las judías verdes, los kiwis, la pitaya (fruta del dragón) roja y el romero. Incorpora a tu dieta tantos como puedas.

Trata también de evitar los que se indican en el capítulo 19, «Lo que no debemos comer». Cuando estás combatiendo un síntoma o una dolencia provocada por el herpes zóster, es fundamental empezar el proceso de eliminar al menos una o dos de las cosas que alimentan al virus. Si necesitas avanzar todavía más en tu curación, intenta acostumbrarte a eliminarlas todas.

Hierbas y suplementos curativos

Antes de utilizarlos, asegúrate de leer el capítulo 21, «Guía básica de los protocolos de suplementos».

Suplementos para el herpes zóster (neuralgia del trigémino, trastorno temporomandibular, hombro congelado, colitis ulcerosa, parálisis de Bell, muchos casos de dolor de cuello, de la mandíbula, de las encías y los dientes o de la lengua, sensación de ardor en el interior de la boca o en la piel, dolor en la nuca, dolor relacionado con la migraña, ciática misteriosa, dolor lumbar misterioso, neuropatía)

- **Zumo de apio fresco:** ve aumentando la cantidad hasta 1 l (32 oz) al día.

- **Aloe vera:** 5 cm o más (2 o más pulgadas) de gel fresco (sin la piel)

al día; también se puede aplicar el gel fresco sobre la erupción.

- **Amapola de California:** 3 cápsulas o 3 cuentagotas dos veces al día.

- **Curcumina:** 3 cápsulas tres veces al día.

- **Espirulina:** 1 cdta. o 3 cápsulas al día.

- **Hoja de gordolobo:** 4 cuentagotas dos veces al día.

- **Hoja de ortiga:** 4 cuentagotas dos veces al día.

- **L-lisina:** 6 cápsulas dos veces al día.

- **Melisa:** 4 cuentagotas tres veces al día.

- **Propóleo:** 3 cuentagotas tres veces al día.

- **Raíz de regaliz:** 2 cuentagotas dos veces al día (dos semanas sí y dos semanas no).

- **Uña de gato:** 2 cuentagotas dos veces al día.

- **Vitamina B$_{12}$ (como adenosilcobalamina con metilcobalamina):** 3 cuentagotas dos veces al día.

- **Vitamina C (como Micro-C):** 8 cápsulas dos veces al día.

- **Zinc (como sulfato de zinc líquido):** 2 cuentagotas dos veces al día.

CASO REAL
Dolor en la mandíbula
2010

Terrence siempre había tenido una salud bastante buena. Le gustaba jugar al tenis, salir de aventura con sus amigos y trabajar muchas horas en la empresa de consultoría de la que era propietario. Sin embargo, a los cincuenta y un años empezó a desarrollar cierta sensibilidad en la parte derecha de la mandíbula inferior. Siempre que masticaba por ese lado, le irradiaba un dolor hacia la cara.

La dentista observó la presencia de un viejo empaste metálico en una de las muelas y lo señaló como posible culpable.

—Tienes una infección bacteriana leve en la mandíbula —le dijo.

La solución que le propuso fue retirar el empaste y realizar una endodoncia.

Tras la intervención, Terrence notó un empeoramiento de su estado. El dolor aumentó y empezó a afectar a toda la mandíbula, con lo que le resultaba imposible masticar. Apenas podía hacer frente al dolor con analgésicos suaves. Una mañana, Terrence se despertó sintiendo tensión en la mandíbula y, a partir de ese día, esa tensión estaría presente todas las mañanas.

Cuando acudió de nuevo a la dentista, esta llegó a la conclusión de que necesitaba más tratamientos dentales. Le pareció que la muela situada junto a la que había desvitalizado requería atención. Creyó también que el nervio de esta estaba muy dañado y le realizó otra endodoncia. Sin embargo, el dolor de Terrence no disminuyó; de hecho, comenzó la sensación de que se extendía por el cuello y el hombro.

Al final, Terrence decidió acudir a un cirujano maxilofacial. Al principio, el médico no supo a qué achacar el problema, pero finalmente consideró que debía tratarse de la articulación temporomandibular. Aunque la mandíbula parecía estar en perfecto estado, el dolor podría estar indicando el inicio de un trastorno. Por si acaso tenía también una infección bacteriana, le recetó antibióticos. Sin embargo, tras dos semanas de tomar las pastillas que le habían mandado, Terrence seguía igual.

Hacía ya ocho meses que habían empezado los problemas. Por las noches, tardaba horas en dormirse. En una escala de uno a diez, consideraba que su dolor tenía una graduación de diez. Para colmo, su pareja de tenis había encontrado otro compañero y las facturas se acumulaban en el trabajo. Además, sus amigos habían dejado de invitarle a salir de excursión.

Un día Terrence llamó a uno de sus amigos, Jim, para ver si podían quedar a tomar café, pero Jim confundió la necesidad de apoyo de Terrence con una disculpa.

—No te preocupes, hombre —le dijo—. Solo Reggie cree que nos has abandonado.

Ante el enfado de Terrence, Jim contestó:

—¡Es solo una broma! Tranquilízate y ponte mejor para poder venir a la próxima excursión.

Terrence se sintió derrotado, solo, perdido y con necesidad de encontrar respuestas. Fue entonces cuando encontró mi página web y concertó una cita. Desde el primer momento, en el escaneo y la lectura inicial, el Espíritu observó que una variedad no eruptiva de virus del herpes zóster estaba inflamando los nervios trigémino y frénico y provocando el dolor de la mandíbula, la cara, el cuello y el hombro. La causa subyacente no era un trastorno mecánico de la articulación temporomandibular, pero la inflamación del nervio sí que había presionado la mandíbula, y eso era lo que le provocaba la tensión que sentía por la noche y al despertar.

Le expliqué que ya tenía el virus antes de la primera endodoncia; de hecho, lo había tenido durante toda su vida. Cuando el primer dentista retiró el empaste metálico, liberó toxinas de mercurio que, junto con la anestesia utilizada para la intervención, alimentaron y fortalecieron el virus del herpes zóster.

Afrontamos inmediatamente el virus con las hierbas y los alimentos apropiados. Para que Terrence pudiera restablecer su sistema inmunitario, eliminamos también los alimentos antagonistas de su dieta, es decir, aquellos que fortalecían el virus, como los productos de maíz, de colza y las proteínas de suero de leche en polvo que su entrenador le había indicado que debía tomar dos veces al día.

Conocer la verdadera causa del dolor eliminó el misterio y el miedo y le permitió a Terrence recuperar la confianza en curarse.

Al cabo de un mes de seguir el nuevo régimen alimentario, el dolor había cedido de manera notable. A los tres meses, había pasado totalmente la fase crítica. Además, en la cooperativa alimentaria local a la que había empezado a acudir en busca de productos ecológicos frescos, había hecho muchos amigos. La siguiente vez que le llegó un mensaje de correo del grupo de sus amigos anteriores para salir de excursión, no se apuntó. En su lugar, decidió participar en un taller de la cooperativa, en el que difundió el evangelio del poder curativo de la fruta a todo aquel que quiso escucharle.

«Si sufres cualquier problema de salud, tienes cambiar de táctica. Consumir alimentos reconstituyentes —y eliminar aquellos que favorecen los problemas— es el aspecto más importante para curar cualquier enfermedad o trastorno».

Anthony William, Médico Médium

CAPÍTULO 12

Trastorno por déficit de atención con hiperactividad y autismo

Hacer una lista de una docena o más de síntomas para determinar si tu niño padece un trastorno por déficit de atención con hiperactividad (TDAH) o autismo no es una forma demasiado productiva de empezar nuestro análisis. Existe ya demasiada confusión, demasiados libros, demasiadas páginas web y demasiados artículos sobre los indicadores del TDAH y el autismo como para que yo me sume a ellos. Seguro que ya los has estado consultando en busca de respuestas, y lo esencial es que tanto el TDAH como el autismo son dolencias misteriosas para la investigación y la ciencia médica.

La intuición de una madre es la mejor herramienta para identificar el TDAH y el autismo. El vínculo que une a las madres con sus hijos, ya sean biológicos o adoptados, es una fuerza espiritual que no se rompe jamás. Las mamás (y los papás, así como todos los cuidadores principales) conocen a sus niños mejor de lo que cualquier otra persona puede hacerlo. Por eso saben que los problemas de atención no se deben a que sus hijos sean egoístas, tercos o insensibles; saben que son inteligentes y sensibles y que, muchas veces, no pueden elegir su comportamiento; saben que lo que les sucede es algo mucho más profundo.

El instinto de un cuidador principal supera todos los sistemas clínicos establecidos para diagnosticar a los niños y todos los panfletos informativos, todas las evaluaciones de los profesores y todos los juicios de los compañeros de juegos. La percepción que tiene una madre o un padre de su hijo es lo que mejor puede detectar si lo que le está pasando al niño es solo un problema del desarrollo o no.

Decenas de miles de niños tienen TDAH y autismo y la cantidad está creciendo a un ritmo alarmante. Este capítulo está escrito especialmente para padres y cuidadores de niños con TDAH y autismo, esas personas que saben lo frustrante que puede llegar a ser intentar comprender determinadas conductas de sus hijos y lo duro que resulta no recibir las respuestas y el apoyo que necesitan del mundo exterior. También puede serte útil si eres un adulto que padece alguno de estos trastornos.

En cualquier caso, te ayudará a comprender mejor el TDAH y el autismo, pues te proporcionará una información que supera todo lo que conocen hasta este momento la investigación, la ciencia y las comunidades médicas. Además, te ofrece distintas formas de afrontar ambos trastornos.

LAS VENTAJAS OCULTAS DEL TDAH Y EL AUTISMO

Lo más probable es que ya estés familiarizado con las características que se asocian al TDAH y al autismo. Sabrás que es algo más que trastear de un lado para otro, no prestar atención de vez en cuando y tener dificultades ocasionales para comunicarse.

Las características de las dificultades para prestar atención, la hiperactividad y la impulsividad se consideran TDAH cuando son tan pronunciadas que al niño le cuesta integrarse en el colegio, en casa o en otros entornos. Cuando los síntomas van un paso más allá del TDAH, entran en la categoría del autismo (también llamado trastorno del espectro autista o TEA).

Con frecuencia, un niño recibe un diagnóstico obtenido con un grupo pequeño de clasificaciones porque a la industria médica le encanta tener todo bien ordenadito bajo un puñado de etiquetas; permitir más complicaciones la haría sentirse incómoda, y ella prefiere estar a gusto. No le agrada la existencia de muchas variables y variaciones que conviertan el diagnóstico en algo confuso y misterioso y que revelen que no domina las causas muy asentadas. No le gusta que los síntomas se salgan de lo establecido, prefiere que se atengan a las normas, y por ello pretende encasillar a los niños. Es algo que lleva años intentando hacer.

En realidad, el problema es mucho más hondo… y las etiquetas de TDAH y autismo ocultan estas causas y estos significados más profundos. Las etiquetas, y las clasificaciones que contienen, sirven a menudo de casillas que permiten a la industria médica envolver estos conjuntos complejos de experiencias para que parezcan algo conocido y entendido.

Tanto el TDAH como el autismo tienen también aspectos positivos. Los niños que padecen estos trastornos tienen una enorme intuición, son excepcionalmente creativos, poseen una extraordinaria habilidad para ver lo que se esconde bajo la superficie de las cosas y, aunque esto contradice la creencia más generalizada, tienen incluso la capacidad de «leer» a las personas con mucha facilidad. Los niños con TDAH y autismo suelen pensar deprisa, sentir profundamente y ser intuitivos y artistas, en parte debido a la poca paciencia que tienen para hacer las cosas de la forma «habitual» (también existen razones fisiológicas por las que estas características se desarrollan conjuntamente con los problemas conocidos del trastorno por déficit de atención e hiperactividad y el autismo, hablaremos de ellas en la próxima sección).

Lo cierto es que el TDAH y el autismo están dando lugar a generaciones nuevas de niños que van a crecer, adaptarse y estar más preparados para solucionar problemas futuros y trazar un rumbo mejor para la humanidad.

Aunque el hecho de ser diferentes hace que la vida resulte más difícil para los niños que tienen que enfrentarse a una dolencia misteriosa —y también para sus familias—, aprender a crecer y adaptarse a ella aumenta sus probabilidades de vivir una vida extraordinaria.

LAS CAUSAS DEL TDAH Y EL AUTISMO

Un error muy común es considerar que el TDAH y el autismo son el resultado de un entorno intestinal deficiente. Hay quienes creen que la culpable de la hiperactividad, la falta de atención y las conductas impulsivas o antisociales de los niños se deben a una proliferación excesiva de cándidas, levaduras, mohos y bacterias no beneficiosas, y se supone que, si mejoramos la flora intestinal, conseguiremos también mejorar la salud cerebral de los afectados y aliviar sus síntomas.

Esta teoría no es más que una distracción de lo que realmente está en juego. Cualquier persona se beneficiará de tener limpio el tracto gastrointestinal, aunque no sepa cómo ni por qué. En los casos de TDAH y autismo, intentar mejorar el entorno intestinal con probióticos y alimentos ricos en probióticos es una buena intención, pero periférica, pues no afronta la auténtica causa subyacente de estos trastornos: los metales pesados tóxicos.

Concretamente, el TDAH y el autismo nacen (fundamentalmente) del mercurio que, junto con el aluminio, se asienta en la cisura interhemisférica que separa el hemisferio derecho del cerebro del izquierdo. El mercurio y el aluminio pueden estar también en las demás zonas del cerebro, «repartidos» en depósitos más pequeños, algunos incluso en el interior del centro emocional.

Quizá se te ocurra pensar que es difícil exponerse de forma significativa a los metales pesados tóxicos en los primeros años de vida. El mercurio, sin embargo, es una neurotoxina que les pasa desapercibida a los médicos. La mayoría de ellos no son conscientes de cuáles de los tratamientos que ofrecen lo contienen, y, si lo saben, o bien lo niegan por miedo a romper el protocolo tradicional, o bien creen en ese tratamiento y esa fe es mayor que lo que les dicta el sentido común acerca de la naturaleza de los metales pesados tóxicos. Las comunidades médicas necesitan un toque de atención generalizado acerca de la contaminación evidente por mercurio.

El mercurio es el gran inductor del TDAH y el autismo en los niños del siglo XXI (y es también el responsable de la mayoría de los trastornos convulsivos). Hasta que no se combata tanto este como el aluminio, estos trastornos seguirán afectando a millones de niños cada año.

A un bebé le resulta muy fácil asimilar metales pesados tóxicos de su madre mientras está en el útero, y a un padre le resulta también muy fácil transmitirlos en el momento de la concepción. Es probable que los progenitores hayan estado acumulando mercurio durante décadas, como también hicieron sus padres antes que ellos…, y el mercurio tiende a permanecer en el linaje familiar generación tras generación, en algunos casos durante siglos, a menos que se tomen medidas concretas para eliminarlo.

La genética no es la responsable del TDAH y el autismo. ¿Recuerdas lo que dije en otros capítulos acerca de que la teoría de las enfermedades autoinmunes —la teoría de que el cuerpo se ataca a sí mismo— es falsa y se trata simplemente de una forma de echar la culpa al enfermo? La teoría genética es una cabeza de turco parecida. Echarle la culpa al ADN supone responsabilizar a la esencia misma del niño, que está luchando contra el TDAH y el autismo, y eso es una vergüenza. La razón de que el TDAH y el autismo aparezcan varias veces en una misma familia es la transmisión de mercurio de generación en generación, así como la exposición familiar a los metales pesados tóxicos.

Resulta muy fácil transmitir aluminio de generación en generación, el otro metal pesado tóxico que suele estar implicado en el TDAH y en el autismo, así como adquirirlo a través de tratamientos médicos. Además, existen otras fuentes externas que nos exponen a él. La mayoría de las latas de refrescos están hechas de aluminio, el papel de aluminio es un elemento muy común en las cocinas y los revestimientos de aluminio son corrientes en las casas. Además, el aluminio y el mercurio están presentes en los pesticidas, fungicidas y herbicidas. Esta lista representa solo una fracción de los lugares donde puedes entrar en contacto con el aluminio y otros metales pesados tóxicos.

(El cobre es otro metal pesado tóxico común que se transmite de generación en generación y al que resulta muy fácil verse expuesto en la vida diaria. Muchos niños con TDAH o autismo tienen en el hígado grandes cantidades de depósitos de cobre tóxico que son los responsables del eccema, la psoriasis y otras dolencias de la piel en la infancia o en la edad adulta. Aunque el cobre no interviene en los síntomas propios del TDAH o del autismo, tampoco los beneficia, porque, cuando sufres una dolencia molesta de la piel y, al mismo tiempo, TDAH o autismo, esta se convierte en una mayor tensión emocional).

Y otro aspecto fundamental del origen del TDAH y el autismo es el punto físico en el que se asientan los metales pesados tóxicos (mercurio y aluminio).

La cisura interhemisférica del cerebro

La cisura interhemisférica del cerebro está situada justo entre el hemisferio cerebral izquierdo y el derecho. Esta cisura tiene el aspecto de un canal abierto por el que, en lugar de circular agua, circula energía eléctrica. En las investigaciones médicas aún no se ha documentado que este canal produce una carga eléctrica que forma una conexión energética entre los dos hemisferios cerebrales y permite el intercambio de información entre ellos. Este intercambio está impulsado por las neuronas y es posible que la investigación y la ciencia médica no lleguen jamás a descubrir la auténtica naturaleza de esta conexión.

En los niños, la comunicación entre ambos hemisferios es mayor que en los adultos. Eso es lo que les permite aprender a comunicarse con otras personas y con el reino metafísico, y ver cosas que los mayores ya no son capaces de ver, como los ángeles.

Cuando los metales pesados tóxicos penetran en esta cisura interhemisférica —que supuestamente tiene que estar abierta y libre—, bloquean las transmisiones energéticas eléctricas y metafísicas entre los hemisferios del cerebro. Esto obliga al cerebro del niño a desarrollar formas alternativas de hacer estos intercambios. Empiezan a producirse adaptaciones y el niño comienza a acceder inconscientemente a zonas de su cerebro que la mayoría de nosotros no utilizamos jamás (al menos, mientras somos pequeños). La energía metafísica y eléctrica lucha por abrirse camino en un territorio desconocido. Los impulsos nerviosos eléctricos comienzan a encender neuronas y a disparar neurotransmisores por caminos cerebrales que supuestamente no deben ser explorados hasta que la persona alcanza los primeros años de la edad adulta.

El autismo es básicamente una forma más avanzada y complicada de TDAH. Los metales pesados tóxicos están presentes en mayor cantidad en la cisura interhemisférica y se acumulan en capas desiguales. Esto ayuda a explicar por qué existe un espectro autista, aunque el síndrome se muestre con una intensidad distinta dependiendo del caso concreto de cada niño. Todo depende de la cantidad de metales pesados existente en la cisura y de cómo se han acumulado. En los casos de autismo (frente a los de TDAH), las capas adicionales de mercurio interfieren aún más con las comunicaciones energéticas metafísicas y eléctricas que intentan cruzar la cisura. En esto intervienen también las pequeñas cantidades de metales pesados tóxicos «repartidos» por todo el cerebro.

Para comprender el TDAH y el autismo, piensa en el Gran Cañón. En él y en sus alrededores se está produciendo una relación simbiótica entre elementos físicos y metafísicos. El agua corre por el cañón, el viento se eleva y sale por encima, los campos eléctricos forman tormentas y vemos la tierra, la luz y el calor del sol. Todos estos elementos se combinan para convertir al cañón en una fuerza energética y espiritual visible. La cisura interhemisférica del cerebro es, en este aspecto, como el Gran Cañón: son muchos los elementos que están en juego para que todo sea como debe ser.

Pero ¿qué sucedería si algo alterara el entorno prístino del Gran Cañón? ¿Qué pasaría si empezaran a caer en él coches y barriles de metal? Todo cambiaría. Los patrones del viento variarían de dirección. El sol se refractaría con ángulos distintos y ya no llegaría a algunas zonas, mientras que iluminaría rendijas y recovecos que no habían recibido su luz en muchos miles de años. Todos los sonidos del cañón y de sus alrededores cambiarían. La frecuencia del lugar en su conjunto sería distinta como consecuencia de la adaptación de sus elementos.

Esto es lo que sucede cuando los metales pesados tóxicos penetran en la cisura interhemisférica del cerebro de un niño. Vemos que se comporta de una forma que no esperamos, porque su cerebro se está adaptando a los materiales que bloquean la comunicación interna. Está aprendiendo a acceder a partes distintas de sí mismo.

Neuronas cerebrales especialmente evolucionadas

Los niños que padecen TDAH y autismo desarrollan también unas neuronas cerebrales especialmente evolucionadas, sobre todo en el lóbulo frontal. Estas neuronas facilitan la comunicación con los demás y una serie de habilidades intuitivas para «leer» a las personas (es decir, ser capaces de percibir lo que alguien está pensando y sintiendo). Esto quizá nos sorprenda, porque los niños con TDAH y autismo pueden mostrar conductas antisociales que aparentemente demuestran que están cerrados a los demás. Sin embargo, su actitud de centrarse exclusivamente en ellos mismos y en sus intereses personales es en realidad una forma de evitar verse inundados por el aluvión de información que están recogiendo de las personas que los rodean. Esta actitud esconde el poderoso desarrollo intuitivo que estos niños poseen.

Además de desarrollar neuronas nuevas más evolucionadas en el lóbulo frontal, también desarrollan otras partes del cerebro. Estas neuronas nuevas y evolucionadas pueden excitarse y son las responsables de los síntomas del TDAH que vemos los demás. Y lo mismo, pero en grado superlativo, sucede con muchos niños autistas, que desarrollan una mayor cantidad de neuronas evolucionadas y adaptables. En ambos casos, necesitan más electrolitos, sales de oligoelementos y glucosa, por lo que, cuando estas neuronas nuevas se desarrollan, si un niño no está obteniendo lo necesario para alimentarlas, reforzarlas y desarrollarlas, puede experimentar más dificultades.

La edad y el desarrollo cerebral

Esta secuencia de acontecimientos —la acumulación de metales tóxicos en la cisura que separa los hemisferios izquierdo y derecho (junto con la exposición a metales pesados tóxicos en otras zonas cerebrales), seguida de la necesidad de acceder a partes no utilizadas del cerebro (porque no se puede comunicar energía e información a través de la cisura) y, más tarde, del desarrollo de numerosas neuronas evolucionadas— se produce siempre antes de los cuatro años.

Sin embargo, los metales pesados tóxicos, como el mercurio y el aluminio, pueden eliminarse del cerebro del niño en cualquier momento, mediante las herramientas y técnicas de depuración de este libro, hasta aproximadamente los primeros años de la edad adulta. Si se hace así, la naturaleza intuitiva del niño permanecerá, pero la eliminación de los metales pesados probablemente pondrá fin al TDAH o al autismo. Esta eliminación no tiene más que ventajas, porque permite al niño ser extraordinario, pero le evita las dificultades asociadas con estos trastornos. Es posible que algunas conductas que podrían haber sido consideradas síntomas se revelen como simples patrones y hábitos de supervivencia en el TDAH y el autismo. Quizá observes mejorías en muchos aspectos del bienestar del niño, aunque algunos de estos patrones permanezcan (por ejemplo, en las áreas de comunicación y sensibilidad); harán falta experiencias nuevas y tiempo sin metales pesados tóxicos para que cambien.

Al inicio de la edad adulta, la cisura entre los hemisferios cerebrales se cierra. Ambos hemisferios empiezan a apretarse el uno contra el otro, con lo que limitan el flujo libre y fácil de energía y de información infantil e inconformista entre el lado izquierdo y el lado derecho del cerebro. Este es el proceso normal del crecimiento, es la forma que tiene el organismo para centrar nuestra atención en las responsabilidades de la edad adulta. El problema es que también deja atrapado cualquier metal pesado tóxico, como el mercurio, que pueda haber en el canal que separa ambos hemisferios.

Si eres un adulto con TDAH o autismo, lo más probable es que sigas mostrando algunas características de estos problemas, a menos que te esfuerces por seguir eliminando metales pesados tóxicos de tu organismo y por evitar nuevas exposiciones. En la mayoría de los casos, el TDAH y el autismo pueden considerarse no como algo negativo, sino sencillamente como una forma de vida distinta de la convencional. Dicho esto, si padeces un caso grave de TDAH o de autismo que interfiera con tu vida y tus relaciones, puedes seguir los consejos que encontrarás en la siguiente sección para disminuir sus efectos.

Del mismo modo, si eres padre de un niño con TDAH o autismo, la siguiente sección te mostrará lo que puedes hacer para tratarlo.

CÓMO AFRONTAR EL TDAH Y EL AUTISMO

Para tratar el TDAH, los médicos suelen prescribir anfetaminas. Es un procedimiento aparentemente contradictorio, porque las anfetaminas son estimulantes, en principio lo último que le daríamos a un niño hiperactivo o a uno al que le cuesta centrarse en lo que está haciendo para calmarle.

La prescripción de anfetaminas me recuerda a la costumbre que existía a finales del siglo xix y principios del xx de dar Mrs. Winslow's Soothing Syrup* a los niños para calmarlos cuando se estaban portando mal. Efectivamente, los tranquilizaba bastante rápido… porque contenía morfina. Cuando se llegó a la conclusión de que administrar este narcótico a los niños resultaba peligroso, se retiró del mercado.

Cuando los médicos recetan anfetaminas para ayudar a los niños a centrarse durante periodos cortos, sí que es cierto que la mayoría de las veces funciona…, aunque las comunidades médicas no saben por qué.

La clave de este misterio es el excepcional desarrollo que se está produciendo en el cerebro del niño. Acceder a partes normalmente no utilizadas del cerebro y producir numerosas neuronas evolucionadas y adaptables requiere entre dos y tres veces la cantidad normal de glucosa y de sales de oligoelementos, los alimentos principales del cerebro (la glucosa es el más importante y las sales de oligoelementos, las segundas). Lo más probable es que el niño no esté recibiendo suficiente glucosa o sales de oligoelementos para el cerebro, y eso es, en parte, la causa de muchas de las conductas relacionadas con el TDAH que muestra. Las anfetaminas estimulan las glándulas suprarrenales y hacen que produzcan más adrenalina. El cerebro acepta entonces esta hormona en lugar de la glucosa y las sales de oligoelementos para alimentar su actividad. Para superar los metales pesados tóxicos, como el mercurio, acumulados en el cerebro, la adrenalina obliga a los impulsos nerviosos eléctricos a dispararse a una velocidad alarmante, y con ello se estabiliza el TDAH del niño y se le ayuda a centrarse, aunque solo sea temporalmente. Pero su respuesta a la medicación también puede ser sumamente impredecible.

---

* Preparado medicinal utilizado para tranquilizar a los bebés, entre cuyos ingredientes figuraban el sulfato de morfina y el hidróxido de amonio. Se vendía en el Reino Unido y en EE. UU. Fue retirado del mercado en 1930. (N. de la T.)

Ten en cuenta también que si un niño está combatiendo un patógeno como el virus de Epstein-Barr o el herpes zóster, esto puede provocar un leve aumento de la inflamación en todo el cuerpo, aunque todavía no se hayan desarrollado otros síntomas víricos. Esta inflamación leve puede ser suficiente para provocar dificultades para pensar o problemas de concentración que se malinterpretan como TDAH. En estos casos, la adrenalina que desencadena una anfetamina reduce temporalmente la inflamación y hace creer que la receta está «funcionando».

El problema es que las anfetaminas suponen una tremenda sobrecarga para las glándulas suprarrenales (por no mencionar el resto de los órganos, que se ven regularmente inundados de adrenalina). Si el uso de esta droga se prolonga durante varios años, llega un momento en que las glándulas suprarrenales acaban «quemándose» y se vuelven inestables, lo que da lugar a un montón de problemas. Con frecuencia escucho a adultos jóvenes decir que sufren disfunciones adrenales, fatiga grave y un alto grado de ansiedad como resultado de una prescripción excesiva de anfetaminas. Es especialmente común entre las mujeres.

Una solución mejor a largo plazo tanto para el TDAH como para el autismo es asegurarse de que el niño dispone de grandes cantidades de fruta fresca y, a ser posible, ecológica. Eso le aportará glucosa de calidad en una forma que resulte fácilmente accesible para el cerebro (véase el capítulo 20, «Miedo a la fruta»). Da rienda suelta a tu creatividad para convertir el consumo de fruta en un hábito; por ejemplo, puedes batir plátanos congelados para preparar una especie de helado de plátano.

Aportar a tu hijo los mejores oligoelementos es otro paso importante. La opción más beneficiosa es el zumo de apio fresco, aunque tengas que empezar con dosis pequeñas (en la tabla del capítulo 21 encontrarás las cantidades para ni-

ños), pues es un electrolito completo. Si no te queda más remedio que descartarlo, prueba con agua de coco (que no esté rosa ni roja), que contiene sales de oligoelementos y es rica en electrolitos. Una tercera opción sencilla —aunque no es igual, sigue siendo beneficiosa y fácil— es preparar limonada casera exprimiendo un limón, mezclándolo con agua y añadiéndole miel cruda.

En este momento, la tendencia alimentaria para tratar el TDAH y el autismo consiste en eliminar los cereales y el azúcar. Es una decisión sabia, pero únicamente si la fruta ocupa el lugar de los azúcares que han sido eliminados. Otra tendencia alimentaria es la dieta cetogénica rica en grasas. Los médicos que temen el azúcar suelen recomendarla, pero no es un procedimiento aconsejable. Cualquier mejoría que muestre el niño solo será temporal y se deberá exclusivamente a que los niveles elevados de grasas fuerzan a las glándulas suprarrenales a segregar más adrenalina que con otras técnicas alimentarias, con lo que ayudan al niño a centrarse mejor en determinados momentos. Sin embargo, al final, lo más probable es que acabe provocando fatiga adrenal e incluso una carencia de neurotransmisores. No basta con ofrecer dietas y recomendaciones alimentarias basadas en conjeturas: solo cuando conoces el porqué de las dificultades del niño con TDAH o autismo y sabes cómo funciona el cerebro puedes comprender qué necesita y elegir las herramientas adecuadas. Si el niño no recibe el azúcar de la fruta (en estado natural), seguirá mostrando síntomas de TDAH y autismo o, años más tarde, desarrollar otros síntomas nuevos adicionales.

Esto puede ayudarte a comprender por qué el niño se siente atraído por los alimentos muy ricos en azúcar o en almidones muy calóricos, como las patatas fritas y los alimentos rebozados y fritos. Es su cerebro, que le está diciendo que necesita glucosa. El problema es que, además de contener el peor tipo de azúcar que existe, carente de elementos nutritivos, la comida basura contiene también manteca o aceites transgénicos rancios que evitan que el azúcar llegue al cerebro. Por eso, las versiones menos sanas de estos «caprichos» no ayudan en nada a los niños con TDAH o autismo.

De hecho, además de evitar que tu hijo consuma caramelos tradicionales, también deberías eliminar todos los productos que contengan trigo o gluten de su dieta. Las comunidades médicas no saben por qué es importante que los niños con síntomas de TDAH y autismo no consuman gluten, creen que podría deberse a una alergia, a que el gluten provoque inflamación o a que exista algún problema genético que no les permite digerirlo y asimilarlo. Hay montones de teorías, pero, en realidad, lo que sucede es que estos niños con TDAH o autismo suelen tener infecciones víricas y bacterianas. Los estreptococos son las bacterias más habituales en ellos y la investigación y la ciencia médica desconocen que estos se alimentan de gluten. Eso es lo que puede aumentar los niveles de inflamación y crear otros problemas y síntomas digestivos, porque el gluten en sí mismo ni crea ni aumenta la inflamación.

Si puedes, también debes evitar que consuma cualquier alimento o aditivo que tenga cualidades tóxicas, como el maíz, el aceite de colza, el glutamato sódico, el aspartamo, el ácido cítrico, la levadura nutricional y los aromas naturales (véase el capítulo 19, «Lo que no debemos comer»).

Además, trata de alejar a tu hijo de cualquier otro tipo de veneno, en especial de los metales pesados tóxicos (véase el capítulo 18, «Cómo liberar las toxinas del cerebro y del cuerpo»). Cuestiona siempre todo aquello a lo que tu hijo se vea expuesto, incluidos los tratamientos médicos.

Por último, intenta que la alimentación diaria de tu hijo tenga como base las siguientes hierbas, suplementos y alimentos. Honestamente debo decirte que, en el 85 por ciento de los casos, los niños con TDAH o autismo no van a estar

dispuestos a colaborar. Por tanto, si consideras que tu hijo se puede beneficiar de estos alimentos, intenta buscar formas imaginativas para conseguir que le resulten atractivos (o camúflalos). Implica también a tu hijo en este proceso adaptando tus iniciativas a sus deseos y a su personalidad. Una madre, un padre o la persona que cuida a un niño es quien mejor sabe cómo convencerlo de que algo es bueno para él. Cada niño es maravillosamente único y sorprendente en todos los aspectos, así que sigue tu intuición y hazlo lo mejor que puedas.

Alimentos curativos

La dieta es fundamental para recuperarse de un TDAH o del autismo. Algunas frutas, hortalizas de hoja verde, hierbas, alimentos silvestres y verduras concretas resultan especialmente beneficiosos para eliminar metales pesados tóxicos y otras toxinas, sanar los tejidos del cerebro, recuperar los neurotransmisores, favorecer la transmisión saludable de las señales neuronales, aportar glucosa al cerebro, tranquilizar la mente o reforzar el sistema nervioso central, además de disminuir la cantidad de patógenos como virus y bacterias y matarlos. Entre estos alimentos curativos están los arándanos silvestres, el cilantro, las patatas, las manzanas, el apio, los plátanos, las espinacas, los melones, la calabaza, las batatas, los tomates, el brécol, las peras, los mangos, las moras, los aguacates (en pequeñas cantidades), las fresas, el alga dulse del Atlántico y las semillas de cáñamo (en pequeñas cantidades), así que incorpora tantos como puedas a la dieta.

Consulta también la receta del batido para depurar metales pesados tóxicos que encontrarás en el capítulo 23, e intenta tomarlo siempre que puedas. Sin embargo, ten en cuenta que, por lo general, un niño no tiene hambre suficiente para tomar todo el batido que se obtiene con la receta. Para averiguar la ración apropiada, piensa en un vaso de zumo de manzana: ¿cuánto tomaría?, ¿un cuarto de litro?, ¿trescientos mililitros?, ¿trescientos cincuenta? Pues esa será la cantidad adecuada de batido para depurar metales pesados que deberás darle. Puedes reducir proporcionalmente la receta —por ejemplo, preparando la mitad o dos tercios (asegurándote de mantener las proporciones adecuadas de los cinco ingredientes fundamentales)— o hacerla entera y beberte lo que el niño no quiera. También puedes darle los ingredientes por separado en el transcurso de veinticuatro horas.

Hierbas y suplementos curativos

Un punto de partida muy útil para cualquiera que tenga síntomas de TDAH o autismo es el zumo de apio fresco en ayunas y, a lo largo de la mañana o del día, el batido para depurar metales pesados tóxicos, que incorpora dos de los suplementos siguientes: el zumo de hierba de cebada en polvo y la espirulina (recuerda que no debes tomar el zumo de apio y el batido a la vez; separa siempre el zumo de apio al menos entre quince y treinta minutos de cualquier otra bebida o comida). Si necesitas orientación sobre las cantidades de zumo de apio para los niños, consulta la tabla del capítulo 21.

Si buscas un apoyo adicional, en esta lista encontrarás opciones. Ten en cuenta que las dosis de suplementos que aparecen en ella son para adultos, así que puedes llevársela a tu pediatra para que te diga cuál es la apropiada para tu hijo. Antes de utilizar estos suplementos, asegúrate de leer el capítulo 21, «Guía básica de los protocolos de suplementos».

Suplementos para TDAH y autismo (dosis para adultos)

Recuerda que puedes enseñarle estas dosis para adultos a tu pediatra para que te indique cuáles son las idóneas para tu hijo.

- **Zumo de apio fresco:** ve aumentando la cantidad hasta medio litro (16 oz) al día.

- **Celeryforce:** 2 cápsulas al día.

- **Complejo B:** 1 cápsula al día.

- **EPA y DHA (sin pescado):** 1 cápsula al día (tomada con la cena).

- **Espirulina:** 1 cdta. o 3 cápsulas al día.

- **GABA:** 1 cápsula al día.

- **Gluconato de magnesio:** 2 cápsulas al día.

- **Hoja de gordolobo:** 1 cuentagotas al día (una semana al mes).

- **Jarabe de bayas de arce:** 1 cdta. al día.

- **Melatonina:** entre 1 y 5 mg al día (preferiblemente por la noche).

- **Melisa:** 3 cuentagotas al día.

- **Raíz de regaliz:** 1 cuentagotas al día (dos semanas sí y dos semanas no).

- **Sello de oro:** 1 cuentagotas al día (una semana al mes).

- **Vitamina B$_{12}$ (como adenosilcobalamina con metilcobalamina):** 1 cuentagotas al día.

- **Vitamina C (como Micro-C):** 2 cápsulas al día.

- **Zinc (como sulfato de zinc líquido):** 1 cuentagotas al día.

- **Zumo de hierba de cebada en polvo:** 1 cucharadita o 3 cápsulas al día.

CASO REAL
Los frutos del trabajo de una madre
2005

Siendo niño, a Jonathan le costaba mucho comunicarse con los amigos, la familia y sus profesores. Además, no se llevaba bien con su hermana pequeña, era imposible que se mantuviera sentado y quieto, y centrar la atención era para él una tarea casi imposible. A los cinco años le diagnosticaron TDAH.

Su madre, Alberta, fue su mayor apoyo. Durante los trece años siguientes se dedicó en cuerpo y alma a llegar al fondo del problema y a mejorar la salud y el bienestar de su hijo. Llevaba un diario donde anotaba todos los síntomas que mostraba Jonathan, cada profesional sanitario al que acudían, cada dieta y cada medicina que le prescribían. Entre ellas estaban las popularmente recetadas anfetaminas. El marido de Alberta solía bromear diciendo que, por muy bien que le estuviera yendo el día a Jonathan en lo que se refería a concentración e hiperactividad, era como Rudolph, que jamás participaba en los juegos de los renos*. En parte, era cierto que los otros niños no le invitaban a participar en sus juegos, pero es que, además, los temas que le interesaban a Jonathan eran más avanzados e intensos que los de los demás niños de su edad.

Aunque la conducta de Jonathan oscilaba entre un TDAH y un autismo leve, Alberta sabía que era un niño brillante, maravilloso e intuitivo. Cuando leyó en un libro la expresión «niño índigo», empezó a referirse a él con este nombre.

No olvidaba una ocasión en la que Jonathan, con siete años de edad, iba sentado en el asiento trasero del coche vestido con unos vaqueros, una sudadera azul y sus deportivas favoritas, que, según él, le quedaban estupendamente, mientras Alberta, en el asiento delantero, registraba mentalmente los detalles de la reunión que acababa de mantener con el asesor escolar. De repente, Jonathan empezó a hablar consigo mismo.

—Nadie me entiende —dijo—. Solo necesito un poco más de tiempo para adaptarme al mundo.

Cuando Jonathan estaba entrando en la adolescencia, Alberta encontró un médico de medicina funcional que le proporcionó algunos buenos resultados. El doctor Duval afirmó que el TDAH y el comportamiento casi autista de Jonathan estaban relacionados con problemas de la flora intestinal, es decir, con una gran cantidad de bacterias improductivas y una insuficiencia de bacterias beneficiosas. En su opinión, los cereales eran parte del problema, por lo que le recomendó que eliminara todo el trigo, el centeno, la avena, la cebada y demás de la dieta de Jonathan. También opinaba que a Jonathan le iría mejor si no tomaba azúcares procesados ni productos lácteos, tales como la leche, el queso y la mantequilla. Le aconsejó que le diera grandes cantidades de hortalizas de hoja verde, como la col rizada, y otros tipos de verduras, algunos frutos secos y semillas y buenas raciones de carne, pollo y pescado. Como suplemento, le recetó unos probióticos avanzados para tratar lo que él denominó un entorno intestinal no saludable, y unos suplementos para reforzar el sistema inmunitario.

---

* Una de las estrofas del villancico *Rudolph, the Red Nosed Reindeer (Rudolph, el reno de la nariz roja)* dice: «All of the other reindeer / used to laugh and call him names / they never let poor Rudolph / play in any reindeer games» («Todos los demás renos / se burlaban de él y le ponían motes / y nunca dejaban que el pobre Rudolph / participara en sus juegos de renos»). *(N. de la T.)*

Jonathan era uno de esos chicos raros que siempre están dispuestos a colaborar en cuestiones de comida. Aunque Alberta había oído a otras madres quejarse de que era casi imposible influir sobre los hábitos alimentarios de sus hijos, a Jonathan no le importó suprimir el trigo y sustituirlo por grandes cantidades de hortalizas de hoja verde, frutos secos y semillas y otros alimentos que, según el doctor Duval, favorecían el cerebro.

Con los años, la capacidad de atención y los problemas de comunicación de Jonathan mejoraron lo suficiente como para permitirle superar la educación infantil, la secundaria e incluso el instituto. En algunos periodos, Alberta enseñó a Jonathan en casa y más tarde contrató profesores. Ambas medidas fueron fundamentales para el éxito escolar del muchacho.

A los dieciocho años, sin embargo, Jonathan seguía luchando con sus síntomas. Tanto Alberta como él mismo estaban haciendo un gran esfuerzo para que pudiera entrar en la universidad y a ambos les preocupaba (aunque Jonathan se negaba a admitirlo) cómo iba a rendir estando fuera de casa y sin el apoyo constante de Alberta. Para él sería un milagro no tener que depender de las anfetaminas y los demás estimulantes que le recetaban.

Los últimos dieciocho años habían sido muy duros para Alberta. Sin embargo, no habría cambiado ni un solo minuto de ellos. Cada vez que se sentía frustrada, recordaba al niño de siete años sentado en el asiento trasero del coche pidiendo al mundo que le comprendiera. En una reunión de padres y profesores en el colegio de Jonathan, Alberta entabló conversación con una madre cuyo hijo estaba en una situación parecida. Esa madre le dio a Alberta mi número de teléfono.

La que se puso al teléfono en la primera conversación que mantuvimos fue Alberta, y, aunque Jonathan no estaba al aparato, pude hacerle un escáner. Le dije a su madre que los culpables eran los metales pesados, en especial el mercurio. El médico de medicina funcional y los demás terapeutas habían conseguido mejorar hasta el 40 por ciento de la capacidad curativa de Jonathan. Sin embargo, no habían conseguido avanzar más porque no estaban consiguiendo ver la causa más importante de sus síntomas: los metales pesados tóxicos.

La cisura interhemisférica del cerebro de Jonathan tenía atrapadas grandes cantidades de mercurio (las investigaciones médicas van a tardar otras dos o tres décadas en investigar este tema). Como Jonathan tenía dieciocho años, los hemisferios cerebrales estaban empezando a apretarse uno contra otro y a cerrar el canal, aunque todavía quedaba espacio suficiente para obtener grandes resultados.

Alberta se mostró aliviada al comprobar que me había llamado a tiempo, pero le aterró pensar cómo le podrían haber ido las cosas a Jonathan si me hubiera llamado solo un año más tarde. Le aseguré que, aunque Jonathan hubiera sido mayor, aun así habríamos conseguido algún resultado gracias a los métodos de depuración.

Como las grasas en el torrente sanguíneo impiden que la preciada y tan necesaria glucosa llegue al cerebro, redujimos el consumo de grasas de Jonathan, que hasta entonces había sido en forma de proteínas animales. Durante todos esos años, la gran contaminación por metales en el cerebro de Jonathan había hecho que este necesitara el doble de la glucosa que estaba recibiendo. Alberta me contó que a Jonathan siempre le habían atraído los dulces y que con frecuencia parecía centrarse mejor cuando los tomaba, aunque eso solo durara un momento antes de que los azúcares procesados le hicieran derrumbarse.

Yo estuve de acuerdo con esa observación y confirmé que el consumo de azúcares procesados no era el sistema más apropiado. El doctor Duval había acertado en una cosa: los cereales y los productos lácteos no le iban nada bien. Lo que Jonathan necesitaba eran alimentos buenos para el cerebro: arándanos silvestres y otras bayas, manzanas, dátiles, uvas y cualquier otra fruta que le gustara. Y también eran muy importantes las verduras, tanto de hoja como de otros tipos.

Como suplemento nos centramos en una dosis elevada de espirulina (mezclada con agua de coco para que le aportara glucosa y le resultara más agradable de tomar) y dos raciones de cilantro al día.

—Va a suponer un cambio radical —me dijo Alberta—. En todos estos años, a Jonathan no le han dejado tomar fruta.

—La col y las proteínas como solución a todos los problemas de la vida son una moda bienintencionada —le dije—. La col es fantástica, pero aporta al cerebro solo una fracción de los beneficios que le ofrece la fruta. Y debemos tener mucho cuidado con la grasa que se esconde en las proteínas animales. Esta nueva dieta, con una combinación de azúcares de la fruta ricos en antioxidantes, pocas grasas y espirulina y cilantro para eliminar los metales pesados va a cambiarle la vida a Jonathan.

Y así fue. A las tres semanas de empezar con el nuevo protocolo, Alberta me dejó un mensaje a través de mi ayudante. Por primera vez en la vida había conseguido mantener una conversación real y profunda con su hijo; no un monólogo, sino un diálogo. Él no se había dedicado a hablarle sin permitirle contestar, ni la había cortado cuando ella hablaba, ni había abandonado de repente la habitación. Había escuchado y respondido, y la conversación se había mantenido como entre dos adultos funcionales. Según me dijo, podía sentir que, de día en día, los metales pesados estaban abandonando el organismo de Jonathan.

—Estoy absolutamente boquiabierta —le dijo a mi ayudante a punto de romper a llorar—. Estoy terminando el cuaderno en el que voy anotando los síntomas y tratamientos de Jonathan y a lo mejor ya no tengo que comprarme otro nuevo.

Jonathan también había notado la diferencia. Al cabo de un mes consiguió terminar los deberes del instituto sin tener que recurrir a tomar litros y más litros de café. Consiguió que le admitieran en una de las mejores universidades, se matriculó e inmediatamente trabó amistad con su compañero de habitación, con el que comentó que era muy típico de una madre el hecho de que Alberta le hubiera enviado una caja de dátiles de ocho kilos.

Alberta empezó a mandarle cada semana productos de una empresa de fruta ecológica. A Jonathan le encantaba quejarse de ello, pero tanto su compañero de habitación como él mismo no dejaban pasar un día sin tomar fruta. La glucosa le aportó a Jonathan la fuerza que necesitaba para las clases e incluso para participar en unos cuantos clubes a los que se había apuntado. Cuando llegaron los exámenes trimestrales, sacó una de las mejores notas de su clase.

«Cuando entiendes por qué un niño tiene problemas de TDAH o autismo y conoces el funcionamiento del cerebro, puedes empezar a ver lo que necesita y elegir las herramientas apropiadas».

ANTHONY WILLIAM, Médico Médium

CAPÍTULO 13

Trastorno por estrés postraumático

Todos y cada uno de los habitantes de este planeta tienen que hacer frente a alguna forma de trastorno por estrés postraumático (TEPT). Este trastorno no es solo la respuesta de lucha o huida ante la tragedia ni el trauma de guerra que sufren los veteranos, es decir, la forma extrema más conocida y documentada de TEPT. Existe también una epidemia de TEPT oculto, y a partir de la primera edición de este libro, se ha hecho más patente que nunca.

Esta forma desconocida de TEPT, que es en la que se centra este capítulo, está tan extendida que casi todo el mundo la padece. Es el resultado de las situaciones desagradables que todos tenemos que afrontar, episodios que quizá hayamos olvidado en nuestra mente consciente, pero que nuestro subconsciente todavía recuerda. Y el TEPT nace también de milenios de dolor; su esencia está presente en todos nosotros como consecuencia de todo lo que ha acontecido a lo largo de la historia de la humanidad.

Es normal, incluso sano, que te sientas aterrorizado cuando tu vida o la de otra persona corren peligro. El miedo dispara la respuesta de lucha o huida, que inunda la sangre de adrenalina y te aporta temporalmente un incremento de fuerza y reflejos para afrontar el peligro. Una vez pasado el peligro, puedes experimentar algún tipo de conmoción emocional. Esta es la forma clásica del TEPT que reconocen los terapeutas y psiquiatras.

Un cliente, Jerry, me contó en cierta ocasión que su yerno, Mike, estuvo a punto de matarse cuando trabajaban juntos en la construcción. Un día, mientras estaban trabajando, Jerry oyó los gritos de Mike pidiendo ayuda desde el otro lado de la obra. Jerry corrió para ver lo que pasaba y encontró a Mike atrapado bajo un camión de media tonelada. Mientras Mike arreglaba uno de los ejes del camión, los bloques sobre los que estaba apoyado el vehículo cedieron y el camión le cayó encima hundiéndolo en el suelo y casi aplastándole el pecho.

Si iba a pedir ayuda, Jerry sabía que cuando volviera sería demasiado tarde. Por tanto, en lugar de ir a llamar a emergencias para luego tener que decirle a su hija que había perdido a su marido, Jerry entró en modo supervivencia. Una explosión de adrenalina le inundó el cuerpo. Procedió a levantar los quinientos kilos de peso lo suficiente para que Mike pudiera salir de debajo del camión. Mike sobrevivió.

Aunque se había producido un milagro y todo había salido bien, Mike tenía constantes pesadillas en las que se veía atrapado debajo de algo muy pesado y chillaba para pedir ayuda. Además, Jerry no era capaz de ver ningún tipo de camión sin sentir náuseas. Después de varios años, Jerry acudió a mí para que le indicara qué tenía que hacer para curarse. Los dos hombres habían experimentado lo que podía considerarse sin lugar a dudas un TEPT.

Por otra parte, también están las heridas emocionales cotidianas: inseguridades, problemas de confianza, miedos, culpabilidad, vergüenza, etc. Todas ellas nacen realmente de experiencias emocionales complicadas del pasado, y todas son el resultado de un TEPT oculto. Por eso, por ejemplo, cuando una persona tiene miedo de comprometerse en una relación, está demostrando que algo le ocurrió en un momento anterior de su vida que generó un cierto trastorno por estrés postraumático. El problema es que resulta imposible saber qué ocurrió en el pasado de alguien y está provocando su reacción actual.

El TEPT puede darse en muchos niveles. Recuerdo una vez que salí de excursión y decidí apartarme del camino marcado. Cuando me estaba saliendo del camino, el Espíritu me advirtió que no debía hacerlo. Sin embargo, aun sabiendo que lo que tenía que hacer era continuar por el camino seguro, hice uso de mi libre albedrío y seguí la ruta que señalaba mi curiosidad hasta un acantilado. Me acerqué poco a poco hasta el borde y vi más abajo una explanada a la que podía llegar si iba con cuidado. Aunque no había barandillas de seguridad, empecé a descender. Mientras recorría la cornisa más traicionera, con el océano a trescientos metros bajo mis pies, cayó una niebla espesísima que me envolvió en un santiamén.

Apenas podía verme las manos. Debajo de mí, las olas se estrellaban contra las rocas. Sabía que si me escurría hacia adelante o hacia un lado, aunque solo fueran quince centímetros, acabaría reuniéndome con mi creador. No podía moverme.

Pasaron las horas y la niebla no levantaba; al caer la noche seguía siendo igual de espesa. La temperatura había bajado y la ropa ligera que llevaba puesta estaba absolutamente empapada. No podía dormirme en la pared del acantilado, así que me quedé despierto, congelado, hasta el amanecer, cuando la niebla se levantó lo justo para que pudiera ver dónde tenía que apoyar los pies para alcanzar terreno seguro. Al final conseguí llegar al coche y, ya en mi casa, intenté dormir.

En el momento en que cerraba los ojos, lo único que veía era el acantilado y a mí mismo sobre él. Una y otra vez se me presentaba la misma imagen y me inundaba el pánico al comprobar lo

cerca que había estado del final. A una persona que tenga una vena temeraria, alguien a quien le guste experimentar la naturaleza con una cierta dosis de adrenalina, es probable que la experiencia no le hubiera perturbado ni lo más mínimo. Conozco personas a las que la idea de estar envuelto en la niebla en un precipicio no les arredraría en absoluto, personas como los escaladores, por ejemplo, que arriesgan sus vidas escalando sin equipo de seguridad. Pero yo no soy de esos. Yo estaba conmocionado.

Por suerte, conozco los secretos de la recuperación. Con tiempo, paciencia y la aplicación del programa de sanación del Espíritu de la Compasión, no tardé mucho en superar el trauma.

TEPT NO RECONOCIDO

En los últimos años nos hemos convertido en una sociedad que defiende la actitud de hablar abiertamente de asuntos que antes solían mantenerse en secreto. En el pasado, no estaba bien visto hablar de cómo nos sentíamos, y si lo hacíamos podíamos acabar en el manicomio; si no nos comportábamos como es debido, podíamos incluso ser candidatos a una lobotomía.

Tuvieron que pasar siglos para que los veteranos de guerra recibieran por fin la atención y el tratamiento que necesitaban para superar el prolongado estrés de los traumas que habían sufrido en combate. Nuestra cultura ha tenido muy arraigada la costumbre de enterrar las emociones en alcohol, drogas, comida o actividades que segreguen adrenalina. Hasta hace muy poco, hasta los últimos cuarenta años, era impensable expresar en voz alta nuestros problemas. Vivimos en una época muy estresante, pero, afortunadamente, hoy en día abundan los terapeutas, los asesores y los *coaches*, y se nos permite ampliar la definición y el alcance del TEPT.

Por mucho que hayamos avanzado, todavía nos falta el conocimiento como sociedad (y científico) del trauma y de cómo se desarrolla realmente el círculo vicioso del TEPT. Y, aunque el estigma que produce no es tan malo como antes, no ha desaparecido del todo. Tenemos que seguir avanzando en nuestra forma de relacionarnos con las personas que lo sufren para poder apoyarlas.

El trastorno por estrés postraumático puede producirse por cualquier experiencia difícil. Están los casos más graves, esos que conocemos y que son el resultado de haber sufrido experiencias tales como malos tratos, tragedias personales o raptos, o de haber sido testigos de un crimen violento.

Y luego están los motivos que no suelen ser reconocidos, pero que también provocan TEPT. Por ejemplo, el divorcio de los padres de una niña puede impedir que se case cuando se haga mayor; un adolescente que no consigue una cita para el baile de fin de curso puede empezar a rechazar todos los bailes de la escuela; unas turbulencias durante un viaje en avión pueden hacer que una persona no esté dispuesta a volver a volar, y he oído muchas historias sobre envenenamientos alimentarios contraídos en una franquicia de restaurantes que hacen que los que los sufrieron se encojan en el asiento cada vez que pasan con el coche junto a un establecimiento perteneciente a la misma cadena.

Otras causas de TEPT pueden ser que te despidan del trabajo, una ruptura de pareja, que alguien en quien confiabas te traicione, golpes pequeños con el coche que ni siquiera provocan lesiones o la sensación de haber fracasado en algo. Los motivos que pueden provocar un TEPT son infinitos.

Una clienta me contó en cierta ocasión que, desde que era adolescente, no había podido volver a tomar judías verdes y pastel de carne porque, en aquella época, la habían obligado a tomarlos en el internado en el que estudiaba. El mero hecho de ver u oler cualquiera de ellos le traía a la mente imágenes del terrible director del colegio. También he conocido a muchas mujeres a las que les asustaba la posibilidad de quedarse embarazadas des-pués de haber sufrido algún embarazo complicado. Estas son también formas de TEPT.

Ni siquiera en esta época moderna en la que proliferan los libros de autoayuda, las terapias y el entendimiento emocional podemos decir que la sociedad esté preparada para hablar de estos desencadenantes no reconocidos del TEPT. Los profesionales sanitarios suelen reservar la designación de trastorno por estrés postraumático para aquellas experiencias en las que la vida ha corrido peligro. Con ello ignoran a los cientos, si no miles, de incidentes que alteran (a peor) la forma en la que la persona experimenta la vida.

La consecuencia del TEPT, sea cual sea su escala, es que influye negativamente en las decisiones que tomamos y cambia la esencia de lo que somos.

Uno de los desencadenantes que rara vez se mencionan es la enfermedad. Muchas personas desarrollan un TEPT por el simple hecho de haber estado dos semanas con gripe, conque qué podremos decir de los que llevan tres meses sufriendo fatiga crónica o años padeciendo trastornos neurológicos. El hecho de experimentar estos síntomas es una parte del problema. Otra causa fundamental del daño emocional es el periplo de médico en médico, la batería de análisis, las resonancias y escáneres constantes que no revelan nada, las pruebas de imagen que sí revelan problemas reales (sean o no la verdadera causa de tus síntomas), la desesperación de no poder encontrar alivio ni confirmación del problema.

El TEPT tiende a realimentarse a sí mismo. Cuando has estado enfermo durante un tiempo y empiezas a creer que tu cuerpo te está traicionando, y te sientes perdido por la falta de diagnóstico (o por un diagnóstico equivocado o por un diagnóstico que no consigue la curación), y empiezas a tener problemas económicos, y quizá sientes que estás perdiendo el control de tu trabajo o de tus relaciones…, en ese momento te conviertes en un probable candidato a una combinación única de trastornos por estrés postraumático.

El TEPT es también una respuesta muy real ante la enfermedad de una persona querida. Ver cómo alguien pierde la vitalidad y ya no es capaz de desempeñar el papel que antes cumplía en la vida puede hacer que te sientas vulnerable e impotente. Y también puede resultar agotador el sobreesfuerzo que en ocasiones supone atender a esta persona; incluso en el caso de que llegue a recuperarse, en cuanto le entra el más leve mareo o empieza a moquear salen de nuevo a la luz los viejos temores y comienzas a revivir los momentos más duros.

Ahora sufrimos el TEPT de la covid, y existen diversas variantes. Puede desarrollarse por miedo a contraerla o por perder el contacto con nuestra comunidad, los amigos o la familia porque las interacciones cambian, se distancian más y la vida se altera en muchos sentidos. Puede aparecer por haber contraído la covid, tanto si fue un caso leve como si tuviste que luchar para sobrevivir hasta que te recuperaste. Y está también el TEPT poscovid, porque no todo el que contrae la enfermedad se siente estupendamente después. Como ya viste en el capítulo 3, «Virus de Epstein-Barr, síndrome de fatiga crónica y fibromialgia», es habitual experimentar la aparición o el empeoramiento de síntomas crónicos después de la covid, aunque la mayoría de ellos no sean consecuencia de la enfermedad, sino que esta los haya desencadenado (es decir, patógenos que ya estaban en el organismo pueden aprovecharse del colapso del sistema inmunitario que provoca la covid: esta es la causa real de la mayoría de los síntomas posteriores). Tanto si la persona está luchando con un brote de síntomas crónicos como si está experimentando otros completamente nuevos tras la covid, puede sufrir este tipo de TEPT. Y luego está el de dirigir empresas como restaurantes y tiendas abiertos al público o el de trabajar en ellas: los cajeros y demás empleados de las tiendas de alimentación, así como los auxiliares de vuelo, los trabajadores de las empresas de transporte, los sanitarios y los que pertenecen a muchas otras profesiones de cara al público afrontan un TEPT producido por su relación con masas de personas más impacientes y estresadas. Pero hay más, seguro que puedes nombrar otras formas de TEPT relacionado con la covid a partir de tus experiencias personales. En este nuevo escenario, las personas dedicadas al cuidado de niños o de mayores pueden también sufrir TEPT por la falta de definición en los límites entre el hogar, el trabajo y la escuela. Y luego está el provocado por la pérdida del trabajo o de la seguridad económica como consecuencia de la covid, así como el de haber perdido a un ser querido por la enfermedad o por una circunstancia relacionada con ella.

Se puede tener un TEPT y no ser consciente de ello. Si se ha originado a partir de un recuerdo subconsciente, podemos experimentar unas ganas inexplicables de evadirnos o encerrarnos en nosotros mismos ante determinadas circunstancias y no saber por qué lo hacemos. Puede que sintamos el impulso de tomar demasiados dulces o de buscar actividades que inunden nuestro organismo de adrenalina. También es posible que los demás nos vean como una persona quisquillosa, picajosa, frágil, herida, obsesiva o excesivamente sensible. Todo eso son señales de que, en algún momento —o durante un periodo prolongado—, sucedió algo que está provocando la reacción actual.

Los médicos no saben realmente qué es el TEPT. No conocen todo lo que abarca ni por qué se produce. En este capítulo encontrarás las respuestas.

No estás moralmente comprometido con las partes desagradables de tu historia personal; no estás destinado a revivir los mismos patrones del trauma una y otra vez; las personas que te hicieron daño no tienen el poder de perseguirte el resto de tu vida; los reveses y la tensión crónica no tienen por qué definirte. Existe un camino hacia adelante.

Con el apoyo nutricional, emocional y de sanación del alma adecuado, puedes recuperar tu vitalidad y volver a vivir a plenamente.

LO QUE REALMENTE SUCEDE

¿Qué es lo que sucede en el plano físico y emocional para que se produzca un TEPT?

Por decirlo de forma sencilla, cuando una persona experimenta un trauma, en su cerebro se produce una falta de glucosa. Cuando no hay suficiente glucosa almacenada en los tejidos cerebrales para alimentar el sistema nervioso central, las turbulencias emocionales pueden provocar efectos duraderos. Al contrario de lo que cree la ciencia, aunque efectivamente los electrolitos tienen un papel fundamental en la salud del cerebro, el TEPT no es consecuencia de una pérdida de electrolitos. Una vez más, la causa real es la falta de glucosa.

¿Alguna vez has oído las expresiones «pasa de todo» o «todo le resbala como el agua sobre el lomo de un pato» para describir a una persona que pasa por la vida sin perturbarse por las conmociones y amarguras que esta le depara? Lo que realmente se esconde tras el temperamento de este tipo de personas es una abundante reserva de glucosa en el cerebro; gracias a ella, pueden afrontar grandes problemones sin verse afectadas.

La glucosa es una sustancia química protectora fundamental para el cerebro, porque extiende un velo de protección sobre este y sobre los tejidos neurológicos, que son muy sensibles. Las investigaciones médicas no han conseguido aún comprender cuánta glucosa necesita el cerebro para funcionar en épocas de estrés ni hasta qué punto es clave disponer de una amplia reserva de glucosa en el cerebro. Si la glucosa se pudiera convertir en dólares, un solo acontecimiento muy traumático, como un accidente, sería equivalente a la compra de un coche nuevo. Los traumas prolongados, como una relación en la que se produzcan malos tratos, podrían tener el mismo efecto sobre las reservas de glucosa que el que tendría la compra de una casa nueva sobre nuestra cuenta corriente.

Este velo protector de glucosa es necesario por tres razones: el primer lugar, la glucosa es necesaria para impedir que las células y los tejidos cerebrales y las neuronas se saturen con la naturaleza ácida y corrosiva de la adrenalina y el cortisol que segregamos ante situaciones de ira, frustración, desesperanza y miedo. En segundo lugar, la glucosa tiene como función detener las tormentas eléctricas que se desencadenan en el cerebro con los traumas y que provocan el disparo de impulsos eléctricos a una velocidad alarmante, lo que afecta al tejido cerebral, las neuronas y las células gliales. Y en tercer lugar, la glucosa impide la atrofia cerebral, un factor fundamental, ya que, de lo contrario, el trauma puede acelerar ese proceso de disminución del tamaño del cerebro.

Podríamos comparar el cerebro con el motor de un coche. El anticongelante, dulce como el azúcar, recorre el motor y lo refrigera; sin él, el motor puede sobrecalentarse y resultar dañado. Del mismo modo, cuando el cerebro no cuenta con el refrigerante que necesita —la glucosa—, los impulsos eléctricos que recorren los miles de neuronas que lo componen pueden provocar un sobrecalentamiento y acabar quemándolo.

¿Alguna vez has oído decir que el azúcar calma el picor de una guindilla? El azúcar actúa como antídoto a las unidades caloríficas de la guindilla e impide que las encías, la lengua y el paladar se quemen; del mismo modo, la glucosa (el azúcar) protege también el cerebro. Cuando una persona tiene una cantidad muy pequeña de glucosa almacenada, puede sufrir un TEPT por el simple hecho de que se le pinche la rueda del coche. Por el contrario, otra con un buen almacén de glucosa puede presenciar un robo a mano armada y contarle la historia a un amigo esa misma tarde sin mostrar la más mínima alteración. El hecho de que el almacén de glucosa sea grande o pequeño está relacionado con la cantidad de traumas que ha experimentado la persona a lo largo de su vida. Alguien puede venir a este mundo con más glucosa y ser capaz de mantenerla porque no ha sufrido demasiadas penalidades y, gracias a ello, no ha tenido que utilizar sus reservas.

Los animales comprenden de una forma innata la importancia de la glucosa. Te voy a dar otro dato que no encontrarás en Internet: cuando dos ardillas cruzan la carretera y un coche atropella a una de ellas, la superviviente vuelve corriendo a la carretera y se bebe la sangre de la otra para obtener una dosis rápida de glucosa. Es una respuesta innata y natural con la que la ardilla ha nacido para prevenir el daño cerebral causado por la adrenalina que se segrega en la respuesta de lucha o huida.

Los humanos sabemos también por intuición que el azúcar es calmante. Por eso muchas personas recurren de primeras a alimentos muy dulces cuando atraviesan una dificultad emocional, como la ruptura de una relación amorosa. Son muchas las personas que recurren a los dulces para calmar sus heridas; quizá crean sencillamente que comen demasiado y que son especialmente vulnerables a las tentaciones de tomar dulces, cuando, en realidad, lo que están intentando subconscientemente es combatir una deuda física.

Otro antídoto al que están recurriendo algunas personas para combatir el TEPT es la adrenalina. Cada vez existen más yonquis de adrenalina que se dedican a saltar de los aviones, a practicar deportes de alto riesgo, a hacer tirolina o *puenting* o a zambullirse desde lo alto de los acantilados como forma de hacer frente a un sufrimiento que quizá ni siquiera saben que existe. Y están también las personas que pasan de una relación amorosa a otra con la esperanza de que su nueva pareja les proporcione una inyección de adrenalina que les ayude a superar la ruptura anterior. Todos ellos son ejemplos de cómo se utiliza la adrenalina como droga rápida para sustituir a la glucosa.

El problema con estas conductas es que todo lo que sube tiene necesariamente que bajar. Un subidón de azúcar obtenido con unas magdalenas industriales (aunque sean veganas) va a provocar un gran bajón más tarde. Y los subidones de adrenalina conducen a bajones de adrenalina. Aunque un subidón puede parecer curativo y empoderador en el momento, ese impulso no dura para siempre, de manera que puedes acabar con un brote de depresión cuando la adrenalina abandona las células y el tejido cerebral.

Este tipo de enfoques no constituyen la verdadera solución para las heridas. No hace falta correr riesgos para curarse del TEPT. No tenemos por qué jugárnosla.

CÓMO CURAR EL TEPT

El trastorno por estrés postraumático, según su verdadera definición, es la presencia de unos sentimientos incómodos prolongados que son consecuencia de cualquier acontecimiento adverso y que limitan a la persona en cualquier sentido. Estos sentimientos incluyen el miedo, la duda, la inseguridad, la ansiedad, la preocupación, el pánico, la evasión, la ira, la hostilidad, la hipervigilancia, la irritabilidad, la distracción, el autoaborrecimiento, el abandono personal, la actitud defensiva, la agitación, la tristeza, la frustración, el resentimiento, el cinismo, la vergüenza, la necesidad de pasar inadvertido, la imposibilidad de dar voz a nuestros sentimientos, la impotencia, la vulnerabilidad, la pérdida de confianza en uno mismo, la falta de autoestima y la desconfianza.

Una de las formas más eficaces de curar el trastorno por estrés postraumático en general es crear experiencias nuevas que sirvan como puntos de referencia positivos en la vida. Cuantas más crees, mayores posibilidades tendrás de dejar atrás el TEPT. Cada experiencia positiva nueva planta una semilla de vida en un jardín de malas hierbas ladronas de nutrientes.

No es necesario que estas experiencias sean grandes, peligrosas ni arriesgadas (de hecho, no deberían serlo). Tampoco tienen por qué parecer gran cosa a los demás. Un simple paseo por un sitio apacible o probar una de las meditaciones para sanar el alma que encontrarás en el capítulo 24 puede ayudarte a curar el cerebro.

Lo importante es la manera en que percibes cada nueva experiencia, por pequeña que sea. Haz una lista de todas las experiencias nuevas que emprendas y lleva un diario en el que vayas anotando cómo te sentiste en cada una. Por ejemplo, ¿viste pájaros cuando saliste de paseo? ¿Qué tal tiempo hacía? ¿Había alguna luz especial? ¿Cómo afectó el conjunto a tu estado mental? Todos los datos son importantes, todos forman parte de vivir el momento.

También puedes hacer un rompecabezas. Al ir convirtiendo el montón de piezas sueltas en un todo coherente te estarás enseñando a ti mismo que del caos puede surgir el orden. Otra posibilidad es pintar o dibujar. Estos son ejercicios muy eficaces que nos ayudan a orientarnos hacia el momento presente y nos obligan a prestar atención a los detalles hermosos del mundo que nos rodea y que en otros momentos nos pasarían inadvertidos. Todas las actividades artísticas tienen unos efectos catárticos muy potentes.

También puedes llamar a algún buen amigo al que haga años que no ves e invitarle a comer, pues eso te ayudará a reconectarte con partes esenciales de tu ser. O adoptar una mascota: hará que cada día sea algo nuevo lleno de amor. O empezar una afición nueva. Sorpréndete a ti mismo y elige una faceta en la que jamás pensaste en aventurarte o una que siempre hayas querido explorar. Aprende un idioma nuevo, vete de vacaciones o planta un huerto (esta es una de las mejores cosas que puedes hacer).

Elijas lo que elijas, lleva un diario donde vayas anotando todos los detalles y registra cada una de tus experiencias favorables. Esto te ayudará a adquirir consciencia de todas las cosas buenas que te da la vida cuando ni siquiera las estás buscando y te permitirá borrar de tu consciencia las experiencias dolorosas que te han hecho daño. El Espíritu de la Compasión me dice siempre que este es un ejercicio que va arrancando las malas hierbas una por una para dejar espacio libre en el jardín de la mente, y no es un con-sejo vacío. Cuando has sufrido una tormenta emocional en un momento u otro, ya sea en el presente o en el pasado, lo más probable es que te haya conmocionado y que haya alterado tu percepción del mundo. Es posible que descubras que estás volviendo a revivir los viejos recuerdos como si estuviesen sucediendo de nuevo o que estás volviendo a experimentar, sin saber por qué, las emociones que estos provocaron.

Cuando creas puntos de contacto nuevos y constructivos contigo mismo —y prestas atención a los efectos positivos que producen en tu estado mental—, entrenas al cerebro, como si fuese un aparato de radio, para sintonizar con una frecuencia curativa que siempre está a tu disposición. Y más tarde, cuando la vida se convierte en algo abrumador, puedes sintonizar tu dial interior con la emisora reconstituyente para activar las impresiones que aquellas experiencias positivas dejaron en ti, como si fuesen una grabación de las emisiones originales.

Cuando te estés curando del TEPT, imagina que eres un árbol que acaba de ser trasplantado. Al desarraigar el árbol, le provocamos una conmoción, igual que los factores estresantes que experimentaste te hicieron sentirte como si te hubieran desarraigado a ti. Cuando volvemos a plantar el árbol en tierra fresca y nueva, este sigue aún traumatizado, porque perder su punto de apoyo le ha afectado en todos los niveles. Tardará meses en recuperarse del cambio y restablecerse. Del mismo modo, tú puedes necesitar fácilmente tres o cuatro meses de tratamiento curativo para el TEPT siguiendo el programa del Médico Médium antes de volver a sentirte bien. E igual que los viveros ofrecen sustratos ricos en nutrientes para alimentar al árbol en su nuevo emplazamiento, tú también puedes nutrir tu sistema nervioso central y tu función cognitiva y restaurar tu corazón y tu alma con las soluciones nutrientes (alimentos y suplementos curativos) que encontrarás en este capítulo.

Para curar un TEPT es necesario contar con el apoyo de los seres queridos y con tiempo, paciencia y unos elementos nutricionales clave. En la cuarta parte, «Cómo lograr al fin la curación», encontrarás más información.

La oración, en la forma que te proporcione más consuelo, es otra herramienta de curación. Puedes encomendarte a unos ángeles concretos, dirigiéndote a ellos por su nombre, para que te ayuden. El ángel que mejor entiende que el espíritu y el alma pueden quedar aniquilados y luego recuperarse es el Ángel del Restablecimiento, y a él es a quien debes acudir para que te conceda el auxilio más directo contra el TEPT (véase el capítulo 25, «Ángeles esenciales»).

Y para curar las fracturas que el trauma puede causar en el alma, prueba las meditaciones y técnicas para curar el alma que encontrarás en el capítulo 24. Pueden tener un efecto muy notable sobre la psique, porque te permiten volver a entrar en contacto contigo mismo y recuperar la fe y la confianza.

No tienes por qué seguir viviendo con un estado mental de angustia. Existe un camino que te permitirá continuar hacia adelante.

Alimentos curativos

Para recuperar la glucosa del cerebro —y crear un almacén de glucosa que impida que las perturbaciones de la vida se conviertan en un TEPT—, céntrate en incorporar a tu dieta los siguientes alimentos: arándanos silvestres, melones, remolachas, plátanos, caquis, papayas, patatas, tomates, batatas, higos, naranjas, mangos, mandarinas, manzanas, miel cruda y dátiles. Incorporar verduras de hoja verde también resulta beneficioso: las espinacas, el cilantro, el perejil, los canónigos y la lechuga trocadero son muy útiles. Incorpora a tu dieta tantos como puedas.

Debes saber que los azúcares naturales de la fruta, la miel cruda, la calabaza, las patatas y las batatas son los únicos azúcares que el organismo acepta para almacenar glucosa en el cerebro.

Para encontrar alivio al TEPT, intenta evitar los huevos, la leche, el queso, la mantequilla y demás productos lácteos. Plantéate también la posibilidad de consumir una cantidad mínima de grasas radicales (mantecas de frutos secos, semillas, aguacates, aceite de coco, otros aceites, carne, pollo y pescado). Prueba a hacerlo periódicamente, si puedes, mientras te estés recuperando.

Hierbas y suplementos curativos

Antes de tomarlos, asegúrate de leer el capítulo 21, «Guía básica de los protocolos de suplementos».

Suplementos para el trastorno por estrés postraumático (TEPT), también conocido como síntomas por estrés postraumático (SEPT)

- **Zumo de apio fresco:** ve aumentando la cantidad hasta 1 l (32 oz) al día.
- **Celeryforce:** 3 cápsulas tres veces al día.
- **5-MTHF:** 1 cápsula al día.
- **Aloe vera:** 5 cm o más (2 o más pulgadas) de gel fresco (sin la piel) al día.
- **Amapola de California:** 3 cápsulas o 3 cuentagotas al día a la hora de acostarse.
- **Arándanos silvestres en polvo:** 1 cda. sopera al día.
- **Ashwagandha:** 2 cuentagotas dos veces al día.
- **Complejo B:** 1 cápsula al día.
- **CoQ10:** 1 cápsula al día.
- **Curcumina:** 2 cápsulas dos veces al día.
- **D-manosa:** 1 cda. sopera al día disuelta en agua.
- **EPA y DHA (sin pescado):** 1 cápsula al día (tomada con la cena).
- **Espirulina:** 1 cda. sopera o 9 cápsulas al día.
- **Flor de saúco:** 1 taza de infusión al día.
- **GABA:** 1 cápsula de 250 mg al día.

- **Gluconato de magnesio:** 2 cápsulas dos veces al día.
- **Hoja de ortiga:** 3 cuentagotas dos veces al día.
- **Melatonina:** 5 mg al día a la hora de acostarse.
- **Melisa:** 5 cuentagotas tres veces al día.
- **Menta:** 1 taza de infusión dos veces al día.
- **NAC (N-acetil cisteína):** 1 cápsula al día.
- **Raíz de regaliz:** 1 cuentagotas al día (dos semanas sí y dos semanas no).
- **Uña de gato:** 1 cuentagotas al día.
- **Vitamina B$_{12}$ (como adenosilcobalamina con metilcobalamina):** 3 cuentagotas dos veces al día.
- **Vitamina C (como Micro-C):** 2 cápsulas dos veces al día.
- **Yodo naciente:** 4 gotitas (no cuentagotas) al día.
- **Zumo de hierba de cebada en polvo:** 1 cda. sopera o 9 cápsulas al día.

CASO REAL

Aliviar el alma de un trauma oculto
1997

Jacquelyn llevaba más de una década trabajando en el mundo empresarial. Durante ese tiempo había demostrado ser una empleada extremadamente leal y disciplinada con la que resultaba fácil llevarse bien y que se preocupaba por sus colegas. Tras años de compromiso con la empresa, había sido ascendida hasta su puesto soñado: coordinadora de proyectos.

Aunque técnicamente no era gerente, diez años antes había sido una de las primeras empleadas contratadas en su departamento. Todo el mundo sabía que su experiencia la convertía en la jefa *de facto* de su división y respetaban su tranquilo estilo de liderazgo. Siempre que terminaban el trabajo, sus colegas acudían a su mesa para preguntarle:

—¿Qué más puedo hacer para ayudarte?

Cada vez que presentaba un trabajo terminado al director de su departamento, este la felicitaba por lo bien hecho que estaba. Y siempre lo hacía bien.

Su jefe sabía que era una de las mejores empleadas de la empresa, siempre dispuesta a asumir cualquier proyecto «para ayer» que le pusieran encima de la mesa, por muchas horas extra que necesitara. El nuevo puesto era exigente… y eso estaba por delante de cualquier queja.

Poco tiempo después llevaron al departamento de Jacquelyn a una nueva empleada, Bridget, que anteriormente había trabajado en Recursos Humanos. Jacquelyn había estado pidiendo refuerzos para la temporada de más trabajo y se figuraba que la recién incorporada se iba a esforzar por apoyarla, igual que los demás empleados.

Al principio, Bridget dio la impresión de no hacer gran cosa salvo charlar en voz baja por teléfono y pasar mucho rato fuera de su sitio. Sin embargo, el viernes de su tercera semana en el departamento, cuando Jacquelyn volvió de comer, se la encontró yendo de mesa en mesa diciéndole al resto de los empleados:

—A partir de ahora, los trabajos me los entregáis a mí.

Si alguien le preguntaba el motivo del cambio, ella contestaba:

—Yo soy la que tengo más experiencia.

En lugar de recriminarla ante todo el mundo, Jacquelyn se dirigió a su mesa y siguió como si nada hubiera cambiado. Sus empleados no se mostraban demasiado propicios a entregar sus trabajos a la impostora de Bridget y también siguieron actuando como hasta ese momento. A lo largo de la tarde, Bridget se acercó un par de veces a Jacquelyn para discutir algún que otro detalle que no le gustaba del proyecto que tenían entre manos, pero Jacquelyn se limitó a asentir y a seguir trabajando.

Después de que todos los demás se hubieran marchado a casa, Jacquelyn se acercó a Bridget con la intención de poner las cosas en su sitio. Pero antes de que pudiera abrir la boca, Bridget le dijo que había estado mirando los proyectos anteriores y que tenían graves defectos. Cuando le comunicó que el departamento necesitaba un cambio, Jacquelyn sintió que la habitación le daba vueltas.

El lunes por la mañana, después de pasar el sábado y el domingo poniéndose al día con diversos proyectos del trabajo, Jacquelyn acudió a la oficina y observó que habían reorganizado la sala. Encontró una nota en su mesa diciéndole que se la esperaba en el despacho del jefe a las nueve de la mañana. Cuando acudió a la cita, encontró al director del departamento y a Bridget enfrascados en amena conversación y riéndose. En cuanto vieron a Jacquelyn, la alegría de su expresión se desvaneció.

—Bridget, ¿por qué no sueltas lo que quieres decir? —le dijo el jefe de Jacquelyn.

Entonces Bridget empezó a expresar una serie de quejas estrafalarias contra Jacquelyn y mostró una lista de responsabilidades con las que Jacquelyn no había cumplido. Afirmó que el plazo que tenían que cumplir para entregar el trabajo iba a ser un desastre y le dijo al director que en la gerencia no había liderazgo. Al final de la reunión, el jefe le dijo a Jacquelyn que habían estado diseñando un nuevo puesto de gerente para Bridget y que se haría efectivo a partir de ese mismo día.

Tragándose las lágrimas, Jacquelyn corrió a su puesto y preguntó a sus empleados si existían los problemas con el proyecto que había mencionado Bridget. Varios le dijeron que sí, que creían que no iban a poder cumplir los plazos… porque Bridget había insistido en que dejaran lo que estaban haciendo y volvieran a empezar de nuevo. Uno de los empleados se enfureció con lo que le habían hecho a Jacquelyn y volvió con ella al despacho del jefe. Allí le explicó las tácticas que había empleado Bridget para socavar el trabajo de Jacquelyn, pero el director le respondió que todo lo que estaba diciendo tenía que ser inventado. Unos días más tarde, el defensor de Jacquelyn fue despedido.

Durante los meses siguientes, el acoso mental que sufría Jacquelyn en la oficina era peor que el que se podría sufrir en la cafetería de un instituto. Bridget inventó más mentiras acerca de Jacquelyn, se dedicó a propagar cotilleos y actuó como supervisora. Con frecuencia le asignaba alguna tarea a Jacquelyn y luego se la retiraba. Aunque Jacquelyn no era consciente de ello, aquel trauma tan continuado le estaba provocando un sufrimiento físico a su cerebro.

Jacquelyn decidió quejarse una vez más ante su jefe, pero la recepcionista no le permitió entrar y le dijo que lo que tenía que hacer era exponer su queja ante Recursos Humanos.

Aunque las quejas semanales de Jacquelyn llenaban ya una carpeta entera en el Departamento de Recursos Humanos, nadie hizo nada para detener la conducta abusiva de Bridget.

Un día, Jacquelyn se asomó al despacho de Recursos Humanos para asegurarse de que estaba siguiendo el protocolo correcto para que castigaran a Bridget. La mujer con la que habló le dijo que, efectivamente, las quejas no se habían enviado al director de la filial.

—Los hechos que cuentas no concuerdan nada con la forma de ser de Bridget.

Y de repente Jacquelyn se dio cuenta de que aquel era el departamento en el que Bridget había trabajado anteriormente y que la persona con la que estaba hablando tenía que ser amiga suya.

Jacquelyn dedicó la hora de la comida a caminar y reunir el valor necesario para hablar con su jefe acerca de la conspiración de Recursos Humanos, pero durante la caminata pasó junto a un restaurante y vio por la ventana a Bridget y a su jefe comiendo juntos: eran todo sonrisas.

Por enésima vez, Jacquelyn volvió a su casa hecha un mar de lágrimas y se desahogó con su marido, Alan, que había sido testigo de todas sus pesadillas, su angustia y sus insomnios constantes. Jacquelyn estaba agotada y quemada. Cada vez que se esforzaba por buscar un momento de paz, oía en su cabeza la voz de Bridget reprendiéndola. Había perdido toda su autoestima y cada hora de trabajo se había convertido en una tortura. Tras diez años de esfuerzo y devoción, llegó a pensar que no le quedaba más salida que dimitir.

Entonces se puso en contacto conmigo y, antes de que me dijera ni una sola palabra, el Espíritu y yo supimos que sufría un trastorno por estrés postraumático. Cuando me habló, su voz dejó traslucir toda la ira, la tristeza, la sensación de abandono y el dolor que la embargaban.

Antes de que empezara todo este episodio, se la consideraba la mejor trabajadora de la empresa, una situación que le había hecho sentir que ocupaba un lugar en el mundo. Su madre, antes de morir, le había dicho lo orgullosa que se sentía de cómo había pasado por la universidad con notas brillantes y del trabajo que había conseguido. Eso hacía que el TEPT de Jacquelyn tuviera varios niveles. No era solo que Bridget hubiera convertido la oficina en un lugar desagradable, sino que también estaba el hecho de que Jacquelyn había perdido su sentido del yo. Su voluntad y su espíritu estaban disminuyendo a marchas forzadas e iba de cabeza hacia una grave depresión.

Alan se puso al teléfono con nosotros y me dijo que no había sido capaz de decir nada que pudiera consolar a Jacquelyn.

—Es como si, cada vez que le digo que es una mujer muy capaz, le diera una reacción alérgica.

—¿Te quedan vacaciones? —le pregunté a Jacquelyn.

Ella me respondió que tenía dos semanas guardadas y le indiqué que las pidiera inmediatamente.

Durante los catorce días siguientes realizamos una poderosa reestructuración de su espíritu y de su alma. Para empezar, buscamos y revivimos cosas con las que anteriormente disfrutaba, mucho antes de que hubiera arraigado su identidad como empleada de la empresa. Hicimos una lista de todo aquello que le gustaba. Alan sacó el viejo juego del Scrabble al que jugaban cuando estaban empezando a tontear; aquel juego, cargado de recuerdos, fue por sí solo un primer paso muy poderoso para volver a encender el espíritu de Jacquelyn.

Jacquelyn empezó también a anotar en un diario todas las experiencias positivas de las que estaba disfrutando durante las vacaciones. Por ejemplo, ella había sido la encargada de sacar al perro por la noche antes de que el trabajo la absorbiera y Alan tuviera que hacerse cargo de la tarea. Entonces se dio cuenta de lo silencioso y tranquilizador que resultaba el vecindario por la noche; observar cómo el perro se paraba a olisquear cada árbol que veía le recordaba que debía respirar. Todos aquellos con los que se cruzaba la saludaban afectuosamente.

Para contar con más elementos que le aportaran positividad, encargó DVD de programas de televisión que antes le gustaban mucho. Alan le sugirió que podían acudir a clases de vals en una escuela local de baile. También fueron a sus restaurantes favoritos, a los que hacía años que no tenían ocasión de acudir, y decidieron hacer una escapada de fin de semana a un hotel que les traía buenos recuerdos.

A medida que iba creciendo la lista y que se iban llenando las páginas del diario, Jacquelyn empezó a sentirse capaz otra vez. Notó que recuperaba una fuerza interior, la esencia de lo que era: su alma. En el nivel físico, para reponer las reservas de glucosa de Jacquelyn, Alan le cortaba melón por la mañana y le preparaba batidos de frutas por las tardes.

Llegados a este punto, empezamos a hablar de lo desgraciada que debía sentirse Bridget. Tenía que sentirse muy herida para mostrarse tan odiosa, falsa e iracunda; tenía que resultarle muy duro ser ella. Desarrollamos un sentimiento de pena por Bridget. Jacquelyn comprendió que, a pesar de su fachada, Bridget no tenía realmente ningún poder sobre su vida, más bien todo lo contrario: carecía absolutamente de poder y por eso sentía la necesidad de pisotear a Jacquelyn. Este enfoque le permitió a Jacquelyn ver a Bridget con nuevos ojos.

Hablamos de cómo el puesto de Jacquelyn en el despacho siempre había sido suyo y seguía siéndolo. Su cargo no había cambiado. Ella llevaba más tiempo en el departamento y era la más respetada. En lugar de dedicarse a absorber la energía negativa de Bridget día tras día, Jacquelyn tenía que encontrar una forma de bañarla de atención, cariño y energía positiva.

Una vez transcurridas las dos semanas, Jacquelyn acudió al trabajo y, al llegar, vio a Bridget sentada en el coche con la radio a todo volumen; sin duda estaba intentando ahogar los mensajes negativos que sonaban en su cabeza. Al ver a Bridget sorbiendo el café con el ceño fruncido, Jacquelyn sintió que le invadía la pena y comprobó lo patéticos que resultaban los esfuerzos de Bridget por dominar.

Jacquelyn dio unos golpecitos en la ventanilla de Bridget.

—¿Quieres que entremos juntas al trabajo?

Bridget inclinó la cabeza hacia un lado:

—Mmm..., ¿estás segura?

Mientras entraban juntas en el edificio, Jacquelyn rodeó los hombros de Bridget con el brazo.

—Eres una persona estupenda, ¿lo sabías? Me doy cuenta de que tienes problemas y quiero que sepas que puedes contar conmigo.

Bridget se quedó tan anonadada que fue incapaz de encontrar qué decir. En el transcurso del día, Jacquelyn observó que Bridget no murmuró ni un solo comentario malicioso.

Al cabo de unos meses, durante una reestructuración de la empresa, Bridget propuso a Jacquelyn como directora del nuevo departamento creativo. Es probable que Bridget recibiera un sueldo más alto en su nuevo papel vagamente directivo, sin embargo, con la idea de que probablemente se sentía mucho más plena que Bridget, Jacquelyn aprendió a aceptar el regalo que le habían dado y a seguir avanzando.

CAPÍTULO 14

Depresión

Cuando mi mejor amigo de la infancia falleció en un accidente de coche a los veintiún años, me quedé desconsolado. Aquel chico había sido mi hermano del alma. Había comprendido mi don de oír al Espíritu y la presión que aquello me suponía cuando estaba creciendo, y me había tomado en serio. Era una de las pocas personas en este mundo que realmente me entendían. Cuando oí la noticia de que se había ido, sentí como si a mí también me hubiera aplastado un coche.

A pesar de las muchas palabras de consuelo que me ofreció el Espíritu, no consiguió aliviar mi dolor. Me sentía dolido, afligido, furioso y asustado. Y me daba mucha pena la familia de mi amigo. Al verlos sufrir aquella pérdida inimaginable mientras yo mismo tenía que hacer frente a mi propia conmoción, entré en una depresión temporal. Aquello no se parecía a ninguna otra prueba que hubiera tenido que afrontar con anterioridad, ni siquiera a las dificultades que había sufrido cuando estaba creciendo. Todo había dejado de tener sentido.

En el pasado había conseguido ayudar a personas que sufrían depresión, porque el Espíritu de la Compasión comprendía la situación que estaban atravesando, pero yo no me identificaba personalmente con ellas; ahora, sin embargo, me encontraba yo mismo en esa situación. La experiencia me abrió una ventana hacia lo que los demás sentían cuando afrontaban sus problemas.

Con el tiempo, me curé. Aún hoy pienso en la pérdida de mi amigo con enorme tristeza, pero ya no me hace entrar en ese espacio mental de desesperación. He aprendido que debemos afrontar la depresión con paciencia. Aunque lleves sufriéndola cinco años, diez o más, debes mantener viva en todo momento la esperanza de que no siempre va a ser así. La fe es esencial para recuperarse de la depresión, tienes que aferrarte a ella.

Si nunca has experimentado personalmente una depresión, seguro que conoces a alguien que sí la ha vivido. Todos tenemos seres queridos, amigos o compañeros del trabajo a los que hemos oído murmurar: «Estoy deprimido». Muchos que jamás han sufrido una depresión clínica lo confunden con la experiencia cotidiana de sentirse tristes de vez en cuando y no son capaces de comprender que los que la sufren, sencillamente, no son capaces de «animarse». Lo cierto es que existe una diferencia abismal entre sentirse ocasionalmente bajo de ánimo y tener una depresión clínica. Para algunas personas, es un sentimiento imposible de describir, como si se les hubiera apagado la vida. Otros la experimentan de una forma mucho más seria. Puede darse en muy distintos niveles de gravedad y con una duración muy variable.

En la investigación y la ciencia y para las comunidades médicas, la depresión sigue siendo una dolencia que esconde un gran misterio. Lleva desconcertando a la gente desde los inicios de la humanidad. Es probablemente la enfermedad misteriosa más profunda del planeta, o incluso del universo, porque tiene su origen tanto en el alma como en el cuerpo físico.

En este capítulo voy a desvelar las causas y desencadenantes principales de la depresión. Te ayudaré a conocer la razón que se esconde tras tu encarcelamiento y te enseñaré a recuperar la libertad.

Hace más de veinte años, una cliente me contaba que el principio de su depresión fue como si la hubiesen echado de un tren en medio de la nada. El tren se alejaba y ella se quedaba allí tirada y sola, sin medios para regresar a casa. Ya no iban a pasar más trenes por esa estación. Me contó que la depresión era como una soledad que no la abandonaba jamás. Esa descripción se me quedó grabada para siempre.

Si sufres depresión, quiero que sepas esto: el tren va a volver a recogerte. No tienes que seguir caminando tú solo. Vamos a hacer que este capítulo sean los faros del tren que te indican que ya está acercándose. Si sigues mis recomendaciones, podrás encontrar el camino de vuelta a casa, a un estado mental sano.

SÍNTOMAS DE LA DEPRESIÓN

Si padeces un trastorno depresivo, lo más probable es que experimentes tristeza, pérdida de interés por actividades que anteriormente solían resultarte placenteras, una sensación inexplicable en el corazón, el pecho o el estómago que te confunde y te entristece, la sensación de estar desconectado de ti mismo, en una crisis que te lleva a no saber quién eres, a sentirte fuera de tu cuerpo y perdido, lentitud de pensamiento, habla o movimiento, e incluso ideas autodestructivas.

Tal y como indican estos síntomas, la depresión clínica es una enfermedad muy grave.

Cuando tienes depresión, por muy duro que te resulte, es importante que compartas lo que estás viviendo con las personas que se interesan por ti y que aceptes su cariño y su apoyo. La depresión no tiene por qué avergonzarte. Existen una serie de aspectos importantes acerca de ella que las comunidades médicas no han descubierto aún. Las próximas secciones te van a permitir escudriñar lo que se esconde detrás de tus síntomas y aprender lo que puedes hacer para combatirlos.

IDENTIFICAR Y AFRONTAR LAS CAUSAS MÁS IMPORTANTES DE LA DEPRESIÓN

La mayoría de las personas asumen que la depresión clínica es el resultado de un gran dolor emocional, de algo así como una pena muy grande o una ira reprimida. Esta idea describe con gran exactitud un tipo de depresión, pero existe también otro tipo, más complejo, que puede surgir de distintas causas. Aunque algunas se basan en las emociones (por ejemplo, una pérdida traumática o una traición), otras son enteramente físicas (como los metales pesados tóxicos o el virus de Epstein-Barr).

A continuación vamos a analizar las razones más comunes del trastorno depresivo. Cualquiera de ellas es suficientemente poderosa por sí misma para provocar o desencadenar la depresión. De todas formas, también es posible sufrir dos o más de forma simultánea. Esfuérzate todo lo que puedas para identificar los factores que han actuado como causas o desencadenantes en tu caso.

Pérdida traumática

La razón más evidente de la depresión es un fuerte golpe emocional o una sucesión de golpes, lo que implica casi siempre una pérdida.

Como ejemplos podemos citar la muerte de una persona allegada (la pérdida de un ser querido), la infidelidad de la pareja (pérdida de confianza y de una relación íntima), el despido de un trabajo con el que te identificas (pérdida de seguridad y de identidad), experimentar un suceso que echa por tierra unos planes muy elaborados (pérdida de dirección y de propósito), sufrir una injusticia que te lleve a la conclusión de que el universo es cruel (pérdida de fe) y tener razones para creer que muy pronto vas a morir (pérdida del futuro).

Evidentemente, cada persona reacciona de una forma distinta ante estas situaciones. Una pérdida que hace caer a otro por una espiral de depresión puede no afectarte a ti de la misma forma, y viceversa. Estas respuestas tan distintas se deben en parte a las diferencias de personalidad, historia personal y problemas físicos. Lo más importante es el efecto que la pérdida tiene sobre ti. Si te llena de un dolor emocional intenso, impotencia o desesperanza, puede ser suficiente para dar inicio a una grave depresión.

La investigación y la ciencia médica no saben todavía que esas emociones traumáticas pueden provocar microinfartos cerebrales, es decir, daños en el tejido cerebral del mismo tipo, aunque mucho menores, que los que provocan los ictus convencionales o incluso los ataques isquémicos transitorios (AIT). Estos microinfartos son tan pequeños que ni siquiera aparecen en las resonancias, en los escáneres o en los distintos tipos de imágenes diagnósticas que tenemos hoy en día. Sin embargo, pueden dar lugar a numerosos problemas, entre los que se incluye cualquiera de los síntomas de la depresión clínica. Por suerte, con tiempo se pueden curar.

Un choque emocional importante puede generar una auténtica descarga eléctrica en el cerebro. Cuando nos van a dar una mala noticia, hay un motivo para que muchas veces nos aconsejen que nos sentemos: sabemos intuitivamente que el choque va a producir un efecto físico. El impulso eléctrico de la conmoción es mucho más intenso y tiene una frecuencia mucho más rápida de lo normal. Cuando recibimos la información que provoca el choque, lo primero que se produce es una rápida acumulación eléctrica que a continuación «explota» y recorre las neuronas de todo el centro emocional del cerebro dejando a su paso un rastro de calor. La combinación de la «explosión» y el calor que queda en las neuronas puede ser tan intensa que, efectivamente, llegue a «fundir un fusible» del cerebro y a provocar la desconexión de algunas de sus partes.

Esta desconexión es un mecanismo de seguridad diseñado para proteger el alma (que reside en el interior del cerebro) e impedir que resulte gravemente dañada. Tanto si se trata de una traición como de un despido o de encontrar la ventanilla del coche rota, una experiencia alarmante puede disparar un impulso eléctrico en el centro emocional del cerebro que tiene casi los mismos efectos que un tsunami estrellándose contra la costa. La depresión puede aparecer cuando una serie de acontecimientos perturbadores provocan que el mecanismo de seguridad se rompa y empiece a funcionar mal. En algunos casos se puede producir una respuesta de depresión retardada, incluso unos meses después, cuando los problemas en sí ya han pasado.

Muchas veces, las medidas de seguridad dejan de funcionar correctamente cuando se van acumulando las perturbaciones. Imagina un castillo de arena en la playa: la primera línea de defensa contra la marea que sube es el muro que has construido a su alrededor, así que permanece de pie ante la primera ola fuerte y mantiene a raya la marea durante los primeros veinte minutos. En ese momento, viene una ola fuerte, lo golpea y se lo lleva. No pasa nada, porque hemos hecho un foso; el castillo sigue intacto. Durante los minutos siguientes, todo va bien, pero entonces sube un poco más la marea… y se lleva el castillo.

Cuando nuestras medidas de seguridad mentales dejan de operar normalmente, algunas partes del cerebro, las áreas emocionales en las que se elaboran esas cosas ante las que exclamamos «¡no me lo puedo creer!», pueden dejar de ser capaces de mantenerse en pie y llegar a provocar esas sensaciones de atontamiento, de agotamiento o de pesimismo que acompañan tan a menudo a la depresión.

De todas formas, no todo son malas noticias: podemos reconstruir nuestros recursos mentales. Con la nutrición apropiada, nuestros mecanismos de seguridad pueden recuperarse y permitirnos experimentar de nuevo la vida en un estado de alerta y con capacidad para recuperarnos de los acontecimientos inesperados. Con tiempo, podemos curar la depresión.

Estrés traumático

Otra de las grandes causas de depresión es el estrés grave y constante. Aunque todos sentimos esta presión de vez en cuando —forma parte de estar vivo—, cuando sufres un estrés intenso durante periodos prolongados, puedes llegar a saturarte.

Como ejemplos de este tipo de situaciones podríamos citar estar meses en paro y constantemente preocupado por cómo vas a pagar las facturas, que te pongan una demanda que amenace con arruinarte económicamente, atravesar un divorcio combativo o sufrir una enfermedad muy grave que te haga sentir asustado e indefenso.

Aunque todas estas situaciones son graves y provocan una tensión sostenida y traumática para muchas personas, los factores estresantes pequeños también pueden resultar traumáticos cuando se acumulan. Tenemos que respetar el hecho de que cada persona tiene un nivel de sensibilidad único. Algo como que te pierdan una carta en Correos puede no parecerle gran cosa a una persona, pero en otra puede disparar el recuerdo de una ocasión en que un pago crítico se perdió en su camino hacia un acreedor, o quizá sea sencilla-

mente una cosa más que no tiene tiempo de atender a lo largo del día.

¿Alguna vez te ha dicho una persona mayor que lo único que necesitas es un poco de perspectiva? Quizá siendo adolescente fuiste a la modista a recoger el vestido de baile la noche misma de la fiesta, descubriste que te quedaba varios centímetros corto y no hallaste comprensión en tu abuelo: «Hay niños en África que se están muriendo de hambre ¿y tú lloras por un vestido?».

O puede que te rompieras la muñeca y te quejaras ante una colega de lo difícil que te resultaba ducharte con la escayola, y que esta te respondiera: «Bueno, por lo menos sigues teniendo brazo».

Lo más probable es que estas respuestas (que más bien parecen regañinas) no te ayudaran lo más mínimo.

Sin duda, puede resultar beneficioso dar una cierta perspectiva a nuestros sufrimientos, salir de nuestra propia mente de vez en cuando para intentar contemplar nuestra vida dentro del esquema general de las cosas. Sin embargo, el pensamiento racional no siempre nos ayuda a resolver la experiencia emocional de una cosa. En nuestra vida terrenal sufrimos tensiones graves y otras menos graves, pero todas resultan duras. Debemos respetar los distintos niveles de reacción tanto en nosotros mismos como en los demás.

En el nivel físico, estos acontecimientos desencadenan una respuesta de lucha o huida que impulsa a las glándulas suprarrenales a inundar el organismo de adrenalina. Eso sería bueno si estuvieras a punto de luchar contra un tigre para salvar tu vida o si tuvieras que huir corriendo por un callejón mientras un coche te va persiguiendo. Pero, cuando no eres capaz de expulsar o quemar físicamente la adrenalina que está saturando los tejidos de tus órganos vitales —y especialmente de tu cerebro—, con el tiempo se producen unos daños que pueden dar lugar a una gran depresión. La adrenalina se convierte en un desencadenante que descompone docenas de los neurotransmisores más importantes e incluso disminuye la producción de melatonina, lo que provoca la sensación de estar perdido y envuelto en una niebla de depresión y llega incluso a causar trastornos del sueño, es decir, se puede dormir demasiado o ser incapaz de dormir.

Disfunción adrenal

La depresión puede tener también una causa puramente física. En esos casos, te golpea de forma imprevista y, como no sabes por qué te sientes tan mal, te deja absolutamente perplejo.

Por ejemplo, como acabo de explicar, las emociones intensas o prolongadas pueden inundar el cerebro de adrenalina corrosiva. Es como si llenaras el depósito del coche con gasolina: el coche necesita combustible para funcionar, pero, si el depósito rebosa, la gasolina estropea la pintura.

Incluso en el caso de que jamás te hayas visto afectado por este tipo de emociones, el cerebro puede sufrir esta inundación tan dañina si las glándulas suprarrenales no están funcionando correctamente, lo que dará también lugar a una depresión.

Para saber si tienes este problema —y, si así fuera, cómo sanar las glándulas debilitadas—, lee el capítulo 8, «Fatiga adrenal».

Infección vírica

Las comunidades médicas no saben que millones de personas sufren depresión por culpa de un virus como el Epstein-Barr (que se detalla en el capítulo 3) o la enfermedad de Lyme (que se detalla en el capítulo 16). Algunas variedades del virus se pegan a los nervios y les provocan una inflamación continuada. Además, virus como el VEB y el herpes zóster emiten un veneno, o neurotoxina, que inflama aún más los nervios y las células del cerebro. Esta inflamación fuerza el sistema nervioso central y en ocasiones altera las señales nerviosas más afinadas del cerebro, lo que puede dar lugar a una depresión. Hasta una carga vírica leve en el organismo, que provoca una inflamación no detectable y no produce ningún otro síntoma, puede ser causa de una depresión subyacente.

Metales pesados y otras toxinas

Otro tipo de depresión es la de la variedad «Todo está perfecto». Una persona puede tener una familia cariñosa, el trabajo perfecto, una casa bonita y sentirse agradecido por todo ello, pero, sin embargo, puede aparecer de repente una nube negra e inexplicable y cubrirlo todo. Esto provocaría que la persona se sintiera distinta, triste, no como era antes; como si le faltara algo, hasta podría quitarle las ganas de levantarse por las mañanas.

Con frecuencia, los que la rodean no consiguen entenderlo: «Pero si lo tienes todo —le dicen—. ¿Qué demonios te ocurre?».

Este tipo de depresión es el resultado de unas toxinas, no de una mala actitud.

Como consecuencia de nuestra forma de vida moderna, con el tiempo el organismo va acumulando metales pesados tóxicos, sobre todo mercurio, aluminio y cobre. Es muy frecuente, por ejemplo, que el atún y otros pescados contengan mercurio. La mayoría de las latas de refrescos son de aluminio, y lo más probable es que el agua del grifo llegue a tu casa por una tubería de cobre y que esté llena de flúor, un subproducto tóxico del aluminio.

Estos metales pueden llegar a depositarse en el cerebro, cerca del tálamo y de la glándula pineal, la pituitaria y el hipotálamo. Si a lo largo de los años se va creando en el cuerpo un entorno cada vez más ácido (porque la persona consume cosas como vinagres, determinados cereales, comidas procesadas, productos lácteos, huevos y alcohol) y esto se combina con una dieta rica en proteínas y con muchas grasas, los metales empiezan a oxidarse rápidamente y esta oxidación da lugar a una liberación de subproductos oxidativos que genera una acumulación de sustancias químicas venenosas que contaminan otras células del cerebro y neuronas y reducen la actividad de los impulsos eléctricos. Esta perturbación, en esta zona concreta del cerebro, puede dar lugar a un trastorno depresivo capaz de asaltar por sorpresa a una persona cuando menos se lo espera.

La oxidación no es necesariamente constante. Si los vertidos de minerales pesados tóxicos que produce son ocasionales, experimentarás depresión de forma esporádica, sin un ritmo o razón evidente para cada episodio.

Existen otras toxinas capaces también de provocar daños en las neuronas y en los neurotransmisores, unos daños que pueden trastornar la capacidad de funcionamiento del cerebro. Las toxinas más responsables de los trastornos depresivos son las siguientes:

- **Pesticidas y herbicidas:** puedes encontrártelos si vives cerca de un patio, un jardín, una granja o un campo de golf donde se fumigue (o si tienes un vecino que se los echa a su césped), paseando por un parque recién fumigado, comiendo alimentos no ecológicos, etc.

- **Formaldehído:** esta sustancia química se emplea en miles de productos para el hogar y también como conservante en alimentos procesados.

- **Disolventes:** las sustancias químicas que se emplean para limpiar alfombras y moquetas, así como en la limpieza del hogar y de las oficinas, producen gases que respiramos a diario. También nos afectan los vapores de la gasolina.

- **Aditivos alimentarios:** el glutamato monosódico, el aspartamo, los sulfitos (utilizados como conservantes en muchos alimentos) y otras sustancias artificiales que se añaden a los alimentos pueden ir acumulándose en el cerebro. Cuando ya has empezado a sufrir episodios depresivos, el simple hecho de tomar una lata de refresco sin azúcar puede desencadenar un nuevo ataque.

Deficiencia de electrolitos

Para estar sano, el organismo necesita mantener un nivel concreto de electrolitos que ayudan a mantener los impulsos eléctricos y les permiten viajar por todo el cuerpo, sobre todo en el cerebro, que es el centro de la actividad eléctrica del organismo. Las personas con niveles muy elevados de mercurio y otros metales pesados en el cerebro necesitan más electrolitos de lo normal para equilibrarlos. Los metales pesados tóxicos tienden a reducir la actividad electrolítica del cerebro porque la persona que los alberga necesita más electrolitos y los utiliza más rápido que la que no los tiene.

Imagina el cerebro como si fuese la batería de un coche: cuando la solución electrolítica está demasiado baja, interrumpe el flujo de electricidad en su interior e impide que el coche arranque. Del mismo modo, cuando tienes pocos electrolitos en la sangre que el corazón bombea por el cerebro (la batería), se puede interrumpir gravemente la actividad eléctrica y desencadenar una depresión. Y, al igual que la batería del coche, puedes recargar tu cerebro cuando está agotado… si tomas suficientes electrolitos.

CÓMO CURAR LA DEPRESIÓN

Como acabas de ver, existen numerosos factores capaces de desencadenar y explicar una depresión. Lo más útil es tratar las causas concretas que hayamos identificado, aunque el simple hecho de saber qué es lo que está provocando nuestro estado mental puede permitirnos confirmar lo que nos pasa y ejercer un efecto enormemente sanador.

También te recomiendo que tomes las hierbas, suplementos y alimentos que se describen en esta sección. Utiliza estas potentes herramientas del Médico Médium porque reforzarán los tejidos cerebrales, las células nerviosas y el sistema endocrino, te desintoxicarán y mejorarán tu estado de ánimo. Para más información acerca de nutrición —que puede tener un efecto muy profundo sobre la salud mental—, consulta la cuarta parte, «Cómo lograr al fin la curación».

También puedes consultar el capítulo 24, «Meditaciones y técnicas para curar el alma», y el capítulo 25, «Ángeles esenciales». En estas páginas encontrarás ejercicios que te ayudarán a encontrar la paz y la validación mientras te recuperas de la depresión y retomas tu vida.

Alimentos curativos

Existen algunas frutas, hortalizas de hoja verde, hierbas, alimentos silvestres y ciertas verduras que pueden rejuvenecer el cerebro, eliminar metales pesados tóxicos, reponer electrolitos, curar los tejidos cerebrales, matar de hambre a los virus y exterminarlos y combatir las deficiencias nutricionales que acompañan a la depresión. Los alimentos ideales para aliviar los síntomas y que debes incorporar a tu dieta son los arándanos silvestres, las espinacas, las semillas de cáñamo (en pequeñas cantidades), el cilantro, las patatas, los plátanos, las papayas, el jengibre, el perejil, los brotes germinados, la col crespa, las coles de Bruselas, las alcachofas, las judías verdes, las lechugas, los melones, las manzanas, el apio, los tomates, los albaricoques, los aguacates (en pequeñas cantidades) y las nue-

ces (en pequeñas cantidades). Incorpora a tu dieta tantos como puedas.

El batido para depurar metales pesados, que encontrarás en el capítulo 23, incorpora algunos de estos alimentos curativos y puede ser una herramienta muy útil para aliviar la depresión.

Intenta evitar el consumo de huevos, leche, queso, mantequilla, otros productos lácteos y gluten. Son los que alimentan a los virus. Si empiezas a eliminarlos y los sustituyes por los curativos de la lista anterior, estarás quitándole el combustible a los virus y podrás conseguir la paz que mereces.

Hierbas y suplementos curativos

Antes de utilizarlos, asegúrate de leer el capítulo 21, «Guía básica de los protocolos de suplementos».

Suplementos para la depresión

- **Zumo de apio fresco:** ve aumentando la cantidad hasta 1 l (32 oz) al día.
- **Celeryforce:** 2 cápsulas tres veces al día.
- **5-MTHF:** 1 cápsula al día.
- **Arándanos silvestres en polvo:** 2 cdtas. al día.
- **Ashwagandha:** 1 cuentagotas al día.
- **Complejo B:** 1 cápsula al día.
- **Curcumina:** 2 cápsulas al día.
- **EPA y DHA (sin pescado):** 1 cápsula al día (tomada con la cena).
- **Espirulina:** 2 cdtas. o 6 cápsulas al día.
- **GABA:** 1 cápsula de 250 mg al día.
- **Gluconato de magnesio:** 2 cápsulas al día.
- **Hibisco:** 1 taza de infusión dos veces al día.
- **L-lisina:** 2 cápsulas de 500 mg al día.

- **Melatonina:** 5 mg al día a la hora de acostarse.
- **Melisa:** 4 cuentagotas dos veces al día.
- **Raíz de regaliz:** 1 cuentagotas al día (dos semanas sí y dos semanas no).
- **Vitamina B$_{12}$ (como adenosilcobalamina con metilcobalamina):** 2 cuentagotas dos veces al día.

- **Vitamina C (como Micro-C):** 4 cápsulas dos veces al día.
- **Vitamina D$_3$:** 1 000 UI al día.
- **Yodo naciente:** 3 gotitas (no cuentagotas) al día.
- **Zinc (como sulfato de zinc líquido):** 1 cuentagotas al día.
- **Zumo de hierba de cebada en polvo:** 2 cdtas. o 6 cápsulas al día.

CASO REAL
Una respuesta inesperada a la felicidad
2004

Ellen siempre había sido una persona feliz. Para sus amigos y familiares, era el alma de la fiesta. Sabía cómo consolar a todo aquel que se sintiera decaído o triste y era la roca sobre la que se asentaba su matrimonio. Le gustaba contemplar el amanecer y disfrutaba planeando fines de semana, vacaciones y las fiestas de cumpleaños de sus tres hijas. Apreciaba enormemente la vida y se sentía agradecida por cada nuevo día. Estaba convencida de que su vida era perfecta.

Un día, de repente, a los cuarenta y cuatro años, al regresar a casa con toda la familia después de las vacaciones, empezó a sentirse rara. No podía explicar lo que le pasaba, pero era como si le faltara una parte de ella misma. Además de sentirse más cansada de lo habitual, había perdido el ánimo y su pasión por la vida; cada vez estaba más triste.

Al principio no le dio importancia y creyó que no era más que el bajón de después de las vacaciones y que ya se le pasaría; durante los meses siguientes hubo ocasiones en las que le parecía que estaba mejor, pero poco a poco volvía a empeorar. Tenía la sensación de que se estaba perdiendo a sí misma. Su marido, Tom, estaba muy preocupado.

—Echo de menos tu sonrisa de animadora —le decía.

Ella siempre había desprendido una luz brillante y ahora estaba apagada.

Buscando una respuesta a su problema, Ellen acudió al médico, que la examinó y le hizo un análisis hormonal completo. Cuando los niveles hormonales recuperaron la normalidad, el médico llegó a la conclusión de que debía de estar sufriendo una depresión y le recetó medicamentos antidepresivos.

—Veamos si esto te alivia.

Ellen salió de la consulta sintiéndose más deprimida que antes. El diagnóstico y la medicación le resultaban algo completamente ajeno. Cuando lo habló con su familia, todos se sorprendieron tanto como ella. Empezó a tomar los antidepresivos, pero, al no tener ninguna explicación de por qué estaba como estaba ni del tiempo que iba a continuar así, se sentía prisionera de la medicación.

Decidió buscar ayuda psicológica. El terapeuta al que acudió se mostró convencido de que lo que la estaba lastrando eran las emociones almacenadas, así que Ellen se esforzó por ahondar en su pasado con aquel psicólogo tan maravilloso y comprensivo. Le dio la sensación de que el proceso estaba resultando productivo y le aportaba un apoyo que le resultó fundamental para mantenerla a flote durante la depresión… Pero la depresión seguía sin remitir.

Un año después del comienzo del problema, Tom decidió llevarse a Ellen de vacaciones para apartarla de todo. Consideró que quizá así podría dar un paso adelante. Toda la familia emprendió una escapada de diez días… y Ellen se sintió un poco mejor. Volvió a charlar con sus hijas, a planear con ellas disfraces para las funciones del colegio y a levantarse al amanecer. No era todavía la misma de siempre, pero consideró que había mejorado un 50 por ciento. Sentados en el aeropuerto esperando el vuelo de regreso a casa, Ellen le dijo a Tom que el viaje había sido justo el empujón que necesitaba.

Sin embargo, en cuanto empezó a deshacer el equipaje, unas pocas horas después de volver a casa, Ellen se derrumbó. Se metió en la cama y tuvo la sensación de que la depresión era más fuerte que nunca. Aquella sensación perduraba a medida que iban pasando los días y Ellen sintió que jamás iba a conseguir librarse de ella. Empezó a llorar a menudo, cuando se estaba lavando los dientes, atándose los zapatos o incluso al despertarse por la mañana. Ya no tenía energía suficiente ni para sentarse los domingos por la noche en el cuarto de estar con Tom y sus hijas para ver su programa favorito.

Incapaz de ayudar a Ellen a superar esta crisis, el terapeuta le recomendó que me pidiera cita. En cuanto empecé a leer a Ellen, el Espíritu me advirtió del elevado nivel de insecticidas y herbicidas que había en sus órganos. Cuando le expliqué lo que había hallado, Ellen se quedó repentinamente callada.

—¿Estás bien? —le pregunté.

Entonces empezó a explicarme que su marido llamaba periódicamente a una empresa de control de plagas para que tratara el interior y el exterior de su casa. Le pregunté cuándo se habían producido los tratamientos y ella le pidió a Tom que cogiera otro teléfono y se uniera a la conversación. Él me explicó que cada vez que salían, ya fuera de fin de semana a casa de su suegra o para unas vacaciones más largas, le pedía a un vecino que dejara entrar a un profesional para que desinsectara la casa. Y una vez al mes contrataba a una empresa de paisajismo para que tratara el prado y los jardines con herbicidas.

Hice mucho hincapié en que Ellen, Tom y sus hijas tenían que abandonar la casa inmediatamente para ver si así Ellen mejoraba. Durante su estancia en casa de su madre, Ellen empezó a seguir un régimen depurativo a base de alimentos y suplementos curativos —tal y como se describe en esta sección y en la cuarta parte del libro— para eliminar de su organismo las sustancias químicas y los metales pesados que le estaban provocando la depresión. (Tom también se apuntó e hicimos una versión modificada del programa para ayudar a sus hijas a eliminar las toxinas).

Ellen volvió a la vida. Con la enfermedad misteriosa solucionada, el protocolo curativo bien establecido, la confianza recuperada, alejada de la exposición a los pesticidas y el beneficio añadido de las emociones que había procesado durante la terapia, Ellen se sentía mejor que nunca y, junto con Tom, tomó la decisión de poner a la venta su casa y empezar de nuevo.

CAPÍTULO 15

Síndrome premenstrual y menopausia

Durante casi toda la historia, las mujeres han visto la menopausia con buenos ojos. Aunque les recordaba que se estaban haciendo mayores, ponía fin de una forma suave e indolora a las dificultades e inconvenientes del síndrome premenstrual (SPM) y de la menstruación, con frecuencia daba lugar a un aumento de la libido y permitía la práctica del sexo sin tener que preocuparse por un posible embarazo accidental.

Las mujeres del pasado no recurrían a los médicos para que las ayudaran a superar la menopausia, porque no experimentaban problemas físicos notables ni ningún otro tipo de síntomas. Casi siempre se sentían mejor durante la perimenopausia, la menopausia y la posmenopausia. Era una parte normal de la vida que no requería más que la aceptación.

La literatura médica escrita en el siglo XIX rara vez menciona la menopausia, y, cuando lo hace, casi nunca se refiere a ella como sintomática o como algo problemático que requiriera atención médica. Los sofocos y las palpitaciones cardíacas eran prácticamente inexistentes.

Sin embargo, hacia 1950 todo cambió. Las mujeres nacidas a partir de 1900 fueron las primeras en experimentar, al llegar a cierta edad, sudores nocturnos, sofocos, fatiga, ataques de pánico, ansiedad, caída del cabello y dolor articu-lar. A mediados del siglo XX, oleadas de mujeres con edades comprendidas entre los cuarenta y los cincuenta y cinco años empezaron a acudir a sus médicos con estos síntomas… y los médicos no supieron qué hacer.

Y así fue como nació una enfermedad misteriosa que podía confundirse con un trastorno autoinmune. Los profesionales médicos jamás se habían sentido tan desconcertados.

Los médicos remitieron la epidemia a las empresas farmacéuticas y, al principio, todos estuvieron de acuerdo en que aquello estaba solo en la cabeza de las mujeres: era simplemente un síndrome de mujeres locas. Tenían que estar inventándose sus síntomas porque, de lo contrario, resultaban completamente ilógicos. Aquellas quejas no eran más que una llamada de atención, una señal de que estaban aburridas. La Segunda Guerra Mundial había terminado hacía poco, así que se pensó que, como durante ella las mujeres habían estado tan ocupadas con las preocupaciones, el duro trabajo y el cuidado de sus familias mientras muchos hombres estaban ausentes, ahora estaban reaccionando porque tenían menos cosas que hacer. Por eso se les aconsejó que buscaran algo con lo que distraerse.

Sin embargo, durante los años cincuenta, el número de mujeres que experimentaban trastornos de memoria, dificultades de concentración, desánimo, aumento de peso, mareos y demás siguió creciendo. Las empresas farmacéuticas y los médicos volvieron a reunirse y concluyeron que lo único que todas estas mujeres tenían en común era la edad. Los médicos decidieron que la causa tenía que ser las hormonas…, aunque había también hombres que experimentaban los mismos síntomas. Muchos hombres sufrían sofocos, pero se consideraban sencillamente «sudores del trabajo» (aunque el hombre no estuviera trabajando en el momento en que sufría el sofoco) o «sudor nervioso». Además, los hombres estaban presentando también otros síntomas «propios de la menopausia»: depresión, aumento de la cintura y olvidos, por mencionar solo unos pocos. Pero no resultaba algo novedoso, porque era una época en la que se enseñaba a los hombres a ser estoicos. La responsabilidad de tener que ganarse el pan tenía mucho peso y, por miedo a perder el trabajo, ocultaban sus problemas físicos.

En seguida, una empresa farmacéutica se propuso explotar y capitalizar a las mujeres con el falso descubrimiento de los trastornos hormonales femeninos. A finales de los años cincuenta se extendió la noticia de que las mujeres debían estar sufriendo deficiencias hormonales. A medida que aumentaba la popularidad de este «problema de las mujeres», aumentaba también la presión sobre los hombres para mantener en silencio sus síntomas paralelos.

Hasta llegar a este punto, las mujeres habían tenido que afrontar muchas dificultades: habían estado oprimidas, se les había enseñado a reprimir sus emociones, y es muy reciente su derecho a votar…, a contar como seres humanos. A mediados del siglo XX, todavía tenían la sensación de que necesitaban luchar para ser escuchadas, así que resultaba fácil aprovecharse de ellas haciéndolas sentir que se las escucha.

Los médicos estaban desconcertados con aquellos síntomas misteriosos, pero, al menos, al fin creían a las mujeres. Por eso, aunque la medicina estaba buscando las respuestas en la dirección equivocada, sus teorías fueron muy celebradas, porque daban un nombre a aquellos problemas de salud. Fue un esfuerzo bien intencionado por parte de los médicos.

Hoy en día, los doctores siguen basándose en este concepto hormonal equivocado. Son innumerables las mujeres a las que se les dice que su sufrimiento es consecuencia de un desequilibrio hormonal o de la menopausia.

Pero no es así. La menopausia está del lado de las mujeres. Lo creas o no, el proceso de envejecimiento se ralentiza después de ella, aunque eso no es lo que se cree comúnmente. Las mujeres consideran la menopausia como el principio del envejecimiento y de los problemas de salud relacionados con la edad, cuando en realidad es todo lo contrario.

El envejecimiento más rápido de las mujeres se produce entre la pubertad y la menopausia, debido a que las hormonas reproductoras pueden ser sustancias esteroides que aceleran el proceso de envejecimiento. Durante este lapso de tiempo entre la pubertad y la menopausia también se produce el ciclo menstrual. Como habrás visto en el capítulo 3, tanto en la menstruación como en la ovulación el sistema inmunitario se aparta de otras zonas del cuerpo para centrarse más en el aparato reproductor, lo mismo que sucede durante el embarazo y el parto. Esa disminución regular del sistema inmunitario general, aunque cumple un propósito más importante, puede proporcionar a los patógenos que están detrás de las enfermedades crónicas una oportunidad para asentarse en el organismo. Al reducir los niveles de estrógenos y progesterona (que provocan estos cambios del sistema inmunitario relacionados con el ciclo menstrual), la menopausia protege también a las mujeres contra cánceres, virus y bacterias.

Y esta es la verdad acerca de la osteoporosis: no es cierto que llegar a la posmenopausia haga a la mujer más vulnerable a la porosidad ósea, lo que sucede es que la osteoporosis tarda décadas en desarrollarse, por lo que aparece cuando la mujer alcanza una cierta edad. Las comunidades médicas confunden esta coincidencia con una causalidad y afirman que los niveles reducidos de estrógenos en el cuerpo de una mujer contribuyen a la pérdida de masa ósea, pero la osteoporosis empieza a desarrollarse mucho antes de la menopausia. En realidad, las hormonas reproductoras la favorecen, porque son esteroides, y los esteroides disuelven el tejido óseo. Dicho esto, el estrógeno y la progesterona son un factor mínimo en los problemas de densidad ósea; contribuyen a ella como otros muchos factores, entre los que podríamos citar las infecciones de patógenos como el virus de Epstein-Barr, las deficiencias nutricionales, la dependencia de la cafeína, una dieta que no nos favorezca y los metales pesados tóxicos (cuyo efecto es muy fuerte). Décadas antes de la menopausia, una combinación de estos va preparando el terreno para la pérdida de masa ósea, tanto si los problemas se hacen visibles cuando la mujer es todavía joven como si no se diagnostica la osteoporosis hasta después de la menopausia.

Vamos a analizar con más detalle la historia de la cafeína y los factores alimentarios. A partir de los años cuarenta, la cafeína se asentó en la vida de las mujeres porque estas estaban empezando a experimentar los síntomas de la explosión vírica, precisamente los mismos que dieron lugar a la culpabilización de las hormonas. Por primera vez en la historia, tuvieron que depender realmente de ella para superar los síntomas de fatiga, confusión, desgana, malestar, depresión, pérdida de energía y falta de motivación que sufrían. La industria de la cafeína nació en esta época y se aprovechó de esta oportunidad; para muchas mujeres, eso dio lugar a años de consumo. Su efecto estimulante provocaba una respuesta de lucha o huida —mayor que la que las mujeres ya

experimentaban en su día a día— que condujo a la secreción rutinaria de una adrenalina sumamente corrosiva que favoreció el desarrollo de osteoporosis y otros síntomas.

Cuando los síntomas misteriosos etiquetados como menopausia empezaron a asentarse en los años cincuenta, a las mujeres no se les enseñó a mejorar su dieta para contrarrestar desencadenantes como el aumento del estrés o la adicción o el consumo de la cafeína. Los médicos de entonces se encontraron con pacientes que experimentaban síntomas completamente nuevos, inexplicables según la formación que habían recibido, y a las mujeres no se les dieron herramientas para contrarrestar nada; estaban combatiendo patógenos y no se les enseñó a competir en igualdad de condiciones. Cuando no se sentían bien —y, además, los médicos no las escuchaban o no las comprendían porque no sabían cuál era la causa de su enfermedad—, por lo general se consolaban con la comida. Estos alimentos no solían ser los mejores para personas con infecciones víricas leves, aunque nadie sabía qué era lo que estaba pasando realmente. Lo que las mujeres necesitaban, y siguen haciéndolo, eran respuestas sobre por qué se sentían así y qué podían hacer para cambiarlo con herramientas como los alimentos curativos y otros protocolos de la serie del Médico Médium. Las mujeres merecen saber que la menopausia está de su lado.

Las hormonas reproductoras y los cambios del sistema inmunitario relacionados con el ciclo menstrual y la reproducción no son malos: son la razón de que las mujeres puedan engendrar niños; sin ellas, la vida humana no podría continuar.

Sin embargo, el cuerpo conoce sus límites. Está dispuesto a pagar el precio de la capacidad de crear vida siempre y cuando limite la gestación a la época que media entre la pubertad y la menopausia, y lo hace porque quiere mantener segura a la mujer. Se les dice a las mujeres que las hormonas reproductoras son la fuente de la juventud, pero la paradoja del asunto es que la juventud no estaba en los veinte, los treinta ni los cuarenta años: la verdadera juventud tuvo lugar antes de la pubertad, y alcanzar la menopausia es una forma de volver a conectarse con aquella época. La menopausia pone fin al ciclo reproductor (y al desgaste que este supone para el organismo) y disminuye los niveles de hormonas reproductoras. Es la forma natural que tiene el cuerpo para ralentizar el envejecimiento y permitirte vivir una vida larga y saludable.

La menopausia y la vida tras la menopausia no son algo que deba asustarnos. La menopausia en sí no tiene por qué ser un proceso físico complicado, y la gran cantidad de mujeres jóvenes que han empezado a experimentar síntomas categorizados como hormonales no están atravesando aún el comienzo de la menopausia. Los factores que están en juego son muy distintos… y existen formas muy potentes de afrontarlos. Es posible recuperar una vida sana y aceptar todas sus etapas.

LO QUE REALMENTE SE ESCONDÍA TRAS LA PRIMERA OLEADA DE «SÍNTOMAS DE LA MENOPAUSIA»

Esto fue lo que sucedió realmente: cuando, en los años cincuenta, las mujeres empezaron a presentar los síntomas que los médicos y las empresas farmacéuticas atribuyeron al cambio de vida, estos estaban pasando por alto otros tres factores que todas las mujeres tenían en común.

El primero era vírico. Todas estas mujeres habían nacido a principios del siglo XX, justo en el momento en que el virus de Epstein-Barr (VEB) y otros virus estaban empezando a anidar entre la población.

El VEB entra en una mujer cuando esta es joven, y luego pasa décadas creciendo hasta que llega el momento en que está listo para darse a conocer en forma de enfermedad inflamatoria. Lo que sucedió fue que las mujeres afectadas por las primeras cepas no agresivas del VEB tenían cuarenta o cincuenta años cuando terminó el periodo de incubación vírica y empezaron a mostrar síntomas (al mismo tiempo, la inflamación del tiroides empezó a afectar a un gran número de mujeres; si deseas más información sobre este tema, consulta el capítulo 6, «Hipotiroidismo y tiroiditis de Hashimoto»).

Por tanto, la mujer que nació en 1905 y contrajo este nuevo virus de Epstein-Barr siendo pequeña, en 1950 tenía cuarenta y cinco años y formaba parte de la primera generación que estaba empezando a experimentar los síntomas de esta infección vírica epidémica. Fue solo una coincidencia que estos síntomas aparecieran durante la perimenopausia o la menopausia, sin embargo, lo más probable es que le dijeran que la razón de los sofocos, los sudores nocturnos y la fatiga era hormonal. Si la inflamación vírica se presentaba antes o después, le dirían que era debida a la perimenopausia o a la postmenopausia.

No hacía falta contraer el VEB al principio de la vida para mostrar síntomas en los años cincuenta. Se podía, por ejemplo, haber nacido en 1900, haber contraído el virus de Epstein-Barr en 1920 y acabar mostrando síntomas en 1950 o 1955 porque en los años veinte se desarrollaron cepas nuevas, más fuertes y rápidas, del VEB.

El segundo rasgo en común de las mujeres a las que se les diagnosticaron problemas con la menopausia en los años cincuenta fue la exposición a la radiación. Como consecuencia de una metedura de pata histórica colosal conocida como el fluoroscopio para medir el calzado —un error que se ha ocultado bajo la alfombra—, las mujeres de aquella época estuvieron expuestas a la mayor cantidad de radiación de la historia. ¡Habrían estado más seguras si hubieran vivido en el límite de la zona de evacuación de Chernóbil en 1986!

Con la invención del fluoroscopio, entre los años veinte y cincuenta causó furor acudir a las zapaterías para introducir las piernas y los pies en aquella caja de rayos X. La idea era que esos rayos permitieran a los vendedores comprender la estructura ósea de los pies de sus clientas para así ofrecerles el zapato de tacón de aguja que mejor se les ajustara. Sin embargo, se trataba de una radiación que nadie examinaba ni regulaba y no había ningún médico en la tienda. Estaba solo el vendedor de zapatos que apretaba un botón mortífero a su antojo. Y esto se repetía en cada visita a la zapatería, una y otra vez. Muchas mujeres se dedicaban a probarse zapatos como terapia y acudían cada quince días a la zapatería. Con ello, recibieron unos ochocientos tratamientos de radiación a lo largo de su vida, lo que supuso un grave envenenamiento por radiación para millones de mujeres.

Hacia finales de los años cincuenta y principios de los sesenta, el fluoroscopio fue silenciosamente retirado de las zapaterías, como si jamás hubiese estado allí. La medicina moderna estaba empezando a darse cuenta de que la radiación es peligrosa, y estoy seguro de que hubo alguien en la trastienda que vio la conexión entre los problemas de salud sin precedentes que estaban sufriendo las mujeres y su exposición repetida durante décadas a la radiación, porque era evidente que decenas de miles de mujeres estaban sufriendo amputaciones de pies y piernas por culpa del cáncer. Además, esta radiación estaba disminuyendo la actividad del sistema inmunitario, lo que permitía que los virus provocaran más daños y aceleraba los síntomas adicionales.

Sin embargo, en lugar de señalar como culpable a la radiación, los comités de expertos eligieron a la menopausia…, a pesar incluso de que para las madres, abuelas y bisabuelas de esas mismas mujeres, la menopausia había sido siempre una transición sin sobresaltos.

Al mismo tiempo se estaba produciendo un tercer desencadenante de los problemas de salud: el auge del DDT. En los años cuarenta, el DDT se utilizaba en todas partes. Se pulverizaba en las cosechas, en los parques, y los niños incluso se divertían enjabonándose con la espuma que soltaban los camiones que fumigaban los suburbios. Los vendedores de DDT llamaban a todas las casas y vendían latas de insecticida para las macetas y los jardines. Para demostrar su seguridad, llegaban incluso a rociar una manzana con DDT asegurando que era un suplemento nutritivo. En 1950, el uso del DDT alcanzó su momento álgido, y el sistema nervioso central y el hígado de innumerables mujeres estaban ya saturados de esta toxina.

Resulta increíble pensar que semejante riesgo se pasara por alto durante tanto tiempo. Si no hubiera sido por el libro *Primavera silenciosa*, de Rachel Carson, publicado en 1962, que centró la atención en los peligros de los pesticidas químicos y, con el tiempo, dio lugar a la prohibición del DDT en Estados Unidos, el mundo habría seguido ignorando los daños que estaban provocando. De hecho, muchos críticos atacaron a Carson llamándola histérica, exactamente el mismo término que se utilizaba en aquella época para las mujeres que sufrían los síntomas misteriosos.

(Por cierto, no es casualidad que, cuando el público se hizo consciente de los inconvenientes del DDT y propinó un varapalo a las grandes empresas químicas que lo fabricaban, empezara a surgir y a dominar una industria nueva: el tratamiento hormonal).

Mientras tanto, la menopausia se había convertido en la cabeza de turco de docenas de síntomas que en realidad estaban producidos por otras causas diferentes. Entre los síntomas mal atribuidos a la menopausia están los sudores nocturnos, los sofocos, la fatiga, el mareo, el aumento de peso, los problemas digestivos, la hinchazón, la incontinencia, el dolor de cabeza, el desánimo, la irritabilidad, la depresión, la ansiedad, los ataques de pánico, las palpitaciones cardíacas, las dificultades para concentrarse, los trastornos de la memoria, el insomnio y otros problemas del sueño, la sequedad vaginal, la sensibilidad mamaria, el dolor articular, el hormigueo, la caída del cabello, la piel reseca o agrietada y las uñas resecas o quebradizas.

No debería haber resultado lógico para nadie que un proceso sano y natural de la vida provocara estos problemas…, sobre todo porque anteriormente jamás los había provocado. Pero, bueno, ¿para qué molestarse en tener en cuenta treinta años de exposición intensa y no regulada a la radiación, al DDT y a los patógenos víricos?

Cuando las mujeres empezaron a experimentar lo que realmente eran trastornos víricos (esos que hoy en día se suelen denominar autoinmunes), enfermedades como el síndrome de fatiga crónica, la fibromialgia, la fatiga adrenal, el hipotiroidismo, otras manifestaciones del virus de Epstein-Barr, lupus, toxicidad por metales pesados, disfunción hepática y deficiencia nutricional —todos ellos desencadenados por la exposición a los virus, la radiación y las toxinas del DDT de la era moderna—, la investigación y la ciencia médica no fueron capaces de detectar sus verdaderas razones (incluso hoy en día siguen sin tener en cuenta estos factores de los síntomas de la menopausia).

La apreciación de que todos los males eran imaginarios, unida a la reacción de las mujeres contra esta falta de diagnóstico —porque, para entonces, ya estaban aumentando su fuerza—, propiciaron el argumento hormonal como la forma perfecta de acallarlas, y, además, servía de consuelo a los médicos. Para estos era más fácil decir: «Es un problema de hormonas» que admitir: «No tengo ni idea de lo que le está sucediendo». Antes de 1950, la opinión de los médicos no se consideraba un argumento definitivo y sin vuelta de hoja; a partir de esa fecha, sin embargo, la medicina moderna se hizo con el control de la sociedad. Por primera vez en la historia, el médico fue considerado un dios.

LA VERDAD ACERCA DE LA TERAPIA HORMONAL SUSTITUTIVA

Las empresas farmacéuticas estimularon activamente la tendencia hormonal cuando se dieron cuenta de que podían ganar miles de millones demonizando la menopausia y creando fármacos para «curarla». A principios de los años sesenta se lanzó una gran campaña promocional que afirmaba que la «carencia de estrógenos» era la causante de la mayoría de los problemas que sufrían las mujeres antes, durante y después de la menopausia. Las ventas de productos que prometían sustituir a los estrógenos de los que supuestamente se carecía —lo que se denominó terapia hormonal sustitutiva (THS)— se dispararon.

Lo cierto es que la THS llevaba algún tiempo investigándose. Cuando los médicos empezaron a diagnosticar problemas hormonales a las mujeres, las empresas farmacéuticas se encontraron de repente con una aplicación práctica para sus experimentos de laboratorio sobre los esteroides, por eso enviaron a las pacientes el mensaje: «Hemos visto tu dolor y hemos desarrollado este tratamiento revolucionario para ti». En realidad, lo único que estaban haciendo era aprovechar la ocasión para poder lanzar los productos que ya habían estado desarrollando y que no tenían ninguna aplicación práctica hasta ese momento.

Sin embargo, las THS no obtuvieron resultados positivos casi nunca. En algún que otro caso, minimizaban algunos de los síntomas, pero esto no lo conseguían porque estuvieran corrigiendo realmente un desequilibrio en el organismo, sino por su acción esteroidea, es decir, porque impedían la respuesta inmunitaria ante la inflamación vírica, las deficiencias nutricionales y la exposición a toxinas como el DDT.

En otras palabras, la THS jamás consiguió mejorar la salud de nadie. Por el contrario, en algunas ocasiones ocultó enfermedades al impedir que el sistema inmunitario reaccionara y las combatiera. Por eso, si bien en algunos casos proporciona un alivio de los síntomas, también permite que los cánceres, virus, bacterias y demás patógenos sigan atacando los organismos de las mujeres y hace que envejezcan rápidamente sin que ellas lo sepan…, al menos hasta que el daño es tan grave que ya no es posible seguir ocultándolo.

De pronto, los médicos empezaron a observar un aumento de casos de cáncer e ictus entre mujeres que tomaban la THS. No era más que un atisbo de los problemas reales que estaba provocando la terapia hormonal sustitutiva, pero fue suficiente para llamar la atención. Cuando se publicó la noticia, las ventas cayeron… durante un tiempo. Muy pronto, otra campaña promocional afirmó que habían solucionado el problema gracias a un ajuste de los productos y la THS volvió a hacerse popular.

Entonces, en 2002, un ingente estudio clínico denominado Iniciativa para la Salud de la Mujer, que duró más de diez años y en el que participaron más de 160 000 mujeres posmenopáusicas, observó algunos de los problemas que estaba provocando la THS y llegó a la conclusión de que esta terapia aumentaba considerablemente el riesgo de sufrir cáncer de mama, infartos e ictus. Es decir, la terapia hormonal sustitutiva aceleraba rápidamente el proceso de envejecimiento. Una vez más, las ventas de THS cayeron en picado.

Cuando los descubrimientos científicos revelaron los peligros de la THS, las autoridades tenían que haberla prohibido. Los investigadores deberían haberse sentido impulsados a analizar lo que se escondía realmente tras los síntomas misteriosos que presentaban las mujeres y haberse puesto en el camino de descubrir que las hormonas jamás fueron el problema real. Sin embargo, apareció otra estrategia: la terapia hormonal sustitutiva bioidéntica (THSB).

La THSB es mucho más segura que los fármacos que se utilizaban en la THS. Todos los médicos son lo suficientemente inteligentes como para saber que, hoy por hoy, está aún en fase experimental, pues se encuentra al comienzo de un periodo de treinta años de ensayo y error, como también lo estuvo la THS en su momento, aunque al menos no significa empezar de cero. Ya contamos con el historial de la THS que permitirá a los médicos analizar con más cuidado los tratamientos hormonales novedosos para ver sus aspectos positivos y los negativos que puedan tener.

Las tendencias convencionales en la atención sanitaria tienen tanta fuerza que, en ocasiones, no existe modo de detenerlas. Para los médicos, seguirlas puede ser algo así como seguir al flautista de Hamelín, es decir, hacer lo que consideran mejor para mantener la paz con sus colegas, proteger su medio de ganarse la vida y dar esperanza a los pacientes que buscan respuesta a sus enfermedades. Es un equilibrio complicado. Para las mujeres, inmersas en una sociedad que antepone la juventud a la sabiduría, la atracción de cualquier pastilla o crema de moda que afirme ser la fuente de la juventud es muy fuerte. Ni siquiera la revelación de la verdad va a detener esta tendencia hormonal.

Si te ofrecen elegir entre la THS y la THSB y quieres probar una de ellas, te sugiero que elijas una THSB de fórmula magistral. Asegúrate de que el médico que te la receta sea muy competente y esté versado en salud holística para que pueda regular y equilibrar las dosificaciones con conocimiento y precisión, y que también considere la THSB como una especie de «tirita» temporal y no como un tratamiento indefinido para toda la vida en el que no se van haciendo ajustes de las dosis. Existen algunos médicos estupendos que conocen muy bien los tratamientos hormonales sustitutivos, y reconocen las sutilezas de los análisis de sangre y saben cuáles son los mejores momentos para extraerla. Estos profesionales son más comprensivos con los síntomas que sufren sus pacientes y están abiertos a otras posibles causas, aparte de las hormonales. Esto supone un gran cambio a mejor y ofrece a las mujeres una oportunidad para mejorar su salud adoptando tratamientos hormonales.

Hay mujeres que utilizan la THS o la THSB y a las que estas terapias no aportan ningún alivio. Durante veinticinco años he visto a mujeres que han utilizado los dos tipos de terapias y que no han obtenido ningún resultado (nada más que un envejecimiento acelerado, a pesar de todas las afirmaciones de que va a devolverles la juventud) y he visto cientos de médicos frustrados incapaces de conseguir que sus pacientes mejoren con la terapia hormonal. Esto se debe a que ninguna de estas formas trata los problemas de salud subyacentes, erróneamente atribuidos a la menopausia. Cuando las mujeres sienten una mejoría gracias a la terapia hormonal, se debe a que hoy en día ya no se receta nunca por sí sola, sino que va acompañada de montañas de suplementos y una mejoría en la dieta (minimizando los alimentos procesados y eliminando los fritos y grasientos), y son estos suplementos y la nueva dieta lo que las hace sentirse mejor. Existen motivos para ello: con estas conjeturas se consiguen algunos beneficios porque se abordan las causas reales.

Las terapias hormonales, como son a base de esteroides, actúan como inmunosupresores. Los síntomas víricos de una paciente —como las palpitaciones cardíacas y los sofocos, que los médicos no identifican como víricos— pueden aliviarse con la THSB y engañar a todo el mundo haciendo creer que la terapia está funcionando. Analicemos la sequedad vaginal, que a veces mejora con la THSB: es un síntoma de fatiga adrenal, no de perimenopausia o de menopausia; ese es el motivo de que en ocasiones afecte a mujeres de veinte o treinta años. Los esteroides de la THSB pueden estimular a las glándulas suprarrenales para que produzcan grandes cantidades de adrenalina, y eso es lo que proporciona un alivio temporal a algunas mujeres.

De todas formas, sí que pueden producirse desequilibrios hormonales. Sin embargo, los síntomas que los médicos consideran propios de la menopausia están provocados realmente por todos los demás factores que hemos analizado en este capítulo y no por un desequilibrio de las hormonas reproductoras.

Los análisis de saliva, de sangre y de orina no son siempre una forma de determinar con precisión si las hormonas de una mujer están equilibradas. Estos métodos analíticos son falibles y a menudo inexactos (repito una vez más que es muy importante contar con un médico realmente bueno y experto en terapias hormonales que sepa todos los matices y sutilezas sobre cuándo se deben analizar las hormonas, cuándo no y cómo leer los resultados. Si además conoce bien las hormonas tiroideas, mejor que mejor). Si el tiroides está produciendo pocas hormonas (es decir, si existe un hipotiroidismo), las suprarrenales producen más hormonas para compensar. La naturaleza interruptora que tiene la superproducción de adrenalina confunde la viabilidad y la precisión de los análisis de sangre que miden los niveles de progesterona, estrógeno y testosterona. Un modo de conseguir unas lecturas más exactas al emprender una terapia hormonal sustitutiva, o cualquier tipo de terapia hormonal, es asegurarse de que la dieta no incluye alimentos como huevos, leche, queso, mantequilla, otros productos lácteos, gluten e incluso pollo y cafeína (bebidas de café, té matcha, chocolate). Esto permitirá obtener unos resultados más claros. Aunque solo se eviten de forma temporal unas semanas antes de hacerse los análisis de sangre, aumentan las probabilidades de que los médicos puedan interpretar las señales con más precisión.

Las fluctuaciones de temperatura del cuerpo, la hinchazón, el mareo, las sudoraciones nocturnas, las palpitaciones cardíacas, la fatiga y el resto de los trastornos que se enumeraron en la sección anterior, vistos en conjunto, son algo completamente nuevo para las mujeres y aparecieron hace solo setenta años, así que las hormonas reproductoras no son las culpables. Se está pasando por alto un problema más generalizado, y con esto no pretendo meterle el dedo en el ojo a nadie, echar leña al fuego ni acusar a médicos bienintencionados de no buscar lo mejor para sus pacientes. Todos buscamos el mismo objetivo: mejorar la salud de las mujeres. Todos queremos que las mujeres se curen de verdad, este es el propósito de lo que escribo en este capítulo.

Para mí resultaría mucho más fácil repetir las conjeturas y los consejos que circulan por ahí, pero mi conciencia no me permite hacerlo. Para dormir bien por las noches tengo que saber que he escuchado al Espíritu de la Compasión y he ofrecido respuestas verdaderas y otras posibilidades a la gente. Revelar la información contenida en este capítulo me merece la pena si con ello voy a protegerte. Quiero apoyarte, a ti y a tu médico, en todo lo relacionado con tu salud y quiero ayudarte a evitar las enfermedades crónicas, el cáncer y el ictus, tal y como he conseguido hacer por las mujeres durante todos estos años. Quiero que cumplas los noventa o los cien años. Quiero que seas feliz y libre.

Tu vida es algo precioso, al igual que tu alma. Todas las mujeres tienen que saber la verdad acerca de la menopausia para que puedan analizar todas las opciones y tomar decisiones bien informadas. Porque, si no conoces la verdad, ¿cómo vas a poder juzgar qué es lo mejor para ti?

Cuando no se nos ofrecen opciones reales, información y verdad, nos quitan la posibilidad de elegir. Hay un proverbio que dice que siempre podemos elegir, pero eso no es cierto cuando no dispones de todas las posibilidades. Si la verdad está escondida en una cámara acorazada a la que no tienes acceso o está perdida y olvidada, ¿cómo vas a poder tomar la decisión correcta?

Los detalles que aporto en este capítulo tienen la finalidad de abrir esa cámara acorazada.

COMPRENDER LA MENOPAUSIA HOY

La desconexión entre la menopausia y los síntomas que he descrito en este capítulo se ha aclarado algo recientemente cuando las enfermedades que afectan hoy en día a las mujeres se han vuelto más agresivas. En lugar de esperar varias décadas para atacar a una mujer cuando tiene cincuenta o sesenta años, algunas cepas víricas y cargas tóxicas están afectando a mujeres de treinta y tantos, veintitantos e incluso adolescentes. Si eso hubiera sucedido en los años cuarenta y principios de los cincuenta, si mujeres de todas las edades hubieran empezado a presentar síntomas misteriosos, quizá los profesionales sanitarios se lo habrían pensado dos veces antes de echar las culpas a la menopausia. Aunque también es posible que las empresas farmacéuticas y los investigadores hubieran preparado otro potingue.

¿Por qué siguen los médicos sin establecer la conexión? No son capaces de explicar por qué una chica de dieciocho años presenta «síntomas de perimenopausia», o una de veinticinco, o una de treinta. Sin embargo, cada vez son más las jóvenes que los sufren; están experimentando los mismos trastornos que anteriormente solo afectaban a mujeres de cuarenta y tantos o cincuenta y tantos años. Lo que ocurre es que se trata de los síntomas del virus de Epstein-Barr, que provoca problemas de tiroides, trastornos hepáticos, síntomas neurológicos, etc., los mismos trastornos que fueron achacados a las hormonas, a la perimenopausia y a la menopausia a principios de los años cincuenta. Pero jamás fueron culpa de la menopausia.

La prevalencia de los mismos sufrimientos en mujeres cada vez más jóvenes lo deja claro. Aunque los fluoroscopios para el calzado y el DDT han sido erradicados, las mujeres de hoy en día siguen estando rodeadas de toxinas medioambientales, pesticidas, herbicidas, metales pesados y otros contaminantes de la era tecnológica, además de las viejas toxinas que nos han transmitido las generaciones anteriores y que aún residen en nosotros. Al mismo tiempo, hemos sufrido epidemias de formas nuevas de cánceres, virus, bacterias y otras enfermedades nacidas de los venenos de nuestra era moderna. Sin embargo, la verdad sigue enterrada por el ego, la avaricia, el estatus y la estupidez.

Por cierto, aunque los médicos no solían recetar THS ni THSB a las muchachas de dieciocho años, ahora están empezando a hacerlo. Lo que sí siguen recetándoles son píldoras anticonceptivas, la primera opción cuando mujeres jóvenes muestran cualquier síntoma, y este tipo de medicación tiene un efecto esteroideo similar y suprime los síntomas sin combatir la causa (lo más probable es que, en un futuro, cada vez se recete con más frecuencia THS y THSB a las muchachas de dieciocho años. Ya se están ofreciendo a mujeres de veintitantos y treinta y pocos prácticamente con cualquier tipo de síntomas, sobre todo si los anticonceptivos no los han suprimido).

Otro dato importante que debemos conocer es que el médico no puede analizar con precisión los niveles hormonales cuando sufres los síntomas que he descrito anteriormente, porque desestabilizan el organismo. Una vez más, es básico que el médico al que acudas tenga mucha experiencia a la hora de analizar todos los aspectos de la salud femenina y que sepa cuándo hacer un análisis, cómo leer entre líneas y cómo entender los resultados de los análisis y sus incoherencias. Cuando las suprarrenales funcionan a bajo rendimiento, también falsean los resultados de los análisis hormonales. En estas condiciones, los niveles de estrógenos y progesterona no serán precisos, por lo que millones de mujeres cuyas glándulas suprarrenales no funcionan correctamente están recibiendo unos resultados hormonales inexactos.

Cuando se receta la THSB a una mujer y esta empieza a mejorar, parte del crédito se atribuye a la terapia. Sin embargo, un médico que recomienda la THSB ya tiene una mente abierta y holística, por lo que recomendará también mejorar la dieta (eliminando alimentos procesados y gluten e incorporando más ensaladas y grasas más saludables) y tomar abundantes suplementos nutricionales para eliminar las deficiencias alimentarias. El cambio a un estilo de vida más saludable suele ser lo que realmente ha conseguido la mejoría. Si tienes síntomas como los que se han descrito en este capítulo, debes intentar descubrir la enfermedad que realmente los está provocando. La lectura de los demás capítulos del libro te servirá de ayuda, y lo mismo puedo decir de los consejos que vienen a continuación. Mereces estar libre de enfermedades. Mereces recuperar tu vida.

COMPRENDER EL SÍNDROME PREMENSTRUAL

Síntomas como depresión, diarrea, hinchazón, ansiedad, insomnio, migrañas, acné, dolor corporal, enfado, fatiga y cambios en el estado de ánimo suelen achacarse al síndrome premenstrual, pero esta acusación no es exacta.

Estos síntomas, al igual que los supuestos síntomas de la menopausia, proceden en realidad de trastornos de salud subyacentes, tales como un sistema nervioso central demasiado sensible, infecciones víricas y bacterianas leves como las provocadas por el VEB, el herpes zóster y los estreptococos, trastornos del tracto intestinal debidos a la inflamación e intolerancias alimentarias provocadas por estas infecciones víricas y bacterianas leves crónicas, un hígado perezoso o estancado o toxicidad por metales pesados. Se ponen de manifiesto en este momento concreto del ciclo de la mujer porque la menstruación acapara el 80 por ciento de las reservas del organismo. En esas circunstancias, el 20 por ciento restante no es capaz de hacer frente a unos problemas de salud que normalmente mantiene a raya el sistema inmunitario. (Si deseas más información sobre estos temas, consulta el capítulo 3, «Virus de Epstein-Barr, síndrome de fatiga crónica y fibromialgia»).

Es otro gran ejemplo de lo lejos que están todavía las comunidades médicas de entender la salud de las mujeres. En lugar de señalar al aparato reproductor como culpable del sufrimiento de las mujeres en ese momento del mes, deberían considerarlo un mensajero.

(La endometriosis, el síndrome de ovarios poliquísticos, la enfermedad inflamatoria pélvica, los fibromas y los quistes ováricos son dolencias que implican al propio aparato reproductor. La investigación y la ciencia médica desconocen aún sus causas. Si deseas saber lo que está realmente detrás de ellas y cómo solucionarlas, consulta el libro del Médico Médium *Limpiar para sanar*).

Si sufres trastornos que siempre consideraste indicativos de un síndrome premenstrual, utiliza este libro para investigar lo que realmente puede estar provocando tus síntomas y trata la causa real. Es la llave que te permitirá tener un ciclo menstrual libre de estrés.

CÓMO TRATAR LOS SÍNTOMAS ASOCIADOS CON EL SÍNDROME PREMENSTRUAL, LA PERIMENOPAUSIA, LA MENOPAUSIA Y LA POSMENOPAUSIA

Los síntomas que se detallan en este capítulo y que suelen achacarse, falsamente, a la menopausia son tan amplios que pueden deberse a prácticamente cualquier problema de salud. Entre ellos están la fatiga adrenal, las sensibilidades alimentarias, la carga vírica, la disfunción hepática, los metales pesados tóxicos, la escasez de ácido clorhídrico, unas reservas de bilis debilitadas en el hígado, un sistema inmunitario debilitado, un sistema nervioso central inflamado, un abanico de toxinas acumuladas en el cerebro y en el hígado y las infecciones estreptocócicas crónicas. Y estos

problemas de salud subyacentes forman un dibujo que no se limita a los problemas hormonales. Esta sección te muestra una serie de plantas, suplementos y comidas que puedes utilizar para combatir un amplio abanico de virus, bacterias, hongos y demás toxinas que probablemente incluyan aquellos que están provocando tus síntomas.

Y no olvides que la dieta puede desempeñar un papel muy importante en la minimización de los síntomas que hemos analizado en este capítulo. Encontrarás más información sobre cómo fortalecer tu cuerpo y superar las enfermedades, además de detalles sobre desintoxicación, en la cuarta parte, «Cómo lograr al fin la curación».

Alimentos curativos

Si lo que estás buscando son alimentos que estimulen el sistema inmunitario y fortalezcan el aparato reproductor, los mejores son los arándanos silvestres, las coles de Bruselas, el brécol, la coliflor, la lechuga trocadero, la lechuga de hoja de roble, los plátanos, los melones, las papayas, las moras, el apio, los canónigos, las alcachofas, los tomates, los pimientos morrones rojos, los espárragos, las manzanas, las espinacas, las uvas negras, los pepinos, el tahini de sésamo (en cantidades pequeñas), los aguacates (en cantidades pequeñas), las semillas de cáñamo (en cantidades pequeñas) y las lentejas. Te ayudarán aportándote sustancias antivíricas y antibacterianas y antioxidantes que ayudan a limpiar el hígado, evitan los sofocos, te proporcionan componentes fitoquímicos y nutrientes fundamentales para fortalecer los órganos vitales, reducen la inflamación matando patógenos y manteniendo la estabilidad de las suprarrenales y ayudan a conservar el equilibrio hormonal de todo el cuerpo. Incorpora a tu dieta tantos como puedas.

La medida dietética más importante para cualquier dolencia relacionada con el aparato reproductor es evitar los huevos, porque, con el tiempo, pueden empeorarlas. Los productos lácteos ocupan el segundo lugar, y el gluten, el tercero. En el capítulo 19, «Lo que no debemos comer», encontrarás más información.

Hierbas y suplementos curativos

Estas listas de suplementos ofrecen un apoyo general para síntomas que por lo general se consideran propios de la menopausia y el síndrome premenstrual. **Antes de utilizarlos, asegúrate de leer el capítulo 21, «Guía básica de los protocolos de suplementos».**

Ahora que ya sabes todo lo que puede provocar estos síntomas, puedes también leer la información de los demás capítulos de este libro para conseguir una ayuda adicional para tus síntomas concretos.

Si deseas listas de suplementos y dosificaciones para la endometriosis, el síndrome de ovarios poliquísticos, la enfermedad inflamatoria pélvica, los fibromas, la infertilidad y los quistes del aparato reproductor (incluidos los uterinos, ováricos, vaginales y cervicales), consulta el libro *Limpiar para sanar*.

Suplementos para el mantenimiento diario del hígado y de la salud en general

El hígado es el responsable de la producción de algunas hormonas y de la regulación de la producción hormonal. Esta lista de suplementos te ayudará a abordar síntomas generales en cualquier etapa de tu vida. Si todavía estás menstruando, te apoyará también en los cambios naturales del sistema inmunitario relacionados con el ciclo menstrual.

- **Zumo de apio fresco:** ve aumentando la cantidad hasta medio litro (16 onzas) al día.

- **Celeryforce:** 1 cápsula dos veces al día.

- **5-MTHF:** 1 cápsula al día.

- **Aloe vera:** 5 cm o más (2 o más pulgadas) de gel fresco (sin la piel) al día.

- **Cúrcuma:** 2 cápsulas al día.

- **Curcumina:** 2 cápsulas al día.

- **Espirulina:** 2 cdtas. o 6 cápsulas al día.

- **Gluconato de magnesio:** 2 cápsulas al día.

- **Hoja de ortiga:** 2 tazas de infusión o 3 cuentagotas al día.

- **L-lisina:** 3 cápsulas de 500 mg al día.

- **Melisa:** 3 cuentagotas al día.

- **Seta chaga:** 2 cdtas. o 6 cápsulas al día.

- **Vitamina B$_{12}$ (como adenosilcobalamina con metilcobalamina):** 1 cuentagotas al día.

- **Vitamina C (como Micro-C):** 4 cápsulas dos veces al día.

- **Zinc (como sulfato de zinc líquido):** hasta un máximo de 1 cuentagotas al día.

- **Zumo de hierba de cebada en polvo:** 2 cdtas. o 6 cápsulas al día.

Suplementos para los problemas hormonales

- **Zumo de apio fresco:** ve aumentando la cantidad hasta 1 l (32 oz) al día.

- **Celeryforce:** 2 cápsulas dos veces al día.

- **Arándanos silvestres en polvo:** 2 cdas. soperas al día.

- **Ashwagandha:** 1 cuentagotas al día.

- **Bayas de schisandra:** 1 taza de infusión al día.

- **Cardo mariano:** 1 cuentagotas al día.

- **Espirulina:** 2 cdtas. o 6 cápsulas al día.

- **Hibisco:** 1 taza de infusión con 2 bolsitas al día.

- **Hoja de frambuesa:** 1 taza de infusión con 3 bolsitas al día.

- **Hoja de ortiga:** 4 cuentagotas al día.

- **Melisa:** 2 cuentagotas al día.

- **Vitamina B$_{12}$ (como adenosilcobalamina con metilcobalamina):** 2 cuentagotas al día.

- **Vitamina C (como Micro-C):** 2 cápsulas al día.

- **Yodo naciente:** 6 gotitas (no cuentagotas) al día.

- **Zumo de hierba de cebada en polvo:** 2 cdtas. o 6 cápsulas al día.

Suplementos para los síntomas de la menopausia

- **Zumo de apio fresco:** ve aumentando la cantidad hasta 1 l (32 oz) al día.

- **Celeryforce:** 2 cápsulas dos veces al día.

- **5-MTHF:** 1 cápsula al día.

- **Arándanos silvestres en polvo:** 1 cda. sopera al día.

- **Ashwagandha:** 2 cuentagotas dos veces al día.

- **Cardo mariano:** 1 cuentagotas dos veces al día.

- **Complejo B:** 1 cápsula al día.

- **Curcumina:** 2 cápsulas dos veces al día.

- **EPA y DHA (sin pescado):** 1 cápsula al día (tomada con la cena).

- **Espirulina:** 2 cdtas. o 6 cápsulas al día.

- **Gluconato de magnesio:** 2 cápsulas dos veces al día.

- **Glutatión:** 1 cápsula al día.

- **Hoja de frambuesa:** 1 taza de infusión con 2 bolsitas al día.

- **Hoja de ortiga:** 4 cuentagotas dos veces al día.

- **Jengibre:** 2 tazas de infusión o recién rallado o licuado al día.

- **L-lisina:** 4 cápsulas de 500 mg dos veces al día.

- **Melatonina:** 5 mg al día a la hora de acostarse.

- **Melisa:** 4 cuentagotas dos veces al día.

- **MSM:** 1 cápsula al día.

- **Raíz de bardana:** 1 taza de infusión o 1 raíz recién licuada al día.

- **Raíz de diente de león:** 1 taza de infusión al día.

- **Sello de oro:** 1 cuentagotas al día (dos semanas sí y dos semanas no).

- **Seta chaga:** 1 cda. sopera o 9 cápsulas al día.

- **Uña de gato:** 2 cuentagotas dos veces al día.

- **Vitamina B$_{12}$ (como adenosilcobalamina con metilcobalamina):** 2 cuentagotas.

- **Vitamina C (como Micro-C):** 4 cápsulas dos veces al día.

- **Yodo naciente:** 3 gotitas (no cuentagotas) al día.

- **Zinc (como sulfato de zinc líquido):** 1 cuentagotas dos veces al día.

- **Zumo de hierba de cebada en polvo:** 1 cda. sopera o 9 cápsulas al día.

CASO REAL
No más noches sin dormir
1999

A los cuarenta y ocho años, Valerie comenzó a notar unos síntomas extraños. Para empezar, le costaba dormir toda la noche: se despertaba a las tres de la madrugada y se quedaba tumbada en la cama despierta hasta las cinco y media o las seis, hora a la que a veces conseguía echar otra cabezada. Además, empezó a experimentar palpitaciones cardíacas ocasionales, sofocos durante el día, sudores nocturnos y arranques de mal humor. De repente, se mostraba de lo más seca con su ayudante y sus colegas en la empresa de diseño de interiores en la que trabajaba, y un día oyó cómo su hija Molly, de diecisiete años, le decía por teléfono a su otra hija, la mayor, que estaba en la universidad:

—Mamá se ha vuelto completamente insensible. Está siempre enfadada y te juro que no es por culpa mía.

Ante esta situación, Valerie decidió acudir a su médico de familia, el doctor Fitzgerald, que le hizo un reconocimiento muy completo con análisis de sangre incluido, pero todos los resultados, incluido el de los niveles de hormonas tiroideas, fueron normales. El doctor Fitzgerald le dijo que estaba convencido de que lo que Valerie estaba experimentando eran los síntomas de la perimenopausia. Pidió un análisis hormonal completo y los resultados mostraron leves desequilibrios en los niveles de DHEA y testosterona, así como una disminución de progesterona y estrógeno.

La idea de probar una terapia hormonal sustitutiva no convencía a Valerie. Recordó que, en los años ochenta, su madre había enfermado después de seguirla y en muy poco tiempo envejeció quince años. El doctor Fitzgerald era consciente del historial de la THS y le aseguró que solo le iba a recetar una THSB elaborada en una farmacia que preparaba fórmulas magistrales. Valerie accedió a probarla y, durante tres meses, tomó las hormonas bioidénticas sin observar ningún resultado positivo. Entonces el doctor Fitzgerald ajustó la formulación y le recomendó tomarla otros tres meses más.

Aunque accedió a continuar con la THSB, Valerie decidió acudir a otro médico para obtener una segunda opinión. Este le aconsejó tomar medicación para el tiroides, aunque sus niveles de hormonas tiroideas estaban dentro de la normalidad. Valerie optó por probar durante seis meses, pero, en cuanto empezó a tomar esta medicación, comenzó a mostrar síntomas de fatiga, depresión, confusión mental, de nuevo insomnio y palpitaciones más frecuentes.

En estas estaba cuando una amiga le recomendó que me llamara. Lo primero que surgió de la lectura fue que, efectivamente, Valerie tenía un problema de tiroides. Sin embargo, la medicación que estaba tomando no servía para este problema en concreto..., porque se trataba de una dolencia vírica.

Un virus era lo que le estaba provocando la fatiga y la confusión mental. Estaba sobrecargando el hígado y esa era la causa de las dificultades para dormir, de los sofocos y de los sudores nocturnos. También estaba agotando su sistema nervioso, y esto, a su vez, influía sobre sus emociones. Además, el subproducto vírico presente en el torrente sanguíneo había creado una sustancia pegajosa, parecida a la jalea, que se había quedado atrapada en la válvula mitral y era lo que le estaba provocando las palpitaciones cardíacas. Se trataba de un caso clásico de carga vírica confundida con perimenopausia. Ante esto, Valerie decidió dejar poco a poco la THSB y la medicación para el tiroides. También comenzó un poderoso régimen alimentario antiviral —que incluía eliminar los huevos y los productos lácteos— y tomó suplementos para corregir las deficiencias en minerales como zinc y yodo, muy importantes para su dolencia.

Un mes después de realizar estos cambios, la salud de Valerie había mejorado un 80 por ciento. Al cabo de tres meses, ya se sentía otra vez como antes.

Como habíamos hecho frente a las causas subyacentes de los síntomas, la salud de Valerie se recuperó por sí sola.

Es demasiado frecuente que los médicos no conozcan las causas básicas de las enfermedades y se vean arrastrados por la tendencia hormonal. Valerie decidió ignorar los resultados de los análisis hormonales y regirse por cómo se sentía; gracias a ello, tanto su familia como ella se alegran de que lo hiciera.

«La menopausia y la vida tras la menopausia no son algo que deba asustarnos. La menopausia en sí no tiene por qué ser un proceso físico complicado, y la gran cantidad de mujeres jóvenes que han empezado a experimentar síntomas categorizados como hormonales no están atravesando aún el comienzo de la menopausia. Los factores que están en juego son muy distintos... y existen unas formas muy potentes de afrontarlos. Es posible recuperar una vida sana y aceptar todas sus etapas».

ANTHONY WILLIAM, Médico Médium

CAPÍTULO 16

Enfermedad de Lyme

Llevo mucho tiempo deseando hacer pública la verdad acerca de la enfermedad de Lyme. Sin embargo, tras décadas de ayudar a la gente, incluso a los propios médicos, a recuperarse de esta enfermedad, me siento reacio a escribir este capítulo. La razón de mi renuencia es que la enfermedad de Lyme lleva demasiadas cosas aparejadas: maletas llenas de teorías equivocadas, errores en juicios clínicos y tendencias erróneas.

Lo que estoy a punto de revelar es muy diferente del concepto que se ha tenido siempre de esta enfermedad. Lo único que deseo es que la gente conozca lo que es realmente la enfermedad de Lyme y cómo se puede combatir. He estado trabajando y esperando pacientemente, enseñando a muchísimos terapeutas y a otras personas lo que significa esta enfermedad y anhelando que las investigaciones médicas pudieran desvelar la verdad. Sin embargo, los años van pasando y las comunidades médicas se limitan a seguir más pistas falsas, y nadie puede darse el lujo de perder décadas de su vida esperando que le digan por qué está enfermo.

Si la verdadera causa del lyme no llega a la gente antes de que la enfermedad alcance el siguiente nivel, la verdad no conseguirá librar a las personas de ella. Vamos de cabeza a una situación, que se producirá en las próximas dos décadas, en la que a cualquier persona que muestre una serie de síntomas asociados con la artritis reumatoide, la esclerosis múltiple, la fibromialgia, la encefalomie-litis miálgica o síndrome de fatiga crónica, el lupus, los trastornos tiroideos o cualquier otra dolencia provocada realmente por el virus de Epstein-Barr se le realizarán análisis de enfermedad de Lyme con métodos poco fiables... y se le diagnosticará esta enfermedad. Y lo mismo sucederá con cualquiera que presente fatiga adrenal o trastornos crónicos del tracto intestinal.

Para comprender la confusión que existe acerca de esta enfermedad, piensa en una bola de nieve. Hace muchos años empezó a rodar por una ladera haciéndose cada vez más grande. Muy pronto empezó a tragarse árboles, animales, postes de teléfono, cabañas..., todo aquello que estuviera en su camino, y su velocidad aumentaba y aumentaba cada vez más. Con el impulso casi imparable obtenido gracias a la ignorancia y a la confusión, también se ha tragado a terapeutas bienintencionados y a las personas que sufren sus síntomas..., y sigue avanzando. Ahora está a punto de provocar una avalancha sobre la ciudad de la humanidad.

Lo más fácil para mí sería apartarme de su camino, pero no es así como actúo. Por los millones de personas que podrían verse tragados por la locura del lyme en los próximos veinte años —nuestros hijos y las nuevas generaciones de terapeutas, médicos y sanadores que seguirán trabajando con hipótesis obsoletas y enfermando a su vez ellos mismos con síntomas del lyme—, debo hacer todo lo que esté en mi mano para impedir la avalancha.

En este capítulo te mostraré la verdad acerca de esta enfermedad y aprenderás a protegerte de la trampa del lyme en el siglo XXI.

UNA MIRADA ATRÁS

Vamos a retroceder durante unos momentos hasta noviembre de 1975, la primera vez que se informó al Departamento de Salud del estado de Connecticut (EE. UU.) de niños y jóvenes que estaban desarrollando síntomas que alertaron a los médicos a emprender una investigación en la zona que rodea el pueblo de Lyme, en el estado de Connecticut, que dio su nombre a esta enfermedad.

En primer lugar, vamos a recordar la tecnología con la que se contaba por aquel entonces: había teléfonos de disco en la pared de la cocina, los mensajes de voz no existían y Sony acababa de poner a la venta su primer reproductor de vídeo en Estados Unidos. En el mundo médico, a los niños se les extirpaban las amígdalas como aquel que coge manzanas de un árbol, sin comprender las causas subyacentes de la amigdalitis. Ni siquiera hoy en día se dispone de un conocimiento clínico de las causas de la amigdalitis. Aunque la tecnología ha avanzado muchísimo, los progresos en las enfermedades crónicas y misteriosas se han quedado prácticamente en punto muerto. Los síntomas que empezaron a experimentar los niños y unos pocos adultos de la zona de Lyme —fatiga crónica, dolores de cabeza, dolor articular y demás— ya se habían venido observando desde hacía décadas en todos los pueblos de Connecticut, así como en todos los estados del país. Sin embargo, en esta región alrededor de Lyme, la enfermedad se trató como algo nuevo e irreconocible, probablemente porque unos médicos compasivos se esforzaron por ir más allá de lo que se suponía que era su papel y se tomaron en serio estos síntomas. Médicos, investigadores y ciudadanos empezaron a buscar un culpable… y cayeron sobre la garrapata de los ciervos porque uno de los pacientes dijo que había visto uno pocas semanas antes de enfermar. Es como si un tren descarrilara por una causa desconocida y un pasajero mencionara que había visto un ciervo pastando cien kilómetros antes. Las pistas no concuerdan en ninguno de los dos casos. Aunque nadie era capaz de explicar por qué una garrapata podía transmitir a alguien la enfermedad de Lyme, se emprendió contra ellas una caza de brujas al estilo de las del siglo XVII. Basándose solo en rumores, los ciervos y las garrapatas que vivían en ellos se convirtieron en objetivos que perseguir.

En 1981 un entomólogo anunció que había descubierto el eslabón perdido: una bacteria llamada *Borrelia burgdorferi* que las garrapatas transmitían a los humanos a través de su mordedura. Este descubrimiento le valió muchos beneplácitos y dio lugar a una serie de análisis centrados en esta bacteria y en tratamientos novedosos para la enfermedad de Lyme.

Era la «salida» perfecta para las autoridades médicas. A nadie le gustan las garrapatas y la teoría de una enfermedad transmitida por ellas alimentaba el miedo a la naturaleza ya presente en la sociedad, así que las autoridades médicas consideraron que podían dejar de buscar una respuesta a la enfermedad.

Por desgracia, todos estos «descubrimientos» estaban equivocados. Esto es lo que no vas a oír en ningún otro sitio: la enfermedad de Lyme no está provocada por las garrapatas. Y tampoco por la bacteria *Borrelia burgdorferi*.

Cuando se estaban realizando las investigaciones en los años setenta y ochenta, uno supondría que los investigadores se habrían dado cuenta de que el problema se estaba presentando en todo el país… y en todo el mundo. Y hoy en día uno supondría que tendría que haber alguien que se despertara y se diera cuenta de que cientos de miles de personas que jamás han estado cerca de una garrapata de un ciervo no pueden ser diagnosticados con esta enfermedad.

Por lo que respecta a la *Borrelia burgdorferi*, es una parte normal de nuestro entorno y que todo ser humano y animal del planeta lleva consigo…, hasta los que están completamente sanos. Lo cierto es que esta bacteria no supone ningún peligro para la salud y tampoco guarda ninguna conexión con la enfermedad de Lyme. Si alguien con esta enfermedad da positivo en un análisis de *Borrelia burgdorferi*, eso no supone nada.

A pesar de ello, prácticamente todos los esfuerzos que han realizado las comunidades médicas durante las décadas pasadas para diseñar métodos de diagnóstico y tratamientos para la enfermedad de Lyme se han hecho basándose en la premisa falsa de que la provocan las garrapatas y las bacterias.

Cuando una teoría equivocada empieza a adquirir vida propia, nadie va a querer admitir el error y desmentirlo. Es el equivalente de construir una casa con unos planos mal dibujados: es posible que un obrero reconozca algún problema en ellos y busque él mismo una solución porque no quiere causar ningún trastorno ni poner en peligro su trabajo. En esa situación, por muy hábiles que sean los obreros y por muy intrincada y hermosa que sea la decoración, el primer viento fuerte que sople puede tirar la casa.

De forma parecida, la aceptación por parte de las comunidades médicas de supuestos falsos en los años setenta, ochenta y noventa ha provocado un sufrimiento no expresado para los pacientes, que no solo no reciben ayuda, sino que, en muchos casos, sufren grandes daños por parte de médicos bienintencionados que actúan basándose en una información trágicamente inexacta.

Otro dato que las comunidades médicas desconocen es que existen múltiples razones capaces de explicar los síntomas que se asocian con la enfermedad de Lyme. La forma más antigua de esta enfermedad, que data de 1901, producía unos síntomas relativamente leves, pero en los años cincuenta mutó hacia otras variedades y cepas. A continuación, empezó a mutar hacia variedades aún más agresivas que finalmente dieron lugar a los síntomas del lyme en los años setenta. Para enton-ces, la enfermedad llevaba trastornando las vidas de personas de todo el mundo desde hacía casi sesenta años y sus síntomas siempre se atribuían a otras enfermedades o sencillamente se consideraban «un misterio».

Hoy en día seguimos luchando contra estas dolencias y hemos dado nombre a muchas de ellas, como, por ejemplo, la encefalitis miálgica o síndrome de fatiga crónica, la fibromialgia, la esclerosis múltiple, la esclerosis lateral amiotrófica, los trastornos de tiroides, el lupus, las enfermedades de Crohn y de Addison, los trastornos autoinmunes y muchas más. Sin embargo, todavía siguen provocando una gran perplejidad y a menudo dan lugar a diagnósticos de lyme.

SÍNTOMAS DE LA ENFERMEDAD DE LYME

La confusión que existe acerca de los síntomas de la enfermedad de Lyme es enorme. En estos momentos, todas las enfermedades autoinmunes o misteriosas, tanto las que aparecen en este libro como las que no, tienen síntomas similares a los de la enfermedad de Lyme.

Si visitas a un especialista en esta enfermedad con cualquier síntoma o incluso con un diagnóstico de esclerosis múltiple, lupus, fibromialgia, artritis reumatoide, síndrome de fatiga crónica o encefalomielitis miálgica —estamos hablando de fatiga entre leve y extrema o persistente, dolor muscular, debilidad, tics o espasmos, síndrome de las piernas inquietas, confusión mental, sensación de ardor en la piel, dolor mandibular, mareo, migrañas, ansiedad, molestias generalizadas, dolor o inflamación articular u hormigueo o entumecimiento en las manos y en los pies—, puedes recibir un diagnóstico de lyme tanto si las pruebas dan positivo como si dan negativo. Sin embargo, si acudes a un médico que no se centra en la enfermedad de Lyme, puedes recibir un diagnóstico completamente distinto. Todo depende de cuáles sean los intereses del médico y lo que capte su atención.

Suelo decir con frecuencia que acudir a un especialista en lyme es como visitar una tienda de escobas sin ser conscientes de que lo único que venden allí son escobas: le dices al vendedor que necesitas algo para limpiar los azulejos de la ducha, recoger lo que haya podido caer en la cocina y eliminar las marcas de las ventanas del cuarto de estar, y, aunque todas estas tareas se salen de lo que se vende la tienda, no importa, tú saldrás con una escoba.

QUÉ ES REALMENTE LA ENFERMEDAD DE LYME

Como ya he mencionado anteriormente, las comunidades médicas creyeron en principio que la enfermedad de Lyme la provocaba una bacteria llamada *Borrelia burgdorferi*, que se transmitía por la mordedura de las garrapatas de los ciervos.

Hace poco, los médicos e investigadores han empezado a darse cuenta de que a lo mejor llevan tres décadas y media centrándose en la bacteria equivocada. Los pacientes nuevos están empezando a oír hablar de distintos señuelos, tales como la *Bartonella* y el parásito microscópico *Babesia* (que es un cruce híbrido entre una bacteria y un parásito). Además, a estos pacientes nuevos no les cuentan todas las penalidades que tuvieron que pasar aquellos otros a los que se les dijo que la causante era la *Borrelia* ni las trampas que encontraron en el camino. No les proporcionan el beneficio de contar con esa perspectiva.

Por cierto, debes saber que la *Bartonella* y la *Babesia* también son inofensivas y que casi todos las llevamos. Una vez más, nos encontramos ante una teoría engañosa que nos promete una respuesta, pero que solo nos proporciona una conjetura. Por si te lo estuvieras preguntando, nunca se han encontrado clínicamente bartonellas ni babesias en una garrapata que no estuviera pegada a un ser humano.

Lo cierto es que la enfermedad de Lyme no está producida por garrapatas, parásitos ni bacterias, sino que es una enfermedad vírica, no bacteriana ni parasitaria. Cuando las comunidades médicas se den cuenta por fin de este hecho, los pacientes que la sufren podrán tener una esperanza.

La verdadera causa de lo que se denomina enfermedad de Lyme varía con cada individuo. Las personas infectadas por algunas variedades del virus de Epstein-Barr pueden mostrar síntomas de enfermedad de Lyme, al igual que los que tienen HHV-6 y sus diversas cepas. Las personas que tienen alguna de las distintas cepas de herpes zóster pueden mostrar síntomas de Lyme; las variedades no eruptivas son las que provocan los casos más graves, con síntomas como inflamación cerebral y otras debilidades del sistema nervioso central. Y lo mismo sucede con cualquier virus de la familia de los herpes. Esta es la razón de que los análisis de sangre de muchos de los que padecen la enfermedad de Lyme dan positivo en VEB, citomegalovirus o VHS1 (el que provoca las calenturas), y muchos pacientes tienen distintas mutaciones y cepas de virus de esta familia de los herpes que ni siquiera aparecen en los análisis —muchos virus no aparecen en los análisis de sangre porque están en los órganos o provocando una infección leve—. Cualquiera de las variedades más agresivas de estos virus puede ser la causante de los síntomas de un enfermo de Lyme. Todos los virus que he enumerado anteriormente pertenecen, repito, a la familia de los herpes y pueden provocar fiebre, dolor de cabeza, dolor articular, dolor muscular, fatiga, dolor de cuello, dolor nervioso quemante, palpitaciones cardíacas, prácticamente cualquier síntoma neurológico y otros síntomas que los médicos consideran propios de lo que se conoce como enfermedad de Lyme. Todos ellos pueden reducir terriblemente la calidad de vida de un paciente y suponer riesgos graves para su salud si no se tratan del modo correcto.

Incluso en el caso de que estés presentando síntomas de cualquiera de estas infecciones víricas, podrías evitar sufrir una enfermedad misteriosa a la que se ha etiquetado como enfermedad de Lyme si mantienes el virus contenido o en estado latente. Y si ya estás sufriendo síntomas más graves considerados propios de la enfermedad de Lyme, tienes muchas formas de combatir y superar la enfermedad.

CÓMO SE DESENCADENA LA ENFERMEDAD DE LYME

Si estás empezando a experimentar una infección vírica y tu sistema inmunitario está desacostumbradamente débil, puedes acabar presentando síntomas de lyme en cuestión de días. Sin embargo, lo más habitual es que, sin saberlo, albergues un virus en tu organismo durante años —posiblemente décadas— hasta que te ataca.

Cualquiera de los virus de los que hemos hablado tiende a esconderse en el hígado, en el bazo, en el intestino delgado, en los ganglios del sistema nervioso central o en otras zonas donde el sistema inmunitario no es capaz de detectarlo —el hígado es el lugar donde suelen anidar y muchas veces no llegan a salir de él jamás ni a penetrar en otras zonas del organismo—. Un virus puede aguardar la ocasión propicia hasta que algún acontecimiento traumático físico o emocional, una mala dieta o cualquier otro factor desencadenante (de los que te voy a hablar en seguida) te debilita y proporciona al virus un entorno en el que puede hacerse fuerte. En ese momento puede proliferar (incrementar su población) dándose un banquete de toxinas almacenadas, como el mercurio, que todo el mundo alberga en distintas cantidades. También puede segregar, durante ese frenesí alimentario, una neurotoxina que empieza a exacerbar los síntomas inflamando, por ejemplo, el sistema nervioso central, con lo que debilita la capacidad del sistema inmunitario para combatirlo. Cuando sufrimos una mala experiencia emocional (como una ruptura amorosa), nuestro cuerpo se inunda de una variedad de adrenalina asociada con el trauma emocional que, en exceso, puede debilitar aún más

el sistema inmunitario e incluso alimentar algunas variedades de virus como el VEB.

Si acumulas en tu organismo un metal pesado tóxico como el mercurio, este metal te envenenará y perjudicará tu sistema inmunitario. Al mismo tiempo, a los virus capaces de provocar los síntomas de la enfermedad de Lyme les entusiasman las toxinas de los metales pesados, son uno de sus alimentos favoritos para hacerse más fuertes. Esta situación estimula al virus a dejar el estado latente y a empezar a crear su «ejército» de partículas víricas.

Veamos otro ejemplo: tras el fallecimiento de un familiar, el estrés y el dolor que te embargan pueden disminuir las defensas de tu sistema inmunitario porque impulsan a las glándulas suprarrenales a segregar potentes mezclas de adrenalina que pueden resultar muy duras para el organismo si se mantienen durante un tiempo. Además, estas cantidades excesivas de versiones agresivas de hormonas son también uno de los alimentos preferidos de los virus. El estrés grave es, por tanto, un desencadenante muy común de los síntomas de la enfermedad de Lyme.

Las mordeduras de garrapata ocupan el último lugar en la lista de desencadenantes —que no causas— del lyme y son las responsables de menos del 0,5 por ciento de los casos.

Merece también la pena señalar que el estado general de salud desempeña un papel muy importante. Aunque dos personas tengan exactamente el mismo tipo de infección vírica y se encuentren ante el mismo desencadenante, aquella que come bien, que hace ejercicio regularmente y que duerme lo suficiente puede no haberse debilitado tanto como para activar el virus, mientras que la que no tiene la posibilidad de cuidarse es probable que muestre en seguida los síntomas de la enfermedad de Lyme.

Millones de personas en todo el mundo desarrollan los síntomas de la enfermedad de Lyme como consecuencia de los siguientes factores desencadenantes (enumerados por orden de prevalencia). Todos ellos pueden obligarte a ir de consulta en consulta y acabar en la de un especialista en enfermedad de Lyme que, con independencia de lo que muestren los resultados de tus análisis, puede etiquetarte con esta enfermedad, aunque no entienda realmente lo que de verdad supone.

Factores desencadenantes más comunes de la enfermedad de Lyme

Las siguientes sustancias y circunstancias no crean la enfermedad de Lyme, son más bien capaces de desencadenar unas condiciones víricas ya existentes que anteriormente habían estado latentes en el organismo, unas condiciones víricas que afloran como una serie de síntomas que las comunidades médicas denominan colectivamente enfermedad de Lyme. Estos desencadenantes pueden darle un empujón a una infección vírica que ya estaba tambaleándose al borde del precipicio. Ten en cuenta, eso sí, que pueden darse respuestas retardadas, puesto que los síntomas pueden aflorar desde poco después de la exposición al desencadenante a varios meses después. Los he clasificado en orden de prevalencia; la más común es la primera y la menos común, la última.

1. **Covid:** puede suponer un desafío para el sistema inmunitario porque agota sus reservas y le hace reaccionar de forma excesiva. Un sistema inmunitario debilitado puede, a su vez, proporcionar a las infecciones víricas latentes la oportunidad de reforzarse y provocar síntomas nuevos o hacer que broten otros que la persona ya había experimentado previamente. Dificulta la actividad del sistema nervioso central, y las personas que han sufrido síntomas neurológicos de lyme ya suelen tenerlo perjudicado. Al igual que la gripe, puede ocasionar fiebre alta, que calienta y fuerza unos nervios ya debilitados que acaban de curarse o que se están curando de las causas que provocan los síntomas neurológicos de lyme.

2. **Moho:** si hay moho en tu casa o en tu oficina, pasarás muchas horas al día inhalando hongos. Esto supone un desgaste enorme para el sistema inmunitario y puede provocarle un colapso. Si algún otro miembro de tu familia o un compañero de trabajo se ve expuesto al mismo moho y todavía no muestra ningún síntoma, es importante saber que quizá no albergue tanta cantidad de virus o que no tenga los mismos virus o variedades víricas que la persona que sí los desarrolla.

3. **Empastes dentales a base de mercurio:** si tienes empastes viejos de mercurio (también llamados empastes plateados), un dentista bienintencionado puede decidir eliminarlos todos a la vez por seguridad, pero esto es un error, puesto que supone una tensión extraordinaria para el sistema inmunitario. Deben irse eliminando uno por uno, porque el mercurio tiende a mantenerse estable si no se toca, pero el proceso de retirada tiene muchas probabilidades de hacer pasar mercurio tóxico al torrente sanguíneo.

4. **Extracción de gran cantidad de sangre:** la extracción de un gran número de viales puede resultar estresante para el sistema inmunitario porque, junto con la sangre, está sacando del cuerpo las defensas que están manteniendo a raya los virus que provocan los síntomas del lyme. Estas extracciones tienden a llevarse una parte importante del sistema inmunitario de la persona ese día y en ocasiones se tardan semanas en reconstruirlo. Durante esas semanas en las que el sistema inmunitario no cuenta con todo su poder para vigilar la sangre, los virus disponen de una oportunidad para fortalecerse y proliferar. Las infecciones pueden viajar

fácilmente de un órgano a otro porque no se ven acorraladas, y eso puede desencadenar un brote de síntomas al cabo de una o varias semanas o hasta un mes después. Te recomiendo que solicites extracciones más pequeñas en más visitas. Si tienes síntomas de lyme o de cualquier otro trastorno catalogado como autoinmune, te recomiendo que no te extraigan más de cuatro viales de sangre cada vez e incluso que plantees la posibilidad de que sean menos si eres muy sensible. Un error que cometen médicos bienintencionados es extraer a las personas sensibles una cantidad elevada.

5. **Otras formas de mercurio:** todos los tipos de mercurio, procedan de donde procedan, son venenosos. Por ejemplo, el consumo frecuente de pescado, sobre todo pescados grandes como el atún y el pez espada, que suelen tener cantidades significativas de mercurio en su interior, puede hacer zozobrar el sistema inmunitario y provocar una infección vírica. Ten siempre mucho cuidado con la exposición al mercurio. Incluso hoy en día estamos siempre expuestos a entrar en contacto con él, sobre todo en el campo médico. Investiga y analiza lo que se os ofrece a ti, a tus hijos y al resto de tu familia.

6. **Pesticidas, herbicidas y fungicidas:** si tienes venenos en tu jardín o en el huerto, o si vives cerca de una granja, un parque o un campo de golf que se fumigue, todos los días pasas tiempo inhalando inadvertidamente sus vapores. Este hecho produce un efecto doble: por un lado te hace daño a ti y por otro alimenta a los virus con toxinas que los fortalecen.

7. **Insecticidas en el hogar:** los insecticidas contra insectos voladores, hormigas o cucarachas, así como otros venenos cuyo fin es matar insectos, acaban también envenenándote a ti y alimentando a los virus.

8. **Gripe:** es un problema para el sistema inmunitario porque agota sus reservas o le hace reaccionar de manera excesiva, lo que lo agota más rápido que en un estado normal. Cuando el sistema inmunitario está disminuido, puede permitir que afloren otros virus (los responsables de los síntomas de la enfermedad de Lyme). Además, si ya has sufrido inflamación nerviosa y otros síntomas neurológicos de lyme, la fiebre alta que provocan puede estresar el sistema nervioso central y sobrecalentar los nervios que acaban de curarse o los que están sensibles o inflamados, lo que ocasiona una recaída de los síntomas (ten en cuenta que las cepas más suaves de covid pueden presentarse como una gripe normal).

9. **Defunción en la familia:** el trauma emocional de perder a un ser querido puede debilitar el sistema inmunitario y fortalecer las infecciones víricas, porque los virus se alimentan de las mezclas hormonales más corrosivas que desencadenan las «emociones negativas» y que producen las glándulas suprarrenales.

10. **Problemas amorosos:** ser engañado por una persona querida, una ruptura inesperada, un divorcio complicado o cualquier otro factor que provoque un trauma emocional similar es un desencadenante común de las infecciones víricas por las mismas razones del punto anterior.

11. **Atender a un ser querido enfermo:** también en este caso el trauma emocional puede debilitar el sistema inmunitario y fortalecer a los virus.

12. **Picadura de araña:** los síntomas de la enfermedad de Lyme se desencadenan mucho más por una picadura de araña que por una mordedura de garrapata. Si la picadura deja parte del veneno de la araña en tu piel, puede provocar una infección que debilite tu sistema inmunitario. Aproximadamente, una de cada cinco veces producirá también una roncha parecida a un ojo de buey.

13. **Picadura de abeja:** al igual que las picaduras de araña, las de abeja desencadenan los síntomas de la enfermedad de Lyme con mucha más frecuencia que las mordeduras de garrapata. Son responsables de un 5 por ciento de los casos producidos por los factores de esta lista. Si la picadura deja parte del veneno de la abeja en tu piel, puede provocar una infección que debilite tu sistema inmunitario. Aproximadamente, una de cada cinco veces producirá también una roncha parecida a un ojo de buey.

14. **Fármacos que favorecen a los virus:** los antibióticos favorecen enormemente a los virus y al mismo tiempo debilitan el sistema inmunitario. Otros fármacos como las benzodiacepinas tienen un efecto similar. Si sospechas que pudieras tener una infección vírica, acude al médico y consulta con él las medicinas que estés tomando.

15. **Medicamentos en dosis demasiado elevadas:** aun en el caso de que necesites un medicamento con moderación, una dosis demasiado elevada puede desequilibrar el sistema inmunitario y abrir la puerta a un ataque vírico. Si estás siendo tratado por varios médicos y cada uno te ha recetado una medicación diferente, todas ellas pueden combinarse y convertirse en un cóctel excesivo para el sistema inmunitario.

16. **Drogadicción:** las drogas ilegales y legales, como contienen toxinas, pueden inutilizar el sistema inmunitario y alimentar una infección vírica.

17. **Estrés económico:** el temor a perder el empleo, a no poder pagar las facturas e incluso a quedarte sin hogar puede provocar numerosas emociones difíciles muy fuertes —como el miedo al fracaso o a morir, la pérdida de la autoimagen, el estrés y la vergüenza— capaces de debilitar el poder del sistema inmunitario para mantener a raya una infección vírica.

18. **Lesiones físicas:** si te tuerces el tobillo, estás implicado en un accidente automovilístico o sufres cualquier otra lesión física, esta situación puede agotar tu organismo hasta tal punto que los virus se envalentonen lo suficiente como para actuar. Esto es doblemente cierto si necesitas someterte a una intervención quirúrgica para arreglar los daños sufridos, porque la cirugía suele ir acompañada de antibióticos.

19. **Nadar en verano:** con el tiempo cálido pueden acumularse algas rojas en los lagos o en las costas del mar. La pérdida de oxígeno que provocan estimula el crecimiento de bacterias capaces de debilitar tu sistema inmunitario y animar a un virus a dejar el estado de latencia.

20. **Vertidos:** los vertederos terrestres antiguos pueden provocar la llegada de metales pesados tóxicos y otras toxinas a los lagos cercanos, sobre todo durante los días calurosos del verano. Nadar en estos lagos te expone al contacto con las toxinas y disminuye la capacidad del sistema inmunitario para combatir las infecciones víricas.

21. **Limpieza profesional de alfombras y moquetas:** los limpiadores tradicionales de alfombras y moquetas utilizan sustancias químicas sumamente tóxicas. Además, muchas alfombras ya contienen toxinas de por sí, con lo que la «limpieza» hace que acumulen aún más venenos. Si pasas mucho tiempo dentro de casa, vas a estar respirando estas emanaciones tóxicas durante gran parte del día, lo que puede debilitar tu sistema inmunitario y alimentar los virus. Evita esta situación comprando limpiadores verdes y ecológicos para las alfombras o utilizando uno de los servicios de limpieza ecológica que existen en la actualidad, pero incluso estos son cuestionables, así que, si eres muy sensible, plantéate la posibilidad de retirar las alfombras y las moquetas.

22. **Pintura fresca:** la mayoría de las pinturas frescas llenan el aire de emanaciones tóxicas. Si estás en una casa o en una oficina que no tenga una buena circulación de aire, puedes acabar debilitando tu sistema inmunitario y desencadenando una infección vírica.

23. **Insomnio:** todos los trastornos del sueño perjudican al organismo, y eso, con el tiempo, puede acabar desencadenando una infección vírica.

24. **Mordedura de garrapata:** aunque las comunidades médicas están equivocadas al creer que las garrapatas causan la enfermedad de Lyme, sí que es cierto que sus mordeduras pueden desencadenar sus síntomas. Como sucede con las picaduras de araña y de abeja, un ataque que deje parte de la criatura en tu piel puede provocar una infección que, a su vez, debilite tu sistema inmunitario. Y si ya tienes un virus en tu organismo y estás en el momento perfecto, una mordedura puede ser suficiente para provocar una infección vírica. Esta infección no tiene nada que ver con la *Borrelia burgdorferi*; esta no es la bacteria causante. Una vez más, y contrariamente a lo que se suele creer, la garrapata es el desencadenante menos común de esta lista, responsable de menos del 0,5 por ciento de los casos de enfermedad de Lyme.

Incluso en el caso de que uno de estos factores desencadenantes despierte a un virus dormido, este puede necesitar un tiempo antes de terminar sus preparativos para la guerra —como fabricar un ejército de células «soldado»— y poder lanzar el primer asalto. Ninguno de estos factores desencadenantes puede infectarte con los virus que provocan los síntomas de la enfermedad de Lyme ni tampoco infectarte con las distintas bacterias que se asocian erróneamente con esta enfermedad.

Si sufres lo que los médicos denominan enfermedad de Lyme, lo más probable es que hayas estado albergando un virus en tu organismo durante varios años antes de enfermar. Existe una posibilidad de aproximadamente un 75 por ciento de que entraras en contacto con uno o más de los factores desencadenantes anteriormente citados entre tres meses y un año antes del comienzo de los síntomas.

ANTIBIÓTICOS

La creencia equivocada de las comunidades médicas de que la enfermedad de Lyme la provoca una bacteria (y, desde hace poco, unos parásitos) es uno de los mayores errores de la historia médica moderna y ha impedido que muchas generaciones con infecciones virales puedan recibir la ayuda que necesitan. Es lo que yo denomino la trampa del lyme.

La forma habitual de tratar la enfermedad de Lyme consiste en recetar antibióticos, porque lo que los médicos pretenden es destruir la *Borrelia burgdorferi* y otras bacterias como la *Bartonella*, así como parásitos como la *Babesia*, que en realidad no tienen nada que ver con la enfermedad de Lyme y que no suponen ningún peligro para la salud. La *Borrelia*, la *Bartonella* y la *Babesia* no atacan al sistema nervioso central, y, sin embargo, el principal problema de todos los pacientes de Lyme son los síntomas de inflamación en el sistema nervioso central. Es lo que hoy en día se denomina lyme neurológico. Hasta que las comunidades médicas entiendan la verdad, seguirán recetando antibióticos para el lyme y el lyme neurológico que no obtendrán ningún resultado positivo, pero sí provocarán grandes daños. Este enfoque no es solo ineficaz, es peligroso.

Las variedades potentes de antibióticos machacan doblemente a los pacientes de Lyme, y, como estos pacientes suelen tener el sistema neurológico inflamado como consecuencia de infecciones víricas de la familia de los herpes, tales antibióticos acaban lesionando unos nervios ya de por sí sensibles. Algunos médicos tienen la impresión equivocada de que el dolor y otros síntomas que los pacientes experimentan en estas circunstancias son una señal de progreso, una indicación de que se está produciendo una reacción de Herxheimer beneficiosa, es decir, la extinción de las bacterias como consecuencia de la desintoxicación del organismo. La *Borrelia*, la *Bartonella* y la *Babesia* son presas fáciles. En realidad, lo que los síntomas están indicando es que algo está muy mal.

Los antibióticos suelen ser muy agresivos para el intestino y el hígado. Además, pueden matar las bacterias intestinales beneficiosas que forman parte del equilibrio del entorno intestinal. Si el médico te receta un tratamiento antibiótico agresivo durante dos semanas o más, aun en el caso de que tomaras probióticos a diario, tu tracto gastrointestinal necesitaría un año o más para recuperarse de los daños sufridos. En algunas personas, puede no

volver a estar como antes nunca más, ni aunque el antibiótico se haya administrado por vía intravenosa. (Encontrarás más información sobre la salud del tracto gastrointestinal en el capítulo 17). El hígado tiende a absorber y almacenar los antibióticos, lo que provoca un choque y una tensión a corto plazo. Esta acumulación puede también alimentar la infección vírica responsable del lyme.

A los virus que provocan los síntomas de la enfermedad de Lyme les entusiasman los antibióticos. Y los antibióticos agresivos son para ellos lo mismo que la leche materna para un bebé: les hace crecer más grandes y más fuertes.

Como el único enemigo natural importante de las infecciones víricas que provocan los síntomas de la enfermedad de Lyme es el sistema inmunitario, tomar un antibiótico que pone en peligro el sistema inmunitario y refuerza enormemente a los virus es como intentar apagar un fuego echándole encima un barril de gasolina. Sin embargo, es la forma habitual que tienen los médicos de tratar esta enfermedad. La ingesta de grandes dosis de antibióticos agresivos puede transformar un caso relativamente leve de enfermedad de Lyme en una grave crisis de salud, aunque sea retardada y se produzca varios meses después de la administración. Por desgracia, esto está sucediendo a diario.

Dado que los médicos de medicina integradora especializados en la enfermedad de Lyme han comenzado a comprender una parte del daño que los tratamientos antibióticos agresivos han provocado desde hace más de cuarenta años, están empezando a reducir las dosis de antibióticos y a acompañarlas de apoyo nutricional natural, que incluye la administración de vitaminas naturales por vía intravenosa. Pero antes de que les demos una medalla por haberse dado cuenta de lo que estaba sucediendo, tenemos que reconocer que a la medicina le faltan todavía décadas para comprender que no hace falta ningún antibiótico, porque la enfermedad de Lyme es una enfermedad vírica. Los tratamientos alternativos populares, como la terapia de irradiación ultravioleta de la sangre, tampoco sirven de nada, porque actúan siguiendo la teoría equivocada de que el problema es bacteriano y está en la sangre. En realidad, los virus que provocan los síntomas de la enfermedad de Lyme son casi todos neurológicos y nunca provocan estos síntomas cuando se encuentran en la sangre. Cuando dan problemas es si se alojan en los órganos y en el sistema nervioso central.

Mientras los médicos crean que el problema causante de los síntomas de la enfermedad de Lyme es bacteriano, será como si se encontraran perdidos en alta mar, envueltos en la niebla y persiguiendo un barco fantasma, pero a expensas de millones de personas. Merece la pena señalar que los virus que crean estos síntomas tienen muchos cofactores, entre los que se incluyen los más de cincuenta grupos de estreptococos y sus cientos de cepas, la *E. coli*, la *Mycoplasma pneumoniae*, la *H. pylori*, la *Chlamydophila pneumoniae* y los estafilococos, además de mohos tóxicos y hongos improductivos. La *Bartonella* y la *Babesia*, esos bichos que últimamente han adquirido tanta popularidad en el campo de la enfermedad de Lyme y que no resultan más perjudiciales que la cándida, también son cofactores.

Observa que estos cofactores no crean los síntomas conocidos como enfermedad de Lyme. Para comprender cómo las comunidades médicas malinterpretan estos cofactores y los consideran causantes, imagina a dos ejércitos enfrentados, uno de ellos (las comunidades médicas) persiguiendo al otro (las bacterias), que se bate en retirada. Cuando el primer grupo de soldados de infantería consigue finalmente alcanzar a las tropas que estaban persiguiendo y las rodea por todos lados, descubre que lo que vio en la distancia no eran bayonetas, sino astas de banderas, trompetas y palillos de tambor. El ejército había estado persiguiendo a quien no debía: los soldados de infantería creyeron estar persiguiendo a su enemigo, pero en realidad se trataba de una banda militar. De forma parecida, la investigación médica ha estado persiguiendo a

los mensajeros (las bacterias), mientras que el verdadero adversario (los virus) ha conseguido zafarse sin que nadie lo advirtiera.

La mayor parte del daño real está provocado por las infecciones víricas no descubiertas en el paciente o, si son descubiertas, dejadas de lado por no considerarlas importantes. Los cofactores no son los que realmente resultan peligrosos.

Es más, las bacterias (estreptococos, principalmente) que favorecen la aparición de síntomas de la enfermedad de Lyme suelen ser resistentes a los antibióticos, y esta resistencia va en aumento con el paso del tiempo y acaba dando lugar a infecciones de vejiga y de las vías urinarias, infecciones crónicas de los senos paranasales, infecciones de oídos, amigdalitis, orzuelos y acné. Si tienes síntomas de enfermedad de Lyme, he aquí una razón más para evitar enérgicamente los antibióticos.

De todas formas, esta regla tiene una excepción: no pasa nada por utilizar antibióticos suaves para combatir una infección. Por ejemplo, cuando te pica una araña o una abeja o te muerde una garrapata, queda una parte de la criatura alojada en la piel y provoca una infección cutánea normal, que el cuerpo combate creando una erupción anular alrededor de la zona (este anillo rojo es la equivocación suprema acerca de la enfermedad de Lyme). En esta situación, está bien tomar un antibiótico poco agresivo; el riesgo a corto plazo de la infección supera los riesgos a largo plazo de los antibióticos. De todas formas, vamos a dejar esto bien claro: la infección no es la enfermedad de Lyme. Y lo que está provocando la infección no es la *Borrelia burgdorferi*. Estas erupciones anulares son sencillamente infecciones estafilocócicas normales producidas por la presencia de desechos foráneos que se han introducido bajo la piel a través de una herida punzante. Y para que conste para la posteridad, debo decir que jamás se ha encontrado ni cultivado *Borrelia* en una erupción anular, ni tampoco *Babesia* ni *Bartonella*.

LAS PRUEBAS DIAGNÓSTICAS ACTUALES DE LA ENFERMEDAD DE LYME

Las comunidades médicas cuentan con distintas formas de diagnosticar la enfermedad de Lyme. Los dos análisis más comunes son el ensayo por inmunoabsorción ligado a enzimas (ELISA), que detecta los anticuerpos a la bacteria *Borrelia burgdorferi*, y el inmunoblot, que busca anticuerpos a diversas proteínas de la *Borrelia burgdorferi*. Ambas pruebas se basan en la suposición equivocada de que los síntomas de la enfermedad de Lyme están provocados por la *Borrelia burgdorferi*, cuando no es así. Por eso resulta habitual que un paciente tenga síntomas de esta enfermedad, pero obtenga resultados negativos en estas pruebas.

Los laboratorios avanzados han empezado a descubrir que estos análisis jamás han funcionado. Sin embargo, cuando intentan desarrollar unas pruebas mejores, siguen basándose en la misma teoría de que las bacterias o los parásitos son los causantes de la enfermedad. Si retrocedemos a la analogía de los planos equivocados, sería como intentar construir una casa nueva con los mismos planos de la anterior y sin corregir los fallos fundamentales que se habían cometido en el diseño inicial.

Si has recibido recientemente un diagnóstico de enfermedad de Lyme de un médico de medicina integradora o funcional, es muy probable que te dijera que ya no confía en el ELISA ni en el inmunoblot. Es posible que te haya dicho que tiene que mandar tu sangre a un laboratorio de enfermedad de Lyme más avanzado. Al recibir los resultados, seguramente te haya explicado que los títulos (mediciones) de lyme indicaban la presencia de anticuerpos o que aparecían positivos parciales para bacterias como la *Bartonella* y parásitos como la *Babesia* (si tienes gripe, una infección estafilocócica, VEB o candidiasis, cuentas con grandes probabilidades de dar un falso positivo en las pruebas de lyme). Hoy en día, la tecnología de las pruebas del lyme está incluso yendo hacia atrás. Los laboratorios escanean la sangre buscando cualquier señal

de inflamación, y, si observan que sí existe, informarán de que el paciente padece la enfermedad de Lyme. Su informe seguirá asociando esta inflamación con una bacteria concreta, lo que llevará al paciente e incluso al médico a creer que es un resultado definitivo… sin darse cuenta de que no es más que una prueba de inflamación. En realidad, no se observó físicamente la bacteria con el microscopio.

Esta es la forma artera de desviar la atención del hecho de que se ha estado engañando a los pacientes durante décadas, porque las comunidades médicas han estado persiguiendo al culpable equivocado. Lo que estos médicos compasivos no comprenden es que estas nuevas vías de investigación basadas en la *Bartonella* y la *Babesia* no suponen realmente ningún avance, porque parten de la misma premisa equivocada que la anterior. En lugar de darse cuenta de que las bacterias y los parásitos son cofactores inocuos, los señalan como responsables de la enfermedad.

Y como resulta extraordinariamente raro que a un paciente con síntomas de enfermedad de Lyme le haya mordido una garrapata, ahora los profesionales sanitarios se sacan de la manga historias acerca de que esta enfermedad puede haberla transmitido un mosquito o un tábano que picara al paciente unos años atrás. Muchos profesionales médicos que diagnostican un lyme ni siquiera murmuran las palabras «insecto» o «garrapata».

Existe una posibilidad muy poco probable de que la picadura de un tábano pueda actuar como desencadenante de los síntomas de una infección vírica, tal y como ya hemos mencionado con respecto a las picaduras de otros insectos. Sin embargo, señalarlos como causantes reales de la enfermedad de Lyme es volver a apoyarse en la vieja teoría equivocada… y aumentar el miedo de la gente a estar en contacto con la naturaleza. No supone ningún avance con respecto a afirmar que las culpables son las garrapatas.

El único lado positivo de estas investigaciones recientes es que las comunidades médicas están abriendo el campo de búsqueda en lo que respecta a la enfermedad de Lyme. Se están dando cuenta de que no se trata de un único factor y que la hipótesis de la *Borrelia burgdorferi* era errónea. Sin embargo, los investigadores siguen mirando en el sitio equivocado. Pronostico que, a medida que vayan pasando los años, seguirán culpando de esta enfermedad a otras bacterias y que los verdaderos culpables víricos seguirán siendo ignorados. Si estás padeciendo los síntomas de la enfermedad de Lyme, ¿puedes permitirte dejar pasar veinte años de investigaciones para averiguar la causa real?

Lo cierto es que las comunidades médicas no han descubierto aún la mayoría de los auténticos cofactores del Lyme, como los más de cincuenta grupos de estreptococos que existen. Y, en el caso de la *Babesia* y la *Bartonella*, aparte del hecho cierto de que los médicos no son conscientes de que el papel que desempeña en los síntomas de esta enfermedad es inexistente, hay muchos problemas a la hora de analizar su presencia.

En primer lugar, puedes tener una infección vírica que provoque los síntomas de la enfermedad de Lyme, pero no tener estos cofactores, en cuyo caso los análisis darán un resultado negativo. En segundo lugar, puedes albergar estos cofactores y que las pruebas —que no son ni con mucho infalibles— no los detecten, por lo que también en este caso tendrías un resultado negativo.

Sin embargo, el mayor de los problemas es que más de la mitad de la población alberga tanto la *Babesia* como la *Bartonella* (que normalmente no son peligrosas por sí solas), junto con cientos de bacterias inofensivas más. Por eso, puedes estar totalmente sano y, aun así, dar positivo en los análisis. Como es habitual que las pruebas diagnósticas de la enfermedad de Lyme den negativo en pacientes que presentan los síntomas de esta enfermedad y positivo en pacientes que no los presentan, no resultan muy útiles.

Si analizaras a cien personas sanas con las pruebas más novedosas y avanzadas para la enfermedad de Lyme —y, de momento, estas pruebas no son más que análisis de inflamación—, más de cincuenta de ellas darían positivo. Los marcadores de estos más de cincuenta sujetos indicarían la presencia de anticuerpos de la bacteria que, según las comunidades médicas, es la responsable de la enfermedad de Lyme.

Gracias a esta serie de libros, y a los años que pasé trabajando con médicos antes de empezar a publicarlos, las comunidades médicas son hoy más conscientes que nunca del virus de Epstein-Barr. Los pacientes llevan este libro y otros del Médico Médium a las consultas y preguntan si tienen VEB y no lyme. Esto ha impulsado a muchos médicos a pedir análisis de este virus de forma regular: a cualquier persona que sea sospechosa de lyme se le pide también una prueba de VEB, y a menudo encuentran infecciones provocadas por él. Sin embargo, en lugar de comprender que tienen la respuesta ante sus ojos —y darse cuenta de que los síntomas neurológicos atribuidos al lyme no pueden ser causados por bacterias, sino solo por virus como el VEB—, estos médicos siguen creyendo a menudo que los pacientes tienen lyme y una infección por VEB y no son capaces de aceptar que los síntomas de ambas son una misma cosa. Esto demuestra que la vieja creencia de que la enfermedad de Lyme está provocada por bacterias sigue en pie.

Además, recuerda que puedes tener VEB aunque no aparezca en los análisis. Si tu médico te pide un análisis de VEB y este sale negativo, o si solo muestra anticuerpos que, según el médico, indican una infección antigua, el virus podría estar escondido en el hígado o en otro órgano y provocar los síntomas.

La forma más eficaz de determinar si padeces una infección vírica que está provocando los síntomas de lyme es centrarte en tu historial y en tus síntomas. Si has experimentado alguno de los desencadenantes más comunes que activan la infección vírica y presentas o has presentado síntomas tales como tics, espasmos, fatiga, confusión mental, pérdida de memoria, dolor nervioso y articular y otros síntomas neurológicos, y has eliminado cualquier otra causa posible, entonces es muy probable que tengas un virus que está provocando los síntomas de la enfermedad de Lyme. Como ya he dicho anteriormente, lo más probable es que se trate de una de las muchas variedades de la familia del herpes, como, por ejemplo, el herpes zóster, el HHV-6, el Epstein-Barr o el citomegalovirus.

Todos estos virus pueden dar falsos positivos en las nuevas pruebas progresivas de laboratorio que diagnostican la enfermedad de Lyme porque producen inflamación. Los virus generan subproductos, desechos y las famosas espiroquetas (que no son más que envolturas víricas que se confunden con bacterias), todos los cuales aumentan la inflamación y confunden con ello los falibles sistemas de diagnóstico al hacer que la enfermedad del paciente parezca bacteriana. Los laboratorios que realizan análisis de sangre son como cualquier otra empresa: están abiertos a la posibilidad de negocio. Quieren mantenerse a flote y proteger sus vías de ingresos, y, por eso, su motivación está guiada por una cierta dosis de monetarismo. No podemos confiar en las afirmaciones de que los resultados de esos análisis tan nuevos y sorprendentes son una verdad absoluta. Además, existe una gran desconexión entre los laboratorios que hacen los análisis y los médicos que los piden; a menudo, estos desconocen los métodos que utilizan los primeros para obtener los resultados. Acuérdate de este dato y muéstrate precavido acerca de los «datos» que llegues a creer.

Si has tomado antibióticos y has experimentado el latigazo vírico, o si no has estado siguiendo ningún tratamiento, pero presentas los síntomas que he descrito en este capítulo, tienes muchísimas probabilidades de recuperarte si sigues paciente y escrupulosamente las indicaciones que encontrarás en la próxima sección. Con el tiempo podrás llegar a destruir el 90 por ciento o más de las partículas víricas y permitirás que tu sistema inmunitario devuelva los virus al estilo letárgico, casi comatoso, y te libre de la enfermedad de Lyme.

CÓMO TRATAR LA ENFERMEDAD DE LYME

Cuando los síntomas crónicos de la enfermedad de Lyme interrumpen la vida de las personas, la situación puede resultar devastadora. La mayoría de los pacientes acuden a muchos médicos, pero, o bien no reciben ninguna respuesta, o se les diagnostica esclerosis múltiple, fibromialgia, artritis reumatoide, síndrome de Sjögren, migrañas, lupus, síndrome de fatiga crónica o encefalomielitis miálgica. Cuando finalmente uno de estos pacientes acude a un especialista en enfermedad de Lyme, el diagnóstico puede resultar casi un alivio al producir la sensación de que al fin se ha desvelado el misterio.

Millones de personas de todo el mundo que presentan síntomas de lo que realmente son infecciones víricas son tratadas como si tuvieran una enfermedad bacteriana y reciben la etiqueta de enfermos de Lyme. Esta enfermedad se está convirtiendo, lamentablemente, en la dolencia más incomprendida de nuestros tiempos. A medida que vaya aumentando su inercia, se convertirá en el diagnóstico más popular del futuro. Tanto pacientes como médicos estarán encantados con la confirmación que parece aportar esta denominación, aunque no tenga ningún sentido.

La etiqueta de «enfermedad de Lyme» seguirá siendo un nombre para una enfermedad misteriosa que nadie ve que está provocada por una infección vírica, pero esta etiqueta no constituye una respuesta para tu aflicción. El nombre de «lyme» podría sustituirse por cualquier otro; si tenemos en cuenta toda la información que nos aporta, podríamos muy bien llamarla «enfermedad del queso» o enfermedad de no me encuentro bien.

Tal y como he analizado en este capítulo, es básico que entiendas lo que realmente esconden los síntomas de la enfermedad de Lyme para que así puedas protegerte a ti mismo y a tus seres queridos de la trampa del lyme.

Si en este momento tienes unos cuarenta años, la profesión médica no empezará a darse cuenta del error que está cometiendo en el concepto y el tratamiento de la enfermedad de Lyme hasta que tengas sesenta y cinco o setenta…, y eso siendo muy optimistas. De todas formas, si sigues a diario todos los pasos que describo en esta sección, sin fallar ni uno, puedes obligar a la infección vírica a volver al estado de latencia y convertirla en algo inocuo.

La duración de este proceso dependerá de diversos factores, como, por ejemplo, si albergas un solo virus o varios, si son más o menos agresivos y si has tomado antibióticos recientemente, si estás en un entorno saludable o en uno tóxico que pueda desencadenar y alimentar al virus y si atraviesas las etapas iniciales de la enfermedad u otras más avanzadas. Desde que se editó por primera vez este libro, muchísimas personas han utilizado este capítulo para aliviar los síntomas de enfermedad de Lyme. Trabajando con los protocolos del Médico Médium y personalizándolos, puedes cuidarte todo lo que necesites.

Y no te limites a las recomendaciones de este capítulo. Consulta también la cuarta parte, «Cómo lograr al fin la curación», donde encontrarás detalles sobre la eliminación de metales pesados del organismo y otras herramientas que precisas para librarte de los síntomas de la enfermedad de Lyme. La información que necesitas para salir de la trampa del lyme —o para sortearla totalmente— está en este libro.

Tienes capacidad para curarte. Tu cuerpo quiere curarse de verdad y estar bien. Si le das lo que necesita y retiras los elementos improductivos, puedes acceder a tu poder innato de sanación y recuperarte.

Alimentos curativos

Existen determinadas frutas, hortalizas de hoja verde, hierbas, alimentos silvestres y verduras curativas que pueden ayudar a tu cuerpo a mantener a raya los virus que provocan los síntomas de la enfermedad de Lyme y a recuperarte si ya te han infectado. Los espárragos, los arándanos silvestres, los rábanos, el apio, la canela, el ajo, los albaricoques, las cebollas, las patatas, la calabaza, el brécol, la coliflor, el cilantro, el perejil, las manzanas, las naranjas, las papayas, los plátanos, los tomates, las espinacas y las lechugas son algunos de los mejores, y pueden ayudarte a matar las partículas víricas, depurar tu organismo, reparar las células cerebrales, recuperar el sistema nervioso central y realizar otros procesos curativos. Incorpora a tu dieta tantos como puedas.

Preocúpate también de evitar los alimentos que aparecen en el capítulo 19, «Lo que no debemos comer». Cuando estás combatiendo un síntoma o una dolencia provocados por un virus, es fundamental empezar el proceso de eliminar al menos una o dos de las cosas que lo alimentan. Si necesitas avanzar aún más en tu curación, intenta ir eliminándolas todas.

Hierbas y suplementos curativos

Antes de utilizarlos, asegúrate de leer el capítulo 21, «Guía básica de los protocolos de suplementos».

Suplementos para los síntomas del lyme (incluido el lyme neurológico)

- **Zumo de apio fresco:** ve aumentando la cantidad hasta 1 l (32 oz) dos veces al día si te es posible; si no, ve aumentándola hasta 1 l (32 oz) todas las mañanas.

- **Celeryforce:** 4 cápsulas dos veces al día.

- **5-MTHF:** 1 cápsula dos veces al día.

- **Curcumina:** 3 cápsulas dos veces al día.

- **Espirulina:** 2 cdtas. o 6 cápsulas al día.

- **Glutatión:** 1 cápsula al día.

- **Hoja de gordolobo:** 4 cuentagotas dos veces al día.

- **Hoja de ortiga:** 3 cuentagotas dos veces al día.

- **L-lisina:** 5 cápsulas de 500 mg dos veces al día.

- **Melisa:** 4 cuentagotas dos veces al día.
- **Miel cruda:** entre 1 y 3 cdtas. al día.
- **Raíz de regaliz:** 1 cuentagotas dos veces al día (dos semanas sí y dos semanas no).
- **Uña de gato:** 3 cuentagotas dos veces al día.
- **Vitamina B$_{12}$ (como adenosilcobalamina con metilcobalamina):** 3 cuentagotas dos veces al día.

- **Vitamina C (como Micro-C):** 8 cápsulas dos veces al día.
- **Yodo naciente:** 3 gotitas (no cuentagotas) dos veces al día.
- **Zinc (como sulfato de zinc líquido):** hasta un máximo de 2 cuentagotas dos veces al día.
- **Zumo de hierba de cebada en polvo:** 2 cdtas. o 6 cápsulas dos veces al día.

CASO REAL
La trampa del lyme
1997

Stephanie era una mamá feliz que no trabajaba fuera de casa para así atender mejor a su marido, Edward, y a sus dos hijos. Cuando Edward la abandonó por una mujer más joven, Stephanie se vio obligada a ponerse a trabajar vendiendo cosméticos. Por desgracia, su jefe disfrutaba torturando a sus empleadas con la amenaza de que las iba a despedir si no conseguían los objetivos diarios.

El dolor que le produjo la traición de su marido, el esfuerzo físico y emocional que suponía estar trabajando fuera de casa durante todo el día mientras cuidaba ella sola de sus hijos, así como la tensión de pensar que podría perder el empleo y quedarse sin casa fueron los factores que al final desencadenaron una infección producida por un virus que llevaba muchos años alojado en el organismo de Stephanie. Tras un mes en esta situación, el virus despertó de su estado de latencia. Abandonó su escondite en el hígado de Stephanie e invadió el sistema nervioso central.

Stephanie empezó a sentirse terriblemente cansada y lenta y con la mente envuelta en una especie de nebulosa. Preocupada, acudió al médico para que le hiciera un chequeo. Sin embargo, tras un reconocimiento físico y unos análisis de sangre, el médico no encontró nada raro.

—No es más que estrés —le dijo—. Deja de preocuparte y volverás a sentirte bien.

Pero la terrible fatiga y la confusión mental no cedieron. A medida que el virus se fue reproduciendo y abriéndose camino hacia los nervios de las piernas, los brazos y los hombros, Stephanie empezó a sentir una serie de síntomas neurológicos que jamás había tenido anteriormente. Le preocupaba especialmente el dolor de la cadera y de la rodilla izquierdas, que entorpecían su rutina diaria de salir a correr. De repente le fallaba la pierna izquierda, como si no fuera capaz de funcionar correctamente.

Stephanie volvió a su médico, pero este siguió sin encontrar nada anormal. Teniendo en cuenta el dolor articular, la remitió al reumatólogo.

El reumatólogo la volvió a reconocer exhaustivamente y pidió nuevos análisis de sangre enfocados en la posibilidad de que padeciera artritis reumatoide, pero tampoco pudo encontrar nada extraño.

—Estás totalmente sana —concluyó—. Estate tranquila, descansa lo suficiente y todos estos problemas desaparecerán por sí solos.

Stephanie quería creerle, pero sus síntomas no solo no cedieron, sino que aumentaron. Siempre estaba cansada, por mucho que durmiera. El dolor del hombro izquierdo se agudizó. La cadera y la pierna izquierda se debilitaron aún más y la obligaron a cojear ligeramente. Además, desarrolló un caso leve de ansiedad.

Un día se encontraba desahogando sus penas con sus amigas cuando una de ellas le dijo:

—Lo que nos estás contando se parece mucho a lo que tiene mi prima Shelly. A ella le han diagnosticado enfermedad de Lyme.

—¿Enfermedad de Lyme? —respondió Stephanie—. Pero si vivo en la ciudad. Hace años que no voy a un bosque y lo más cerca que he estado de un ciervo ha sido a muchos kilómetros. Es imposible que me haya mordido una garrapata.

—Ya lo sé —contestó su amiga—, pero hasta ahora nadie te ha conseguido ayudar, así que podrías acudir a un médico especialista en este tipo de enfermedades. No tienes nada que perder.

Este razonamiento convenció a Stephanie, por lo que acudió a visitar al doctor Nartel, un especialista en enfermedad de Lyme que le tomó muestras de sangre para dos pruebas: ELISA e inmunoblot. Ambas pruebas buscan fundamentalmente anticuerpos que reaccionen ante la presencia de la bacteria *Borrelia burgdorferi*. Sin embargo, el problema de Stephanie no era la *Borrelia burgdorferi*, sino un virus, por lo que ambas pruebas dieron resultados negativos.

El doctor Nartel tenía experiencia suficiente para saber que estas pruebas no son muy fiables, aunque no sabía por qué. Por tanto, a diferencia de los médicos a los que había acudido Stephanie anteriormente, se tomó en serio los síntomas.

—Lo que me estás describiendo coincide con la enfermedad de Lyme —le dijo—. Yo te recomendaría un tratamiento de treinta días con antibióticos en pastillas. Si realmente tienes la enfermedad de Lyme, con ello conseguiremos matar las bacterias que la están provocando.

Este razonamiento también convenció a Stephanie; por fin le daban un diagnóstico y una confirmación de su dolencia. Accedió sin dudarlo.

A lo largo del mes siguiente, Stephanie no notó ninguna diferencia. Sin embargo, los antibióticos no mataron solo las bacterias perjudiciales, sino también las beneficiosas del tracto gastrointestinal, con lo que debilitaron el sistema inmunitario del hígado. Además, inflamaron las paredes del revestimiento intestinal y le provocaron una gastritis muy dolorosa y espasmos.

El doctor Nartel había previsto alguno de estos problemas y le había recetado también unos probióticos, pero no fueron suficientes para contrarrestar los efectos secundarios de la medicación. A Stephanie le costaba digerir la comida, perdió el apetito y sufría periódicamente ardor de estómago.

Al cabo de otro mes más, la fatiga y el dolor articular eran mayores que antes de empezar el tratamiento. Y lo mismo sucedía con la nebulosa mental, que ahora incluía también pérdida periódica de memoria.

Muy preocupada, Stephanie se dedicó a investigar a través de libros y de Internet. Si no tenía la enfermedad de Lyme, llegó a la conclusión de que podría tener un síndrome de fatiga crónica, fibromialgia, lupus o incluso esclerosis múltiple. Como el doctor Nartel no conseguía ayudarla, decidió probar con otro especialista en la enfermedad de Lyme: el doctor Maizon. Este doctor le hizo una batería más amplia de análisis de sangre y la envió a un laboratorio que proporcionaba más marcadores. Uno de los resultados dio positivo en *Babesia* y *Bartonella*, lo que no resulta extraño si tenemos en cuenta los distintos tipos de bacterias y parásitos que una persona puede albergar, aunque no tenga síntomas de la enfermedad de Lyme. Sin embargo, Stephanie no sabía que tanto la *Babesia* como la *Bartonella* son inofensivas y no guardan relación alguna con los trastornos del sistema nervioso central que padecía, por lo que se relajó pensando que estaba en manos más experimentadas.

Cuando el doctor Maizon le dijo que tendrían que hacer un tratamiento de entre uno y tres meses con antibióticos por vía intravenosa y con una medicación bastante más fuerte, Stephanie accedió sin dudarlo ni un minuto.

Este antibiótico más fuerte, con unos efectos mucho más agresivos, le aumentó enormemente el dolor y el sufrimiento. Sencillamente, había conseguido alimentar y fortalecer a la infección vírica tal y como el carbón alimenta el fuego.

Tras dos meses de este tratamiento antibiótico más agresivo, la fatiga, el dolor articular, la confusión mental y la pérdida de memoria se hicieron tan fuertes que Stephanie tuvo que dejar el trabajo. Además, desarrolló dolor nervioso y espasmos por todo el cuerpo. No podía cuidar adecuadamente de sus hijos y tenía que pasar gran parte del día en la cama.

El doctor Maizon le aseguró que aquel empeoramiento no era motivo de preocupación.

—Lo único que significa es que los antibióticos están actuando —le dijo—. Es lo que denominamos reacción de Herxheimer. Se produce cuando las bacterias, al morir, liberan las toxinas más rápido de lo que el organismo es capaz de eliminarlas.

Lo que el doctor Maizon no sabía es que, si el problema hubiera sido bacteriano, como creía, los antibióticos habrían logrado una importante mejoría. La explicación que le dio no fue más que una racionalización de moda que han elaborado las comunidades médicas para explicar por qué los pacientes empeoran cuando están sometidos a un tratamiento que debería mejorarlos.

En realidad, lo que le estaba sucediendo a Stephanie era que sus nervios, ya sensibles e inflamados, estaban siendo aún más irritados por los antibióticos agresivos; también había aumentado la carga vírica. A pesar de ello, siguió creyendo en su médico… y su estado siguió empeorando.

Al finalizar el tercer mes de tratamiento con antibióticos, Stephanie estaba convencida de que, si seguía con él mucho más tiempo, moriría, así que dejó al doctor Maizon. Pero, con el sistema inmunitario tan afectado y la infección vírica tan fortalecida, seguía estando muy enferma.

Entonces acudió a un tercer especialista en la enfermedad de Lyme que le prescribió tratamientos naturales: multivitaminas, vitamina D, coenzima Q10 y grandes cantidades de aceite de pescado. Este médico sabía por experiencia que no era conveniente administrar tantos antibióticos, por lo que, cuando Stephanie no mostró ningún cambio con los suplementos, le recomendó añadir dosis bajas de antibiótico. Argumentó que anteriormente había estado tomando una dosis demasiado elevada, pero que una dosis baja a diario durante tres meses le permitiría mejorar.

La enfermedad de Lyme que sufría Stephanie había empezado siendo un caso leve y podría haber seguido siéndolo si no hubiera empezado a tomar antibióticos. Sin embargo, cuantos más tomaba, más les despejaba el camino a sus síntomas para que pudieran alcanzar todo su potencial. En esta situación, al acceder a dar otra oportunidad a los antibióticos, fue como si le hubiera entregado a su virus no identificado una escopeta cargada. Al cabo de seis semanas, Stephanie sufrió inflamación cerebral y un dolor nervioso tan agudo que le hizo pensar que no podría superarlo. El simple hecho de hablar ya le suponía un esfuerzo tremendo.

Dejó a su médico y, embargada por el pánico, acudió a una serie de médicos alternativos nuevos. Considerando la gravedad de sus síntomas, uno de ellos decidió que, en realidad, lo que tenía no era la enfermedad de Lyme, sino la de Lou Gehrig. Otro declaró que tenía esclerosis múltiple. Un tercero le dijo que tenía un síndrome de Guillain-Barré (de hecho, Stephanie tenía efectivamente una forma del síndrome de Guillain-Barré, que para las comunidades médicas es una dolencia diferente, pero que, en realidad, no es sino otro nombre para la inflamación nerviosa de origen vírico que afecta al cerebro. Este es un ejemplo maravilloso de la enorme confusión que existe alrededor de la enfermedad de Lyme).

Finalmente, Stephanie acudió a un médico alternativo que era cliente mío y que me la remitió como caso urgente. Tras realizar una lectura y un escaneo, lo primero que hice fue calmar a Stephanie acerca de su enfermedad.

—Sí —le dije—, estoy muy familiarizado con esta enfermedad. No la provoca una garrapata, ni un tábano, ni una araña…, ni tampoco una bacteria. El Espíritu me dice que es una cepa de un virus no eruptivo de la familia de los herpes que se ha alojado en el sistema nervioso central y está provocando una inflamación en el cerebro. Los antibióticos que has estado tomando lo han fortalecido enormemente.

El simple hecho de saber lo que le pasaba le quitó un gran peso de encima y le dio la oportunidad de empezar a curarse. Estaba furiosa con los médicos que habían transformado una infección vírica no identificada relativamente leve en una dolencia casi mortal. Si la hubieran tratado con los métodos naturales apropiados, se habría ahorrado un año de agonía.

—Tienes derecho a estar enfadada —le dije—, pero debes saber que los médicos estaban intentando de corazón ayudarte. Sencillamente, actuaban según unos supuestos erróneos acerca de la naturaleza de esta enfermedad que empezaron hace veinte años. Miles de personas han sufrido el mismo vía crucis, lo que ahora nos importa es que ya conoces la verdad y que puedes recuperarte.

Stephanie empezó a tomar los alimentos, las hierbas y los suplementos que se recomiendan en este capítulo y siguió las instrucciones de la depuración curativa de 28 días. Era mucho el daño que había que enmendar. Al cabo de seis meses pudo volver a hacerse cargo de las tareas domésticas normales y solo necesitaba una siesta de dos horas para mantener la energía. A los nueve meses pudo volver a tener actividad fuera de casa: podía caminar sin cojear, llevar a sus hijos al fútbol, jugar con su perro… Al cabo de un año de seguir el tratamiento natural para eliminar la infección vírica que se escondía tras el diagnóstico de enfermedad de Lyme, Stephanie se sentía mejor que antes de empezar a tomar los antibióticos agresivos.

Con el tiempo ha conseguido estar incluso más fuerte que antes de empezar a tomar el antibiótico suave del primer tratamiento. Ha recuperado la salud, ha empezado a correr otra vez y ha vuelto a su vida normal.

Lo que Stephanie tuvo que pasar fue una pesadilla. Millones de personas con enfermedad de Lyme en todo el mundo sufren el mismo calvario y, por desgracia, muchos de ellos acaban padeciendo unos sufrimientos terribles.

La buena noticia es que prácticamente todo este dolor y este sufrimiento pueden evitarse si se entiende la verdadera naturaleza de la enfermedad de Lyme… y si se trata la enfermedad real con los métodos directos que se analizan en este capítulo y en el resto del libro.

«Gracias a los lectores que pusieron en funcionamiento la información contenida en este libro, Médico Médium ha empujado también a la investigación y la ciencia médica a empezar a eliminar la enfermedad de Lyme de la categoría bacteriana y, de momento, a situarla en la de los trastornos autoinmunes. Aunque etiquetarla como tal sigue sin mostrar un conocimiento pleno de sus síntomas, es una forma de admitir que no la conocen tan bien como creían, lo que ya supone un gran avance. Una vez más, esto demuestra que los lectores se pusieron en marcha con la información del capítulo 16, «Enfermedad de Lyme». Y todo ello gracias a las personas que leyeron en este libro que es una enfermedad vírica, no bacteriana, transmitieron esta información a sus médicos, aplicaron los protocolos de curación indicados y obtuvieron buenos resultados. Y también gracias a los médicos que aprendieron con este material la forma de trabajar para ayudar a sus pacientes. Muchos de ellos se han aplicado los protocolos de curación incluso a ellos mismos».

ANTHONY WILLIAM, Médico Médium

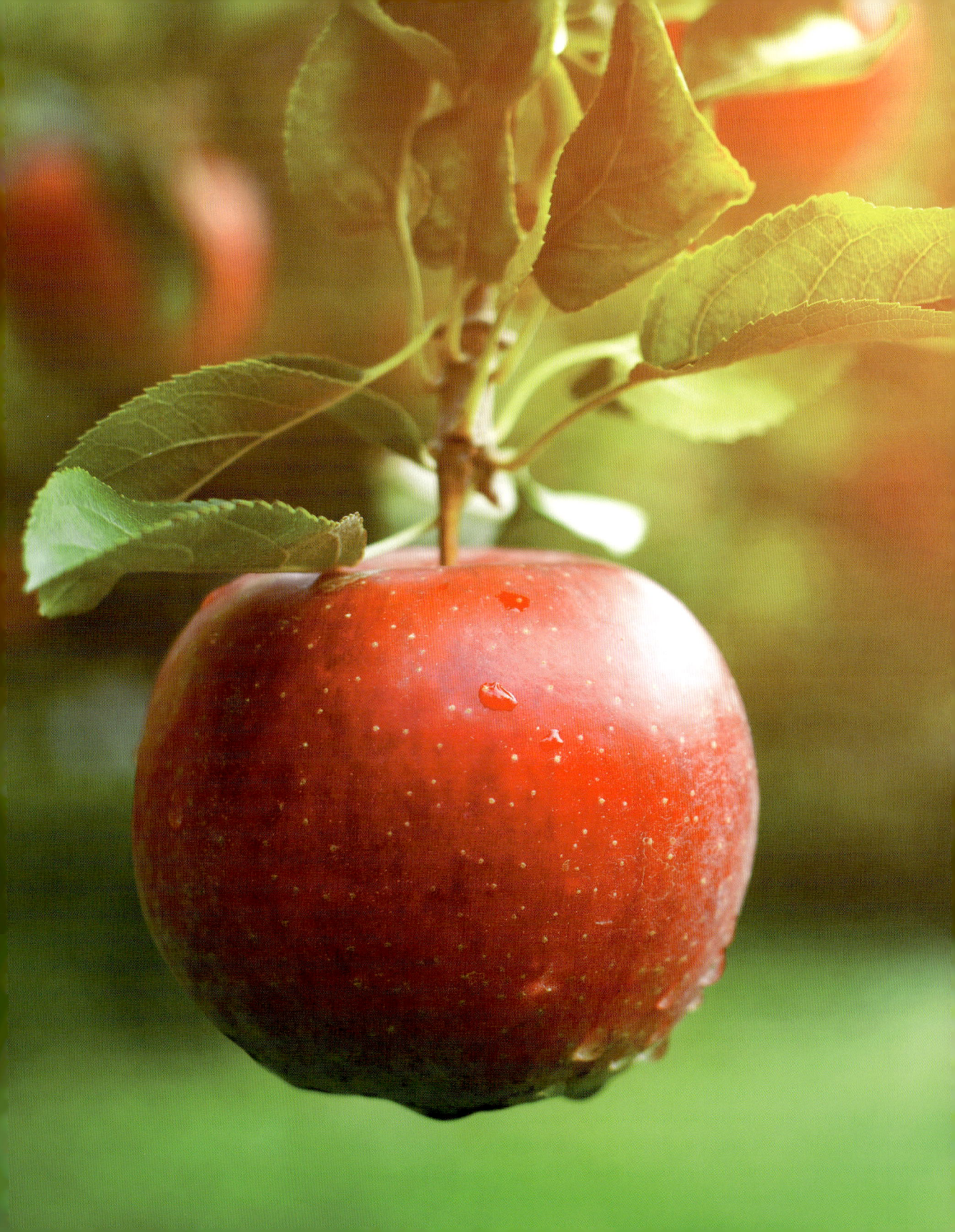

CUARTA PARTE

CÓMO LOGRAR
AL FIN LA CURACIÓN

«Recuerda que el Médico Médium no cuenta con un único protocolo, por eso millones de personas de todo el mundo han conseguido recuperar su vida. Existe un registro de esta información capaz de cambiar la vida de la gente. Si te comprometes y dedicas el tiempo y el esfuerzo necesarios para leer los libros y comprender los distintos protocolos, dispondrás de la capacidad para diseñar tu propio protocolo personal con esta información y llegar así todo lo lejos que necesites».

ANTHONY WILLIAM, Médico Médium

CAPÍTULO 17

La salud del tracto gastrointestinal

Nadie sabe realmente qué es lo que sucede con los alimentos cuando entran en el estómago. El aparato digestivo es algo milagroso y extraordinario que abarca mucho más de lo que los seres humanos somos capaces de percibir y que sigue constituyendo un gran misterio incluso para las personas que poseen conocimientos médicos de algunas de sus funciones.

Todo el mundo sabe que mordemos la comida, la masticamos, la tragamos, que entra en el tracto gastrointestinal, que de un modo u otro se descompone y que la excretamos. Sabemos que así es como el cuerpo obtiene los nutrientes que necesita, y también que a veces el proceso no funciona todo lo bien que debería y entonces nos empieza a doler el estómago, sufrimos molestias intestinales o, incluso, nos sucede algo peor.

El simple hecho de que la ciencia médica haya descubierto las enzimas digestivas no supone que comprenda bien el proceso de la digestión; es decir, no significa que conozca la diferencia entre Jack el Destripador y Santa Claus en lo que respecta a las cosas que comemos y a cómo las procesa nuestro organismo.

La digestión es la parte menos fundamentada del estudio de la fisiología humana. Aunque se pretende hacer creer que es algo claro y sencillo y que la ciencia ha desentrañado todos sus misterios, lo cierto es que sigue siendo la parte más enigmática del funcionamiento de nuestro organismo.

En otros tipos de enfermedades, lo más probable es que, dentro de unas décadas, los investigadores hayan hecho grandes descubrimientos relacionados con parte de la información contenida en este libro, pero la salud digestiva es una historia completamente distinta. Es posible que las comunidades médicas de este planeta no lleguen jamás a averiguar sus mecanismos secretos —da igual qué teoría o terminología utilicen para dar la impresión de que están en un nivel avanzado—, y por eso este capítulo es crucial.

El tracto gastrointestinal es uno de los cimientos fundamentales de la salud porque puedes consumir importantes alimentos curativos que te servirán de herramientas. Por eso, su cuidado es el punto perfecto para empezar la curación del organismo de dentro afuera.

El tracto gastrointestinal incluye el estómago, el intestino delgado, el intestino grueso (en el que se encuentra el colon), el hígado y la vesícula biliar. Gracias a estos órganos, los seres humanos podemos absorber los nutrientes de los alimentos que ingerimos, expulsar correctamente los desechos y las toxinas y asegurar la fortaleza del sistema inmunitario mediante la asimilación de sustancias que aumentan la inmunidad y que están contenidas en determinados alimentos. Pero su importancia capital no se reduce solo a estas funciones cotidianas, sino que posee también una fuerza vital propia.

Los alimentos no se digieren solo mediante el proceso físico de la descomposición (un proceso que los estudios científicos no han descifrado aún del todo); la digestión implica también una serie de factores espirituales y metafísicos esenciales. Por esta razón, los seres iluminados del planeta emplean una serie de técnicas específicas para comer, tales como masticar de forma lenta y exhaustiva, comer con plena consciencia de lo que están haciendo, rezar antes, durante o después de las comidas, y hacer que la comida y el que la ingiere sean una misma cosa.

Imagina un río que fluyera por el interior del colon. En lo más profundo del cauce (el revestimiento del colon), miles de cepas de bacterias y microorganismos distintos mantienen un equilibrio homeostático para que el agua no se vuelva tóxica (es decir, para que el tracto gastrointestinal no se vuelva séptico y venenoso).

Así como un río tiene espíritu, el tracto gastrointestinal alberga gran parte del espíritu humano. Este espíritu es tu propia esencia del yo, tu voluntad y tu intuición.

¿Alguna vez has oído las expresiones «instinto visceral», «reacción visceral» o «sentimiento visceral»? En ocasiones decimos de una persona que «no tiene entrañas» o que es «entrañable». Existen muchas frases hechas en las que se hace referencia a las vísceras y las entrañas, y esto se debe a que, en algún nivel no consciente, comprendemos el papel fundamental que desempeñan en nuestra vida, muy por encima de la parte meramente física. Somos conscientes de que constituyen una parte del fundamento esencial de aquello que somos emocional e intuitivamente.

El tracto gastrointestinal es el lugar donde reside una parte de nuestra fuerza. Tiene poros emocionales y por eso algunas emociones pueden hacer que funcione apaciblemente o de forma turbulenta, y esa es la razón de que determinadas situaciones estresantes puedan empeorar el reflujo ácido o desencadenar espasmos estomacales. Una mala salud gastrointestinal puede provocar que una persona con síntomas estomacales e intestinales no goce de la paz suficiente para explorar sus habilidades intuitivas.

Las personas son como las manzanas: pueden estar brillantes y preciosas por fuera, pero tener el corazón podrido. Eso es lo que sucede cuando en el tracto gastrointestinal de una persona se están incubando millones de bacterias dañinas; es posible que esta persona tenga un carácter inmoral, pero jamás lo adivinarías por su apariencia. También puede haber una manzana que muestre imperfecciones por fuera, pero que tenga el corazón más íntegro y saludable que pueda existir; esta persona tan amable, más buena que el pan, quizás no tenga un rostro alegre y sereno, es posible que no vista a la moda ni resulte muy divertida superficialmente, pero gozará de un aparato digestivo repleto de bacterias beneficiosas.

Los seres humanos tenemos entre 75 y 125 billones de microorganismos en el tracto digestivo. Esta circunstancia puede poner en peligro a las bacterias (buenas, neutras y malas), a los microbios, a los mohos, a las levaduras, a los hongos (ya sean beneficiosos o no), a las micotoxinas producidas por distintas variedades de hongos y mohos, a las lombrices y a los virus. Si no se tratan correctamente, los patógenos intestinales pueden alterar y bloquear nuestros instintos naturales y crear un campo de cultivo perfecto para una variedad ilimitada de enfermedades…, a menos que sepas cómo asumir el control con las herramientas que se dan en este libro.

Este capítulo abarca los trastornos más frecuentes de nuestro tracto gastrointestinal, entre los que se incluyen el síndrome del intestino permeable, la mala digestión, los reflujos gástricos, la hinchazón, las infecciones intestinales, el síndrome del colon irritable, los espasmos gástricos, la gastritis y el dolor de estómago o de las zonas circundantes. Aporta acerca de estas dolencias una información esencial que supera con mucho todo lo que las comunidades médicas conocen hasta la fecha. Desmiente también numerosos «remedios» ineficaces para la salud gastrointestinal —como algunos que se han puesto de moda y han marcado tendencia— e indica una serie de medidas sencillas que puedes tomar para curar de verdad tu aparato digestivo y recuperar la salud.

COMPRENDER EL SÍNDROME DEL INTESTINO PERMEABLE

El síndrome del intestino permeable, también conocido como permeabilidad intestinal, es una de las dolencias más enigmáticas a las que se enfrenta la medicina actual. Los nombres mismos resultan desconcertantes; son unos términos que cada comunidad médica utiliza para describir un trastorno y una teoría diferente.

En líneas generales, el síndrome del intestino permeable se puede contemplar bajo tres prismas diferentes. Veamos el primero de ellos: el enfoque de la comunidad médica convencional. La mayoría de los médicos y cirujanos convencionales utilizan la expresión «intestino permeable» para referirse a una enfermedad intestinal que provoca una perforación en el revestimiento del tracto intestinal o del estómago y, con ello, infecciones graves en la sangre, fiebre muy elevada y sepsis. En eso tienen razón, el verdadero intestino permeable es una dolencia muy grave que provoca dolores terribles.

El intestino permeable auténtico puede deberse a la existencia de úlceras en las capas más profundas de la pared del estómago, o bien ser resultado de una infección bacteriana por *E. coli* —que provoca la aparición de una especie de bolsas en el revestimiento del tracto intestinal— o por bacterias multirresistentes como *C. difficile*, que da lugar a un megacolon. Otras posibles causas son las hemorragias, los abscesos y la diverticulosis. El nombre de «intestino permeable» puede aplicarse correctamente cuando una de estas causas ocasiona, en el revestimiento del tracto gastrointestinal, una perforación que permite la salida de organismos patógenos y materia intestinal hacia el torrente sanguíneo.

También puede producirse un verdadero síndrome del intestino permeable cuando se perfora el colon durante una colonoscopia (hay personas que han acudido a mí después de haber pasado largas temporadas hospitalizadas por esta razón).

Sea cual sea la causa, el verdadero intestino permeable da lugar a unos síntomas muy graves.

El segundo enfoque es el alternativo, integrativo, funcional y naturópata. Estas comunidades médicas utilizan el término «intestino permeable» para describir una dolencia en la cual hay quien cree que unos hongos —como la cándida— o unas bacterias improductivas prosperan y horadan agujeros diminutos en el revestimiento del intestino, lo que permite que unas cantidades mínimas de toxinas se filtren directamente a la sangre y den lugar a multitud de síntomas. Existen distintas variantes de esta creencia y todas se imitan unas a otras.

La teoría que apoya la permeabilidad intestinal, sea cual fuere su variante, requiere ciertos ajustes. Si bien es cierto que un entorno intestinal tóxico en el que estén presentes bacterias improductivas y hongos no beneficiosos puede favorecer diversos síntomas, referirse a esta situación como intestino permeable resulta engañoso. Si estos patógenos estuvieran realmente abriéndose paso a través del revestimiento gastrointestinal, por muy pequeño que fuera su número, provocarían síntomas graves como fiebre elevada, infección en la sangre, un tremendo dolor o sepsis. La expresión «intestino permeable» solo debería emplearse para describir la perforación de las paredes del tracto gastrointestinal.

Entonces, ¿por qué los terapeutas alternativos están diciendo a decenas de miles de personas que acuden a ellos con síntomas de fatiga, dolores, estreñimiento, malestar digestivo y reflujo gástrico que tienen el intestino permeable o permeabilidad intestinal?

El motivo es que estas personas sufren ciertamente una dolencia real, pero, ante ella, este latiguillo es la mejor teoría que estos terapeutas pueden ofrecer. En el mundo de la medicina convencional, millones de pacientes reciben diagnósticos como síndrome del intestino irritable, celiaquía, enfermedad de Crohn, gastroparesis o gastritis para etiquetar este tipo de síntomas…, aunque su dolencia siga siendo un misterio. En otros casos, experimentan los mismos síntomas gastrointestinales, pero no reciben ningún diagnóstico.

Sin embargo, sí que existe una explicación para estos problemas misteriosos del tracto gastrointestinal, y no es la del intestino permeable. Yo la denomino permeabilidad al amoniaco, y es el tercer enfoque del problema.

Permeabilidad al amoniaco

Por favor, no confundas la permeabilidad al amoniaco con otra expresión que últimamente se ha puesto muy de moda: permeabilidad intestinal. La permeabilidad intestinal no es más que un nombre nuevo, utilizado para dar impresión de progreso, de la vieja teoría del intestino permeable.

La permeabilidad al amoniaco es algo real. Para entender lo que significa, primero debes conocer una serie de datos acerca del modo en que tu cuerpo procesa los alimentos.

Cuando comes, los alimentos bajan rápidamente al estómago para ser digeridos (si estás masticando lo suficientemente despacio como para que la saliva se mezcle bien con los alimentos, la digestión empieza en la boca). Cuando se trata de alimentos muy proteicos, como la carne, los frutos secos, las semillas y las legumbres, la digestión en el estómago se realiza en gran medida gracias a la acción conjunta del ácido clorhídrico y las enzimas, que descomponen las proteínas en sustancias más simples que más tarde pueden ser digeridas y asimiladas por los intestinos. Es un proceso relativamente sencillo, siempre y cuando el estómago tenga unos niveles normales de ácido clorhídrico.

Sin embargo, si el nivel de ácido clorhídrico disminuye, los alimentos no se digieren suficientemente bien en el estómago, una circunstancia muy común cuando comemos sometidos a estrés o presión. Cuando las proteínas alcanzan el intestino, no están lo bastante descompuestas para que las células puedan acceder a los nutrientes,

por lo que los alimentos se quedan en el intestino y se pudren. Es lo que se denomina podredumbre intestinal, una putrefacción que genera gas amoniacal y que puede dar lugar a hinchazón, molestias digestivas y deshidratación crónica, o, en algunos casos, no provocar ningún síntoma. Esto es solo el comienzo.

En algunas personas, el ácido clorhídrico bueno disminuye y los ácidos perjudiciales ocupan su lugar. Una persona puede vivir con este problema durante muchos años y no ser consciente de ello. Sin embargo, llega un momento en que los ácidos perjudiciales ascienden por el esófago (si sufres reflujo gástrico, estos ácidos son los que lo están provocando, no el ácido clorhídrico del estómago. Es una equivocación muy común; el mundo médico considera que todos los ácidos estomacales e intestinales son iguales).

Otro problema relacionado con el anterior es la generación de mucosidad en el tracto gastrointestinal para protegerlo contra estos ácidos perjudiciales. Si observas que te asciende una gran cantidad de moco hacia la garganta sin razón aparente, probablemente será señal de que el tracto gastrointestinal está haciendo un gran esfuerzo para evitar que los ácidos perjudiciales se «coman» el revestimiento del estómago y del esófago. Esta mucosidad puede bajar también por el tracto intestinal e impedir la absorción correcta de los nutrientes. Existen también otros factores que forman mucosidad, como los patógenos que se alimentan de gluten, huevos y productos lácteos.

Pero volvamos al gas amoniacal. Este es el dato clave: cuando los alimentos se descomponen en el tracto gastrointestinal, producen amoniaco, un gas tóxico capaz de salir flotando de tus intestinos, como si fuese un fantasma, y penetrar directamente en el torrente sanguíneo. Esto es lo que yo denomino permeabilidad al amoniaco. Este gas amoniacal puede penetrar también en la vena porta hepática, que lo conduce hasta el hígado. Una vez saturado este órgano, el gas tiende a liberarse de él, ya sea de vuelta al torrente sanguíneo o a la vesícula biliar y de nuevo al tracto intestinal.

El gas amoniacal es el causante de la mayoría de los trastornos asociados con el síndrome del intestino permeable. No tiene nada que ver con infecciones ni perforaciones del intestino delgado ni del colon, y tampoco es que la cándida ni las bacterias estén expulsando toxinas a través de las paredes intestinales.

Existen millones de personas que padecen problemas digestivos achacables directamente a la permeabilidad al amoniaco. Como ya he dicho, lo que muchos médicos alternativos diagnostican como síndrome del intestino permeable no tiene nada que ver con agujeros ni otras imperfecciones del intestino, ni con la filtración de ácidos ni bacterias; tampoco está relacionado con el debilitamiento ni el adelgazamiento del revestimiento del intestino delgado ni del colon. Es más bien el gas amoniacal de los intestinos el que está pasando al torrente sanguíneo…, que, a su vez, lo distribuye por todo el cuerpo.

Además de los síntomas gastrointestinales que he mencionado anteriormente, la permeabilidad al amoniaco, cuando es realmente grave, puede producir malestar, fatiga leve, problemas de la piel (como sequedad), problemas dentales, sueño inquieto, ansiedad y muchos otros síntomas.

En este punto, es muy posible que te plantees la siguiente pregunta: si todo esto sucede porque el nivel de ácido clorhídrico en el estómago es demasiado bajo, ¿qué es lo que ha originado esta carencia? Es importante señalar que, cuando una persona tiene permeabilidad al amoniaco, ya existía una disfunción hepática, por lo general relacionada con un hígado estancado y perezoso. La escasez de ácido clorhídrico en el estómago empieza cuando el hígado no funciona como debe, en parte, no produciendo suficiente bilis para descomponer las grasas, por lo que, además de la presencia de proteínas putrefactas en el aparato digestivo, tienes también grasas de la comida que se enrancian en el intestino. Esto significa que una producción escasa de bilis provoca una demanda extra a las glándulas estomacales para que segreguen más ácido clorhídrico y así se puedan descomponer los alimentos. Esto acaba agotándolas y dando lugar a una disminución del ácido clorhídrico y permeabilidad al amoniaco.

Aparte de esta disfunción hepática subyacente, la razón principal del déficit de ácido clorhídrico es la adrenalina, y eso también favorece el estancamiento y la lentitud del hígado.

Lo que tampoco se sabe todavía es que existe más de un tipo de adrenalina. Las glándulas suprarrenales producen cincuenta y seis mezclas diferentes en respuesta a distintas emociones y situaciones. Las que están asociadas con sentimientos complicados como el miedo, la ansiedad, la ira, la traición, el odio, la culpa, la vergüenza, la depresión y el estrés pueden perjudicar gravemente distintas zonas del cuerpo, e incluso la producción de ácido clorhídrico. Por tanto, la amargura o el estrés crónicos pueden bastar para que la adrenalina vaya poco a poco interrumpiendo y agotando las glándulas estomacales que producen el ácido clorhídrico y, al mismo tiempo, entorpeciendo y agotando tu capacidad para digerir correctamente los alimentos. Los distintos niveles de estrés y las emociones que experimentamos en nuestra vida cotidiana pueden actuar como desencadenantes debilitando determinadas zonas del sistema inmunitario. Además, la adrenalina que satura el tracto intestinal supone un estorbo para las bacterias y microorganismos beneficiosos. La mayor parte de la gente que atraviesa un problema emocional tiende a elegir alimentos que le sirven de consuelo, pero que no favorecen al sistema inmunitario, y pueden incluso alimentar patógenos tanto dentro del intestino como fuera de él.

Otro elemento que con frecuencia provoca grandes daños en el ácido clorhídrico del estómago son los fármacos. Los antibióticos, los inmunosupresores, los antimicóticos, las anfetaminas y muchos otros medicamentos a los que nuestros organismos no se han adaptado pueden trastornar la capacidad de las glándulas del estómago para producir ácido clorhídrico. Con el tiempo, los fármacos pueden también debilitar el hígado, lo que supone más tensión para las glándulas estomacales.

El ácido clorhídrico puede resultar fácilmente afectado si comes una cantidad excesiva de cualquier tipo de proteínas, ya sean carnes, frutos secos, semillas o legumbres (si tu fuente de proteínas son las hortalizas de hoja verde, los brotes germinados o cualquier otra verdura, el efecto no es el mismo). Consumir grandes cantidades de alimentos que mezclen grasas y azúcares (como el queso, la leche entera, las tartas, las galletas y los helados) puede producir el mismo efecto dañino.

Estas dos categorías de alimentos exigen un trabajo digestivo mucho mayor que las frutas, las hortalizas de hoja verde, las hierbas, los alimentos silvestres y las verduras, y suponen un gran esfuerzo para el hígado y el resto del tracto gastrointestinal. Con el tiempo, este esfuerzo puede acabar «agotando» el hígado y las glándulas estomacales que producen ácido clorhídrico y también forzando el páncreas, lo que debilita las enzimas digestivas. Si tus comidas son muy proteicas (por ejemplo, si consumes mucho pollo, pescado, carne, mantecas de frutos secos, frutos secos o semillas) y experimentas síntomas de falta de ácido clorhídrico —como hinchazón, molestias estomacales, estreñimiento, letargo o pérdida de energía—, disminuye tu consumo de proteínas animales o vegetales y limítalo a una ración al día. Ten en cuenta que estos son los alimentos con mayor contenido graso y, por tanto, obligan a la digestión a realizar un esfuerzo extra, en parte porque fuerzan al hígado a producir más cantidad de bilis y agotan con ello sus reservas.

Pero no todo son malas noticias. La parte buena es que es posible recuperar el ácido clorhídrico, apoyar la producción de bilis y fortalecer las enzimas gracias a una hierba milagrosa que se vende en todas partes.

Recuperación del ácido clorhídrico

La forma de corregir la permeabilidad al amoniaco (que, como ya hemos visto, muchas veces se confunde con el síndrome del intestino permeable o permeabilidad intestinal) y el primer paso para tratar prácticamente cualquier otro problema de salud gastrointestinal es recuperar la capacidad del estómago para producir ácido clorhídrico, restaurar el hígado y fortalecer el aparato digestivo.

Existe una forma sorprendentemente sencilla y eficaz de hacerlo: todos los días, y con el estómago vacío, debes tomar un vaso de 470 mililitros de zumo de apio fresco.

Quizá no sea la respuesta que estabas esperando porque podría parecer que es imposible que el zumo de apio resulte tan beneficioso, pero tómatelo muy en serio. Esta es una de las maneras más eficaces, si no la más eficaz, de restaurar la salud digestiva. Es así de poderoso. Y ten en cuenta que, aunque hoy en día existen muchas mezclas de zumos fantásticos para la salud, tienes que tomar el zumo de apio solo (sin mezclarlo con nada) si lo que pretendes es recuperar la función digestiva. Te unirás con ello a millones de personas que han empezado a hacerlo desde que se publicó la primera edición de este libro.

No permitas que la sencillez del remedio te confunda. Imagina que te ponen un examen de diez páginas sobre un aspecto concreto de la vida diaria en un periodo histórico específico. Si haces un repaso general de la época, pero solo escribes dos líneas sobre ese aspecto concreto de la vida cotidiana, a la profesora no le van a impresionar los datos extra que has incluido; más bien se preguntará por qué no profundizaste en el tema que te había puesto. Así es como se siente tu estómago cuando está intentando reconstituir el ácido clorhídrico. Una mezcla de zumo con veinte ingredientes diferentes, de los cuales solo uno es apio, será una distracción. En este caso, lo más sencillo es lo mejor. El estómago, las glándulas estomacales, el tracto intestinal y el hígado necesitan zumo de apio, y solo zumo de apio, para poder emprender una reparación a fondo. Es un método secreto capaz de cambiar la vida de una persona que sufre trastornos gastrointestinales. Así es como debes hacerlo:

- Por la mañana, mientras tienes todavía el estómago vacío, lava un manojo de apio fresco (también puedes hacerlo la noche anterior). Cualquier otra cosa que haya en tu estómago entorpecerá los efectos del apio.

- Licúa el apio. No añadas nada más, ni siquiera agua o un chorrito de limón, pues cualquier otro ingrediente entorpecería la acción del apio. Te recomiendo también que cueles el zumo para eliminar cualquier basurilla o trozos de pulpa que hayan podido quedar.

- Para conseguir los mejores resultados, bébete el zumo inmediatamente, antes de que se oxide, porque eso reduciría su poder. Después de tomarlo, espera al menos entre quince y treinta minutos antes de tomar cualquier otra cosa.

- Si no puedes tomarlo inmediatamente después de licuarlo, intenta hacerlo esa misma mañana (si lo refrigeras en un recipiente hermético, conservará parte de sus propiedades durante veinticuatro horas. Y aun en el caso de que no te quede más remedio que guardarlo más tiempo, seguirá mereciendo la pena prepararlo y tomarlo cuando puedas). Si necesitas prepararlo o tomarlo más tarde, espera al menos una hora después de la comida anterior para que el estómago vuelva a estar relativamente vacío. Si deseas una información más específica sobre horarios, consulta la sección «El zumo de apio como medicina» del capítulo 21, «Guía básica de los protocolos de suplementos».

Puedes también preparar el zumo de apio con una batidora. En ese caso, lava el apio, córtalo en trozos de un par de centímetros (una pulgada) aproximadamente, introdúcelos en el vaso de una batidora de gran velocidad y bátelos hasta obtener un puré. No añadas agua; si lo necesitas, utiliza el utensilio para aplastar. Cuela bien el zumo. Te puede resultar muy útil una bolsa para preparar bebidas vegetales.

Este tratamiento funciona porque el apio tiene una composición única de sodio en la que estas sales minerales que yo denomino agrupaciones de sales de sodio están ligadas a muchos oligoelementos y nutrientes bioactivos. El zumo de apio sirve también para combatir patógenos. La mayor parte de la gente que sufre síntomas digestivos que le impiden tener una buena calidad de vida alberga patógenos como virus y bacterias. Cuando las agrupaciones de sales de sodio penetran en el cuerpo, al entrar en contacto con los virus, las bacterias no beneficiosas, los hongos improductivos, las levaduras y el moho, los rompen y los destruyen; en el caso de los virus y las bacterias, debilitan y rompen la cubierta membranosa que los envuelve. Por tanto, no solo sirve para recuperar el hígado y el aparato digestivo, sino que nos ayuda a librarnos de los causantes de muchos de los síntomas. Si tomas el apio nada más levantarte, fortalecerá la digestión de los alimentos que tomes durante el resto del día. Las agrupaciones de sales de sodio, los minerales y los nutrientes del apio tienen la capacidad única de ir poco a poco restaurando el ácido clorhídrico del estómago y reconstruyendo sus glándulas gástricas.

Si deseas conocer a fondo el poder del zumo de apio, lee el libro del Médico Médium *Zumo de apio*.

También debes saber que es muy común no padecer un único trastorno gastrointestinal, sino varios relacionados entre sí. En el resto de este capítulo encontrarás soluciones para tratar los demás problemas gastrointestinales.

CÓMO ELIMINAR METALES PESADOS TÓXICOS DEL TRACTO GASTROINTESTINAL

En la era actual, es prácticamente imposible no ingerir una cierta cantidad de metales pesados tóxicos, como mercurio, aluminio, cobre, cadmio, níquel, arsénico, bario y plomo. Con frecuencia, estos metales pesados se acumulan en el hígado, la vesícula biliar, los intestinos o el cerebro, y, como pesan más que el agua en el interior del aparato digestivo y en la sangre, se hunden y se asientan en el tracto intestinal, exactamente lo mismo que sucede con el oro en el fondo de los ríos.

Los metales pesados tóxicos son venenosos y, si empiezan a oxidarse, los residuos químicos que desprenden provocan mutaciones y daños en las células que se encuentran en las inmediaciones. En cualquier caso, el mayor problema de los metales pesados es que constituyen el alimento principal de las bacterias dañinas, los virus, los parásitos y las lombrices intestinales. Con toda probabilidad van a atraer y servir de campo de cultivo a estreptococos, *E. coli* y sus muchas cepas diferentes, *C. difficile*, *H. pylori* y, sobre todo, virus. Cuando estas bacterias consumen los metales pesados tóxicos, liberan un gas tóxico, mientras que los virus liberan un gas neurotóxico: ambas formas de gases se unen al gas amoniacal y se filtran a través del revestimiento intestinal. En otras palabras, la permeabilidad al amoniaco hace una amiga, la contaminación por metales pesados, que ayuda al gas tóxico a atravesar el revestimiento intestinal.

De todas formas, no confundas las micotoxinas (toxinas producidas por hongos) con la permeabilidad. Hoy por hoy, los terapeutas desconocen que, cuando los patógenos consumen metales pesados, generan neurotoxinas, y estas neurotoxinas son muy diferentes de las micotoxinas. Las micotoxinas, no tienen capacidad para provocar los síntomas neurológicos de las neurotoxinas; más bien tienden a permanecer en el tracto intestinal y son eliminadas a través de las heces. No olvides esto porque en los próximos años vas a oír hablar cada vez más de las micotoxinas, pero ellas no son las culpables de las enfermedades autoinmunes. No quiero que te veas arrastrado por una tendencia equivocada; mi objetivo es que mejores tu salud y que no te dejes distraer por las cortinas de humo que levantan las frases de moda que circulan por ahí.

Cuando los patógenos que he mencionado anteriormente se establecen, empiezan a inflamar el tracto gastrointestinal porque saturan y en algunos casos anidan en el revestimiento de los intestinos, del colon o, en especial, del hígado. Las bacterias y los virus liberan venenos en el hígado y en el tracto intestinal, ya sea directamente a través de las toxinas bacterianas y las neurotoxinas víricas que producen o indirectamente a través de los subproductos de desecho y los cadáveres tóxicos. Así es como la mayor parte de la gente desarrolla enfermedades y dolencias tales como el síndrome del intestino irritable, la enfermedad de Crohn (una inflamación misteriosa del tracto gastrointestinal) y la colitis (inflamación misteriosa del colon, una infección crónica producida conjuntamente por el virus del herpes simple que se describe en el capítulo 11 y los estreptococos).

Vistos bajo el microscopio, los subproductos de materia vírica muerta y las envolturas virales de desecho parecen parásitos. Esto invalida muchos análisis de muestras de heces y provoca numerosos diagnósticos erróneos, lo que da lugar a que muchos diagnósticos de parásitos estén equivocados. Hoy en día existe una enorme confusión en lo referente a la salud gastrointestinal.

Por cierto, los parásitos son muy distintos de los virus y las bacterias. No pueden vivir y criar dentro de una persona durante mucho tiempo. Por lo general, producen infecciones agudas y, en ocasiones, son sumamente tóxicos. Esto significa que, cuando estás expuesto a ellos, el sistema inmunitario tiene que matarlos y el cuerpo tiene que expulsarlos en poco tiempo, como sucede con las intoxicaciones alimentarias. En realidad, muchos casos de intoxicación son infecciones parasitarias agudas de un parásito vivo o muerto y cocinado. Algunos, cuando mueren con la cocción, se convierten en toxinas alimentarias que pueden impulsar al cuerpo a expulsarlos con diarreas o vómitos. El terrible malestar que se experimenta por una infección parasitaria en el intestino suele ceder cuando se mata o se expulsa al causante. El cuerpo no se acostumbra a ellos, es decir, un parásito no permanece en él y te permite seguir con tu vida, justo lo contrario de lo que sucede con la mayoría de los virus y las bacterias. En lo que respecta a las lombrices, es un error clasificarlas como parásitos. Algunas pueden permanecer dentro del hospedador alojadas en su tracto intestinal e incluso en sus órganos sin impedirle incluso tener una buena calidad de vida y no mostrar ningún síntoma. Cuando las personas sufren síntomas neurológicos como fatiga y muchos otros, a menudo se les diagnostica la presencia de un parásito, cuando en realidad las causantes son las neurotoxinas producidas por virus. Si todo esto te resulta confuso porque has oído que algunas personas consiguen aliviar síntomas crónicos con tratamientos antiparasitarios, debes saber que este tipo de tratamientos son conjeturas que pueden acertar o no. Cuando cambias tu dieta y pruebas al azar distintas hierbas, es posible que, por casualidad, reduzcas la infección vírica leve y obtengas un cierto alivio.

Aunque los metales pesados pueden provocar problemas si no se combaten, resulta relativamente fácil eliminarlos del intestino (para expulsarlos del cerebro y del hígado hay que trabajar un poco más). Por tanto, si padeces cualquier tipo de enfermedad gastrointestinal, o incluso una dolencia digestiva crónica, lo mejor que puedes hacer es asegurarte y asumir que los metales pesados son, al menos, una parte del problema, y dar los pasos necesarios para eliminarlos.

Estos son algunos de los métodos más eficaces para eliminar los metales pesados tóxicos del tracto intestinal:

- **Cilantro:** toma una taza al día de la planta fresca sin procesar mezclada en ensaladas o batidos.
- **Perejil:** toma media taza al día de la planta fresca sin procesar mezclada en ensaladas o batidos.
- **Espirulina:** si es en polvo, mezcla una cucharadita con agua o en un batido y tómala una vez al día, o bien toma 3 cápsulas al día.
- **Zumo de hierba de cebada en polvo:** mezcla 1 cucharadita en agua o en un batido y tómala una vez al día, o bien toma 3 cápsulas al día.
- **Arándanos silvestres:** toma una taza de arándanos silvestres congelados al día o mezcla 2 cucharaditas de arándanos en polvo con agua o un batido y tómalo una vez al día.
- **Ajo:** toma uno o dos dientes frescos al día.
- **Salvia:** toma dos o tres hojas frescas medianas o grandes (o 5 o 6 pequeñas) al día.
- **L-glutamina:** mezcla una cucharadita con agua o en un batido y tómala una vez al día, o bien toma 3 cápsulas al día.
- **Hoja de llantén:** prepara una infusión y toma una taza al día.
- **Melisa:** haz una infusión y toma dos tazas al día.

- **Manzanas:** toma 1 o 2 al día (puedes batirlas). La pectina se une a las toxinas de los metales pesados tóxicos que las hierbas y las demás opciones de esta lista están sacando a la luz.

LA PROTECCIÓN NATURAL DEL TRACTO GASTROINTESTINAL

Las investigaciones médicas no han descubierto aún que nacemos con unos pelillos diminutos que recubren todo el tracto intestinal. Estos pelillos (que no deben confundirse con las vellosidades, las microvellosidades o los pliegues circulares) son microscópicos, solo un poco mayores que las bacterias. Se pegan a las cosas de manera que, cuando se produce la peristalsis, eliminan sustancias que circulan por el tracto intestinal. Al mismo tiempo, protegen el intestino de las invasiones de virus, bacterias perjudiciales, hongos y lombrices. Además, constituyen un refugio seguro para miles de millones de bacterias beneficiosas y de las sustancias antivíricas y antibacterianas que solo están presentes en la fruta, las hortalizas de hoja verde, las hierbas, los alimentos silvestres y las verduras.

Hasta el siglo XIX, solían durar toda la vida de la persona. Sin embargo, a partir de la Revolución Industrial, nuestros organismos se han visto asaltados por toxinas medioambientales, fármacos y demás sustancias químicas que abrasan el intestino, y también por los metales pesados que hemos visto en el epígrafe anterior, el estrés de la vida moderna y la consiguiente inundación de adrenalina quemante. Por todo ello, a partir de los veinte años este revestimiento piloso del intestino puede haber desaparecido en gran medida, lo que favorece algunos de los problemas gastrointestinales leves a los que se enfrentan las personas hoy en día.

El motivo por el que la ciencia médica no ha descubierto aún estas vellosidades es que la mayoría de las operaciones quirúrgicas no suelen hacerse a personas de menos de treinta años, y para entonces ya hace mucho tiempo que han desaparecido. Por lo que respecta a las biopsias intestinales de los bebés, este revestimiento microscópico resulta indetectable.

Si aún te queda algo de esta cubierta protectora, puedes favorecer su conservación y reforzarla tomando alimentos que sean especialmente saludables para el intestino, como lechuga de calidad (romana, de hoja roja y trocadero), hierbas ancestrales, como el orégano, el tomillo y la menta, y fruta, sobre todo plátanos, manzanas, papayas, melones, higos y dátiles.

Asegúrate también de evitar aquellos alimentos que pueden dañar tu salud. En el capítulo 19, «Lo que no debemos comer», encontrarás una lista detallada.

RESTAURAR LA FLORA INTESTINAL Y AUMENTAR LA PRODUCCIÓN DE B_{12}

Los microorganismos beneficiosos del intestino producen la mayor parte de la vitamina B_{12} del organismo, sin embargo, esto no tiene lugar en cualquier parte del intestino. El íleon, la sección final del intestino delgado, es el centro principal de absorción y producción de B_{12}. Aquí es también donde comienza la metilación.

Siempre que el organismo la necesita, absorbe vitamina B_{12} a través de las paredes del íleon mediante unos microvasos capaces de absorber solo B_{12} y nada más. Una vez absorbida, es enviada por la vena porta hepática hacia el hígado, que la almacena y la lleva por todo el cuerpo para que este la utilice. Y la B_{12} producida por el íleon es la que mejor reconocen el cerebro y el resto del cuerpo. Unas enzimas específicas producidas por el páncreas impiden que estos vasos sanguíneos del íleon absorban toxinas o cualquier otro nutriente, y de ese modo evitan que entren en el torrente sanguíneo. La ciencia no ha descubierto aún esta información.

Prácticamente todos los habitantes del planeta presentan deficiencia de B_{12} o algún trastorno de la metilación, y estos problemas se revelan de distintas formas. En primer lugar, cuando la metilación no se realiza debidamente, puede impedir la verdadera bioabsorción de micronutrientes y oligoelementos fundamentales. En segundo lugar, un problema de metilación puede interrumpir el proceso de conversión de las vitaminas y otros nutrientes grandes y no activos en versiones menores y bioactivas que el organismo es capaz de absorber. En tercer lugar, un nivel elevado del aminoácido homocisteína —consecuencia de tener el hígado tóxico o una carga elevada de patógenos en el organismo que genera una gran cantidad de subproductos tóxicos— puede interferir con la metilación e impedir la transformación y absorción correcta de los nutrientes.

Cuando el íleon tiene una gran abundancia de microorganismos beneficiosos de un tipo concreto, puede producir toda la vitamina B_{12} que necesita el organismo. Una cantidad suficiente de microorganismos beneficiosos permite también una metilación fuerte, pero casi todo el mundo tiene deficiencia de estos microorganismos, es decir, de los microprobióticos que habitan de forma natural en algunos alimentos, penetran en el intestino cuando los consumimos y llenan el íleon. El problema es que estos microorganismos bioactivos no pueden comprarse en forma de suplementos probióticos ni obtenerse a partir de alimentos y bebidas fermentadas.

Cuando sufres deficiencia de ácido clorhídrico, intoxicación por metales pesados o permeabilidad al amoniaco y te falta esta variedad exclusiva de microorganismos, la producción de vitamina B_{12} en el intestino cae en picado o cesa totalmente.

Para conocer la cantidad de vitamina B_{12} que produce tu intestino, no puedes confiar en los análisis de sangre, porque los laboratorios médicos aún no son capaces de detectar el nivel de vitamina presente en el intestino, en los distintos órganos y, sobre todo, en el sistema nervioso central. Si bien un suplemento de B_{12} puede reabastecer el torrente sanguíneo, con lo que los análisis de sangre mostrarán un nivel suficiente de esta vitamina, eso no significa que la B_{12} esté llegando al sistema nervioso central, que la necesita de forma inexcusable. Por tanto, sea cual fuere el resultado de los análisis de sangre, toma siempre un suplemento de vitamina B_{12} de calidad (búscalo en forma de metilcobalamina —idealmente, mezclada con adenosilcobalamina— y no como cianocobalamina, pues con la metilcobalamina y la adenosilcobalamina el hígado no tiene que trabajar para transformar la B_{12} en una forma asimilable por el organismo). Ten en cuenta que, si te hacen un análisis de sangre que muestra un nivel de B_{12} por encima de lo normal y no estás tomando ningún suplemento, significa que la de tu cuerpo no se está metilando, absorbiendo ni penetrando fácilmente en lo más profundo de tus órganos o del sistema nervioso central. También puede que empieces a tomar un suplemento de calidad, te hagas un análisis y te digan que tienes un nivel alto; esto no significa que debas dejar de tomarla, porque tiene que estar muy accesible para que el sistema nervioso central tenga muchas oportunidades de absorberla. La falta de B_{12} es una deficiencia muy real que provoca unas consecuencias muy reales para la salud. Y, como ya he mencionado antes, prácticamente todos los habitantes del planeta presentan alguna deficiencia de esta vitamina.

Además, debes tomar medidas para recuperar los niveles normales de microorganismos beneficiosos. Los probióticos cultivados que encuentras en los herbolarios y los alimentos fermentados que afirman contener bacterias beneficiosas no son la respuesta en este caso; no existe ningún estudio ni investigación capaz de demostrar que esos microorganismos entran en el intestino y actúan allí, es solo una conjetura. Lo cierto es que la mayoría de estos microorganismos, si no todos, morirán en el estómago antes de alcanzar el intestino delgado. Y los probióticos fabricados jamás consiguen alcanzar la última parte del intestino delgado, el íleon, que es la región que más los necesita.

En cambio, sí existen unos probióticos que permanecen vivos en el tracto gastrointestinal y que son los responsables de repoblar la flora intestinal, incluida la del íleon. Apenas se conocen todavía después de las tres décadas que llevo hablando de ellos y son algo que damos por sentado. Ni siquiera sabemos que están ahí, sin embargo, son tremendamente poderosos y pueden cambiar tu salud y tu vida de formas inimaginables. Cuando las personas gozan de buena salud gastrointestinal suele ser porque, de forma accidental y ocasional, han estado consumiendo estos probióticos naturales, dadores de vida, y estos microorganismos beneficiosos.

¿Y dónde se pueden encontrar? En alimentos frescos y vivos. Los probióticos especiales que habitan en las frutas, las hortalizas de hoja verde, las hierbas, los alimentos silvestres y las verduras son lo que yo denomino microorganismos elevados o, en ocasiones, bióticos elevados, porque almacenan energía de Dios y del sol, y no deben confundirse con los organismos que nacen en la tierra ni con los probióticos que se obtienen a partir de ella. Los microorganismos elevados son la mejor opción que existe para renovar el tracto gastrointestinal. Son los mismos microorganismos que alberga el íleon y que crean la B_{12} que el cuerpo, y en especial el cerebro, reconoce mejor.

Una de las fuentes principales de microorganismos elevados son los brotes germinados. Las semillas de alfalfa, brécol, trébol, alholva, lentejas, mostaza, girasol, col rizada y otras, al germinar, se convierten en microhuertos. En esta forma de vida diminuta y naciente bullen multitud de microorganismos beneficiosos que favorecerán la prosperidad del tracto gastrointestinal.

Estos microorganismos beneficiosos son distintos de los organismos del suelo y de los «prebióticos». Los microorganismos elevados se encuentran siempre encima del suelo, en las hojas y la piel de frutas, hortalizas de hoja verde, hierbas, alimentos silvestres y verduras.

Si tienes acceso a un huerto propio (que no trates con sustancias químicas) o cultivas plantas o brotes a cubierto, puedes tomar algunas de las frutas, hortalizas de hoja verde, hierbas, alimentos silvestres y verduras que produzcas y, de este modo, incluir microorganismos elevados en tu dieta. La clave es tomar los productos frescos, crudos y sin limpiar ni cocinar (aunque un suave aclarado sin jabón no resulta perjudicial), pues en la superficie de estos alimentos existen millones de probióticos y microorganismos revitalizantes.

Es fundamental que apliques tu buen juicio para saber cuándo es seguro tomar frutas, hortalizas de hoja verde, hierbas, alimentos silvestres y verduras sin lavar. Hazlo solo cuando conozcas su fuente y estés seguro de que no contienen toxinas ni contaminantes que puedan enfermarte, porque, en el momento de la historia en que esta edición entra en imprenta, es muy importante dar un buen lavado a todo aquello que no hayas cultivado tú mismo. Si tienes un huerto (no tratado con pesticidas ni sustancias químicas para el césped), entonces, como ya he dicho, dispones de una buena opción para conseguir microorganismos elevados. La horticultura en maceta (ya sea al aire libre o a cubierto) es otra, igual que cultivar hierbas en macetas en la ventana. También puedes germinar brotes prácticamente en cualquier sitio; no necesitas más que las semillas correctas, un tarro o cuenco limpio y un colador. Intenta consumir un poquito de estos microorganismos elevados siempre que puedas.

Cuando coges un trozo de col directamente del huerto, ves que tiene como una especie de película entre los repliegues. No es tierra ni suciedad, ni se trata de microorganismos de la tierra. Es una película formada por microorganismos elevados, un probiótico natural que todavía no se ha lavado (no debes confundirlo con una hoja de col rebozada en estiércol; en este caso, es mejor aclararla muy bien). Al comer la hoja de col, estas bolsas de microorganismos buenos se envuelven y quedan atrapadas, con lo que a menudo pasan de largo por el estómago. Cuando son liberados en los intestinos, estos millones de microorganismos producen unos efectos fantásticos en la digestión y en el sistema inmunitario, porque son capaces de abrirse camino hasta el íleon y rehabilitar la producción y el acopio de B$_{12}$ en el intestino.

Un trozo de col cruda y sin lavar, cogida directamente de un huerto ecológico —o un puñado de brotes germinados directamente sobre la encimera de la cocina, o una manzana fresca y libre de pesticidas cogida del árbol—, es muy superior a cualquier probiótico de laboratorio elaborado con organismos de la tierra y a cualquier alimento fermentado. Si alguna vez has tomado algo recubierto con microorganismos elevados, aunque solo haya sido una vez en lo que llevas de vida, te habrá aportado algo de protección sin que tú lo supieras. Y cuanto más frescos, libres de sustancias químicas, libres de ceras y sin lavar sean las frutas, las hortalizas de hoja verde, las hierbas, los alimentos silvestres y las verduras procedentes de fuentes seguras que comes sin limpiarlos ni cocinarlos, más beneficios obtendrás de ellos.

Es interesante señalar que últimamente se han hecho muy populares los prebióticos. En realidad, esta teoría designa a determinadas frutas y verduras que favorecen a los microorganismos productivos del intestino. Es algo que jamás podrá ser medido ni determinado a escala científica, pero lo cierto es que todas las frutas, hortalizas de hoja verde, hierbas, alimentos silvestres y verduras que tomes crudos van a servir de apoyo a todo el entorno intestinal.

Otra práctica común es tomar probióticos industriales de calidad o probióticos procedentes de la tierra, aunque ten en cuenta que incluso los de más calidad no resultan demasiado útiles. Con independencia de lo que pruebes por ahí, siempre es mejor intentar ingerir los microorganismos elevados de las frutas, las hortalizas de hoja verde, las hierbas, los alimentos silvestres y las verduras en algún momento

de tu vida… o tantas veces como puedas hacerlo. Los industriales no se pueden comparar con ingerir los microorganismos elevados de la piel o una hoja fresca de una fruta, una hortaliza de hoja verde, una hierba, un alimento silvestre o una verdura.

Si tu objetivo es rejuvenecer la flora intestinal (o microflora), esta es una de las mejores formas de hacerlo. Los microorganismos elevados son un paso para restaurar el equilibrio de tus microorganismos y también un paso para curar lo que se conoce como mutaciones genéticas en el MTHFR y otros problemas de la metilación. Ten en cuenta que la etiqueta de «mutación del gen MTHFR» asignada por las comunidades médicas a este problema es inexacta. Las personas que padecen esta dolencia no tienen realmente un defecto genético, lo que sucede más bien es que sus organismos presentan una sobrecarga tóxica de toxinas e infecciones víricas leves dentro del hígado que está impidiendo a este transformar los nutrientes en micronutrientes biodisponibles. Estos microorganismos elevados tan poderosos, además de combatir la infección vírica subyacente y limpiar el hígado, pueden disminuir los niveles de homocisteína y llegar a revertir un diagnóstico de mutación del gen MTHFR.

Una vez que hayas restablecido el ácido clorhídrico del estómago, hayas eliminado los metales pesados tóxicos del tracto gastrointestinal y hayas suprimido de tu dieta los alimentos que alimentan a los patógenos (con lo que habrás recuperado los microorganismos elevados y, con ello, la capacidad gastrointestinal de elaborar vitamina B$_{12}$), cualquier problema de salud gastrointestinal que padezcas contará con la base que necesita para curarse.

LA EXPLICACIÓN DE LAS MODAS, LAS TENDENCIAS Y LOS MITOS ACERCA DEL TRACTO GASTROINTESTINAL

Existen algunas tendencias acerca de la salud gastrointestinal, tanto dentro de la medicina convencional como fuera de ella, que son realmente ineficaces y, en ocasiones, incluso muy perjudiciales. Cuando nos encontramos mal, es muy habitual que nos desesperemos, que estemos dispuestos a intentar lo que sea, y eso hace que seamos presa fácil de todo aquel que quiera persuadirnos de que debemos probar la gran variedad de tratamientos de moda que existen. Ten cuidado con esto. A continuación, te describo algunas de las modas más populares y el motivo por el que no deberías seguirlas.

Suplementos de ácido clorhídrico

Existen unos suplementos que supuestamente aportan en forma de pastillas el ácido clorhídrico que le falta al estómago. Si bien la intención es buena, presentan dos problemas.

En primer lugar, no están ayudando al estómago a generar ácido clorhídrico por sí mismo.

En segundo lugar, y más importante, los fabricantes de esos suplementos no se dan cuenta de que el ácido clorhídrico estomacal no está formado por una única sustancia química. Aunque la ciencia aún no lo ha descubierto, el estómago alberga una mezcla compleja de siete ácidos diferentes (en el futuro, este libro impulsará a investigarlo y esta verdad empezará a salir a la luz en otras fuentes aparte de esta).

Sin embargo, los suplementos ofrecen solo uno de los siete ácidos que componen el ácido clorhídrico digestivo del estómago, por lo que constituyen una solución muy incompleta.

Y algo aún peor: pueden entorpecer la regeneración estomacal de los fluidos digestivos, ya que generan un desequilibrio químico que favorece de manera abrumadora a uno solo de los siete ácidos de la mezcla. Además, los suplementos siguen sin replicar la naturaleza concreta de ese ácido concreto que fabrican tus glándulas estomacales, de manera que, hasta que este dato sea adecuadamente investigado y comprendido, los suplementos de ácido clorhídrico no son una buena opción.

Es poco probable que estos suplementos produzcan daños graves, pero resulta mucho más provechoso tomar un vaso de zumo de apio al día. El apio es lo único que puede reabastecer adecuadamente el ácido clorhídrico del estómago y conseguir que recuperes la salud gastrointestinal.

Bicarbonato sódico y candidiasis

Hay mucha gente que defiende el bicarbonato sódico como tratamiento. Creen que el culpable de los problemas gastrointestinales es la cándida, y lo hacen como consecuencia de una tendencia muy extendida: la de los diagnósticos de candidiasis. Imaginan que el bicarbonato de sodio, como es muy alcalino, va a detener el avance de la cándida, puesto que consideran que esta necesita un entorno ácido para prosperar.

Prácticamente todos los eslabones de esta cadena de razonamiento están equivocados. La única excepción es que, efectivamente, a muchos bichos les gustan los entornos ácidos porque los crean. Sin embargo, la cándida no es la causa de las dolencias gastrointestinales, sino solo la mensajera. Cuando el tracto gastrointestinal no funciona como debiera por culpa de los metales pesados tóxicos y otros elementos problemáticos tóxicos, se pueden desarrollar infecciones patógenas de muy diversa procedencia. La cándida solo es un efecto secundario y, dicho sea de paso, no suele ser un efecto secundario grave (si deseas más información sobre ella, consulta el capítulo 9).

Además, el bicarbonato sódico no es eficaz contra la cándida. En términos más generales, el bicarbonato sódico no ayuda en nada a la salud gastrointestinal; por el contrario, es abrasivo y puede provocar un desequilibrio en el organismo. Cuando se toma en grandes dosis, pueden suceder uno o varios de los siguientes problemas:

- **Espasmos gástricos,** es decir, retortijones y tensión del tracto intestinal y del colon.

- **Crisis homeostática en el organismo,** que tiene que esforzarse mucho para restablecer su equilibrio cuando se le echa de golpe una sustancia tan alcalina.

- **Crisis tóxica del organismo,** porque, aunque en pequeñas cantidades el bicarbonato sódico es totalmente seguro, a partir de una dosis determinada provoca efectos irritantes en el estómago y en el tracto intestinal. En algunos casos puede causar diarreas, vómitos, hinchazón grave y otros trastornos.

- **Un empeoramiento de las infecciones bacterianas y fúngicas,** porque el bicarbonato sódico obliga al tracto intestinal a hacer un esfuerzo enorme y eso puede debilitar el sistema inmunitario.

- **Un empeoramiento de los problemas digestivos,** porque destruye el ácido clorhídrico y, con ello, favorece un diagnóstico equivocado de intestino permeable. También interfiere en la absorción de los alimentos en el intestino.

El uso del bicarbonato sódico como «remedio» tiene muchas contraindicaciones. He visto a muchas personas a las que les ha ocasionado problemas.

Tierra de diatomeas

Otra tendencia que se ha puesto de moda últimamente es curar el tracto gastrointestinal consumiendo tierra de diatomeas, también conocida como diatomita, una roca sedimentaria blanda que se deshace formando un polvo blanco muy fino. Algunas personas creen que la diatomita tiene capacidad para matar los parásitos y eliminar las toxinas del intestino, sin embargo, lo cierto es que esta tierra no produce ningún efecto beneficioso en el tracto gastrointestinal. De hecho, puede llegar incluso a ser bastante peligrosa cuando tienes intolerancia a ella y tu salud no está en buenas condiciones.

La diatomita se adhiere con fuerza a las paredes del tracto intestinal y del colon e interfiere gravemente en su capacidad para absorber los nutrientes de los alimentos. Además, perjudica al ácido clorhídrico y mata las bacterias beneficiosas. En algunos casos provoca, al principio, vómitos y diarreas, y, a continuación, espasmos gástricos y dolor prolongado.

En otras palabras, produce todos los efectos nocivos del bicarbonato sódico, pero en mayor grado. Además, puede pasar algo de tiempo hasta que llega a desprenderse del todo del tracto intestinal, así que ni se te ocurra tomar diatomita ni alimentos obtenidos a partir de ella.

Limpieza de la vesícula biliar

Otra de las tendencias actuales es intentar eliminar cálculos y toxinas de la vesícula biliar tomando alguna pócima extraña como, por ejemplo, un vaso de aceite de oliva puro o mezclado con hierbas, zumo de limón, cayena o sirope de arce.

La gente cree que estas pócimas aceitosas funcionan porque, un día después de haberlas tomado, observan la presencia en las heces de algo que parecen cálculos biliares. Lo que no comprenden es que, en realidad, lo que están viendo es el aceite que tomaron. Cuando introducimos una gran cantidad de aceite en el cuerpo, el aparato digestivo le añade moco para que se agregue formando pequeñas bolitas (en ocasiones de muchos colores, dependiendo de los alimentos que se encuentren en las distintas partes del tracto intestinal) y así pueda expulsarlo fácilmente. Es una forma de proteger el hígado contra la sobrecarga que supone la ingesta del aceite (ten en cuenta que esta información también sirve para cuando la gente cree que tiene cálculos en el hígado).

He conocido gente que lleva años haciendo limpiezas de vesícula, muchas veces al año, y que aun así siguen teniendo cientos y cientos de cálculos de gran tamaño. Si estos lavados funcionaran realmente, significaría que tendríamos que tener miles de cálculos en la vesícula, un órgano muy pequeño que cabe en la palma de la mano. Es humanamente imposible que una persona produzca o almacene tal cantidad de cálculos. Si consiguieras realmente *lavar* un cálculo, lo más probable sería que se quedara atascado en el conducto biliar, y en ese caso tendrías que ir derecho al hospital para que te practicaran una operación de urgencia.

Los cálculos biliares están compuestos de proteínas, bilis y colesterol. No hace falta tragarse medio litro de aceite de oliva —y posiblemente provocar una crisis— para purgarlos; la mejor forma de librarse de ellos es reducir el consumo de proteínas densas (ricas en grasa y entre las que se incluyen también las vegetales, como las mantecas de frutos secos) y llevar una dieta que incluya abundantes hortalizas de hoja verde y de otros tipos, hierbas, frutas y alimentos silvestres ricos en sodio que contengan bioácidos saludables. Añadiendo más espinacas, col rizada, rábanos, hojas de mostaza, apio, limones, naranjas, pomelo y lima a las comidas —y bebiendo un vaso de agua de limón cada mañana y cada noche—, puedes empezar a disolverlos.

Una opción segura y sorprendentemente eficaz para disolver los cálculos biliares y restaurar el hígado es tomar zumo de apio solo con el estómago vacío. También es muy eficaz una pequeña cantidad de espárragos: puedes licuar un puñado de espárragos frescos y crudos junto con cualquier otro ingrediente para zumos que te apetezca (recuerda que al zumo de apio no debes añadirle nada, no estoy diciendo que debas mezclarlo con zumo de espárragos).

La mejor forma de prevenir la formación de cálculos biliares es seguir los consejos de este libro para crear y mantener un tracto gastrointestinal sano.

Alimentos fermentados

Retrocedamos en el tiempo a la época anterior a la invención de los frigoríficos. En distintas partes del mundo, y durante milenios, cuando se recogía la última cosecha de la temporada se guardaban las frutas y verduras en recipientes, lo que permitía a las gentes sobrevivir otro invierno más. Estas cosechas sufrían un misterioso proceso que impedía la descomposición total y que, en cambio, conservaba los alimentos. En Rusia, por ejemplo, echaban los repollos en tinajas y dejaban que se disolvieran hasta que estaban prácticamente hechos puré: es lo que hoy en día conocemos como chucrut. Esta fermentación era fundamental, porque, sin ella, la gente se hubiera muerto de hambre. Nadie tenía un supermercado al que acercarse al volver a casa del trabajo ni un congelador o frigorífico en el que conservar los alimentos.

Hoy en día, los alimentos fermentados han adquirido un estatus de veneración; se consideran una bendición para la salud, pero esto no es del todo correcto.

Erróneamente se cree que, como han ayudado a la humanidad durante miles de años, tienen que resultar beneficiosos para la salud; lo cierto es que su auténtico propósito era el de la supervivencia. Un alimento que se pudiera conservar suponía la diferencia entre vivir y morir de hambre, por eso es preferible considerar estos comestibles como un recurso importante en la historia de la humanidad y no como una ayuda para la salud.

Lo que se conoce como probióticos de los alimentos fermentados no favorece la vida. Las bacterias que contienen viven a costa del proceso de putrefacción; dicho de otro modo: prosperan gracias a la muerte, no gracias a la vida. Cuando un animal muere en el bosque, las bacterias que empiezan a devorar su carne pertenecen a la misma categoría que las que se utilizan para conservar los alimentos fermentados de todo tipo, pero se trata de una categoría de bacterias distinta a la de las beneficiosas que hemos analizado anteriormente en este mismo capítulo.

Los microorganismos elevados de las frutas, hortalizas de hoja verde, hierbas, alimentos silvestres y verduras vivas se alimentan de la vida y, por tanto, tienen un efecto restaurador sobre el tracto gastrointestinal, porque nosotros estamos vivos. Tienen una fuerza de vida de la que carecen las bacterias de los alimentos fermentados.

Cuando pensamos en bacterias beneficiosas, solemos acordarnos del yogur. Se nos ha condicionado para que creamos que los probióticos del yogur favorecen la salud gastrointestinal. Sin embargo, si tienes algún problema de salud, el yogur no es un alimento positivo, pues los productos lácteos alimentan todo tipo de patógenos; además, si es yogur pasteurizado, el proceso de pasteurización ya habrá matado los probióticos. Por otro lado, las bacterias beneficiosas que sí viven en el yogur crudo y vivo no son capaces de sobrevivir al ácido clorhídrico y mueren en el estómago, con lo que jamás alcanzan el tracto intestinal. Además, las bacterias beneficiosas del yogur no tienen ninguna importancia para los patógenos que provocan las enfermedades crónicas. Las bacterias buenas y las malas no luchan entre sí, ni tampoco lo hacen las bacterias buenas y los virus. Puedes tener todas las que quieras sin que por ello cualquier virus o bacteria improductiva que haya en tu organismo deje de provocar problemas.

La gran mayoría de los alimentos fermentados —kimchi, chucrut, salami, peperoni, salsa de soja, kombucha, etc.— crían bacterias en alimentos que ya no están vivos, y este tipo de bacterias no tiene ninguna utilidad para el tracto gastrointestinal.

A la mayoría de la gente, estas bacterias no les causan ningún daño; se limitan a atravesar el tracto digestivo y son rápidamente eliminadas por el cuerpo, que las ve como algo innecesario. Yo no me opongo a que se consuman, sin embargo, hay determinadas personas cuyos organismos responden peor ante ellas porque consideran que son unos intrusos invasores a los que hay que combatir y eliminar. Esto puede provocar hinchazón, dolor de estómago, gases, náuseas o diarrea. De todas formas, incluso en el caso de que eso ocurra, se trata de una situación temporal que acaba en el momento en que las bacterias han sido expulsadas del cuerpo.

Por tanto, si te gustan los alimentos fermentados, puedes seguir tomándolos y disfrutando de su sabor único. Y si este tipo de alimentos te revuelve el estómago (como le sucede a mucha gente) o si sencillamente no te gustan, no los tomes. No aportan demasiados beneficios para la salud gastrointestinal.

Por el contrario, si crees que sí aportan grandes beneficios, estás equivocado. El ácido clorhídrico del estómago es extremadamente sensible a los alimentos fermentados y mata las bacterias improductivas, aunque sean inocuas: las considera enemigas. Esto supone un contraste muy marcado con el efecto de las bacterias vivificantes de los alimentos vivos recién recolectados. Las bacterias beneficiosas presentes en un trozo de col recogido directamente del huerto son prácticamente indestructibles por el ácido clorhídrico, así que esta es una de las herramientas en las que debes centrar tu atención si lo que pretendes es favorecer realmente tu salud gastrointestinal.

Vinagre de sidra

Si estás preocupado por cualquier tipo de problema del tracto gastrointestinal y estás buscando una cura que lo solucione, no caigas en el mito del vinagre de sidra.

No me malinterpretes. El vinagre de sidra es, con mucho, el más beneficioso, saludable y seguro de todos los vinagres. Es mucho mejor que el vinagre de limpieza, el de vino blanco o tinto, el balsámico, el de arroz…, y es ideal para uso externo, para tratar erupciones cutáneas, problemas del cuero cabelludo e incluso heridas. Pero cualquier vinagre ingerido puede producir efectos irritantes en cualquier dolencia gastrointestinal y, en último término, resultará perjudicial. El de sidra (como todos los demás) obliga al hígado a hacer un esfuerzo, provoca deshidratación crónica, desgasta el esmalte dental y debilita las glándulas estomacales que producen ácido clorhídrico. Si sufres cualquier tipo de síntoma o trastorno del aparato digestivo, puede empeorarlo y provocar más hinchazón.

Si no puedes evitar tomar vinagre, utiliza uno de sidra de calidad, a ser posible con «madre», porque eso significa que es un vinagre vivo y sin procesar.

CASO REAL
Y pudo volver a comer
2011

Desde la adolescencia, Jennifer había tenido un estómago muy sensible. Sufría frecuentes dolores acompañados de vez en cuando por estreñimiento y diarrea. Era incapaz de prever cómo iba a reaccionar su estómago ante lo que comía. Durante su etapa de crecimiento, su impredecible pérdida de apetito fue una causa frecuente de fricciones durante las comidas familiares.

Pasó años acudiendo a distintos médicos. Uno le dijo que lo que le sucedía era que quería llamar la atención, cuando, en realidad, lo último que Jennifer deseaba era ser el centro de todas las miradas. Lo que realmente anhelaba era no tener dolores y molestias para así poder centrarse en las cosas que le gustaban, como ser voluntaria en el servicio local de rescate de animales.

Cuando tenía veinticinco años, un gastroenterólogo le diagnosticó síndrome del colon irritable; aunque el especialista no se lo dijera, lo único que indicaba este nombre era que Jennifer padecía una enfermedad misteriosa. El hecho de que sus síntomas tuvieran un nombre le resultó consolador, pero no le aportó ningún alivio.

Entonces recurrió a la medicina alternativa. Encontró a un gran terapeuta que observó que era alérgica al gluten y a los productos lácteos, como la leche y el queso. Este terapeuta le recomendó que eliminara esos alimentos de su dieta y que tomara muchos probióticos. Sin embargo, también llegó a la conclusión de que debía de tener candidiasis y le aconsejó que evitara todos los azúcares, tanto procesados como naturales, lo que incluía la fruta.

Durante seis meses, Jennifer probó el régimen que le había indicado el médico: pollo dos veces al día y montones de verduras frescas y ensaladas con atún o huevos cocidos. Siguió las recomendaciones alimentarias al pie de la letra, aunque, aproximadamente una vez al mes, sucumbía al deseo de tomar algo dulce y se comía un trozo de tarta en casa de su abuela. Notó una cierta mejoría porque al menos ya no tenía diarreas; sin embargo, seguía sufriendo brotes de estreñimiento, retortijones estomacales, hinchazón y dolores.

Llena de frustración, decidió buscar otro médico alternativo. Este le dijo que no solo tenía alergia al trigo y a los lácteos y un problema de cándidas, sino que estaba seguro de que padecía el síndrome del intestino permeable. Le puso una dieta solo a base de carne, pollo, huevos, pescado y hortalizas de hoja verde…, es decir, prácticamente todo proteínas. No podía tomar cereales ni legumbres de ningún tipo, y nada de verduras feculentas, aunque de vez en cuando podía comerse una manzana granny smith. Para tratar la excesiva proliferación de cándidas y el intestino permeable, le prescribió un producto herbal para depurar el intestino.

Durante ocho meses, Jennifer siguió el tratamiento, pero no obtuvo ningún resultado positivo. Muy al contrario: se encontraba fatigada, con la mente embotada y más estreñida, y tenía el abdomen tan hinchado que daba la sensación de estar embarazada. Se sentía poco atractiva y le costaba muchísimo encontrar un lugar en el que poder comer con su mejor amiga, que era vegetariana. Tras una década de sufrimiento a causa de sus problemas digestivos, Jennifer decidió que estar sola y sufrir era lo que le había tocado en suerte en esta vida.

Un día, la madre de Jennifer le contó los problemas de su hija a una amiga y esta le aconsejó que consultara conmigo. En la lectura inicial, el Espíritu me dijo que a Jennifer prácticamente no le quedaba ácido clorhídrico en el estómago y que eso le estaba provocando permeabilidad al amoniaco. Las proteínas que se pudrían en su tracto intestinal estaban generando gas amoniacal, que era el causante de la inflamación, el dolor y la hinchazón abdominal que le hacía parecer embarazada.

Jennifer tenía también metales pesados en el tracto intestinal y los microorganismos fundamentales para la salud del intestino delgado, incluido el íleon, habían desaparecido. Era cierto que Jennifer era alérgica al gluten, al trigo y a todos los demás cereales, así como a las legumbres, al maíz, al aceite de colza y a los huevos, por lo que debía evitar su consumo. También había empezado a desarrollar alergia a las proteínas de origen animal, porque su intestino no conseguía descomponerlas y digerirlas. Es más, tenía el hígado perezoso y sobrecargado de grasas animales.

Directamente le aconsejé que empezara a beber dos vasos de 470 mililitros de zumo de apio fresco y solo al día.

—El último médico al que acudí me dijo que tomara un zumo verde variado —me respondió—. ¿Cuál es la diferencia?

Le expliqué que los zumos variados no recuperan los niveles de ácido clorhídrico. Eso únicamente lo consigue el zumo de apio solo tomado con el estómago vacío.

Para que dejara de forzar el hígado con tanta grasa, disminuimos la ingesta de proteínas animales a una ración cada dos días y las sustituimos por todo tipo de verduras, frutas, hortalizas de hoja verde, hierbas y alimentos silvestres, especialmente aguacates (en pequeñas cantidades), plátanos, manzanas, todo tipo de bayas, papayas, mangos, kiwis, montones de lechuga batavia y espinacas, así como un cuarto de taza de cilantro fresco en cada ensalada para depurar los metales pesados. En contraste con la última dieta que había seguido Jennifer, casi totalmente a base de proteínas animales y prácticamente nada de fibra, las frutas del nuevo plan le ayudaban a empujar los alimentos por el tracto intestinal inflamado, lo que supuso un alivio inmediato para el estreñimiento.

Al cabo de una semana, la hinchazón abdominal había disminuido notablemente. Al mes, ya no estaba estreñida. A los tres meses, el dolor, los espasmos, la nebulosa mental y la fatiga habían desaparecido.

El nivel de ácido clorhídrico se había recuperado y la permeabilidad al amoniaco se había detenido. El hígado de Jennifer estaba en condiciones de procesar las grasas y de almacenar los azúcares correctamente, lo que le permitió perder los kilos de más que había ido acumulando a lo largo de los años.

Pasó el verano tomando col y tomates frescos, ecológicos y sin lavar procedentes del huerto de su abuela. Los microorganismos elevados presentes en la superficie de estas verduras repoblaron la flora intestinal, especialmente la del íleon, y le permitieron a su cuerpo volver a producir vitamina B$_{12}$.

En otoño, Jennifer empezó a trabajar a jornada completa en el albergue para animales. Retomó su relación con su mejor amiga y ahora dedica las noches de los viernes a preparar comidas del Médico Médium para un creciente grupo de colegas del albergue.

Jennifer ha recuperado la vitalidad. Ahora ya puede tomar de vez en cuando algún que otro alimento «prohibido» en alguna fiesta o en casa de un amigo y su cuerpo no se resiente. Jamás tuvo ningún síndrome del intestino permeable ni una proliferación excesiva de cándida, dos diagnósticos alternativos de moda que conducen a muchísimas personas por el camino equivocado.

«En otros tipos de enfermedades, lo más probable es que, dentro de unas décadas, los investigadores hayan hecho grandes descubrimientos relacionados con parte de la información contenida en este libro, pero la salud digestiva es una historia completamente distinta. Es posible que las comunidades médicas de este planeta no lleguen jamás a averiguar sus mecanismos secretos —da igual qué teoría o terminología utilicen para dar la impresión de que están en un nivel avanzado— y por eso este capítulo es crucial. El tracto gastrointestinal es uno de los cimientos fundamentales de la salud, porque puedes consumir importantes alimentos curativos que te servirán de herramientas.

Tu cuerpo ha estado esperando pacientemente a que descubras esta información. Está listo para empezar a trabajar para ti. Está listo para volver a encender sus poderes curativos. Está listo para curarse».

ANTHONY WILLIAM, Médico Médium

CAPÍTULO 18

Cómo eliminar las toxinas del cerebro y del cuerpo

Jamás en el transcurso de la historia de la humanidad habíamos estado expuestos a tantas sustancias venenosas. Entre estas sustancias podemos citar los metales pesados, como el mercurio, el aluminio, el cobre, el plomo, el níquel, el arsénico y el cadmio; la polución del aire, como las estelas químicas; los fármacos; las sustancias químicas de nanotecnología que se pulverizan sobre prácticamente todos los productos que se fabrican; los pesticidas, herbicidas y fungicidas; los plásticos; los limpiadores industriales; el petróleo; las dioxinas y las floraciones de algas tóxicas de los mares y océanos, y miles de sustancias químicas nuevas que se introducen en nuestro entorno cada año. Estos venenos saturan nuestras reservas de agua y nos llueven del cielo.

La mayoría de estas sustancias son tan nuevas que van a pasar décadas antes de que la ciencia reconozca lo peligrosas que son para la salud. Y estos riesgos solo se podrán descubrir si la financiación y el sentido común avanzan en el mismo sentido, lo que es bastante poco probable. La estrategia que siguen la mayoría de las empresas es introducir sustancias químicas en el medioambiente… e ir viendo la manera de hacer frente sobre la marcha a las consecuencias.

La mayor parte de la gente pasa prácticamente toda su vida albergando toxinas enterradas en lo más profundo de su organismo. Muchos de nosotros las hemos tenido desde el principio. Estos venenos antiguos pueden ser en ocasiones los más peligrosos. Los metales pesados tóxicos, por ejemplo, puede oxidarse con el paso del tiempo y matar las células que los rodean.

Las toxinas presentan muchos riesgos. Envenenan directamente el cuerpo y dañan el cerebro, el hígado, el sistema nervioso central y otras zonas vitales; debilitan el sistema inmunitario y te hacen vulnerable a las enfermedades, y lo peor de todo es que pueden atraer y alimentar cánceres, virus, bacterias y otros organismos invasores capaces de desencadenar una enfermedad grave. De hecho, estas toxinas, junto con los patógenos, son la causa de la actual epidemia de cáncer y están también detrás de muchas otras enfermedades, como la de Alzheimer.

En este capítulo vamos a identificar las toxinas y veremos qué debemos hacer para evitarlas y no estar constantemente acumulándolas. Al vivir en este mundo, es imposible mantenerse alejado de todo aquello que puede resultarnos perjudicial, por lo que nos vamos a centrar en minimizar lo más posible nuestra exposición a estas sustancias. También veremos cómo se pueden eliminar las toxinas que ya están presentes en nuestro organismo para así protegernos de posibles enfermedades y ayudar al sistema inmunitario a recuperar y apoyar a todo el cuerpo.

Tenemos en todo momento la posibilidad de darle la vuelta a la situación. Las próximas páginas te van a permitir asumir el control de tu bienestar y así asegurarte muchos años de salud en el futuro.

MERCURIO

Durante dos mil quinientos años, el ser humano intentó demostrar que el mercurio era la fuente de la juventud. Se consideró el remedio supremo para todas las enfermedades, el secreto para poder vivir eternamente y la fuente de la eterna sabiduría. En la antigua medicina china, el mercurio era tan venerado que fueron innumerables los emperadores que murieron por tomar elixires a base de este metal, que, según los sanadores, iba a acabar con todos sus problemas… Y podríamos decir que así fue, si analizamos la situación desde un punto de vista un tanto macabro.

Pero el mercurio no se consideraba una medicina fantástica solo en el extremo oriental de Asia. En toda Europa eran famosos los elixires de mercurio y también en América causaban furor las pócimas a base de este metal. En el siglo XIX hubo una época en la que salieron muchos médicos de las facultades de Medicina de EE. UU. e Inglaterra en las que el protocolo principal que se enseñaba a los alumnos era administrar un vaso de agua con mercurio a cualquier paciente que estuviera enfermo, con independencia de su edad, sexo o síntomas. Este «tratamiento» era especialmente común para provocar abortos y para tratar lo que se conocía como «histeria femenina», es decir, el hecho de que una mujer se atreviese a alzar la voz y decir lo que pensaba.

El siglo XIX no era exactamente la Edad de Piedra. Ya se había comprobado que el mercurio era una toxina peligrosa que destruía la vida de todo aquel que jugara con él, que lo consumiera o, incluso, que lo tocara. Desde muchos siglos atrás ya existía evidencia de que millones de personas habían muerto como consecuencia de la exposición al mercurio, por eso nos preguntamos por qué se seguía utilizando con tanta frecuencia.

Uno de los motivos era el gran demonio industrial que se escondía tras él. Ese factor bastaba, por sí solo, para propagar la tendencia de utilizarlo como curalotodo, y había grupos de interés que lo empujaban.

El movimiento en favor del mercurio tropezó con un bache a mediados del siglo XIX. En esa época, los médicos resultaban más accesibles para las personas de todos los estratos sociales de lo que lo habían sido a lo largo de la historia…, lo que en principio se consideró algo bueno. Sin embargo, como cada vez acudía más gente a visitar a estos nuevos licenciados, los observadores comprobaron que también aumentaba la cantidad de pacientes que acababan sufriendo temblores incontrolables, fiebres, locura, ira, tics nerviosos, convulsiones y dificultades para hablar. Quedó patente que una visita al doctor podía acabar dando lugar a un envenenamiento. Por ejemplo, supongamos que una esposa y madre de cinco hijos envía a su marido al médico para que le alivie la gota y el marido vuelve a casa delirando, cantando cancioncillas infantiles a voz en grito y con temblores en los ojos. Una sola experiencia así bastaba para que la familia no volviera a acudir al médico.

Como fueron muchos los que vivieron o presenciaron situaciones semejantes, se produjo un periodo de veinticinco años en los que las consultas médicas se quedaron vacías. La gente prefería asumir el riesgo que pudiera suponer la dolencia que les afligía, pues sabían que una visita al médico les iba a conceder menos posibilidades de sobrevivir. Las facultades de Medicina sufrieron un descalabro histórico en sus ingresos.

Este fue exactamente el respiro que necesitaron los terapeutas y sanadores naturales para obtener algo de credibilidad. Durante este breve periodo de tiempo, las formas primitivas de homeopatía, tratamientos quiroprácticos y otras variedades de medicina alternativa vivieron una explosión de popularidad.

Al final, los médicos se dieron cuenta de lo que estaba pasando y empezaron a anunciar que ya no ofrecían bebidas a base de mercurio líquido, con lo que la medicina convencional recuperó parte de la credibilidad que había perdido.

Sin embargo, el demonio que se ocultaba detrás del mercurio quería que la población tuviera mucho contacto con él y buscó otras maneras subrepticias e imaginativas para entrar en el organismo de las personas. Las industrias vertían mercurio en todos los ríos, lagos y vías de agua posibles, y, con el cambio de siglo, nacieron otras formas de medicina que seguían conteniendo mercurio. Además, los dentistas seguían utilizando empastes elaborados con este metal.

La fabricación de sombreros era una de las industrias que dependían del mercurio, porque se utilizaba en solución para acelerar el proceso de afelpado. De ahí procede el dicho, muy común en los países de habla inglesa, de «loco como un sombrerero», porque la mayoría de los empleados de las fábricas de sombreros morían al cabo de cuatro o cinco años de haber empezado a trabajar. Y no eran solo los obreros los que estaban expuestos a esta toxina: cualquier persona que se pusiera un sombrero de fieltro en el siglo XIX y la primera mitad del siglo XX disfrutaba de una infusión de mercurio cada vez que le sudaba la frente (lo que me recuerda que no debes probarte sombreros antiguos en las tiendas de ropa de segunda mano).

Casi todas las enfermedades mentales de la época eran debidas al envenenamiento con mercurio. Los manicomios de los siglos XIX y principios del XX estaban llenos de personas con delirios y convulsiones. ¿Y cuál era el protocolo de tratamiento? Pócimas de mercurio para beber o píldoras de mercurio para tomar. La depresión de Abraham Lincoln empeoró gravemente tras un tratamiento con pastillas de mercurio… y probablemente empezó gracias a unos cuantos elixires de mercurio «medicinales».

El secreto sucio

¿Qué tiene que ver todo esto contigo? ¿Por qué estoy hablando tanto del mercurio? Porque es un secreto sucio del que se supone que no deberíamos hablar y porque albergamos en nuestro cerebro y en nuestro cuerpo mercurio procedente de generaciones de antepasados que estuvieron expuestos a él. Tú no deberías saber lo que el mercurio ha hecho para conformar la historia hasta el presente, pero es tóxico incluso en dosis tan minúsculas que resultan imposibles de ver. Y no existe ninguna señal de peligro que advierta: «Atención: mercurio».

Si dependiera del demonio del mercurio, todos consideraríamos que es inofensivo, incluso bueno. Mejor aún: estaría totalmente oculto y ni siquiera sabríamos que existe. El mercurio no desaparece jamás…, a menos que tomes una serie de medidas concretas para depurarlo. Si no, pasa de generación en generación durante siglos. Podemos prácticamente asegurar que nuestros tatarabuelos y demás antepasados saborearon los elixires de mercurio; nuestros padres tienen mercurio en sus organismos y a su vez lo recibieron de sus padres, y ese mismo mercurio pasó a nosotros en el momento en que fuimos concebidos. Por ello, algunos de nosotros albergamos en nuestro interior un mercurio que tiene mil años o más de antigüedad.

El mercurio proyecta una sombra malvada y carente de alma que ha engullido a mucha gente. Este metal pesado tóxico se ha convertido en una parte de nosotros y eso se refleja en nuestra salud. La avaricia, la negligencia, la oscuridad y la ignorancia son los factores principales que han permitido que el mercurio se adueñe de la población. Es probable que al dueño de una mina de mercurio de épocas pasadas no le importara que los obreros solo vivieran entre seis meses y tres años después de empezar a trabajar en ella, porque le daba buenos beneficios.

Pero ¿qué beneficio nos ha aportado el mercurio a lo largo de la historia? Ninguno. No nos ha aportado nada, absolutamente nada. Es una neurotoxina innecesaria y peligrosa, y podría haber sido sustituido en todos sus usos médicos e industriales por algo más seguro.

¿Y ha desaparecido ya? ¿Podemos decir que la pesadilla ha terminado por fin? ¿Hemos recuperado la cordura y aprendido a evitarlo a toda costa por el bien de la humanidad, de nuestra salud y nuestro bienestar o de nuestros hijos?

No. Lo único que sucede es que está fuera de nuestra vista y de nuestra mente, pero todavía hay mucho mercurio por ahí. Lo tenemos constantemente al alcance de los dedos y llega a nosotros a través de métodos muy controvertidos.

Como resultado de la vida moderna, con el tiempo el organismo va acumulando metales pesados tóxicos como el mercurio. Estamos constantemente expuestos a esta toxina, porque se nos cuela por las rendijas. De forma figurada, se escurre entre las grietas de los sistemas sanitarios e industriales. Podemos afirmar literalmente que el mercurio es absorbido por las grietas del cerebro, así que todos tenemos cierta cantidad de mercurio en el interior de nuestro cuerpo. Es inevitable.

¿Y por qué debemos preocuparnos? Porque el mercurio es uno de los principales instigadores de virus, cánceres y bacterias. La exposición a este metal es uno de los factores que están detrás de la inflamación y puede tomar a las personas como rehenes provocando o favoreciendo una gran variedad de síntomas y dolencias, tales como depresión, ansiedad, TDAH, autismo, trastorno bipolar, trastornos neurológicos, epilepsia, despersonalización, párkinson, ELA, esclerosis múltiple, síntomas de la enfermedad de Lyme, estremecimientos, entumecimiento, tics, contracciones, espasmos, convulsiones, sofocos, palpitaciones cardíacas, pérdida del cabello, pérdida de la memoria, confusión,

insomnio, pérdida de la libido, fatiga, migrañas y problemas de tiroides.

¿Cuántas veces se le dice a la gente que ellos mismos se han provocado un trastorno, una depresión? Es parte del juego del que se sirve el mercurio para culpabilizar a la víctima. Estos síntomas de depresión no son más que el mercurio hablando por boca del paciente sin el consentimiento de este.

A veces, el mercurio supera la fase de tomar rehenes y ejecuta a alguien, lo que da como resultado el fallecimiento por alzhéimer, párkinson, demencia o ictus. Así de grave es la cosa. El mercurio ha dañado o matado a más de mil millones de personas.

A nadie le gusta el alzhéimer. Es una enfermedad terrible que da mucho miedo. Sin embargo, cada día se está volviendo más común… y su causante es siempre el mercurio. Esta es la primera vez que se hace esta afirmación: el mercurio es responsable al cien por cien de la enfermedad de Alzheimer. Jamás en tu vida oirás la verdad acerca de esta enfermedad en ningún otro sitio.

Cada persona tiene una combinación diferente de metales pesados tóxicos en el cerebro. En el caso del alzhéimer, el aluminio es el que suele estar presente, acompañado del mercurio, y, cuando así sucede, puede favorecer la enfermedad. Dicho esto, también puedes tener alzhéimer sin aluminio, aunque no sin aluminio ni mercurio. Para que aparezcan los síntomas concretos debe estar presente este último.

Sin embargo, la industria médica jamás culpará al mercurio de esa enfermedad ni de cualquier otra, porque, de hacerlo, todos los dedos señalarían en dirección al Hombre del Mercurio, cuyo verdadero nombre se desconoce. Él es el responsable de la primera y más auténtica empresa relacionada con este metal, una de esas empresas rancias y «de toda la vida», y quiere que la industria médica siga usándolo en los tratamientos para niños y adultos.

Pero, en lo que respecta al secreto sucio del mercurio, solo he analizado los datos más básicos.

Si no podemos evitar que el demonio del mercurio seduzca a la gente para que se exponga y exponga a sus hijos a este metal pesado tóxico, sí podemos coger nosotros mismos las riendas de nuestra salud haciéndonos conscientes de las situaciones que pueden suponer algún peligro. Para poder proteger a nuestras familias y a nosotros mismos, tenemos que cuestionarlo todo, debemos investigar y preguntar si los tratamientos médicos lo contienen.

También es posible asumir el control pleno de nuestra salud si eliminamos todo el mercurio que hemos acumulado en nuestro cuerpo a través de las generaciones anteriores y de la exposición actual. Podemos elaborar protocolos sencillos de depuración del Médico Médium y hacer que formen parte de nuestra rutina diaria.

Tu vida es preciosa, sagrada e importante. Tienes derecho a saber cómo protegerla.

Pescado

Una de las muchas formas de ingerir mercurio es a través del pescado. Está en todos los peces, pero en el atún, el pez espada, el tiburón y en todos los peces grandes y con un alto contenido en grasa es donde presenta concentraciones más elevadas. Esto es consecuencia de que nuestros océanos están contaminados con mercurio, y llega un momento en que los vertidos de las fábricas (los residuos del pasado y los que siguen acumulándose hoy en día) consiguen abrirse camino hasta la ensalada de atún, el marmitako de bonito o el *sushi* que hemos puesto en la mesa.

Una forma de reducir el riesgo es consumir peces pequeños, como las sardinas y los arenques. El salmón salvaje también es seguro si se toma en pequeñas cantidades, en caso de que no quieras eliminar por completo el pescado de tu dieta.

Empastes dentales

Los empastes dentales son otra fuente muy común de exposición al mercurio. Somos muchos los que tenemos o hemos tenido estos empastes plateados en la boca.

Ahora se está haciendo muy popular acudir a un dentista holístico para que nos retire todos los empastes de mercurio. Puede parecer una actitud lógica, lo más correcto que podemos hacer, pero hay que ser muy precavido con este proceso. Retirar todos los empastes al mismo tiempo puede dar lugar a una exposición al mercurio muy elevada, aunque el dentista cuente con la mejor tecnología y los mayores avances en sistemas de protección. Esta exposición puede suponer una gran carga para el sistema inmunitario y, además, alimentar virus, con lo que se convierte en un desencadenante de muchos tipos de dolencias, ya sean brotes de enfermedades previamente existentes u otras nuevas que se desarrollan cuando un virus en estado de latencia se vuelve activo.

Conozco gente a la que le han retirado diez empastes a la vez, lo que les produjo una disminución tal de las plaquetas de la sangre que casi les provoca la muerte.

Lo mejor es retirar los empastes metálicos solo cuando lo necesita alguna pieza dental concreta: por ejemplo, si el empaste se mueve o la pieza está dañada. Si las muelas y los empastes están en buenas condiciones, pero, aun así, estás deseando que te los retiren, haz que los vayan eliminando uno por uno y planifica un intervalo mínimo de un mes entre una retirada y la siguiente.

Si ya te han quitado todos los empastes metálicos, te toca hacer un poco de depuración para protegerte.

Y si te tienen que poner algún empaste nuevo, elige siempre la opción más segura disponible… y asegúrate de que no contiene mercurio. Sé consciente de que cualquier cosa es mejor que un empaste que lo contenga.

Depuración de metales pesados

La mejor forma de eliminar los metales pesados del organismo es consumir estas cinco cosas todos los días:

- **Zumo de cebada verde en polvo:** extrae los metales pesados del bazo, del tracto intestinal, del páncreas y del aparato reproductor. Además, prepara los metales pesados tóxicos para que puedan ser totalmente absorbidos por la espirulina.

- **Espirulina:** extrae los metales pesados del cerebro, del sistema nervioso central y del hígado, y absorbe los metales pesados extraídos por el zumo de cebada verde en polvo.

- **Cilantro:** ayuda a eliminar metales pesados tóxicos del estómago, el tracto intestinal, el hígado y la vesícula biliar.

- **Arándanos silvestres:** extraen los metales pesados del cerebro. Además, curan y reparan todos los huecos que hayan podido crear los metales pesados, un punto especialmente importante en lo que respecta al tejido cerebral. Son el alimento más potente para revertir el alzhéimer (si no puedes conseguir arándanos silvestres congelados o frescos, puedes recurrir a los pulverizados).

- **Alga dulse:** se une a los metales pesados. A diferencia de otras algas, la dulse, por sí sola, elimina los metales pesados tóxicos de los rincones profundos y ocultos del intestino delgado y del colon. Los busca en las bolsas del interior del revestimiento del tracto intestinal y de otros lugares del intestino, se une a ellos y no los suelta hasta que abandonan el cuerpo.

Debes tomar estos cinco alimentos y suplementos en un plazo de veinticuatro horas para optimizar sus efectos. Si no puedes encajarlos todos en tu dieta diaria, intenta tomar tres cada día. Estos cinco alimentos, además de ser potentes eliminadores de metales pesados, aportan también nutrientes fundamentales para reparar los daños causados y restaurar el organismo.

La mejor opción para introducir estos cinco componentes fundamentales en tu cuerpo es tomar todos los días el batido para depurar metales pesados que encontrarás en el capítulo 23. Si no tienes todos los ingredientes, no te lo saltes del todo y prepáralo con los que tengas. Por ejemplo, si te quedas sin cilantro, alga dulse y arándanos silvestres congelados, puedes ponerle espirulina, zumo de hierba de cebada en polvo y arándanos silvestres en polvo. Solo con eso ya te aportará muchos beneficios.

Si no puedes tomar este batido, aquí tienes un ejemplo de cómo encajar los cinco ingredientes en tu día a día: come un cuenco de arándanos silvestres (descongelados), añade cilantro a la ensalada y ponle un poco de alga dulse por encima; además, mezcla espirulina y zumo de hierba de cebada en polvo con agua o agua de coco (que no esté rosa ni roja). En la receta del batido para depurar metales pesados encontrarás las cantidades recomendadas para cada uno de los cinco componentes. Y recuerda que debes intentar tomarlos todos (o al menos tres de ellos) en el transcurso de veinticuatro horas.

(En el libro *Limpiar para curar* encontrarás la depuración del Médico Médium para limpiar metales pesados, que te ofrece un protocolo detallado, más datos sobre cómo actúa una correcta depuración de metales pesados y respuestas sobre qué hacer cuando te faltan ingredientes).

No existe en el mundo otra forma más eficaz de eliminar los metales pesados tóxicos. Si sigues escrupulosamente este protocolo de depuración de metales pesados durante un periodo prolongado, observarás una mejoría radical. Yo he visto a gente que ha experimentado una mejoría casi milagrosa al eliminar generaciones de mercurio de su organismo, así que podríamos decir que lo mejor que puedes hacer por tu salud es eliminar los metales pesados de tu cuerpo.

Ten presente que existen otros alimentos y hierbas, como la chlorella, que se anuncian como beneficiosos para eliminar metales pesados, pero ten cuidado. Aunque la chlorella está muy de moda en el mundo de los suplementos, no elimina correctamente los metales pesados tóxicos y su efectividad es muy distinta de la de los ingredientes que aparecen en la lista anterior. No es capaz de protegerte de los peligros del mercurio.

LA CONTAMINACIÓN DEL AGUA

En esta época moderna, a pesar de todo lo que hemos aprendido acerca de los daños medioambientales, el agua de consumo sigue estando contaminada.

No podemos hacer gran cosa para evitar la contaminación del aire y de la tierra (aparte de mudarnos a una zona ecológicamente más limpia), pero sí podemos hacer mucho en lo que se refiere al agua.

Puedes sortear totalmente los contaminantes locales comprando agua embotellada. Si lo haces, asegúrate de que las botellas de plástico en las que viene no contengan bisfenol A (BPA), una sustancia química industrial venenosa. Aunque los plásticos tienen sus defectos, son fáciles de depurar y el agua embotellada es más segura que la del grifo, que contiene un índice muy superior de subproductos del plástico (no recomiendo el uso de agua embotellada alcalinizada artificial con minerales u otros aditivos añadidos).

También puedes comprar un purificador de agua de calidad para eliminar todas las toxinas del agua del grifo. Si eliges esta opción, compra un aparato que elimine los metales pesados, el cloro y el flúor (muchas comunidades añaden flúor al agua con la idea equivocada de que es beneficioso para las personas, pero nada más lejos de la verdad: es un subproducto del aluminio… y una neurotoxina).

Algunos purificadores de agua son de sobremesa, otros se conectan a un grifo y otros son sistemas de filtración para toda la casa. Y existen también aparatos purificadores de agua que utilizan un proceso de ósmosis inversa y otros que producen agua destilada. Ten en cuenta que, si optas por dispositivos para destilar el agua, además de algunas toxinas, eliminarán también minerales beneficiosos. Para remediarlo, echa un chorrito de limón o lima recién cortada al agua cuando vayas a beberla. La mayor parte del agua ha perdido su factor vivo como consecuencia del filtrado y el procesado. Esto tiende a matar el agua, pero, cuando le añades zumo fresco de limón o de lima, la reactivas y la vuelves a despertar, porque el agua que reside en el limón o en la lima está viva. De este modo, el agua puede unirse mejor a las toxinas del cuerpo para eliminarlas. Además, el limón y la lima añaden oligoelementos.

No recomiendo los ionizadores para agua alcalina, ya que no la purifican, sino que la desnaturalizan y la contaminan, con lo que la convierten en algo extraño para nuestro cuerpo.

Infusión anticloro y antiflúor

Si quieres depurar a fondo el cloro y el flúor recientes, mezcla hojas de zarzamora, hojas de frambuesa, flores de hibisco y escaramujos a partes iguales. Haz una infusión con una cucharada sopera de la mezcla por cada taza de agua caliente. Para combatir el cloro y el flúor antiguos, consulta cualquiera de las limpiezas del Médico Médium.

PESTICIDAS, HERBICIDAS Y FUNGICIDAS

Con mucha frecuencia entramos en contacto con pesticidas, herbicidas y fungicidas.

Una de las vías por las que acceden a nosotros es a través de los productos frescos convencionales. Los tomates no ecológicos, por ejemplo, suelen fumigarse en cantidades no reguladas y muy superiores a lo reglamentario. El simple hecho de consumir estos tomates o cualquier otro tipo de frutas, hortalizas de hoja verde, hierbas y verduras no ecológicas puede hacernos ingerir una gran cantidad de herbicida. Como mínimo, cualquier producto fresco procedente de la agricultura convencional debe ser lavado para eliminar la mayor cantidad de toxinas posible de su superficie (esto no significa que tengas que suprimir totalmente el consumo de frutas y verduras convencionales por miedo a las toxinas si son las únicas que puedes conseguir; sus nutrientes son fundamentales para la salud, pero, siempre que puedas, compra productos ecológicos).

Si consumes alimentos de origen animal, deben ser cuando menos ecológicos y, a ser posible, de animales alimentados con hierba y procedentes de la ganadería extensiva. Aunque estos productos seguirán teniendo radiación de la central nuclear de Fukushima que se destruyó en 2011 y metales pesados tóxicos y otras sustancias procedentes de las estelas químicas, al menos poseerán una concentración menor de pesticidas, herbicidas y fungicidas que los no ecológicos, porque estos productos animales tienen un nivel muy elevado de estas sustancias químicas, más que cualquier fruta o verdura que haya sido fumigada y cultivada por métodos convencionales. (En seguida vamos analizar más profundamente el tema de la radiación).

Los parques son otros espacios que también suelen fumigarse abundantemente con herbicidas y pesticidas. Si vas a sentarte en zonas verdes públicas, toma precauciones como, por ejemplo, hacerlo sobre una manta (que deberás lavar después). Evita también rociar sustancias químicas tóxicas en tu jardín y procura no usar insecticidas dentro de tu hogar. Hacer tratamientos para el césped y utilizar pesticidas, herbicidas e insecticidas conlleva una exposición mayor que la de comer productos frescos convencionales.

Infusión antipesticida, antiherbicida y antifungicida

Si crees que acabas de tener contacto con una fumigación de pesticidas, herbicidas o fungicidas en un parque, en un campo de golf, en el jardín de un vecino o en tu propia casa, puedes tomar esta infusión: mezcla raíz de bardana, trébol rojo, verbena de limón y jengibre a partes iguales. Prepara una infusión utilizando una cucharada sopera de la mezcla de plantas por cada taza de agua caliente. Hazlo una vez al día durante dos semanas después de la exposición. También puedes incorporar el batido para depurar metales pesados que encontrarás en el capítulo 23. Además, puedes recurrir a cualquier limpieza del Médico Médium, ya sea para contrarrestar los efectos de una exposición reciente o para combatir pesticidas, herbicidas y fungicidas ya muy asentados en tu organismo.

PLÁSTICOS

Vivimos en un mundo rodeado de plásticos. Si dependiera de los fabricantes, saldríamos del seno de nuestra madre ya envueltos en él.

Utilizamos bolsas de plástico para envolver las comidas y bebidas que compramos, recipientes de plástico para organizar y almacenar la comida y la bebida, film plástico para tapar los alimentos y la bebida, y más bolsas de plástico para tirar los restos. También los fármacos tienen un contenido muy elevado en plástico. En consecuencia, es inevitable que el plástico entre en nuestro organismo de un modo u otro.

Algunos tipos de plástico son relativamente benignos. Otros, sin embargo, tienen propiedades que favorecen la inflamación, trastornan las neuronas cerebrales y los neurotransmisores, confunden a las hormonas del cuerpo y sobrecargan el hígado porque llevan sustancias químicas adicionales añadidas que pueden contener metales pesados tóxicos.

Estos plásticos más perjudiciales no son los que utilizamos para las comidas y las bebidas, pero es muy conveniente utilizar bolsas de tela para transportar los alimentos siempre que sea posible. Elige recipientes de vidrio en lugar de los de plástico para conservar la comida. Y, en aquellos casos en los que no puedas evitar el uso del plástico —por ejemplo, a la hora de comprar la mayoría de las botellas de agua o un robot de cocina—, intenta asegurarte de que el fabricante no utiliza BPA. Como vimos en la sección de «La contaminación del agua», en algunos casos el plástico es mejor que otras alternativas.

Infusión antiplástico

Para librarte del plástico y los subproductos que flotan en tu sangre debido a una exposición reciente, mezcla alholva, hojas de gordolobo, hojas de olivo y melisa a partes iguales. Prepara una infusión con una cucharada de mezcla de plantas por cada taza de agua caliente. Si lo que quieres es extraer plásticos ya muy asentados en tus órganos, lleva a cabo una de las limpiezas del Médico Médium.

LIMPIADORES

Los limpiadores industriales han sido diseñados para destruir la suciedad… sin tener en cuenta el efecto que pueden producir sobre las personas que respiran sus emanaciones. Por ejemplo, los limpiadores de alfombras y moquetas tradicionales utilizan agentes limpiadores y disolventes con sus-

tancias químicas como el percloretileno, el hidróxido de amonio, el ácido hidrofluórico y el nitrilotriacetato, unas sustancias que son peligrosas para la salud. Además, muchas alfombras y moquetas ya contienen toxinas, por lo que la «limpieza» no hace sino acumular venenos sobre venenos. Si pasas mucho tiempo dentro de casa, estarás respirando estas emanaciones tóxicas durante la mayor parte del día, y eso debilita el sistema inmunitario y puede llegar a desencadenar un problema de salud.

Una posible solución sería eliminar las moquetas y sustituirlas por suelos de madera y alfombrillas (ten cuidado también con los tintes y barnices para la madera, porque desprenden vapores tóxicos durante la aplicación). Otra posibilidad es comprar una moqueta «verde» y contratar un servicio de limpieza respetuoso con el medioambiente, o limpiarla tú mismo con limpiadores ecológicos. También debes intentar evitar los productos convencionales de limpieza para el hogar, existen muchos limpiadores ecológicos por los que los puedes sustituir. Si los productos de limpieza anunciados como «ecológicos» o «naturales» tienen un olor muy fuerte, o si no confías en que un servicio «ecológico» de limpieza de alfombras utilice productos que no son tóxicos y contienen sustancias químicas, sé precavido. Utiliza tu instinto y evita los perfumes y fragancias intensos.

Otra fuente de toxinas que merece la pena tener en cuenta es la ropa. Los tintes convencionales utilizan sustancias químicas que más tarde, cuando vistes la ropa a diario, impregnan la piel y los pulmones. Para evitarlo, busca tintes «verdes».

En este mismo sentido, ten en cuenta que las ropas nuevas suelen estar cubiertas de fungicidas e incluso de formaldehído y otras sustancias cancerígenas para evitar que se arruguen o les salgan hongos. Asegúrate de lavar la ropa que acabas de comprar antes de ponértela.

Infusión para eliminar los disolventes de los productos de limpieza

Para minimizar los efectos de la exposición reciente a los disolventes, mezcla caléndula, manzanilla, fucus y borraja a partes iguales. Prepara una infusión utilizando una cucharada sopera de hierbas por cada taza de agua caliente. Para limpiar cualquier sustancia química que tengas almacenada, lleva a cabo una de las limpiezas del Médico Médium.

RADIACIÓN

Cuando una central nuclear libera radiación a la atmósfera —como sucedió con la planta de Fukushima Daiichi de Japón tras el maremoto y el tsunami de 2011—, esta radiación no desaparece, sino que continúa ya para siempre irradiando levemente los alimentos, el agua y el aire de todo el mundo.

No podemos hacer nada para evitar este tipo de radiación flotante, pero una forma de limitar la exposición a la radiación provocada por el desastre de la central de Fukushima Daiichi es consumir, siempre que sea posible, los alimentos que ocupen los lugares inferiores de la cadena alimentaria. Hoy por hoy, toda la carne, los productos lácteos y las aves que consumimos tienen concentraciones muy elevadas de radiación. Los animales comen grandes cantidades de pienso o hierba que contienen materiales radiactivos, así que, si consumes productos de origen animal, es preferible que los tomes una vez al día en lugar de dos o tres. Es un proceso que se denomina biomagnificación y se origina como consecuencia de la acumulación de materia tóxica en concentraciones más elevadas en las criaturas que ocupan los puestos más altos de la cadena alimentaria.

No estoy tratando de asustar a nadie. Si quieres olvidar lo que acabas de leer, lo entiendo.

También puedes eliminar la radiación de tu organismo y esforzarte por limitar tu exposición a las otras fuentes de radiación. Por ejemplo, si vas al dentista y te hace una radiografía, insiste en que te cubran con un delantal de plomo o con cualquier otra protección todas las partes del cuerpo excepto la boca. Eso incluye la garganta, que puede desarrollar una enfermedad tiroidea como consecuencia de la exposición a la radiación (la acumulación de radiación en el tiroides, que puede proceder de distintas fuentes, está detrás de algo menos del cinco por ciento de los trastornos tiroideos). Intenta minimizar todo lo que puedas las radiografías dentales, aunque tu dentista las haga digitales, y lo mismo te digo para cualquier otro médico: no aceptes automáticamente hacerte una cuando te lo propongan. Si no estás seguro de que sea imprescindible, no dudes en preguntar; en ocasiones no son realmente necesarias, solo opcionales.

En este mismo sentido, siempre que vayas a someterte a un tratamiento médico que implique el uso de radiación, haz muchas preguntas. Por ejemplo, si eres una mujer y te van a hacer una radiografía torácica, asegúrate de que te ponen un delantal de plomo cubriendo el aparato reproductor y la garganta. No siempre lo ofrecen, así que más vale que lo pidas.

Muchas veces existen alternativas de tratamiento menos agresivas y que presentan menores riesgos. Las mujeres, por ejemplo, pueden considerar, si fuera preciso, la posibilidad de que les hagan un termograma (que utiliza imágenes por infrarrojos) o una ecografía para obtener más información sobre su salud mamaria en lugar de sentirse empujadas a hacerse una segunda mamografía poco después de que los resultados de la primera fueran normales.

El cuerpo humano es más sensible a la radiación de lo que creen los médicos. Como haces con cualquier otra toxina, esfuérzate por evitarla o por minimizar en lo posible la exposición.

Las algas son una forma estupenda de proteger los órganos y las glándulas de la radiación. El miedo de que ellas mismas estén saturadas de sustancias radiactivas o metales pesados perjudiciales para la salud es un error, pues solo asimilan las toxinas, no las liberan. Por eso, si tomas un puñado de alga dulse que sí ha recogido contaminantes del mar, estos no se descargarán en tu cuerpo. El alga dulse se aferrará a las sustancias radiactivas y a los metales pesados, seguirá recogiendo más a medida que vaya discurriendo por tu tracto digestivo y en su momento los expulsará de tu cuerpo cuando tú expulses el alga (por cierto, el nivel de cualquier contaminante que haya cogido del mar es mínimo comparado con la radiación y los metales pesados tóxicos que contienen pescados como el atún. Las algas no liberan nada de esto a tu organismo; el atún, sí). Por último, intenta elegir algas del océano Atlántico frente a las del Pacífico, pues tienen más capacidad para absorber toxinas del organismo.

Infusión antirradiación

Para preparar un antídoto contra la exposición reciente a la radiación, mezcla alga kelp, alga dulse, hojas de diente de león y hojas de ortiga a partes iguales. Prepara una infusión utilizando una cucharada sopera de hierbas por cada taza de agua caliente. Para combatir una exposición más profunda, lleva a cabo cualquiera de las limpiezas del Médico Médium. La depurativa de metales pesados en particular puede ser útil para eliminar la radiación.

MÁS MÉTODOS DEPURATIVOS

Agua de limón

Una forma muy efectiva de depurar el cuerpo es beber, con el estómago vacío y nada más levantarte, un litro de agua con un limón recién exprimido. El zumo de limón activa el agua y hace que le resulte más fácil unirse a las toxinas del organismo para eliminarlas. Este método es especialmente eficaz para depurar el hígado, que ha estado trabajando durante toda la noche, mientras dormías, para acumular y purgar las toxinas del cuerpo. Cuando te despiertas, está a punto de caramelo para que lo hidrates y lo limpies con agua de limón activada. Después de tomarla, concédele al hígado media hora para limpiarse. A continuación, puedes tomar zumo de apio o desayunar. Si lo conviertes en tu rutina mañanera, con el tiempo verás cómo tu salud mejora enormemente.

Una opción adicional es añadir una cucharadita de miel cruda y una cucharadita de jengibre recién rallado al agua de limón. El hígado asimilará la miel para restaurar sus reservas de glucosa mientras purga las toxinas profundas para dejarle sitio.

Jugo de aloe vera

Una forma estupenda de depurar el hígado y el tracto intestinal es tomar el gel fresco de una hoja de aloe vera una vez al día. Para prepararlo, corta un trozo de hoja de aloe de entre cinco y diez centímetros (si es grande, como suele serlo el aloe que venden en las tiendas; si utilizas una planta cultivada en casa, es probable que las hojas sean más pequeñas y delgadas, así que deberás cortar un trozo mayor). Limpia la hoja como si fuese un pescado, retirando la piel verde y las púas. Saca el gel transparente teniendo cuidado de no coger nada de la base de la hoja, que tiene un sabor amargo. Puedes batirlo, mezclarlo con agua o tomarlo tal cual.

Limpieza

Si estás interesado en hacer una limpieza, consulta el capítulo 22, «Depuración curativa de 28 días del Médico Médium». Asegúrate de leer el capítulo completo porque, además de la información sobre la depuración, ofrece también posibilidades para modificarla y consejos muy importantes para hacer la transición una vez terminada.

En el libro del Médico Médium *Limpiar para sanar* encontrarás más opciones de limpiezas y respuestas a todas tus preguntas sobre ellas.

Cama elástica

Otra forma de favorecer la depuración del organismo es saltar suavemente sobre una cama elástica. Hacerlo durante diez minutos al día impulsa la circulación del sistema linfático y ayuda a depurar todo el cuerpo, sobre todo el hígado, que es la base de un sistema linfático saludable. La cama elástica aumenta el flujo sanguíneo al hígado, que, de este modo, puede purgar basuras tóxicas fáciles de alcanzar y queda menos sobrecargado (al menos, superficialmente), lo que mejora la frecuencia cardíaca y ayuda a que la sangre fluya mejor. Esto, a su vez, permite que también el sistema linfático circule con más facilidad. Sin embargo, esto no es un sustituto del trabajo de limpiar el hígado con la información contenida en este libro para que no siga estando estancado y perezoso y puedas sacar el máximo provecho de la cama elástica para el sistema linfático.

Si sufres algún problema estructural en el cuerpo o cualquier tipo de impedimento que no te permita saltar, no te apures. Siempre puedes limpiar el hígado y mejorar el sistema linfático con las herramientas del Médico Médium.

Sauna de infrarrojos

Otro aparato que resulta sorprendentemente útil para depurarse es la sauna de infrarrojos, que emite luz infrarroja y calor sobre la piel con el objetivo de curar. El calor penetra profundamente en el cuerpo y aporta beneficios tales como un aumento del flujo sanguíneo y de la oxigenación de la sangre y la eliminación de toxinas de la piel. Además,

elimina el malestar y estimula el sistema inmunitario.

Algunas personas son demasiado sensibles a este tipo de saunas, así que es preferible que no las usen porque no les benefician; el resto puede probarlas. Haz sesiones de entre quince y veinte minutos dos veces a la semana. Si eres sensible, mantén la temperatura más baja y haz sesiones más cortas.

Masaje

Desde los albores de la humanidad, las personas que se quieren se ponen las manos encima para apoyarse. El masaje es nuestra forma más antigua de terapia y sigue siendo hasta hoy uno de los métodos de curación más poderosos. Un buen masaje de tres cuartos de hora en todo el cuerpo favorece la circulación y ayuda a eliminar toxinas, sobre todo del hígado. Uno de los motivos de que sea así es que a casi todo el mundo le resulta agradable, con lo que el cuerpo entra en un estado de relajación profunda. De este modo, se alivia la tensión del hígado, lo que le permite estar tranquilo y no tenso o con espasmos. Aunque el masaje no sirve para las toxinas más asentadas en el hígado, sí ayuda con las superficiales o con las exposiciones tóxicas recientes, y lo más probable es que estimule las glándulas suprarrenales y los riñones, relaje el corazón y alivie las tensiones.

Lo ideal es tomar un litro (32 onzas) de agua de limón o de lima fresca justo después del masaje. Con ello se optimizan los beneficios depurativos de la sesión.

Si el masaje no te parece una opción viable en estos momentos, existen otros métodos para favorecer la relajación, liberar tensiones y obtener los beneficios que ofrece al hígado. En el capítulo 24, «Meditaciones y técnicas para curar el alma» encontrarás distintas opciones para tranquilizarte.

CASO REAL
Alzhéimer detenido
2006

Desde mucho tiempo atrás, en la familia siempre se bromeaba acerca de lo olvidadiza que era Whitney. A lo largo de los años, había perdido el bolso y las llaves miles de veces, se había quedado en blanco a la hora de marcar el número de teléfono del trabajo de su marido, James, e incluso había olvidado alguna que otra vez los cumpleaños de sus hijos. Siempre que iban a jugar al fútbol, Kendra, la hija de Whitney, le preguntaba antes de salir de casa:

—Mamá, ¿te has olvidado de algo?

Los niños lo consideraban algo normal, divertido incluso. Pero todo cambió una Navidad, cuando Whitney tenía cincuenta y tres años. Estaban todos reunidos en el cuarto de estar, ansiosos por abrir los regalos…; todos, excepto Whitney.

—¿Dónde está mamá? —preguntó al fin su hija Miley. Whitney solía ser siempre la primera para las fiestas.

James la encontró en el cuarto de baño, maquillándose como si fuese un día normal de trabajo. Le dijo que los niños estaban esperándola abajo. Whitney miró a James con el ceño fruncido, pero le siguió hasta la sala. Cuando vio el árbol lleno de luces y el montón de regalos envueltos debajo de él, se quedó muy sorprendida. Se le había olvidado que era Navidad.

James acompañó a Whitney a su médico de cabecera y luego al neurólogo y a varios especialistas más. Al final, el diagnóstico fue que tenía alzhéimer. Toda la familia se quedó destrozada ante el pronóstico: entre tres y cinco años de vida de calidad por delante, y eso en el mejor de los casos. Tenían ante ellos una perspectiva que jamás les había pasado por la mente. Los médicos le aconsejaron a James que pusiera en orden todos los asuntos familiares mientras Whitney tuviera todavía la mente en su sitio.

Timothy, de diecisiete años; Miley, de catorce, y Kenda, de doce, eran ya suficientemente mayores para comprender la gravedad de la situación. Miley empezó a dedicar horas a buscar información sobre el alzhéimer por Internet, a leer acerca de la devastación que genera. Entre ataques de pánico, Kendra comenzó a escribir listas de cosas que Whitney debía recordar a diario. Timothy dejó el instituto para ayudar a su madre todo lo que esta le permitía.

La hermana de Whitney, Sharon, la llevó a diversos médicos alternativos buscando una respuesta capaz de revertir la enfermedad. En una sala de espera, Sharon encontró un artículo en el periódico local donde se mencionaba mi nombre y se decía que ayudaba a la gente a curarse de enfermedades misteriosas.

Durante mi primera cita con Whitney, el Espíritu dirigió mi atención a dos grandes bolsas de mercurio situadas en el hemisferio izquierdo del cerebro. Llevaban allí desde que Whitney era niña, pero ya se estaban oxidando rápidamente y provocando unos vertidos que se extendían a toda velocidad, dañando los tejidos del cerebro y acelerando la enfermedad.

El Espíritu me aconsejó que empezara inmediatamente un régimen para depurar los metales pesados (como se describe en este capítulo), unido a una dieta con muy poca o nada de grasa. El motivo de esta dieta es que la ingesta elevada de grasa aumenta el nivel de grasa en la sangre y provoca una oxidación muy rápida del mercurio. Una dieta rica en frutas, hortalizas de hoja verde, hierbas, alimentos silvestres y verduras antioxidantes y baja en grasas ralentiza e incluso detiene la oxidación, y permite la eliminación total del mercurio.

Whitney eliminó todas las proteínas animales de su dieta por la grasa que contenían y utilizó solo —eso sí, con moderación— grasas vegetales, como las contenidas en aguacates, frutos secos, semillas y aceites. Cambió su dieta para que incluyera todo tipo de frutas, especialmente arándanos silvestres, y raciones abundantes de verduras, por ejemplo espinacas, col y cilantro. También se le permitió consumir patatas, batatas y otras verduras feculentas.

Con el tiempo, esta dieta saludable y depurativa, que reforzaba la glucosa y estaba repleta de antioxidantes, detuvo radicalmente la oxidación. Los síntomas del alzhéimer empezaron a revertir.

Timothy volvió a matricularse en el instituto y consiguió un trabajo de fin de semana en un mercado local de productos ecológicos para poder llevar a casa cajas de frutas y verduras con descuento. Miley redirigió sus habilidades con Internet y empezó a buscar recetas. Kendra, por su parte, volvió a respirar y se unió a su hermana en la cocina para experimentar con los *smoothies* y batidos.

Seis meses después de empezar el programa, las habilidades memorísticas de Whitney habían vuelto al punto en que se encontraban antes de la pesadilla del árbol de Navidad. Al cabo de un año, su memoria era mejor que antes de nacer Timothy.

Las dietas que están de moda hoy en día jamás habrían permitido la ingesta de todas las frutas y verduras feculentas que Whitney necesitaba para curarse. Una dieta de moda habría optado por más proteínas, lo que significa una mayor cantidad de grasa, y habría hecho que la enfermedad avanzara rápidamente en lugar de revertirla.

Con el alzhéimer detenido, la familia recuperó la tranquilidad. Ahora es raro que Whitney se olvide las llaves, pero, cuando lo hace, tanto James como los niños y ella misma simplemente se ríen.

«Jamás en el transcurso de la historia de la humanidad habíamos estado expuestos a tantas sustancias venenosas».

Anthony William, Médico Médium

CAPÍTULO 19

Lo que no debemos comer

Todos queremos tener el control total de nuestra salud. Queremos libertad para elegir. Nos gusta decidir la ropa que nos ponemos por la mañana y los zapatos que vamos a llevar. Queremos tener la capacidad de apartarnos del que está fumando para no inhalar su humo. Nos gusta elegir lo que vamos a comer. Queremos ser nosotros los que decidamos qué es lo que le ponemos encima al cuerpo, lo que le está rodeando y lo que entra en él.

Bueno, a menos que no te importe nada de eso. Puedes ponerte ropa de una talla que no te venga bien, respirar el humo del tabaco, comer comida basura y que todo te dé igual..., pero siempre que sepas lo que estás haciendo. Es tu decisión, la tomas de manera consciente y todos debemos respetarla.

Pero ¿qué pasa si no eres consciente de que lo que estás haciendo podría estar perjudicando tu vida o dañando tu salud? En ese caso, no tendrías posibilidad de elección.

Y eso es exactamente lo que está sucediendo hoy en día. La gente consume alimentos, suplementos y aditivos que pueden tener efectos perjudiciales e irritantes para la salud y limitar su calidad de vida, pero no tiene ni idea de ello. Podemos caer en la tentación de tomar una tarta de chocolate sabiendo que puede añadirnos unos centímetros de cintura, sin embargo, la situación cambia radicalmente si esa tarta contiene un ingrediente que tú no sabes que puede ser pernicioso para tu salud o que incluso puede quitarte un año de vida.

A diario engañan a la gente para que consuma venenos, productos irritantes y otras sustancias que destruyen la salud. Las personas no tienen voz ni voto en esta cuestión, porque desconocen lo que está sucediendo, así que pierden la posibilidad de elección, la libertad, la capacidad de decisión y el control.

Está claro que puedes adoptar la actitud de decir «bueno, solo un poquito», «lo que no mata engorda», «todo el mundo lo hace» o «no puede ser tan malo». Si gozas de una salud perfecta y no tienes ningún problema, si eres joven y te sientes indestructible, quizá no sea tan malo que unos cuantos ingredientes tóxicos entren en tu cuerpo sin tu conocimiento. Pero, si te preocupas, aunque sea mínimamente, de tu salud —si tienes intolerancia a alguna sustancia o sufres alguna dolencia, si has estado combatiendo alguna enfermedad o si sencillamente te interesa la prevención—, es fundamental que evites todos los factores que puedan desencadenar o favorecer la enfermedad. Tu cuerpo necesita todos los apoyos posibles para curarse y, a continuación, conservar la salud.

En lo que se refiere a la salud, es mentira eso de que lo que no mata engorda. Se trata de un error que se ha transmitido durante siglos, porque lo cierto es que ingerir venenos no te hace inmune a ellos; más bien todo lo contrario: cuanto más envenenes tu cuerpo, más débil y vulnerable estarás.

A estas alturas todos hemos oído hablar de los conservantes y aromatizantes artificiales y sabemos muy bien que nos interesa evitarlos. Sin embargo, existen también otros ingredientes problemáticos que deberías conocer y evitar. Estos ingredientes pueden alimentar problemas víricos, bacterianos o fúngicos preexistentes que ocasionen inflamación y generen el caos en el aparato digestivo, pongan en peligro el sistema inmunitario, fuercen las glándulas suprarrenales y el hígado, entorpezcan a las células de todo el cuerpo, afecten o destruyan las neuronas y los neurotransmisores cerebrales, te provoquen ansiedad o depresión, te hagan candidato a sufrir un ictus o un infarto y muchas más cosas.

No es probable que los profesionales sanitarios te adviertan de la mayoría de estos alimentos, aditivos y suplementos, porque no es muy conocido que puedan agravar enfermedades ya existentes o desencadenar otras nuevas.

Tienes derecho a conocer plenamente todo lo que consumes y los efectos que produce sobre tu cuerpo, y leyendo este capítulo empezarás a protegerte. Tienes derecho a protegerte. Ya va siendo hora de que tengas voz y voto en lo que se refiere a las cosas que introduces en tu cuerpo; es un paso muy poderoso para recuperar la salud.

LISTA DE LOS ALIMENTOS PROBLEMÁTICOS

Aquí tienes un resumen de los alimentos que pueden dificultar la curación y que, en algunos casos, actúan en contra de la limpieza y la sanación. Si sufres cualquier tipo de síntoma o dolencia, o si estás preocupado por la prevención, es fundamental que empieces a eliminar al menos uno o dos de los más importantes. Si quieres avanzar todavía más, acostúmbrate a eliminar de tu vida cotidiana todos los que puedas.

Nivel 1

- Huevos.
- Productos lácteos (incluidos la leche, el queso, la mantequilla, el yogur, la nata y el kéfir).
- Gluten.
- Refrescos.
- Ten cuidado con el consumo de sal.

Nivel 2

Todos los anteriores y además:

- Cerdo.
- Atún.
- Maíz.

Nivel 3

Todos los anteriores y además:

- Aceites alimentarios industriales (vegetal, de palma, de colza, de maíz, de cártamo, de soja).
- Soja.
- Cordero.
- Pescado y marisco (que no sean el salmón, las truchas, las sardinas, la caballa, el halibut y el bacalao).

Nivel 4:

Todos los anteriores y además:

- Vinagre (incluido el de sidra).

- Alimentos fermentados (incluidos la kombucha, el chucrut y la salsa coconut aminos).

- Cafeína (incluidos el café, el té matcha y el chocolate).

Nivel 5:

Todos los anteriores y además:

- Cereales (que no sean el mijo y la avena).

- Todos los aceites (incluidos los más saludables, como los de oliva, nuez, girasol, coco, sésamo, aguacate, pepita de uva, almendras, nuez de Macadamia, cacahuete y lino).

Extra

Si deseas unos resultados mejores y más rápidos:

- Elimina totalmente la sal y los condimentos (puedes tomar especias puras).

- Evita completamente durante un tiempo las grasas radicales.

Limita o elimina también:

- Alcohol.

- Aromas naturales y artificiales.

- Levadura nutricional.

- Ácido cítrico.

- Aspartamo.

- Otros edulcorantes artificiales.

- Glutamato monosódico.

- Formaldehído.

- Conservantes.

A continuación, encontrarás información sobre algunos alimentos problemáticos para que comprendas cómo y por qué pueden interponerse en tu curación. Si quieres saber más, consulta mi libro *Limpiar para sanar*.

MAÍZ

Antiguamente, el maíz era una de las principales fuentes de alimentación de la tierra, pero por desgracia la tecnología de los organismos genéticamente modificados, o transgénicos, ha hecho que deje de ser un alimento viable.

Los productos y subproductos del maíz provocan mucha inflamación porque pueden alimentar virus, bacterias, mohos y hongos. Aunque encuentres maíz que se anuncie como no transgénico, hay muchas probabilidades de que siga alimentando a un patógeno, con lo que podría desencadenar problemas de salud de muchos tipos…, y aun en ese caso puede ser transgénico.

Intenta evitar todos los productos elaborados con maíz y todos aquellos en los que aparezca como ingrediente. Estos alimentos incluyen los chips de maíz, las tortillas para tacos, las palomitas, los cereales de maíz y cualquier cosa que incluya sirope o aceite de maíz. También me refiero aquí a otros productos en los que el maíz es un ingrediente menos obvio, como, por ejemplo, los refrescos, los chicles, el sirope de maíz rico en fructosa, algunos dentífricos, los alimentos sin gluten que sustituyan el trigo por maíz y las tinturas herbales que utilicen alcohol como conservante (lo más probable es que se trate de alcohol de maíz; adquiere aquellas que no contengan alcohol).

Intenta leer atentamente las etiquetas… y hazlo lo mejor que puedas.

Evitar los productos y subproductos del maíz puede resultar muy complicado. No pasa nada por disfrutar de vez en cuando de una mazorca de maíz fresco y ecológico en verano, sin embargo, por el bien de tu salud, merece la pena que hagas el esfuerzo de evitarlo el resto del tiempo. Es mejor que lo mantengas completamente fuera de tu dieta cuando estés trabajando para depurarte y curarte.

SOJA

La soja ha corrido la misma suerte que el maíz. Antiguamente era un alimento saludable, pero hoy en día, sin embargo, puedes dar por seguro que cualquier producto de soja que encuentres va a estar hasta cierto punto contaminado con transgénicos o contener glutamato monosódico. Ten cuidado cuando tomes alubias de soja, edamame, miso, leche de soja, alubias de soja secas, pasta de soja, salsa de soja, proteína vegetal texturizada, proteínas de soja en polvo, productos artificiales de carne elaborados con soja y demás.

Intenta evitar la soja todo lo que puedas. Si te gusta mucho y la echas de menos, limítate a las opciones más seguras y utilízalas con moderación: tofu o tempe ecológico y sin aromatizar (a ser posible, elaborados con soja germinada) o *nama shoyu* de máxima calidad. Si hay algo que te preocupa con respecto a tu salud o sufres algún síntoma o dolencia que te impida vivir normalmente, lo mejor es que la evites por completo.

ACEITE DE COLZA

Hoy en día, casi todo el aceite de colza es transgénico. Sin embargo, aunque no lo fuera, este tipo de aceite provoca mucha inflamación porque crea alrededor de los estreptococos, la *E. coli* y muchas otras bacterias improductivas que viven en nuestro intestino una barrera que les per-

mite mantenerse vivas e incluso crecer, y esto acaba irritando e inflamando el revestimiento intestinal. El uso prolongado de grandes cantidades de aceite de colza puede resultar especialmente peligroso para el aparato digestivo porque puede provocar daños en el revestimiento del intestino grueso y del intestino delgado; además, es uno de los factores que más contribuyen al síndrome del colon irritable si están presentes bacterias como el estreptococo o la *E. coli*. Como puede alimentar a las bacterias, hongos y mohos, también contribuye a acelerar las enfermedades crónicas.

En muchos restaurantes y en miles de productos se utiliza como alternativa barata al aceite de oliva. Hasta las cadenas más reputadas de herbolarios y restaurantes lo utilizan para no encarecer los productos y algunas veces incluso lo anuncian como un alimento saludable. Por desgracia, aunque constituya una parte diminuta de un plato compuesto, por lo demás, de ingredientes perfectamente saludables y naturales, no deberías tomarlo por lo irritante que es. Si padeces una enfermedad misteriosa o algún otro tipo de dolencia, intenta evitarlo a toda costa.

AZÚCAR DE REMOLACHA PROCESADO

Hasta hoy, las remolachas transgénicas se han reservado fundamentalmente para elaborar azúcar procesado. Por ese motivo, debes evitar los productos que contengan este tipo de azúcar, ya que suelen contener gluten, productos lácteos o huevos que alimentan cánceres, virus y bacterias.

Esto no tiene nada que ver con rallar unas remolachas ecológicas frescas para la ensalada o licuarlas para un zumo. Si te limitas a las remolachas ecológicas, la mayoría de las que compras enteras en los herbolarios o en los mercados agrícolas son seguras.

HUEVOS

Los seres humanos llevan miles de años consumiendo huevos. En su momento fueron un alimento fantástico para la supervivencia en aquellas zonas del planeta en las que no se podía disponer de otros alimentos en determinadas épocas del año. Sin embargo, esta situación cambió con la epidemia de enfermedades crónicas. A principios del siglo XX, los huevos se transformaron en armas. La investigación y la ciencia médica privada (no pública) los utilizaron para criar virus y bacterias que luego estuvieron décadas soltando al entorno, y eso fue el origen de la explosión actual de enfermedades crónicas.

Las personas consumimos, por término medio, más de trescientos cincuenta huevos al año. Esto incluye huevos enteros y todos aquellos alimentos que contienen ingredientes a base de huevo.

Si padeces cualquier tipo de dolencia, como la enfermedad de Lyme, el lupus, el síndrome de fatiga crónica, ataques de migraña o fibromialgia, evitar los huevos puede darle a tu cuerpo el apoyo que necesita para mejorar.

El principal problema de los huevos es que son uno de los alimentos fundamentales de cánceres, quistes, fibroides, tumores y nódulos. Las mujeres con síndrome del ovario poliquístico, cáncer de mama o cualquier otro tipo de quiste o tumor no deben consumirlos. Además, si pretendes evitar el cáncer, combatir un cáncer ya desarrollado o prevenir una recaída, mantente alejado de ellos. Eliminarlos totalmente de la dieta constituye una poderosa herramienta de curación para revertir la enfermedad y curarte.

Asimismo, los huevos provocan inflamación y alergias porque alimentan virus, bacterias, levaduras, mohos y hongos improductivos que desencadenan edemas en el sistema linfático.

A las personas diagnosticadas con candidiasis o micotoxinas se les suele decir que los huevos son una fuente de proteínas buena y segura que permitirá matar de hambre a la cándida y a las micotoxinas, pero nada más lejos de la realidad. En realidad, alimentan a los patógenos que luego debe limpiar la cándida, lo que da lugar muchas veces a una proliferación de esta.

Ya sé lo populares que son. Existe una tendencia creciente que los promociona como uno de los alimentos saludables más importantes, y además nos confortan, están riquísimos y son muy divertidos de comer. Sin embargo, si fueran buenos en la época actual, yo mismo los estaría promocionando.

PRODUCTOS LÁCTEOS

La leche, el queso, la mantequilla, la nata, el yogur y todo este tipo de productos contienen una cantidad considerable de grasa y su digestión supone un esfuerzo para el aparato digestivo, en especial para el hígado.

Los productos lácteos contienen un azúcar, la lactosa, y la combinación de grasa y azúcar produce efectos negativos sobre la salud, sobre todo si eres diabético. Es más, la presencia de la grasa de la leche en la sangre favorece la proliferación de virus y bacterias porque no permite que el sistema inmunitario busque, encuentre y destruya los patógenos. Además, los virus y las bacterias se alimentan de la lactosa y las proteínas que contienen estos productos.

Este tipo de productos favorecen también la producción de mucosidad, porque los virus y las bacterias que se alimentan de lactosa y proteínas provocan inflamación y alergias.

Los lácteos han producido siempre este tipo de problemas, incluso cuando son ecológicos y proceden de la ganadería extensiva. Hoy en día, además, la práctica convencional y habitual ha hecho que pasen de ser un alimento problemático a convertirse en uno más problemático aún por la presión que sufren las granjas para administrar hormonas, antibióticos, maíz y soja transgénicos y gluten a vacas, cabras y ovejas.

Por todas estas razones, si quieres tener un proceso de curación sin sobresaltos, es mejor que no los consumas en absoluto.

CERDO

Evita todos los alimentos elaborados con carne de cerdo, incluidos el jamón, el beicon, los productos procesados a base de carne de cerdo, el tocino y demás. Es muy difícil curarse de cualquier enfermedad crónica mientras se sigue consumiendo este tipo de productos, debido a su elevado contenido en grasa, que constituye una carga inmensa para el hígado e incluso para el páncreas.

PESCADO DE PISCIFACTORÍA

En las piscifactorías, los peces suelen criarse en espacios pequeños y cerrados. En estas condiciones proliferan las algas tóxicas, los parásitos, las infecciones bacterianas y otras enfermedades, por lo que los criadores suelen administrar antibióticos a los peces y tratan el agua con sustancias químicas tóxicas como los antifúngicos. Esto hace que el consumo de pescado de piscifactoría resulte peligroso.

El pescado más seguro es el que se pesca en el mar: sardinas (que son las mejores y las más seguras), salmón, trucha, caballa, halibut y bacalao. Elijas el que elijas, presta atención a su contenido en mercurio, especialmente en el caso de peces de mayor tamaño, como el pez espada y el atún. Las sardinas son las más seguras porque son las que tienden a contener menos cantidad de mercurio.

GLUTEN

El gluten es una proteína que está presente en muchos cereales. Los tipos de gluten que provocan más intolerancia en las personas son el de trigo, cebada, centeno o espelta (una variedad de trigo). Por lo que se refiere a la avena, sé consciente de que el cultivo y el procesado provocan en ocasiones una contaminación cruzada con otros cereales que contienen gluten, pero este cereal puede ser muy apropiado para aquellas personas que muestren poca intolerancia.

Busca los productos etiquetados como alimentos sin gluten. Los cereales que lo contienen pueden desencadenar muchas dolencias porque alimentan a los virus y las bacterias que las provocan, y la investigación y la ciencia médica desconocen esa verdad de por qué el gluten puede ser problemático. Al alimentar a los patógenos, produce trastornos e inflamación, sobre todo en el tracto gastrointestinal, donde viven y prosperan las bacterias y algunos virus. Las infecciones víricas y bacterianas crónicas leves que alimenta el gluten desafían al sistema inmunitario, y a menudo desencadenan celiaquía, crohn, colitis y síndrome del intestino irritable. Para dejarlo absolutamente claro, el gluten no provoca ni crea estas dolencias, sino que alimenta a los virus y las bacterias que las causan.

El consumo de estos cereales dificulta enormemente la curación. Si quieres recuperarte lo antes posible, minimiza el consumo de cualquier tipo de cereales. En caso de que desees consumir alguno, el mijo es la mejor opción.

GLUTAMATO MONOSÓDICO

El glutamato monosódico es un aditivo alimentario utilizado en decenas de miles de productos y platos de restaurante. Es una sal que se produce de forma natural en el ácido glutámico (un aminoácido no esencial), pero el daño que puede provocarte cuando está en forma de aditivo no tiene nada de natural.

Este aditivo se acumula en el cerebro y se introduce hasta los lugares más profundos del tejido neurológico. Provoca inflamación y mata miles de células cerebrales, trastorna los impulsos eléctricos, debilita los neurotransmisores, agota las neuronas, provoca sensaciones de confusión y ansiedad e incluso puede dar lugar a microictus. Además, debilita y lesiona el sistema nervioso central.

Resulta especialmente nocivo para aquellas personas que padecen alguna enfermedad relacionada con el cerebro o con el sistema nervioso central. De todas formas, aunque no se padezca ninguna enfermedad de este tipo, no es beneficioso en ninguna circunstancia. Por tanto, es un aditivo que debes evitar siempre. Como está incluido en una cantidad ingente de productos, es fundamental leer con atención las etiquetas sabiendo exactamente lo que se está buscando (a menudo se «esconde» en las etiquetas porque tiene una reputación merecidamente mala). Los siguientes términos suelen significar que el producto en cuestión contiene glutamato: *hidrolizado, autolizado, proteasa, carragenano, maltodextrina, caseinato de sodio, vinagre balsámico, malta de cebada, extracto de malta, extracto de levadura, levadura de cerveza, almidón de maíz, almidón de trigo, almidón alimentario modificado, gelatina, proteína texturizada, proteína de suero lácteo, proteína de soja, salsa de soja, caldo, consomé* y *condimentos*.

LEVADURA NUTRICIONAL

El ácido glutámico concreto que solo está presente en la levadura nutricional es muy irritante para el revestimiento del tracto intestinal. Puede favorecer trastornos como el síndrome del intestino irritable e incluso empeorar dolencias como la celiaquía. Estos efectos pueden aparecer incluso con las formas más puras de levadura nutricional.

La levadura no es algo que el cuerpo considere un alimento útil. La nutricional no refuerza el sistema inmunitario, sino que lo fuerza más porque el organismo humano la considera una invasora improductiva.

Por tanto, es una situación en la que cualquier posible beneficio no compensa los inconvenientes que provoca, aunque sea levadura nutricional pura, cuando estás enfermo o eres susceptible de padecer síntomas o dolencias crónicos. La persona que no tiene ningún problema puede utilizarla con moderación, en cambio, si sufres algún síntoma o dolencia, es mejor que la evites.

AROMAS NATURALES

Cualquier ingrediente que tenga un nombre parecido a *aroma natural* es glutamato oculto.

Aroma natural de cereza, aroma natural de naranja, aroma natural de limón, aroma natural de fruta…: estos no son extractos de frutas y tampoco amigos nuestros. Lo mismo podemos decir de la *esencia de humo, de pavo, de carne de vacuno,* la *esencia natural de menta, de arce, de chocolate,* el *aroma natural de vainilla* y todos los demás «aromas» y «esencias» naturales. Ten cuidado porque, aunque cualquiera de ellos esté etiquetado como *ecológico,* eso no significa que no contenga glutamato (el extracto puro de vainilla no representa ningún peligro).

Cada tipo de aroma natural puede conllevar múltiples riesgos biológicos y contener sustancias químicas. Por desgracia, estos aromas naturales han conseguido evadir los controles y se han colado en miles de productos de herbolario que se anuncian como buenos, seguros y saludables para ti y para tus hijos.

Mamás, papás, prestad atención. Los aromas naturales son uno de los trucos más nuevos para esconder el glutamato. Tomad siempre la precaución de leer las etiquetas para así evitar este ingrediente oculto.

AROMAS ARTIFICIALES

Los aromas artificiales pueden ser miles de sustancias químicas generadas en un laboratorio. No te arriesgues a consumirlos. Intenta en lo posible evitar los aditivos químicos.

EDULCORANTES ARTIFICIALES

La mayoría de los edulcorantes artificiales actúan como neurotoxinas porque contienen aspartamo. Esta sustancia afecta a las neuronas y al sistema nervioso central. A la larga, los edulcorantes artificiales pueden provocar crisis neurológicas e infartos cerebrales. Si echas de menos el dulce, toma tanta fruta como te apetezca. La fruta combate las enfermedades y tiene potentes propiedades curativas.

ÁCIDO CÍTRICO

El ácido cítrico resulta muy irritante para el revestimiento estomacal y para el tracto intestinal, por lo que puede provocar mucha inflamación y gran cantidad de molestias si eres sensible a él.

El ácido cítrico (el aditivo) no es lo mismo que el ácido cítrico natural que contienen los cítricos. No debes confundirlos: los cítricos son alimentos curativos; el ácido cítrico aislado, sin embargo, deriva con frecuencia del maíz.

Abre bien los ojos, comprueba si aparece el ácido cítrico entre los ingredientes marcados en la etiqueta y evita los alimentos que lo incluyan, sobre todo si sufres cualquier tipo de dolor estomacal.

SUPLEMENTOS QUE DEBES EVITAR

Existen suplementos que se venden sin receta y que son estupendos. En esta sección, sin embargo, vamos a ver aquellos que, dependiendo de tu enfermedad, pueden no resultar apropiados para ti.

Cuando estás trabajando para limpiarte y curarte, es importante que analices cualquier suplemento que estés tomando. Si sigues con alguno que no esté entre los recomendados por el Médico Médium, sobre todo si está incluido en esta lista, quizá no obtengas los beneficios que deseas:

- Proteína de suero de leche en polvo.
- Aceite de pescado.
- Colágeno.
- Chlorella.
- Multivitamínicos.
- Suplementos para el pelo, las uñas o la piel.
- Suplementos glandulares.
- L-carnitina.
- Mezclas en polvo para los intestinos.
- Suplementos de hierro (que no sean vegetales; más abajo podrás ver alimentos ricos en hierro).
- Suplementos de ácido clorhídrico.
- Bicarbonato sódico por vía interna.
- Tierra de diatomeas.

A continuación, te explico por qué algunos de ellos van en contra de la curación (si deseas más información, consulta la sección entera dedicada a los protocolos de suplementos que encontrarás en el libro *Limpiar para sanar*).

L-carnitina

El aminoácido llamado carnitina es un combustible estupendo para todos los virus del herpes.

Y lo mismo podemos decir de otros virus que no pertenecen a esta familia. Tampoco es apropiado para las personas que padecen cáncer.

Debes tener cuidado con la L-carnitina. No la consumas nunca en forma de suplemento concentrado.

Suplementos glandulares

Los suplementos glandulares procedentes de animales son un alimento excelente para virus, bacterias y cánceres, porque todos ellos medran con las hormonas animales concentradas.

Ten cuidado cuando tomes suplementos que contengan concentraciones, por muy pequeñas que sean, de órganos o glándulas de vacuno o de cualquier otro animal. Este tipo de suplementos son esteroides de baja graduación y los médicos los recetan a menudo para los problemas de suprarrenales y de otras glándulas y órganos. Disminuyen la actividad del sistema inmunitario y pueden impedirle buscar virus y bacterias.

Proteína de suero de leche

La proteína de suero de leche es un subproducto lácteo que no te aporta nada positivo, pero sí que produce inflamación, ya que alimenta a los virus y las bacterias. Además, suele incluir glutamato monosódico.

De todas formas, si te gustan las proteínas en polvo, las que sí suelen ser seguras son las proteínas de calidad de cáñamo ecológico en polvo. Comprueba los ingredientes de la etiqueta antes de comprarlas, para asegurarte de que no contienen ninguno de los incluidos en este capítulo. Ten en cuenta que, si tienes sensibilidades o enfermedades del tracto intestinal como el crohn o la colitis, la proteína de cáñamo (junto con otras proteínas en polvo) puede irritar los revestimientos del aparato digestivo.

Suplementos de aceite de pescado

A estas alturas, la tendencia del aceite de pescado es ya imparable, sin embargo, es importante que la gente entienda qué es lo que está introduciendo en su cuerpo. Aunque no es malo tomar pescado salvaje de vez en cuando si te entusiasma, los suplementos de aceite de pescado son harina de otro costal. Podrías pensar que se trata de la misma cosa, pero lo cierto es que son muy diferentes.

El problema principal es el mercurio y las dioxinas, presentes en la mayor parte del pescado que se utiliza para elaborar estos suplementos. Cuando tomas pescado cuya carne contiene mercurio, este mineral tiene tendencia a establecerse fundamentalmente en el tracto intestinal, el hígado y la zona del estómago. Sin embargo, lo que sucede cuando consumes suplementos de aceite de pescado es otra historia mucho más peligrosa. Aunque los fabricantes aseguran que eliminan previamente el mercurio físico de los suplementos, esta aseveración es inviable e irreal.

En los peces, el mercurio se conserva fundamentalmente en los ácidos grasos omega volátiles, por eso, al procesar millones de peces para obtener el aceite, los niveles de mercurio alcanzan cotas sin igual. Lo que consigue realmente el proceso que siguen luego los fabricantes para intentar reducir el contenido en mercurio es desestabilizar este metal pesado tóxico. Con ello, se convierte en una versión homeopática mucho más fácil de absorber (para las personas interesadas en la homeopatía quiero explicar que, cuanto más diluyes una sustancia, más aumenta su frecuencia y más poder e influencia ejerce sobre el organismo).

Este mercurio concentrado que encontramos en los suplementos de aceite de pescado es capaz de atravesar la barrera hematoencefálica y penetrar con bastante facilidad en órganos sensibles, con lo que trastorna todo el organismo. También puede fortalecer y alimentar a virus y bacterias. Los suplementos de aceite de pescado te encaminan con rapidez al alzhéimer, la demencia y las enfermedades inflamatorias crónicas del cerebro.

Por desgracia, la moda del aceite de pescado avanza a todo trapo alimentada por la falta de información. Es poderosa, popular… y nociva, así que intenta evitarla por todos los medios. En lugar de suplementos de aceite de pescado, busca otros de omega vegetales, sin pescado y elaborados a base de algas.

Si en algún momento sientes que los argumentos a favor del aceite de pescado te empiezan a convencer, recuerda: ¡el aceite de pescado es el falso remedio milagroso de hoy en día! Ve con pies de plomo, porque no cumple lo que promete.

No pretendo con esto sembrar cizaña dando una información a contracorriente de lo establecido. Lo único que sucede es que no soporto elegir el camino más trillado y repetir la desinformación que circula por ahí, como si la popularidad lograra que algo fuera cierto. El objetivo de este libro es que mejores con la verdad.

Suplementos de hierro

Aunque el hierro, en la cantidad apropiada, es beneficioso, a los virus les encanta. Casi todos los casos de anemia provienen de una infección vírica leve, por eso debes evitar los suplementos de hierro que no sean de origen vegetal.

Aumenta la ingesta de hierro de forma natural comiendo espinacas, cebada verde, perejil, arándanos silvestres, uvas (negras, moradas o rojas), moras, cilantro, raíz de bardana (licuada), patatas (con la piel), col crespa (kale), brotes germinados, calabaza, pipas de calabaza, espárragos, orejones (albaricoques deshidratados) sin azufre y otras frutas, hortalizas de hoja verde, hierbas, alimentos silvestres y verduras que contengan cantidades relativamente altas de este mineral. Los virus no suelen consumir el hierro procedente de estas fuentes porque las frutas, las verduras de hoja, las hierbas, los alimentos silvestres y las verduras tienen propiedades antivíricas naturales.

«Tienes derecho a conocer plenamente todo lo que consumes y los efectos que produce sobre tu cuerpo. Tienes derecho a protegerte. Ya va siendo hora de que tengas voz y voto en lo que se refiere a las cosas que introduces en tu cuerpo; es un paso muy poderoso para recuperar la salud».

ANTHONY WILLIAM, Médico Médium

CAPÍTULO 20

Miedo a la fruta

Todos somos únicos: esta es una verdad que ya ha quedado establecida. Creo que todos estaremos de acuerdo en que cada persona es diferente y que también lo es su alma. Nadie se atrevería a defender que el alma de Hitler era igual que la de un santo.

Piensa en las rocas. Hay rocas sedimentarias, metamórficas e ígneas… y un montón de subtipos distintos dentro de cada uno de estos tres grupos principales. Cada tipo de roca se formó de un modo distinto, y lo mismo nos sucede a nosotros con las experiencias que vivimos y que conforman lo que somos. Las rocas tienen un aspecto diferente, se erosionan de distinta manera y no se comportan igual unas que otras. Si tuvieras que trepar por una pared de pizarra, por ejemplo, lo harías con mucho cuidado porque tiene tendencia a desgajarse, lo que te haría perder el agarre y caer al suelo.

Pensemos ahora en el agua: ¿crees que las diferentes empresas embotelladoras consideran que ofrecen lo mismo que las demás? Evidentemente, no, por eso los fabricantes de calidad superior gastan fortunas en anunciar los beneficios singulares de su marca. ¿Qué pasaría si comparáramos un vaso de agua potable con el agua del inodoro? ¿O con un charco de la autovía? ¿O con la nieve recién derretida de lo alto de una montaña inmaculada? ¿O con el agua de un acuario, de una bañera o de una piscina? Todas son H_2O, pero ¿son lo mismo? Ni en broma.

Esto es lo que sucede con el azúcar. No podemos unificar todos los tipos de azúcar y afirmar que son malos. No podemos decir, sencillamente, «es azúcar», y, sin embargo, eso es lo que ha hecho nuestra cultura.

En los últimos años ha aparecido una teoría importante según la cual los alimentos procesados favorecen la obesidad y muchos de ellos contienen una forma de jarabe de maíz. Esto desató de repente en la conciencia colectiva de la atención sanitaria un vendaval de rechazo hacia todos los azúcares, de manera que tanto los médicos naturistas como los convencionales le declararon una guerra bienintencionada. Como viste en el capítulo anterior, «Lo que no debemos comer», es cierto que el jarabe de maíz rico en fructosa no es beneficioso, pero la teoría de que es el único y directo responsable de la obesidad tampoco es cierta. Lo que está sucediendo realmente es que casi siempre que los alimentos procesados contienen jarabe de maíz llevan también manteca, aceites procesados, huevos, productos lácteos o gluten…, y da la impresión de que se les ignoró a todos ellos y se puso el foco en el jarabe. Además, el hecho de que este pueda favorecer ciertos problemas de salud no significa que todas las formas de azúcar sean automáticamente malas.

Y la baja inocente de la guerra contra el azúcar fue la fruta. De hecho, la palabra *fruta* se ha convertido casi en un insulto.

Esta situación ha llegado a un punto en el que para mí resulta casi peligroso escribir este capítulo. Suena estúpido, pero es verdad, porque lo que revelo sobre la fruta en las próximas páginas va contra la opinión generalizada hoy en día, va contra el condicionamiento del miedo a la fruta.

LA FRUTA NO ES EL PROBLEMA

Últimamente estamos viendo una moda que crece a toda velocidad: millones de personas con problemas de salud acuden a médicos, terapeutas, nutricionistas o sanadores y lo primero que oyen de boca de estos es: «Elimina la fruta de la dieta». Esto empezó en Estados Unidos y luego se abrió camino a países de todo el mundo.

Los médicos que practican la medicina oriental afirmarán que la fruta produce humedad en el cuerpo. Los que practican la medicina occidental dirán que la fruta empeora la cándida, los trastornos intestinales e incluso el cáncer. Los dietistas y nutricionistas dirán que favorece la diabetes y los problemas con la energía o la falta de esta. Los entrenadores físicos, por su parte, te informarán de que la fruta te hace subir de peso, que puede incluso provocar obesidad.

Esto no ha sido algo accidental. Hace relativamente poco se produjo un ataque deliberado para entorpecer y ralentizar el consumo de fruta. Empezando desde Estados Unidos, un puñado muy pequeño de profesionales de la salud recibió instrucciones de sabotearla y hasta el día de hoy se sigue reclutando a otros profesionales e indicándoles que deben evitar la fruta por orden superior de la industria de la salud.

En la actualidad, la mayoría de los profesionales sanitarios y las comunidades médicas no saben por qué asocian el azúcar de la fruta con los problemas de salud, ya que no existe ninguna evidencia, ningún dato, ningún estudio que lo respalde; sencillamente lo hacen. Por qué el sirope de maíz rico en fructosa cargó con todas las culpas y eso condujo a culpar al azúcar de la fruta es otro misterio, puesto que es un alimento procesado incorporado en otros alimentos procesados… y la fruta entera no lo es. Sin saber realmente por qué lo hacen, los profesionales sanitarios y las comunidades médicas han cogido el hábito de decirle a la gente que la fruta empeora todos sus problemas, incluidos la candidiasis, los hongos, el peso, el cáncer, la diabetes y los trastornos cardiovasculares e incluso dentales.

Sin embargo, veamos: ¿quién come realmente tanta cantidad de fruta? En las dietas normales, se está convirtiendo en una rareza. Aunque a veces se sigue tomando de vez en cuando un plátano o una manzana, lo más habitual es que la fruta sea el acompañamiento de otras cosas: las fresas en la tarta de fresa, por ejemplo, o unos cuantos arándanos glaseados nadando entre la mantequilla, el azúcar de caña y la manteca del pastel de arándanos.

Por tanto, ¿podemos afirmar que los millones de personas enfermas que hay en todo el mundo lo están por tomar de vez en cuando una manzana granny smith? ¿Podemos decir que los millones de personas que se sientan en el sillón del dentista con las muelas llenas de caries están así por la clementina que se tomaron en una fiesta? Lo cierto es que incluso las personas normales preocupadas por la ingesta de azúcar siguen consumiendo bastante más de cincuenta kilos de azúcar refinada al año. (Por cierto, la gente ni siquiera tiene que acudir al dentista por culpa del azúcar refinada. Los problemas dentales se deben a carencias de oligoelementos, metales pesados tóxicos, infecciones víricas y bacterianas leves crónicas, estancamiento y lentitud del hígado, incapacidad para producir la cantidad correcta de bilis, debilidad de las glándulas estomacales, baja producción de ácido clorhídrico para digerir y descomponer correctamente los alimentos, carencias nutricionales transmitidas por los padres y dietas ricas en grasa).

El azúcar de la fruta no es la culpable de las enfermedades. No es igual que el sirope de maíz rico en fructosa ni que los azucarillos que tomamos con el café. La fruta no enferma a la gente y con esto no quiero decir que la fructosa que ha sido procesada y separada de su fuente original sea un alimento ideal. La fructosa pura sigue siendo inocua, pero la fruta entera, llena de agua viva, oligoelementos, componentes antivíricos y antibacterianos, enzimas y con una pulpa rica en fibra es lo mejor para la salud.

En los últimos años, el consumo de fruta ha descendido notablemente en todo el mundo y esta situación no deja de empeorar cada año. De hecho, va a continuar haciéndolo no porque provoque ningún problema, sino porque se está escogiendo a propósito a algunos líderes del campo de la salud para minar la confianza de las personas con respecto a ella.

No confundas un kilo de fruta con un kilo de azúcar. Un kilo de azúcar es un kilo de azúcar, y un kilo de fruta es una combinación única de fitonutrientes que crean vida, que salvan la vida y que sostienen la vida, y de otras sustancias fitoquímicas que detienen las enfermedades y favorecen la longevidad.

La fruta no contiene mucha azúcar. Está compuesta por agua viva, minerales, vitaminas, proteínas, grasa, otros nutrientes, pulpa, fibra, antioxidantes, pectina… y un poco de azúcar. Si quisiéramos comparar cien kilos de azúcar refinada con la cantidad equivalente del azúcar que se consume con la fruta, estaríamos hablando de miles de kilos de fruta.

La propaganda del miedo a la fruta empezó a asentarse de verdad en el 2012. Aunque ya unos años antes había existido una cierta desconfianza con respecto a ella, fue en ese año cuando el miedo empezó a aferrarnos y la frase «la fruta es mala» se instaló en los hogares. Desde entonces, esta moda de odio a la fruta ha ido aumentando cada año, pero la tendencia no debería ser esa.

No te dejes engañar por los mostradores de fruta de los supermercados, ya que la mayoría se tira todas las semanas; los supermercados la compran más que nada para exhibirla. Aunque es cierto que algunas personas la compran y la consumen, son solo un pequeño porcentaje de la población, e incluso para ellas la fruta constituye un porcentaje diminuto de su dieta.

Antes de que la producción y la comercialización del azúcar refinada se convirtieran en una gran industria que ha conseguido que productos como el azúcar de mesa y el sirope de maíz rico en fructosa sean alimentos básicos de nuestra dieta, el ser humano confiaba en una fuente de vida fundamental: la fruta. Desde los albores de la humanidad, hemos dependido de ella, en todas sus variedades, para sobrevivir. El árbol de la vida era un símbolo ancestral de interconexión, fertilidad y vida eterna… precisamente por la fruta de este árbol legendario. La fruta es parte de nuestra esencia, un elemento básico de nuestro ser, y no podemos sobrevivir sin ella; de hecho, supera en importancia nutritiva a todos los demás alimentos. Sin embargo, el movimiento «de salud» actual en favor de las dietas bajas en hidratos de carbono y ricas en grasas (como la cetogénica) la ha introducido, dejando aparte unas pocas bayas, en la lista de especies amenazadas con el objetivo de lograr que se extinga. ¿Lo hace por rechazo?, ¿por ignorancia?, ¿por estupidez? Los que impulsan esta tendencia no son personas iletradas, sino profesionales hábiles y sumamente inteligentes, con títulos superiores en medicina y nutrición. Si aconsejan a sus clientes y pacientes que eviten la fruta, debe de ser porque así se lo han enseñado, por la falta de información que circula por ahí o por sus propios intereses selectivos.

¿Has oído hablar de la quema de libros? Si la guerra contra el azúcar continúa al ritmo actual, los frutales serán los próximos en arder. Si se detiene el consumo de fruta, todos nuestros huertos frutales ancestrales de todo el mundo acabarán quemados para poder usar la tierra para otra cosa. Esto cambiará el medioambiente de un modo muy destructivo; las abejas, las aves migratorias y la vida silvestre sufrirán mucho porque dependen de la fruta y de las flores de los frutales para sobrevivir.

FRUTA Y FERTILIDAD

Es importantísimo que las comunidades médicas empiecen a distinguir entre el azúcar de la fruta y el resto de los azúcares. De lo contrario, la guerra podría ser más peligrosa de lo que creemos; podría provocar bajas inocentes: las mujeres y el futuro de la humanidad.

Y es que, sin fruta, la fertilidad está amenazada. Hoy en día las mujeres están afrontando muchos problemas de infertilidad, y los médicos, nutricionistas, dietistas y asesores de salud bienintencionados no tienen ni idea de que, cuando les aconsejan que no tomen fruta, están favoreciendo sus dificultades para concebir. El aparato reproductor femenino es como un árbol en flor que necesita los nutrientes adecuados para dar fruto, y estos nutrientes los obtiene, efectivamente, de la fruta.

La fertilidad —y la salud en general— depende específicamente de la fructosa y la glucosa presentes de forma natural en la fruta, así como de las sustancias fitoquímicas ligadas a esos azúcares. El aparato reproductor femenino depende también de las docenas de componentes antitumorales, anticancerígenos, antivíricos y antibacterianos no descubiertos (y de muchísimos más componentes que aún no conoce la ciencia médica) que solo pueden encontrarse en la fruta, así como de sus polifenoles, de sus bioflavonoides, de la pectina que detiene las enfermedades, de sus vitaminas y de sus minerales esenciales. Estos elementos ayudan a detener el síndrome del ovario poliquístico, la enfermedad pélvica inflamatoria, los fibromas y la hipertrofia del aparato reproductor, ejemplos de las enfermedades que provocan una infertilidad misteriosa.

LENGUAJE FRUCTÍFERO

La Biblia menciona la fruta más de trescientas veces y lo hace por un buen motivo: porque la fruta es vital para la esencia de lo que somos. La humanidad existe gracias a la fruta que se recolectaba de los árboles desde el nacimiento de nuestra especie fue lo que nos permitió prosperar en este planeta.

La fruta es la palabra divina de la sabiduría. Durante miles de años, hemos utilizado términos relacionados con la fruta para expresar verdades poderosas. Hasta nuestros días han llegado expresiones como «el fruto de nuestro trabajo» o «el fruto del amor». También nos proporciona la idea de prosperidad, y así, en los negocios, hablamos de colaboraciones «fructíferas» y de proyectos que «dan su fruto». Los gurús de la motivación que enseñan a conseguir la independencia económica hacen referencia a procesos «de fructificación». Los niños son «fruto de las entrañas de su madre». Advertimos contra los peligros de la «fruta prohibida». Tanta referencia a la fruta en nuestro lenguaje cotidiano revela que, de algún modo, percibimos su importancia. Sin embargo, cuando solo nos conectamos con su significado, es como si le extrajéramos el azúcar, como si recibiéramos solo el dulce colocón de un chute de fructosa procesada y ninguno de los beneficios que nos aporta la fruta entera.

Si queremos recibir la auténtica sabiduría para la mente, el cuerpo, el espíritu, el alma y el corazón, tenemos que incorporar fruta verdadera y sin adulterar a nuestra dieta. Solo entonces podremos estar a la altura de todas esas frases que lanzamos al albur. Cuando la fruta se convierte en parte de lo que somos, nuestras vidas se vuelven mucho más fructíferas. ¿Por qué evitar el alimento que deberíamos consumir por encima de todos los demás? Comer la fruta completa puede convertirnos en seres más completos.

LAS RAÍCES ANCESTRALES DE LA FRUTA

En todo el planeta y desde hace miles de años, los seres humanos han estado cultivando fruta. En Asia, los melocotones y los cítricos tenían un significado histórico. En África, las naranjas, los dátiles y los higos eran importantísimos. En Rusia, las manzanas y las peras eran fundamentales. En Inglaterra lo eran las bayas y las uvas. En Oriente Próximo, los higos, los dátiles y los mangos ocupaban (y siguen haciéndolo) un lugar preferencial. En Sudamérica, los plátanos y las papayas han desempeñado desde siempre un papel fundamental en la salud y en la cultura.

Si nos remontamos hasta el jardín del Edén, observamos que la fruta era uno de los pilares de la dieta humana. Con el inicio de la agricultura y la civilización, y con el establecimiento de las rutas comerciales, aquellos que tenían la suerte de poder recibir fruta —emperadores, reyes, duques, condes, marqueses, barones, caballeros y faraones— eran los que vivían más años.

Como la realeza y la nobleza podían conseguir fruta durante todo el año, para ellos las enfermedades no constituían el problema que sí suponían para las clases más bajas. Los campesinos y el resto de la gente común tenían que subsistir a base de cereales, gachas, tasajos de carne y algunas verduras. Al pasar gran parte del año sin poder tomar ni una sola pieza de fruta, sufrían muchísimas carencias nutricionales.

El escorbuto, una enfermedad que la investigación médica ha atribuido a la deficiencia de vitamina C —aunque es también una deficiencia de otros nutrientes fundamentales que podemos encontrar en la fruta (y que la ciencia aún no ha descubierto)—, campaba a sus anchas entre estas clases bajas. Muchos morían también de raquitismo, una enfermedad que iba comiendo poco a poco los músculos y los huesos. Las infecciones sencillas eran también muy graves, y los tumores no cancerosos, que se alimentaban de proteínas, grasas y cereales, eran los responsables del sufrimiento de muchísimas personas en esa época..., y todo porque no tenían apenas acceso a la fruta.

Mientras tanto, los afortunados reyes del planeta vivían unas vidas más largas y saludables gracias a los sacrificios que hacían sus súbditos para traerles frutas de todo el mundo. Los reyes no tenían más que encargar naranjas, como nosotros podemos encargar una *pizza*, y las naranjas aparecían (por cierto, la *pizza* contiene más cantidad de azúcar de la que jamás podremos encontrar en la fruta). Estos gobernantes tenía la posibilidad de comer productos fuera de temporada y de disfrutar de lo mejor que podían ofrecer otras regiones, con lo que ingerían cientos de nutrientes clave para la salud y la vida.

COMER PRODUCTOS DE TEMPORADA... Y PRODUCTOS FUERA DE TEMPORADA

Esto me lleva a otro tópico: el de comer productos de temporada.

Esta tendencia tiene sus ventajas. La popularidad que ha alcanzado la moda de comer los productos que están en temporada hace que la gente se dedique a visitar mercados agrícolas en busca de frutas y verduras frescas. Evidentemente, se trata de una tendencia estupenda, pues no hay nada mejor que disfrutar de todas las bondades que nos trae cada estación del año. El inconveniente es que la que no está en temporada (es decir, la fruta que se transporta desde otras partes del país o del mundo) está adquiriendo mala fama. Algunas personas han empezado a pasar por alto las ofertas de moras en invierno o naranjas en verano porque no se corresponden con la estación del lugar en el que residen, y eso supone un crimen para su salud. Esta forma de pensar, que les hace recurrir a otros alimentos para rellenar la dieta, les impide acceder a una serie de nutrientes que les protegen contra las enfermedades. Y lo cierto es que esas frutas sí están en temporada… en los lugares donde se cultivan.

Si vivieras en Michigan y te fueras en otoño de vacaciones al sur de España, ¿ibas a rechazar las granadas frescas que encontrarías allí, aunque no estuvieran disponibles en las tiendas de tu ciudad? ¿No reconocerías que las distintas partes del mundo tienen diferentes temporadas de cultivo y diferentes variedades de productos? ¿No te permitirías disfrutar de esas delicias? El simple hecho de no estar de vacaciones no significa que debas ignorar las frutas que entran en tu ciudad procedentes de otros lugares. Así fue como sobrevivieron y prosperaron las clases dirigentes durante miles de años, y ahora su secreto de salud está al alcance de todo el mundo.

A algunas personas no les preocupa tanto el hecho de no estar en sintonía con las estaciones como el impacto medioambiental que supone el transporte de los productos desde su región de origen. Este planteamiento es comprensible, aunque, si la contaminación de este transporte es lo que te está retrayendo de comprar plátanos ecuatorianos, entonces tendrás que pensarlo dos veces cuando usas el coche, la lavadora, el ordenador o el móvil, cuando almacenas cosas en la nube, cuando vas a la peluquería, si casi toda la ropa que usas es nueva, cuando encargas cualquier cosa que te llevan a la puerta de tu casa… y tantas cosas más. Sería mucho mejor que recortaras el consumo en alguno de estos productos o servicios y te permitieras comprar peras de Nueva Zelanda o melones de México, los beneficios que esa fruta va a aportarle a tu salud bien merecen la pena.

Dicho esto, si prefieres eliminar todas las costumbres modernas de tu vida, no pienso impedírtelo. Sencillamente, sé consciente de que limitar el consumo de fruta aumentará tus probabilidades de enfermar y reducirá tu esperanza de vida.

LA VERDAD SOBRE LA MADURACIÓN

Otro error muy popular acerca de la fruta es que no merece la pena tomarla si se recogió cuando aún estaba verde para que pudiera aguantar el transporte y no estropearse en la tienda, pero lo cierto es que, si de verdad se hubiera cogido demasiado pronto para tener valor nutricional, no llegaría a madurar y te resultaría incomestible.

Los frutales y las plantas tienen una base de información inherente conectada con el cielo. Cuando registran una cantidad suficiente de horas en la temporada y las condiciones de cultivo son las correctas, la Fuente Suprema les envía la señal y los frutos entran en la fase de maduración. Llegados a este punto, pueden cogerse en cualquier momento, porque eso no evitará que maduren y puedan alimentar tu organismo.

Es cierto que esta idea no puede aplicarse a algunas frutas, como las bayas, que sí deben madurar en la planta. Otras frutas, sin embargo, como los mangos, los tomates y los plátanos, no tienen más que cruzar ese umbral de crecimiento concreto, con el que los agricultores suelen estar bien sincronizados, para encontrarse en condiciones de madurar.

HIBRIDACIÓN

No dejes que la hibridación, o cruce, te confunda ni te preocupe; no debes confundirla con la modificación genética y la creación de transgénicos. El injerto y la polinización manual son técnicas seguras que los seres humanos llevan utilizando desde hace miles de años para crear variedades nuevas de frutas. Son una adaptación y una evolución saludable del proceso de cultivo. Aunque es cierto que algunas de las variedades tradicionales de frutas pueden tener más nutrientes, no prescindas de las híbridas porque algunas de ellas son más nutritivas que las tradicionales. Las frutas híbridas siguen siendo unos prodigios preventivos, ya que son antivíricas y combaten el cáncer y otras enfermedades.

CONVIERTE LA FRUTA EN UN HÁBITO

La fruta tiene propiedades que ayudan a recuperar las glándulas suprarrenales, fortalece todo el sistema endocrino, repara el sistema vascular, restaura y limpia el hígado, ayuda a purgar el sistema linfático y revitaliza el cerebro e impide que se atrofie. No existe ningún otro alimento —ni ninguna pastilla— que mejore tantas funciones del organismo como ella.

La fruta mantiene a tu cuerpo en movimiento utilizando métodos que la ciencia ni siquiera ha empezado todavía a comprender. Es absolutamente necesaria, pues los seres humanos no podemos funcionar sin glucosa, el azúcar simple que el organismo obtiene mediante la descomposición de los alimentos. La glucosa alimenta el cerebro, el hígado, el sistema nervioso y las células de todo el cuerpo.

Si eres deportista —o una madre que tiene que desempeñar múltiples funciones tanto en casa como en la oficina—, el consumo de proteínas animales, frutos secos y verduras por sí solo no te permitirá rendir al máximo. Necesitas también alimentos que contengan azúcar, y el azúcar de mejor calidad es el de la fruta.

Si intentas eliminar todo el azúcar de la dieta, antes o después tu cuerpo te obligará a «hacer trampas» —porque todos y cada uno de los músculos del cuerpo funcionan a base de azúcar— y a comer algo que te aporte esa azúcar que necesitas. Lo más probable entonces es que caigas en la tentación de tomar algo que no te dé un plus de nutrición, como unas galletas, un poco de pasta o un trocito de chocolate.

Estarás mucho mejor si te habitúas a tomar fruta todos los días. Te ayudará a evitar las ganas de tomar dulce… y mejorará enormemente tu salud.

La fruta debe tomarse sola o con verduras, hierbas, alimentos silvestres u hortalizas de hoja verde crudas, porque tu estómago la digiere con gran rapidez y facilidad, igual que hace con otros alimentos vegetales crudos (algunas están incluso predigeridas); por el contrario, tarda bastante más en digerir las proteínas y las grasas porque le cuesta más procesarlas. La mayoría de la gente ya tiene problemas y dificultades con la digestión; aunque no se den cuenta de ello, no digieren bien lo que están comiendo. Por eso, cuando introduces en tu cuerpo un alimento como la fruta, que es muy fácil de digerir, encima de otro que está atascado en la parte de arriba del estómago esperando su turno, puede producirse un conflicto. La fruta va a querer hacer lo correcto: seguir su curso con suavidad, limpiar el tracto intestinal y descomponerse y asimilarse muy rápido, pero las proteínas y las grasas se lo impiden. En algunas personas, el resultado puede ser un ligero malestar y algo más de gases. Esto se debe solo a que las proteínas y las grasas no se están digiriendo bien y la fruta lo está evidenciando al intentar empujarlas por el estómago y el tracto intestinal; en esencia, la fruta está intentando acelerar la digestión. Aunque esto no ocasiona grandes daños, los pocos gases y las molestias que puede provocar este proceso quizá te quiten las ganas de tomar fruta…, y eso sería terrible. Por tanto, proponte tomar la fruta sola, en batidos o con hortalizas crudas de hoja verde o de otro tipo y espera un ratito para tomar cualquier otra clase de comida.

LA FRUTA COMBATE LAS ENFERMEDADES

Casi todos los profesionales sanitarios y los terapeutas médicos aconsejan a sus pacientes que eviten los azúcares procesados porque creen que el azúcar provoca obesidad. Y luego hay algunos que creen que el azúcar procesado podría alimentar el cáncer.

El problema es que muchas veces estos profesionales sanitarios consideran también la fruta como una fuente de enfermedades por culpa del azúcar que contiene.

La fruta no alimenta el cáncer, de hecho, es anticancerígena, pues combate el cáncer de una forma más eficaz que cualquier otro alimento. Casi todos los cánceres están provocados por una combinación de virus y toxinas, y la fruta es antivírica y depurativa. Todo enfermo de cáncer que elimine la fruta de su dieta estará renunciando a una de sus armas naturales más potentes contra la enfermedad.

Las verduras también combaten el cáncer, pero tienen solo un 25 por ciento de la efectividad de la fruta. Si los médicos te insisten en que elimines toda la fruta de tu dieta, deberás cuadruplicar tu ingesta de verduras para compensar. También supondrá una gran diferencia si incorporas hortalizas de hoja verde y hierbas.

Cuando los médicos advierten a los pacientes de cáncer que no deben tomar fruta, la paradoja es que el cáncer (y otras enfermedades) se alimenta de todos los alimentos que no sean frutas, hortalizas de hoja verde, hierbas, alimentos silvestres o verduras.

En los años sesenta se produjo una tendencia en favor de que los cocainómanos duplicaran su ingesta de vitamina C para proteger el cuerpo de los daños producidos por la droga. Cuanta más vitamina C tomaban, más cocaína suponían que podían utilizar. Lo que quiero decir con esto es que cuantas más tartas de chocolate, refrescos, proteínas animales, leche, queso, fritos, grasas y alimentos que no sean hortalizas de hoja verde, hierbas, alimentos silvestres ni verduras tomes, más deberás contrarrestarlos con una cantidad extra de manzanas, bayas, mangos, papayas, uvas, melones, kiwis, naranjas, productos vegetales, hierbas, hortalizas de hoja verde y similares para protegerte.

Si sigues tomando otros alimentos aparte de las frutas, hortalizas de hoja verde, hierbas, alimentos silvestres y verduras, no tienes ninguna garantía de poder resistir las enfermedades. Sin embargo, la incorporación de abundante fruta en tu dieta constituirá un paso positivo y proactivo para contrarrestar y prevenir los efectos cancerígenos del resto de tu alimentación.

El cáncer no puede alimentarse del azúcar de la fruta porque esta contiene una serie de componentes fundamentales antivíricos y antibacterianos, polifenoles (incluido el resveratrol) y otros antioxidantes. Estas sustancias, que matan las células cancerosas, no pueden separarse del azúcar de la fruta; van juntas formando equipo.

Las escasas (y deficientes) investigaciones que se han intentado hacer sobre el vínculo entre el azúcar y el cáncer se han realizado con sacarosa y sirope de maíz rico en fructosa, pero no ha habido una verdadera confirmación del resultado. Todavía no se ha hecho ningún estudio apropiado con una pieza de fruta ni con la mayoría de los alimentos que realmente alimentan el cáncer. Cuando se realicen estos estudios —si se hacen de forma ética y se informan correctamente—, se descubrirá que la fruta no es la culpable. Sin embargo, los rumores se propagan a toda velocidad y el miedo a la fruta amenaza con impedir que muchísimas personas puedan prevenir el cáncer y otros problemas de salud.

El cáncer está aumentando a un ritmo alarmante. Con una disminución tan grande del ya bajo consumo de fruta, no quiero ni imaginar adónde puede llegar; esta es otra metedura de pata que tendrán que pagar nuestros hijos y los hijos de nuestros hijos. Algunas cosas escapan a nuestro control, sin embargo, lo que sí depende de nosotros es asegurarnos de que las generaciones venideras sepan cómo mantenerse sanas y no caigan en las trampas de las modas pasajeras.

La fruta no solo combate el cáncer, sino que también mata todo tipo de virus y bacterias. Algunas frutas, como los plátanos, los arándanos silvestres, las manzanas, las papayas, las naranjas, los mangos y la pitaya roja (fruta del dragón) están entre los destructores de virus naturales más potentes de la tierra.

La fruta es también fundamental para la salud gastrointestinal, y esta salud es esencial para tener un sistema inmunitario saludable, ya que ningún patógeno (como los virus y las bacterias improductivas) que habite dentro del intestino es capaz de prosperar cuando tomas suficiente fruta. La pectina de las manzanas y la piel, la pulpa y la fibra de los higos y los dátiles, por ejemplo, son excepcionalmente eficaces para matar y eliminar todo aquello que no deba estar en el tracto intestinal, patógenos tales como los hongos, las lombrices y otros parásitos.

Si te preocupa la posibilidad de que el azúcar de la fruta pueda provocar candidiasis, consulta el capítulo 9. Comprobarás que, en primer lugar, el estómago digiere el azúcar de la mayoría de la fruta con tanta rapidez que, en en muy poco tiempo, pasa directamente al torrente sanguíneo, lo que significa que no llega a la mayor parte del tracto intestinal; en segundo lugar, la fruta mata bacterias, hongos improductivos y virus, con lo que la cándida se reduce porque la fruta le está ayudando a resolver la amenaza de los patógenos problemáticos (la cándida no es un problema importante por sí sola; los niveles elevados están indicando que hay alguna otra cosa en el organismo que no va como debiera).

Otro error es pensar que el azúcar de la fruta entorpece el funcionamiento del hígado. Este concepto no podría estar más equivocado, y lo único que demuestra esta tendencia es que hay algo que no funciona como debiera en nuestros sistemas médicos, tanto alternativos como convencionales.

¿Te parece que la denominación de hígado graso suena a una enfermedad producida por el azúcar de la fruta? No. La pieza de fruta que toman muy de vez en cuando la mayoría de los occidentales no es la causa de estas enfermedades y trastornos del hígado cada día más frecuentes.

Tal y como implica su nombre, el hígado graso es consecuencia del consumo de grasa. Casi todas las enfermedades del hígado están relacionadas con el consumo de proteínas y grasas, porque los virus prosperan en aquellos entornos donde abundan. El problema es que muchos alimentos grasientos son también ricos en azúcares nocivos, y no me refiero solo a los más evidentes, como las magdalenas y los helados, sino también a la leche entera (que mezcla la grasa de la mantequilla y la lactosa), un filete de hamburguesa con el pan que suele acompañarlo (grasa e hidratos de carbono) y las patatas fritas (empapadas en aceite) con kétchup (lleno de azúcares añadidos).

En algún momento los profesionales sanitarios llegaron a la conclusión equivocada de que la fruta perjudica al hígado porque contiene azúcares naturales. Sin embargo, la mejor forma de conseguir mejorar una enfermedad del hígado o una hepatitis C es alimentarse exclusivamente a base de frutas, hortalizas de hoja verde, hierbas, alimentos silvestres y verduras. Esta es la respuesta al sufrimiento de los pacientes con problemas hepáticos.

Hablando del hígado, la hipoglucemia suele surgir cuando el hígado pierde su provisión de glucosa debido a una dieta demasiado rica en grasas y proteínas, y entonces deja de funcionar correctamente. En este caso, el culpable no es el azúcar, especialmente el azúcar de las manzanas, las bayas, las naranjas, los melones, los plátanos, los mangos, las papayas, los kiwis y el resto de las frutas dulces y deliciosas. La fruta protege al hígado aportándole las reservas de glucosa que necesita para funcionar, prevenir las enfermedades y estabilizar el nivel de azúcar en sangre.

Quizá te preguntes por qué me dedico a defender la fruta con tanto apasionamiento. ¿A quién le importa si los profesionales sanitarios les dicen a sus pacientes que deben evitarla y se termina con el consumo de fruta? Nos debe importar a todos y todos debemos defenderla, porque es básica para la salud de la humanidad.

Es imperativo que las mujeres coman suficiente fruta para evitar la fatiga, el cáncer, los tumores, los virus, la enfermedad pélvica inflamatoria, el síndrome del ovario poliquístico, la endometriosis, los fibromas y otras enfermedades. Es importante para el futuro de nuestros hijos, que actualmente están recibiendo el mensaje de que no deben tomar fruta.

Si lo que quieres es que tu hígado, tus riñones y tu páncreas se vengan abajo, entonces adelante, atiende a los consejos que te dicen que debes seguir una dieta rica en grasas y proteínas y evitar la fruta. Yo no defiendo ningún programa alimentario concreto, ninguna dieta ni ningún sistema de creencias nutricionales; no estoy en contra de los alimentos de origen animal ni de las grasas y proteínas vegetales. Lo único que digo es que, si los productos animales y las grasas y proteínas vegetales ocupan completamente el lugar de la fruta en tu dieta, a la larga acabarás careciendo de los nutrientes suficientes para proteger tu salud.

La fruta es un elemento fundamental para superar las enfermedades. Llevo más de treinta años comprobándolo con muchas personas, pero no te sientas atascado si en estos momentos no puedes tomarla porque hay otras formas de curarse: puedes recurrir a las patatas como segunda mejor opción de alimento productor de glucosa; la calabaza y los tomates, que en realidad son frutos, son otras posibilidades; las batatas y la miel cruda también te ayudarán. Si estás en un estado crítico y necesitas una alternativa a la fruta, ya sea porque no tienes acceso a ella o por cualquier otra razón, el protocolo de la monodieta de patatas que encontrarás en el libro *Limpiar para sanar* podría ser la respuesta (en ese libro encontrarás más información).

Deja de preocuparte. La fruta es nuestra amiga y no provoca enfermedades, al contrario, es uno de los alimentos más eficaces para prevenirlas, matar patógenos y reparar el organismo.

LA FRUTA, FUENTE DE LA JUVENTUD

Reflexiona un momento: el conjunto de la sociedad consume menos fruta y más grasas y proteínas que nunca, y la esperanza de vida y el consumo de fruta están disminuyendo a la vez. No es una coincidencia.

Hoy en día, el término *longevidad* goza de gran popularidad. Todo el mundo quiere conocer el secreto para vivir más, sin embargo, muchísimas personas están cegadas por una mentalidad antiazúcar y son incapaces de ver la realidad: la fruta puede garantizarnos una vida más larga.

El alzhéimer, la demencia, la pérdida de memoria y las enfermedades neurológicas como el párkinson y la esclerosis lateral amiotrófica pueden prevenirse tomando fruta. Y esto es así gracias a que la fruta no solo previene estas enfermedades, sino también la oxidación, que es el proceso que nos envejece. Se trata del mismo proceso que hace que la carne picada se ponga marrón tras una larga exposición al oxígeno y que nuestros músculos se estropeen como consecuencia del envejecimiento y la oxidación. Todos nos oxidamos un poco cada día…, a menos que hagamos algo para evitarlo, y la mejor forma de hacerlo es tomar alimentos ricos en antioxidantes, y, de esos, los más abundantes con diferencia son las frutas. Los antioxidantes de la fruta pueden incluso revertir el envejecimiento.

La fruta más potente del planeta son los arándanos silvestres, aunque la ciencia no ha conseguido acceder aún a todas las propiedades curativas y adaptógenas que poseen. Son el alimento más rico en antioxidantes que podemos conseguir, tienen la capacidad de prevenir y revertir las enfermedades y son el alimento más poderoso que existe para el cerebro. La mata crece como una planta herbácea y el fruto tiene la potencia de una hierba medicinal.

En ocasiones se pueden encontrar congelados. También puedes buscar cualquier variedad de arándano silvestre comestible que crezca en la zona del mundo en la que vivas (y no rechaces otras bayas nativas comestibles locales). Si no encuentras arándanos silvestres frescos o congelados, opta por los pulverizados.

No debes confundirlos con sus primos cultivados: aunque es cierto que los arándanos cultivados (de mata alta) son un alimento nutritivo, no son un superalimento como los silvestres (de mata baja). Cada arándano silvestre contiene información de miles de años de supervivencia, de modo que cada arándano que consumas permitirá que esta sabiduría entre en tu cuerpo y te ayude a adaptarte a los tiempos tan cambiantes que vivimos hoy en día.

Los arándanos silvestres nos llevan a otro punto crucial: los que están contra la fruta tienden a afirmar que, con el tiempo, la hemos hecho demasiado dulce y que, con ello, se ha echado a perder; afirman que antiguamente no era dulce. Bueno, pues en el arándano silvestre tenemos un registro prehistórico del dulzor de la fruta, así que probar uno desmonta al instante la teoría de que la fruta no era dulce, porque los arándanos silvestres son más dulces que los cultivados. Esta fruta, que tiene miles de años de antigüedad, es una prueba viviente y nos permite sacar una conclusión acertada: las frutas antiguas eran más dulces que las que cultivamos ahora. Y por todo lo que has leído en este capítulo, ya sabes que el dulzor es un valor positivo.

Otras personas no consumen fruta hoy en día argumentando que no es suficientemente dulce. El bajo dulzor de parte de ella hace que a mucha gente le resulte incluso «asquerosa»… porque mucha de la que encontramos hoy en día es ácida, astringente, acuosa, sosa y granulosa, ya que se eligen unas variedades determinadas que aguanten mucho tiempo, puesto que muy poca gente la compra. Esa falta de dulzor es también el motivo de que haya que añadir una o dos tazas de azúcar a la tarta de manzana o a cualquier otro postre de frutas. Aunque se tiene la idea de que la fruta es dulce, no lo es tanto como le gustaría a la gente. Esto es justo lo contrario de lo que predican los miembros de la industria sanitaria que odian la fruta. Sin embargo, un puñado de arándanos silvestres maduros es tan dulce como un caramelo y repito una vez más que esas plantas tienen miles de años de antigüedad.

Si eres defensor de la dieta carnívora y te dicen que no debes comer fruta, has de saber que, cuando es la carne la que define tu dieta, vas a recibir más azúcar de ella que de las frutas sosas y poco dulces que tomes de vez en cuando. Esto se debe a que actualmente la carne tiende a ser más dulce que algunas frutas gracias a la glucosa de la sangre del animal. Y, cuando la cueces, estos azúcares se caramelizan en combinación con las grasas. La fruta, sin embargo, no hace falta cocerla, se puede tomar fresca y cruda (ten en cuenta que la glucosa de la sangre no tiene la forma antivírica y antibacteriana de la de la fruta; la de la carne no está llena de antioxidantes y componentes antienvejecimiento y el alto contenido en grasa te impide acceder a su utilidad).

La gente está tan acostumbrada a distintos tipos de dulces que la fruta puede no resultarle atractiva de inmediato. Las variedades a las que estamos acostumbrados tienden a no ser tan dulces como los caprichos a los que recurrimos a menudo, de modo que algunas personas necesitan reducir esos caprichos para aclimatarse a los sabores sutiles y dulces de la fruta. Otra clave para que te resulte más fácil acercarte a ella es empezar a prestarle atención: cuando sabes lo que tienes a tu alcance, seguro que encuentras algunas variedades deliciosas y más dulces.

A lo largo de nuestra vida hacemos un número limitado de comidas. En el caso de una persona media con una vida media (que es más corta de lo que solía ser), son aproximadamente ochenta mil. Como la fruta es cada vez menos popular, puede suponer aproximadamente diez mil de ellas…, quince mil si tienes suerte. Por ello, a menos que las hortalizas de hoja verde y de otros tipos y las hierbas compensen la mayor parte de la diferencia, estarás perdiendo muchas oportunidades de nutrición.

Si lo que buscas es el bienestar y la longevidad, cada comida que hagas debe aportar su granito de arena. Una de las mejores formas de conseguirlo es tomar más fruta… y no ser absorbido por la moda antiazúcar. La fruta es la verdadera fuente de la juventud.

HAZTE AMIGO DE LA FRUTA

El viejo dicho inglés de que una manzana al día aleja al doctor menciona una pieza de fruta por un motivo concreto. No dice que un huevo al día, ni un filete al día, ni una pechuga al día alejen al doctor.

Con esto no quiero decir que la gente deba dejar de tomar pollo o carne, a lo que me refiero es a que la fruta es la base de la salud… y que esto es algo que ya sabíamos hace mucho tiempo.

En el caso de muchas personas, lo que toman será más bien una manzana al mes…, y esa manzana es la estructura básica de todo el bienestar que conservan.

Muchos de nosotros vivimos en un mundo en el que podemos conseguir fruta durante todo el año, una fruta que tiene el poder de curar las enfermedades, prevenirlas, endulzarnos la vida, darnos energía y permitirnos recuperar el control de nuestra existencia. Como ya he dicho anteriormente, la mayoría de las modas en salud no adquieren popularidad porque funcionen. La creencia de que todos los azúcares son iguales es una de estas tendencias poderosas que está creciendo a gran velocidad y que ha conseguido poner a muchos profesionales de la salud en contra de la fruta.

Los creadores del miedo a la fruta y aquellos que la odian en el mundo de la salud no la entienden. No saben que se debe comer cuando está madura, desconocen el sabor que debe tener ni lo que ofrece, ignoran cómo incorporarla a la dieta con los demás alimentos y no saben cómo usarla para que sea una herramienta curativa. Esta falta de conocimientos es, en parte, el motivo de que la eliminen. Le tienen miedo… porque no la comprenden. Además, el hecho de no poder entenderla puede dañar el ego de un profesional que la odia, por eso generan miedo a su alrededor. La descartan considerándola mala y dañina en lugar de aprender a utilizarla, incluso en beneficio propio. Difunden a otros profesionales sanitarios este mensaje propagandístico de miedo a la fruta, en ocasiones mediante campañas pagadas por la industria, y no dicen jamás: «No sabemos cómo se usa la fruta como herramienta curativa». A su vez, esos otros profesionales sanitarios tampoco aprenden a usarla para curar, y con este ciclo la fruta acaba debajo de las ruedas del camión, junto con las personas enfermas.

Si seguimos avanzando a este ritmo, llegará un momento en que se prohíba la fruta. Tendremos que camuflar los arbustos de frambuesas para que no nos los confisquen y escondernos en los armarios para tomar unas ciruelas, a menos que la fruta haga su reaparición. Si esto último sucede, será gracias a lectores como tú, que se tomaron en serio esta información y consiguieron el cambio.

Cuando oigas decir a algún amigo o terapeuta que deberías evitar el consumo de fruta, recuerda lo que acabas de leer. No es culpa suya que esté propagando una idea errónea; sencillamente, se ha montado en el tren de la moda de la desinformación sobre la fruta. Conserva el sentido común y no dejes que ese tren te lleve. Ahora ya conoces la verdad.

CAPÍTULO 21

Guía básica de los protocolos de suplementos

Antes de entrar de lleno en los protocolos de suplementos de la segunda y la tercera parte del libro, asegúrate de leer completamente este capítulo para así interpretar correctamente las listas.

Si te estás preguntando si te vendrá bien tomar suplementos, debes saber que los que se recomiendan en este libro son un paso opcional. Si para curarte prefieres centrarte en los alimentos (añadiendo los que te son útiles y eliminando los problemáticos), adelante. La depuración curativa de 28 días que encontrarás en el capítulo 22 es otra opción. No tienes por qué entrar en la «Tierra de los Suplementos» si no te apetece. De todas formas, no te cierres a ellos por si en un futuro sufres síntomas y dolencias.

Los protocolos que se indican en este libro son para aquellas personas que están buscando algo más, otras opciones, porque no entienden su situación. Si ese es tu caso, ponte a escarbar en este tesoro de listas de suplementos especializados para los distintos síntomas y dolencias que se analizan en este libro. Es importante que sepas que nuestras carencias son una de las mayores causas de nuestras enfermedades. El zinc, por ejemplo, es hoy día prácticamente inexistente en la comida y su carencia disminuye la actividad del sistema inmunitario, así que siempre tenemos necesidad de

él. También albergamos un montón de metales pesados tóxicos y la espirulina es fundamental para eliminarlos.

Los suplementos de todas las listas de la segunda y la tercera partes del libro están en orden alfabético, y no necesariamente de importancia. La excepción es el zumo de apio, que verás en cabeza en cada lista. Ten en cuenta que la investigación y la ciencia médica todavía no han descubierto todo lo que hacen esos suplementos en favor de tu cuerpo y tu cerebro. Aunque tienen unos pocos en su radar, la capacidad de muchos de ellos para recuperar la salud es completamente desconocida y sus beneficios son muy superiores a lo que nadie imagina.

A lo largo de todos estos años de ayudar a tanta gente a curarse, el Espíritu de la Compasión me ha dicho siempre que saber la causa verdadera de la enfermedad es tener la mitad de la batalla ganada. Saber qué hacer, qué tomar y cómo aplicar estas herramientas es tener la otra mitad. A lo largo de este libro has ido conociendo las causas verdaderas de docenas de síntomas y dolencias. Ahora ya sabes por qué la población se está enfrentando a esta epidemia de enfermedades crónicas, y también has descubierto cómo afrontarla. Las opciones de suplementos que indico son herramientas poderosas para ayudarte a abordar el porqué y ganar la batalla.

Si tienes cualquier pregunta que no se responda en este capítulo —y si quieres encontrar protocolos de suplementos para más de doscientos síntomas y dolencias—, consulta el libro compañero de este, *Limpiar para sanar*.

CONSEJOS FUNDAMENTALES PARA INTERPRETAR LAS LISTAS DE SUPLEMENTOS

Estos consejos fundamentales te ayudarán a interpretar los protocolos de suplementos de la segunda y tercera parte:

- Cuando veas el término *cuentagotas*, significa toda la cantidad de suplemento líquido que entre en el cuentagotas cuando aprietas la goma. Es posible que solo se llene hasta la mitad: eso se considera un cuentagotas.

- Hay algunos suplementos en los que las dosis se dan en gotas. Asegúrate de comprobar cuidadosamente si pone *gotas* o *cuentagotas*.

- La mayoría de los siguientes suplementos líquidos y en polvo deben tomarse disueltos en agua. Comprueba las instrucciones en la etiqueta.

- En lo que respecta a las tinturas herbales, debes buscar activamente versiones sin alcohol (evita también la palabra *etanol*).

- Cuando veas en una lista varias tinturas herbales, puedes mezclarlas con 30 mililitros (una onza) o más de agua y tomarlas juntas.

- Lo mismo sucede con las infusiones: si se indican varias para tu síntoma o dolencia, puedes mezclar las hierbas para preparar una infusión o juntar unas cuantas bolsitas diferentes.

- Una taza de té equivale a 1 bolsita o a entre 1 y 2 cucharaditas de hierba.

- Algunas de las dosis se indican en miligramos. Si no encuentras cápsulas que coincidan con las sugerencias exactas, intenta conseguir las que más se acerquen a ellas.

- Todas estas dosis son para adultos. Para averiguar lo más apropiado para un niño, consulta con el médico.

- Cuando veas la indicación *al día*, significa que debes tomar la dosis indicada del suplemento en el transcurso del día, pero puedes elegir cómo hacerlo. Puedes tomar la dosis entera una vez al día o, si tienes mucha sensibilidad, puedes dividirla en varias veces. Por ejemplo, si se indica que debes tomar 2 cucharaditas de zumo de hierba de cebada en polvo al día, puedes poner ambas cucharaditas en un batido o tomar 1 en el de la mañana y otra disuelta en agua por la noche.

- Cuando veas *dos veces al día*, eso significa tomarlo dos veces a cualquier hora del día, siempre y cuando haya una separación de al menos cuatro horas entre ambas tomas. Si algún día te saltas una de las tomas, intenta empezar otra vez al siguiente.

POR DÓNDE EMPEZAR

Cuando hayas encontrado tu síntoma o tu dolencia en la segunda o la tercera parte del libro, no hace falta que tomes todos los suplementos que se indican para él. Si tienes mucha sensibilidad, puedes probar a tomar uno al día. Si no, puedes juntarlos todos en tu régimen diario. Como punto intermedio, puedes elegir un par de ellos para empezar y luego ir avanzando a partir de ahí. El zumo de apio es siempre un buen punto de partida. Aparte de eso, si en tu lista aparecen la vitamina B_{12}, el zinc, la vitamina C o la melisa, incorpóralos. Luego, si estás preparado para seguir avanzando y tu lista contiene espirulina, curcumina, uña de gato o L-lisina, añádelos en el siguiente paso. Más tarde, si no estás obteniendo de estos suplementos lo que deseas, puedes añadir algunos más de la lista. Y siempre puedes tomar una cantidad más pequeña que la dosis indicada si crees que tienes sensibilidad a ellos.

También puedes mezclar suplementos de las distintas listas del libro. Cualquiera de los indicados es una posibilidad si tu sentido experto de las necesidades de tu cuerpo o la recomendación de tu médico te dicen que lo hagas. Todos son útiles para los problemas crónicos de salud.

(Cuando hablo de personalizar un protocolo de suplementos, no me estoy refiriendo a incorporar otros que no estén incluidos en los que recomiendo en este libro o en su compañero, *Limpiar para sanar*. En un momento hablaré más de ello).

Si sufres más de un síntoma o dolencia y quieres saber por dónde empezar, escoge aquel que te esté condicionando más la vida. Por ejemplo, si el síndrome de fatiga crónica te está machacando y eso es lo que te parece más urgente, puedes centrarte en los suplementos que se indican para él al final del capítulo 3, «Virus de Epstein-Barr, síndrome de fatiga crónica y fibromialgia». Con el tiempo, quizá descubras que estar trabajando sobre un problema atiende también otro. También puedes,

al cabo de un tiempo, dejarlo y centrarte en una lista de suplementos diferente.

DOSIFICACIONES

Tienes plena libertad para empezar con una dosis mucho menor de cualquiera de los suplementos que se indican en los protocolos de este libro. Incluso con una mucho más pequeña de estos suplementos de tanta calidad obtendrás más beneficios para tu salud que con una gran cantidad de ingredientes de otro de menor calidad. Si eres sensible, utiliza tu propia experiencia o tu intuición curativa o consulta con tu médico qué dosis puede manejar tu cuerpo.

NIÑOS

Las dosis que se indican en los protocolos de suplementos de cada capítulo son para adultos. Si te estás planteando la posibilidad de usarlos con un niño, consulta con su médico para saber qué es lo seguro y apropiado.

La cantidades pediátricas de zumo de apio se indican en la tabla que encontrarás en este mismo capítulo.

LA CALIDAD IMPORTA

Constantemente me preguntan cuál es la forma más eficaz de un suplemento concreto y si eso realmente importa. Pues sí, importa y mucho. Existen diferencias sutiles y en ocasiones fundamentales entre los distintos tipos de suplementos disponibles que pueden afectar a la rapidez con la que muere tu carga vírica o bacteriana o incluso si llega a hacerlo o no, si el sistema nervioso central se repara a sí mismo y a qué velocidad lo hace, lo rápido que se reduce la inflamación, el tiempo que tardan los síntomas y dolencias en curarse y si puedes eliminar de forma segura los metales pesados tóxicos o no. La variedad del suplemento que elijas puede hacerte progresar o impedírtelo. Para acelerar la curación necesitas los tipos correctos de suplementos. Por estas razones tan importantes, en mi página web (www.medicalmedium.com) te ofrezco una guía de las mejores formas de cada suplemento que se indican en este libro.

Observarás que casi todos los elementos de las listas son una única hierba o suplemento. Existe un buen motivo para ello… y lo encontrarás en el libro *Limpiar para sanar*. Cada uno de los suplementos de estas listas contiene poderes divinos para ayudar a tu cuerpo a curarse. Tu hígado, un centro de procesamiento del cuerpo, es capaz de entender cada uno de ellos y sabe cómo usarlo.

Un consejo muy potente y no descubierto es la posibilidad de tomar estos suplementos con una pieza de fruta (un plátano, por ejemplo) o incluso con patata, batata, calabaza, miel cruda, jarabe de arce puro o agua de coco (que no esté rosa ni roja). El azúcar natural es el que transporta por el torrente sanguíneo las vitaminas, los minerales y demás nutrientes para ayudarles a encontrar el lugar al que deben ir, así que tomar los suplementos con azúcares naturales te asegura que tu centro de procesamiento del hígado y otras partes del cuerpo pueden llegar a utilizarlos (existe una excepción a este consejo: el zumo de apio, que debe tomarse solo).

SUPLEMENTOS QUE DEBES EVITAR MIENTRAS TE ESTÁS CURANDO

Ten mucho cuidado con los suplementos que no se recomiendan en la serie de libros del Médico Médium, pues muchos contienen ingredientes perjudiciales. Como ya viste en el capítulo 19, «Lo que no debemos comer», algunos como el aceite de pescado y las proteínas de suero de leche en polvo

pueden entorpecer tu curación porque alimentan a los patógenos que crean los síntomas y dolencias que hemos ido viendo a lo largo de este libro. Es decir, los suplementos que no sean los que recomiendo pueden estar empeorando tus problemas. Si sigues tomando alguno de ellos mientras trabajas para limpiarte y curarte, es posible que no obtengas los beneficios que deseas.

DURANTE CUÁNTO TIEMPO

El tiempo que deberás tomar estos suplementos depende de factores como la carencia que tengas (en aspectos que los análisis de sangre no pueden ni siquiera determinar) y los virus que albergues (lo que significa qué tipos de infecciones víricas leves, no detectadas ni diagnosticadas padezcas), así como la cantidad de metales pesados tóxicos que tengas en el cerebro y en el hígado, lo agotados de glucosa y sales minerales que estén tus órganos, cuánta inflamación misteriosa experimentes como consecuencia de infecciones víricas y bacterianas leves y no diagnosticadas y lo debilitados que estén sus sistemas orgánicos, todo lo cual existe sin que se detecte en la consulta del médico. Es posible que seas de esos que dicen: «Mi médico me ha examinado. No tengo carencias. No me ha dicho nada acerca de los metales pesados. ¿Por qué tendría que tomar suplementos?». El problema es que un médico no dispone de la formación ni de las herramientas necesarias para ver todos los factores que están detrás de las enfermedades crónicas. Aunque te haya examinado, ¿persisten tus síntomas y dolencias? Eso significa que deberías seguir con los suplementos para abordar los trastornos subyacentes.

Las otras medidas que estás tomando para cuidarte —es decir, recurrir con regularidad a las opciones de limpiezas del Médico Médium y apoyarte en otros momentos incorporando a tu dieta alimentos curativos, disminuyendo las grasas y evitando los elementos tóxicos y los alimentos problemáticos— marcarán una gran diferencia en tu periodo de curación. Y también lo hará el tiempo que lleva tu cuerpo luchando con la enfermedad y el que llevabas sufriendo cuando empezaste con tu plan de curación. Cada persona tiene un proceso de curación y un periodo de tiempo diferentes. Es posible que hayas pasado mucho tiempo enfermo, en cuyo caso los suplementos son estupendos para mantener el progreso crítico después de curarte. Aunque te sientas mejor, te estés recuperando y tus síntomas concretos vayan desapareciendo, es importante que sigas con los suplementos.

EMBARAZO Y LACTANCIA

Toda mujer embarazada debería consultar con su médico antes de tomar ningún tipo de suplemento.

Si eres madre lactante y sufres síntomas o dolencias, puedes utilizar cualquiera de los suplementos indicados en estas páginas. Si tienes alguna pregunta acerca de su uso en tu situación concreta, consulta con tu médico.

EL ZUMO DE APIO COMO MEDICINA

En todas las listas de suplementos de la segunda y la tercera parte del libro verás una cantidad recomendada de zumo de apio fresco. Como ya vimos por encima al principio de la cuarta parte, el zumo de apio es una medicina muy potente que mejora todo aquello que haces bien en tu vida.

A la hora de tomarlo, debes seguir las mismas indicaciones de siempre:

- Zumo de apio fresco, solo, no adulterado y sin licuar. No le añadas hielo, zumo de limón, vinagre de sidra, colágeno ni ningún otro complemento. Además, por

muy beneficiosos que puedan ser los zumos verdes, no son un sustituto para el de apio puro.

- Zumo significa zumo. Beber apio batido sin colar la pulpa no aporta los mismos beneficios. En el capítulo «El debate entre zumos y fibra» del libro *Limpiar para sanar* encontrarás más información de los motivos.

- Fresco significa fresco. Preparar una bebida con apio en polvo reconstituido no aporta los beneficios correctos, ni tampoco el zumo de apio pasteurizado o HPP (pasteurización hiperbárica). Cualquier licuadora sirve para prepararlo y también puedes comprarlo fresco en lugar de hacerlo tú mismo, aunque lo mejor es tomarlo recién hecho. Si no puedes beberlo justo después de licuarlo —por ejemplo, si vas a tomar un segundo vaso ese mismo día—, no pasa nada. Refrigéralo en un recipiente hermético, pues se conserva durante veinticuatro horas. En el capítulo 17, «La salud del tracto gastrointestinal», explico por qué.

- Toma el zumo de apio fresco con el estómago vacío. Si has bebido algo de agua o zumo de limón antes, espera al menos entre quince y veinte minutos, o, mejor treinta, antes de tomar el de apio. Cuando lo termines, espera al menos entre quince y veinte minutos, o mejor treinta, antes de consumir cualquier otra cosa.

- Si vas a tomar zumo de apio en el transcurso del día, deja que pase tiempo suficiente para que se digiera cualquier cosa que hayas comido. Si tu último tentempié o comida fue rico en grasa o proteínas, es preferible que esperes un mínimo de dos horas, a ser posible, tres, antes de tomarte el zumo. Si comiste algo más ligero, como fruta, verduras, patatas o un batido de fruta, puedes tomarlo al cabo de una hora.

- Si estás tomando una medicación recetada por el médico, puedes hacerlo antes o después del zumo de apio, dependiendo de si debes tomarla con el estómago vacío o con comida (por favor, ten en cuenta que si debes acompañarla de comida, el zumo de apio no cuenta como tal). Si tomas primero la medicación, intenta esperar al menos entre quince y veinte minutos, a ser posible, treinta, antes de beber el zumo de apio. Si tomas primero el zumo, intenta esperar al menos entre quince y veinte minutos, a ser posible, treinta, antes de tomar la medicación. Para cualquier otra pregunta o duda, consulta con tu médico.

- En lo que respecta a los otros suplementos de estas listas, debes evitar tomarlos con el zumo de apio. Aunque a estos no les afecta, el zumo de apio va mejor sin la mayoría de ellos. Es preferible esperar a tomarlos al menos entre quince y veinte minutos, a ser posible, treinta, después de haber terminado el zumo.

- Si tienes cualquier otra pregunta relativa a cómo introducir el zumo de apio en tu vida, el libro de la serie del Médico Médium *Zumo de apio* está totalmente dedicado a dar respuestas y te está esperando.

Cantidades de zumo de apio para niños

A la hora de elegir las cantidades de zumo de apio para los niños, puedes consultar esta tabla.

Son los mínimos diarios recomendados. Puedes darle menos si consideras que eso es lo mejor para tu hijo, o también más. No debe preocuparte la posibilidad de que superar estos mínimos vaya a ser perjudicial.

EDAD	CANTIDAD
6 meses	30 mililitros o más
1 año	60 mililitros o más
18 meses	90 mililitros o más
2 años	120 mililitros o más
3 años	150 mililitros o más
Entre 4 y 6 años	Entre 180 y 210 mililitros o más
Entre 7 y 10 años	Entre 240 y 300 mililitros o más
A partir de 11 años	Entre 360 y 480 mililitros

TERAPIAS DE CHOQUE DEL MÉDICO MÉDIUM

En algunos de los protocolos de suplementos de la segunda y la tercera parte de este libro verás que se indican como opciones la terapia de choque de zinc y la terapia de choque de vitamina C del Médico Médium. Son unas herramientas curativas muy potentes para reconstruir el sistema inmunitario, porque lo alimentan con lo que necesita para combatir una infección, ya sea una dolencia que aparece por primera vez o una recaída.

Estas terapias de suplementos pueden resultar especialmente útiles para el resfriado y la gripe, las infecciones de las vías urinarias, los orzuelos, las calenturas (herpes simple 1), el herpes simple 2, el herpes zóster, las erupciones, la tos, el dolor de garganta, las infecciones de los senos paranasales, las infecciones pulmonares, las escaras y la mononucleosis.

Terapia de choque de zinc del Médico Médium

La terapia de choque de zinc del Médico Médium es una técnica muy útil porque casi todo el mundo tiene déficit de este mineral que hace ya mucho tiempo abandonó nuestros suelos como consecuencia de una reacción que se produce cuando los metales pesados tóxicos entran en ellos, incluidos los suelos de las explotaciones agropecuarias ecológicas, y con el tiempo provocan su destrucción al destruir su sistema inmunitario. En estos momentos, las trazas de zinc en los alimentos son minúsculas y se están volviendo cada vez más escasas porque los contaminantes inadvertidos (como pesticidas, herbicidas, gases de escape de los coches, amianto viejo de los frenos de los vehículos en décadas anteriores y DDT y metales pesados tóxicos que caen del cielo) siguen penetrando en el suelo y agotando su sistema inmunitario. El zinc debería ser la principal defensa de nuestro propio sistema inmunitario y, como tenemos carencia de él, nuestra necesidad es acuciante.

Si no tenemos suficiente en nuestro organismo, el sistema inmunitario puede reaccionar de forma desproporcionada ante un invasor, como un virus de la gripe, o demasiado poco ante una infección vírica crónica como la del Epstein-Barr. La reacción excesiva puede dar lugar a fiebre alta y otros síntomas más avanzados y graves; la falta de reacción, por su parte, puede provocar síntomas leves que con el tiempo se cronifican. Cuando nuestro sistema inmunitario está bien provisto de una cantidad abundante de zinc, no se produce una reacción ni excesiva ni deficitaria. Este mineral, además, ralentiza por sí solo a los virus y bacterias improductivas y agresivas porque ambos son alérgicos a él, así que los repele y los debilita e incluso llega a hacerlos dóciles. Esto permite al sistema inmunitario matarlos y eliminarlos con más rapidez.

Indicaciones para la terapia de choque de zinc del Médico Médium

- **Si crees que estás incubando algún patógeno, te sientes griposo o tienes alguna de las infecciones indicadas anteriormente y eres adulto, ponte 2 cuentagotas enteros de sulfato de zinc líquido de calidad en la garganta cada tres horas. Espera un minuto antes de tragarlo. Si la gripe no te está provocando náuseas y puedes paladear el zinc, puedes hacerlo hasta cinco o seis veces al día (es decir, dos cuentagotas de zinc cada tres horas para un total de entre diez y doce cuentagotas al día) durante dos días.**

- Si tienes un paladar más sensible, puedes probar una terapia de choque de zinc del Médico Médium más suave: 1 cuentagotas cada tres horas hasta un máximo de cinco veces al día, o bien 2 cuentagotas tres veces al día.

- En cualquier versión de esta terapia, al cabo de dos días debes disminuir la dosis hasta lo que indica tu lista de suplementos.

Para los niños, estas son las cantidades adaptadas de sulfato de zinc líquido para esta terapia:

- **Entre 1 y 2 años:** 2 gotitas (no cuentagotas enteros) disueltas en zumo, agua o directamente en la boca cada tres horas durante el tiempo que esté despierto.

- **Entre 3 y 4 años:** 3 gotitas (no cuentagotas enteros) disueltas en zumo, agua o directamente en la boca cada tres horas durante el tiempo que esté despierto.

- **Entre 5 y 8 años:** 4 gotitas (no cuentagotas enteros) disueltas en zumo, agua o directamente en la boca cada tres horas durante el tiempo que esté despierto.

- **Entre 9 y 12 años:** 10 gotitas (no cuentagotas enteros) disueltas en zumo, agua o directamente en la boca cada tres horas durante el tiempo que esté despierto.

- **13 o más años:** 1 cuentagotas entero directamente en la boca cada cuatro horas durante el tiempo que esté despierto.

Debido a la naturaleza especialmente sensible de los niños, en estos casos es muy importante conseguir el tipo correcto de sulfato de zinc, que puedes encontrar en mi directorio de Internet en www.medicalmedium.com. Casi todas las empresas fabrican un zinc agresivo y demasiado fuerte para el paladar que, a menudo, contiene también aditivos duros.

Terapia de choque de vitamina C del médico médium

¿Cuál es el motivo de que la terapia de choque de vitamina C del Médico Médium consiga mejorar la curación? Se necesita un tipo específico de glucosa que está presente sobre todo en la miel cruda, en el jarabe de arce puro y en los cítricos recién exprimidos para que se una al tipo correcto de vitamina C y pueda conducirla hasta las células y los órganos. La miel cruda y la naranja exprimida combinadas se unen directamente a la vitamina C y permiten que tenga lugar dentro de nuestro cuerpo esta entrega maravillosa de nutrientes curativos antivíricos y antibacterianos.

Indicaciones para la terapia de choque de vitamina C del Médico Médium

- **Para la terapia de choque de vitamina C del Médico Médium para adultos, los ingredientes son 2 cápsulas de 500 mg de Micro-C, 1 taza de agua (preferiblemente templada), 2 cdtas. de miel cruda y el zumo recién exprimido de una naranja.**

- **Así es como debes prepararlo: abre las cápsulas de Micro-C y vierte el polvo en el agua templada. Remueve hasta que se haya disuelto bien. Añade la miel cruda y el zumo de naranja y vuelve a remover. Debes empezar a tomarlo a las primeras señales de resfriado, gripe o cualquiera de las infecciones indicadas anteriormente. Bébelo cada dos horas durante el tiempo que estés despierto. Puedes hacerlo durante dos días y luego pasar a la dosis de una lista de suplementos, o bien utilizar esta técnica durante el tiempo que dure el resfriado o la gripe.**

- Si consideras que necesitas más vitamina C en cada vaso, también puedes poner más de 2 cápsulas de Micro-C. Si no deseas usar miel cruda, puedes sustituirla por un jarabe de arce cien por cien puro. Si no te gusta la naranja, puedes utilizar el zumo de un limón.

Para los niños, estas son las cantidades adaptadas de vitamina C para esta terapia:

- **Entre 1 y 2 años:** 1 cápsula de 500 mg de Micro-C vaciada y mezclada con media taza de agua, 1 cucharadita de miel cruda y el zumo recién exprimido de media naranja cada seis horas durante el tiempo que esté despierto.

- **Entre 3 y 4 años:** 1 cápsula de 500 mg de Micro-C vaciada y mezclada con media taza de agua, 1 cdta. de miel cruda y el zumo recién exprimido de una naranja cada cinco horas durante el tiempo que esté despierto.

- **Entre 5 y 8 años:** 1 cápsula de 500 mg de Micro-C vaciada y mezclada con una taza de agua, 2 cdtas. de miel cruda y el zumo recién exprimido de una naranja cada cuatro horas durante el tiempo que esté despierto.

- **Entre 9 y 12 años:** 1 cápsula de 500 mg de Micro-C vaciada y mezclada con una taza de agua, 2 cdtas. de miel cruda y el zumo recién exprimido de una naranja cada dos horas durante el tiempo que esté despierto.

- **13 o más años:** 2 cápsula de 500 mg de Micro-C vaciada y mezclada con una taza de agua, 2 cdtas. de miel cruda y el zumo recién exprimido de una naranja cada tres horas durante el tiempo que esté despierto.

«Cuando nos ponemos bien, las dudas se disipan. Tenemos la energía necesaria para dedicarnos a nuestro verdadero propósito. Vemos que nos transformamos y creemos de nuevo en la bondad de la vida. Volvemos a establecer el contacto con el sendero por el que transitamos en este mundo. Encontramos el camino de vuelta a casa con el corazón y el alma en paz.

Cuando nos conectamos con nuestro cuerpo, cuando le escuchamos de verdad y le damos el alimento que ansía, todo cambia. En ese momento se produce el milagro».

ANTHONY WILLIAM, Médico Médium

CAPÍTULO 22

Depuración curativa de 28 días del Médico Médium

Nuestro cuerpo nos quiere incondicionalmente. No nos juzga ni nos culpa de nada y tampoco nos guarda rencor. Día a día, todos los sistemas del organismo —el digestivo, el linfático, el endocrino y el nervioso central, por ejemplo— trabajan para nosotros sin quejarse. El sistema inmunitario está siempre dispuesto para la batalla, patrullando por todo el cuerpo en busca de intrusos.

Esto es algo que damos por sentado. Comemos cosas que nuestro organismo no aprecia, recurrimos a la comida para calmar nuestras emociones en lugar de alimentar nuestro cuerpo y nuestra alma. Cuando buscamos aperitivos, comidas, bebidas y postres para mantener temporalmente a raya nuestras emociones, convertimos nuestro cuerpo en la víctima de las heridas de nuestra alma. Nos enredamos, nos desencaminamos y cruzamos la línea que creemos que separa lo que nos gusta comer de lo que necesita nuestro cuerpo.

Ante esta situación, llega un momento en que el cuerpo físico comienza a mostrar señales de desgaste. Empieza con pequeñas averías (que constituyen los primeros síntomas) y luego van llegando otras más graves (los síntomas que conducen a una etiqueta o diagnóstico). Imagina un coche que circulara con poco aceite: durante un tiempo, podría seguir avanzando con esa pequeñísima cantidad, pero al final el nivel de aceite bajaría demasiado, hasta que un día pondrías el coche en marcha, se calentaría el motor, provocaría fricción y, ¡bang!, romperías una válvula.

El cuerpo humano perdona siempre. Tu cuerpo quiere curarse y puede hacerlo. Incluso después de años de ser ignorado, maltratado o incomprendido, tu cuerpo luchará por ti como nadie ni nada puede hacerlo. Cuando lo atiendes correctamente, tiene capacidad para rejuvenecerse y recuperarse de las enfermedades más extremas.

Tienes que considerar tu cuerpo como un viejo amigo que te necesita. Imagínate a ti mismo alargándole la mano cuando está escalando una garganta: este es tu compromiso de utilizar tu libre albedrío y el poder de tu intención para darle a tu cuerpo el apoyo que está pidiéndote a gritos.

Cuando nos conectamos con nuestro cuerpo, cuando lo escuchamos de verdad y le damos el alimento que ansía, todo cambia. En ese momento se produce el milagro.

Cuando una persona se cría pudiendo elegir prácticamente cualquier cosa para comer, el esquema mental que adquiere puede resultar difícil de cambiar. Tenemos la sensación de que nuestras rutinas de alimentación forman parte de nosotros; el problema es que, muchas veces, van acompañadas de adicciones ocultas y de decisiones improductivas.

En un momento u otro, a todos nos entran unas ganas enormes de tomar algo concreto, pero es importante no confundir estas ganas con la intuición. Es posible que notemos un fuerte deseo de tomar determinados alimentos y confundamos ese deseo con un mensaje de nuestro cuerpo que nos está diciendo que necesitamos esa hamburguesa con beicon o esa tortilla.

Sin embargo, cuando la gente come todo tipo de cosas y sin saberlo obliga con ello al hígado, al páncreas, a la vesícula, al corazón y al resto del cuerpo a procesar unas pócimas gastronómicas grasientas, elaboradas o empapadas en aceite frito e incluso peligrosas, lo hace porque su cuerpo y su alma no van al unísono. El puente que une el alma y el cerebro físico está estropeado. Esta falta de sincronía se debe a que las tribulaciones que nos vemos obligados a afrontar pueden lesionar el alma; entonces se crea una brecha y, a través de ella, entra el miedo y se asienta. Buscamos formas de llenar esa brecha en la que reside el miedo o de aplacar otras emociones desagradables con comida, pero los efectos no son duraderos. Al consumir alimentos problemáticos, enfermamos, y entonces nuestra alma y nuestro cuerpo físico sufren todavía más.

Si tienes cualquier problema de salud, debes cambiar tu forma de actuar: comer cosas que te ayuden a recuperarte y eliminar las que alimentan los problemas es lo más importante para curar cualquier enfermedad o trastorno.

El plan curativo de alimentación que te presento en este capítulo es capaz de mover montañas en cuestiones de salud. Es como la tecla de restauración para tu cuerpo. Siguiendo estas directrices durante cuatro semanas conseguirás reducir la inflamación producida por las enfermedades, y no solo por aquellas que hemos visto en los capítulos anteriores, sino también por muchas más que ya no cabían en este libro. Esto puede significar una diferencia enorme en lo que se refiere a salud mental. Esta depuración también te puede venir muy bien si estás sano y sencillamente quieres perder peso o mantener y maximizar tus posibilidades.

Creo que lo que lleva a las personas por un camino equivocado y les impide ver cuáles son los alimentos que deberían comer no es solo el deseo emocional, sino más bien las redes sociales, los pódcast, los artículos de prensa, las modas, los anuncios, la presión de los colegas, los consejos de la industria sanitaria y las tendencias respaldadas por cantidades ingentes de dinero y promoción comercial. Constantemente, están apareciendo superalimentos nuevos en las noticias, alguna historia acerca de tal o cual dieta o el último rumor sobre el hecho de que la gente cree que un alimento realmente saludable no es bueno.

Ahora te toca a ti acallar todo el ruido y las conjeturas. Si durante veintiocho días centras tus elecciones alimentarias en las opciones que te voy a indicar a continuación, dejarás de gastar tu energía en descifrar la sobrecarga de desinformación que te llega de fuentes que no saben por qué la gente enferma. No estamos hablando de que tengas que sufrir ningún tipo de privaciones, sino de abundancia, de reparar el puente y expulsar el miedo restaurando tu cuerpo físico y arreglando tu alma. Esta cura depurativa deliciosa ha procurado resultados profundos a muchísima gente, le ha cambiado la vida a muchas personas y también puede hacer lo mismo con la tuya.

Si sigues al pie de la letra los consejos que voy a darte, descubrirás que tu cuerpo responde de formas insospechadas. Ha estado esperando pacientemente a que descubras esta información y está listo para empezar a trabajar para ti. Está listo para volver a encender sus poderes curativos. Está listo para curarse.

EL PLAN

Este es el trato: durante cuatro semanas vamos a tomar solo frutas, hortalizas de hoja verde, hierbas, verduras y unos alimentos silvestres concretos como los arándanos, y todo ello crudo.

La forma de obtener los mejores resultados es llevar a la práctica el siguiente plan durante veintiocho días completos. Aunque este es el periodo de tiempo más apropiado, si lo haces aunque solo sea durante una semana es probable que obtengas resultados significativos. Otra alternativa es hacer un día de depuración a la semana. Y si consideras que este no es el mejor momento para probar esta cura depurativa, céntrate en las otras técnicas curativas que aparecen en el libro y vuelve a este capítulo cuando te sientas preparado. Por el contrario, si tu salud está muy perjudicada o tienes que perder una gran cantidad de peso, te irá muy bien alargar la cura depurativa y hacerla durante más de un mes.

Uno de los motivos por los que este plan resulta tan eficaz es que maximiza la nutrición que recibes en cada comida. Las frutas, las hortalizas de hoja verde, las hierbas, unos alimentos silvestres concretos y las verduras en estado crudo son los alimentos que contienen la mayor cantidad de nutrientes y en la forma más fácil de utilizar por parte del organismo. Cuando consumes una cantidad tan grande de estos nutrientes, inundas tu cuerpo con los materiales que está anhelando; las vitaminas, oligoelementos, componentes antivíricos y antibacterianos, antioxidantes, minerales, sustancias fitoquímicas y demás componentes nutritivos te ayudarán a limpiar y fortalecer todas las áreas de tu cuerpo.

El hígado y el aparato digestivo serán algunos de los beneficiarios. La salud hepática y la digestiva, que está relacionada con ella, tienen una repercusión importantísima sobre la inmunidad y la salud general. Y eso por no mencionar que, en condiciones normales, la digestión acapara una cantidad enorme de la energía del organismo.

Imagina que tienes en casa un picaporte flojo. Ves que cualquier día se va a caer y vas a tener un problema real, así que todos los días te propones arreglarlo, pero tu prioridad es pagar las facturas, preparar la comida para tu familia y quitar la nieve que se acumula en la puerta; además, has perdido el destornillador. Pues lo mismo sucede con el cuerpo: cuando está sobrecargado de alimentos difíciles de digerir y le faltan los nutrientes fundamentales, va posponiendo lo que le gustaría hacer.

Las frutas, las hortalizas de hoja verde, las hierbas, algunos alimentos silvestres y las verduras crudas se procesan rápida y fácilmente y contienen enzimas vivas que hacen que la digestión sea aún más suave. Cuando el cuerpo no está ocupado procesando grasas pesadas y proteínas, o aditivos y sustancias irritantes, cuenta con unas horas libres al día para reconstruirse a nivel celular. Es como si alguien apareciera en tu puerta listo para limpiar gratis la nieve de tu camino de entrada y te entregara al mismo tiempo una caja de herramientas completa. De repente, no habría nada que te impidiera arreglar el picaporte, los clavos que sobresalen en el suelo o el grifo que gotea.

Ten en cuenta que, aunque la carne, el pescado y los cereales pueden tener nutrientes útiles, el cuerpo tiene que esforzarse para descomponerlos si tienes escasez de ácido clorhídrico y pocas reservas de bilis porque las glándulas estomacales y el hígado están estropeados o machacados por el esfuerzo que supone una dieta rica en grasas. Cuando nuestro cuerpo está sobrecargado por la enfermedad o la toxicidad, o incluso sencillamente por la lentitud, perdemos la capacidad de procesar esos alimentos de la mejor manera posible. El siguiente plan nos ofrece el reinicio que necesitamos para regresar a ellos con vigor digestivo.

También nos ayuda a limpiar y reconstruir el alma. Cuando tu cuerpo se remineraliza, se depura, se repara y se rejuvenece, el alma aprende que los alimentos motrices como la fruta son el sustento que realmente le va a dar consuelo. Así, al terminar los veintiocho días, aquellos alimentos que sabes que son perjudiciales para tu salud ya no te resultarán tan atractivos como antes.

Tu alma, tu espíritu y tu cuerpo estarán trabajando en una frecuencia nueva. Cada trozo de fruta o cada hoja de espinaca cruda que tomas contienen una vibración viva, y, cuando los consumes, la asimilas. La comida viva te devuelve la vida.

¿Estás listo para arrancar tu proceso de curación? Entonces, durante las próximas cuatro semanas debes tomar los alimentos más curativos que existen sobre la faz de la tierra… y nada más. En otras palabras, debes consumir frutas, hortalizas de hoja verde, hierbas, verduras y algunos alimentos silvestres recomendados crudos (y, a ser posible, ecológicos), centrándote mucho en mantener una ingesta baja de grasas. También debes limitar o eliminar el consumo de sal; añade solo un poquito de sal marina o gema de calidad si la necesitas para seguir con el plan.

Mantente bien hidratado a base de mucha agua, agua de coco (que no esté rosa ni roja), infusiones y zumos frescos de las recetas que encontrarás en el siguiente capítulo (el agua caliente de las infusiones no destruye los nutrientes de las hierbas; muy al contrario, libera sus propiedades medicinales).

Intenta en el transcurso del día tomar un litro de agua (unas 32 onzas o 4 vasos), sin contar el agua de limón o de lima que te tomes al despertar ni el agua de limón o lima o la infusión que te tomes justo antes de acostarte. El litro de agua debe sumarse a eso y deberás tomarlo a lo largo del día entre las comidas y los tentempiés. Si tomas agua de coco o algún zumo fresco, también deberán ser además del litro de agua. Puedes exprimirle un poco de limón o de lima. Si un litro te parece demasiado, incluso espaciado cada pocas horas, no te obligues a tomarlo, pero puedes tomar más si te apetece. Si consideras que necesitas más líquidos en cualquier punto de la depuración, no te contengas y permítete mejorar tus niveles de agua.

(Como siempre, ten cuidado de no tomar agua demasiado cerca del zumo de apio; asegúrate de separarlos al menos entre quince y treinta minutos).

Si padeces alguna dolencia para la cual se da en este libro un protocolo específico de suplementos y comidas curativas, puedes añadirlo sin problemas a tu dieta.

Para responder a todas tus preguntas sobre limpiezas, te recomiendo que leas *Limpiar para sanar*, el libro compañero de *Médico médium*. Allí encontrarás «La guía del iniciado en la limpieza», que incluye información sobre hambre y raciones, la limpieza durante el embarazo o la lactancia, cómo interpretar cualquier posible reacción curativa y cómo manejar las interrupciones en las limpiezas. Te ofrece también más recetas, información sobre los suplementos durante la limpieza y respuestas sobre complicaciones en los síntomas y dolencias (por ejemplo, si presentas gastroparesis); además, te proporciona otras opciones de limpieza, tanto si deseas embarcarte en una depuración más avanzada como si preferirías empezar una más corta.

Vamos a ver ahora cómo es un día de la cura depurativa de 28 días. Prepárate para que comience la curación.

A primera hora de la mañana

Comienza el día con entre medio y un litro (de 16 a 32 onzas) de agua de limón o de lima. Espera al menos entre quince y treinta minutos y toma entre medio y un litro (de 16 a 32 onzas) de zumo de apio fresco (si no consigues que te guste, puedes optar por zumo de pepino; no te aportará los mismos beneficios que el de apio, pero puedes recurrir a él en caso de necesidad). Esta rutina es maravillosa para maximizar el trabajo depurativo que ha estado haciendo tu organismo durante la noche y te hidrata para empezar bien el día.

Si no dispones de estas bebidas mañaneras, puedes tomar entre medio y un litro (de 16 a 32 onzas) de agua sola. Intenta al menos echarle un chorrito de limón.

Cuando hayas terminado el zumo de apio (o el de pepino o el agua), espera al menos otros quince o treinta minutos más antes de pasar a las opciones de desayuno o de bebidas para la limpieza, como una infusión o agua de coco.

Desayuno

Para desayunar, prepárate un buen batido de frutas. Como receta básica puedes utilizar tres plátanos, dos dátiles y una taza de bayas. Si con esto no quedas satisfecho, puedes añadir sin problemas más plátanos o más bayas. También puedes sustituirlo por el batido para depurar metales pesados del Médico Médium o por alguno de los otros batidos del siguiente capítulo. No te prives, nuestro objetivo no es que pases hambre.

Si no puedes tomar un batido, intenta tomar fruta fresca. Las papayas, las peras, los melones y los mangos son unas opciones deliciosas.

Otros añadidos muy saludables son verduras, por ejemplo un puñado de espinacas o cilantro, dos ramas de apio o una cucharadita de jugo de cebada en polvo. Eso sí, recuerda que la fruta debe ser en todo momento el ingrediente fundamental. No te apartes de estas recomendaciones incorporando proteínas en polvo y similares.

Media mañana

Si te entra el hambre, hazte otro batido de fruta como el del desayuno (o haz dos raciones por la mañana y tómate ahora la segunda). También puedes tomar fruta fresca, rodajas de pepino o palitos de apio.

Comida

A mediodía, prepárate una ensalada siguiendo una de las recetas del próximo capítulo o con esta receta básica: pon de base espinacas, lechuga y pepinos, y añádele la fruta que te apetezca.

Por ejemplo, puedes ponerle bayas, rodajas de mango, trozos de papaya, uvas y gajos de naranja o de pomelo. Para aliñarla, puedes batir un puñado de cilantro y el zumo de dos naranjas (y, si te apetece, añade ajo o jengibre fresco al gusto). Tiene que ser una ensalada grande para que te llene y te deje satisfecho. También puedes añadirle repollo picado, apio o coliflor, rúcula o brotes de col, brotes germinados y cebolleta.

Si optas por una de las recetas de ensalada del próximo capítulo, busca una que tenga todos los ingredientes crudos, a menos que estés haciendo la versión modificada de la limpieza que incluye ingredientes al vapor (en la sección «Modificaciones» tienes más información).

Si te cuesta masticar o necesitas una comida rápida, puedes batir la ensalada o picarla muy fino en el robot de cocina. También puedes picar manzanas con coliflor o manzanas con repollo, o bien elegir la receta de la sopa de espinacas del próximo capítulo.

Merienda

Cuando te entre hambre por la tarde, toma la fruta que más te apetezca. Por ejemplo, puedes tomar unas rodajas de manzana o de pera, unos dátiles, unas naranjas o unas uvas. Junto con cada ración de fruta, puedes masticar unas ramitas de apio. Una cucharada de miel cruda te aportará también una buena cantidad de energía.

Cena

Si te apetece, puedes hacerte una sopa de espinacas cremosa siguiendo la receta del próximo capítulo. Puede resultar muy divertido tomarla con fideos de pepino, que se preparan utilizando algún utensilio de cocina específico para cortar la verdura fina, como, por ejemplo, una mandolina o un cortador de espirales; con estos utensilios resulta muy sencillo convertir las verduras en unas tiras largas, finas y crujientes. Aunque los fideos de calabacín se han hecho muy populares últimamente (y son mucho más saludables que los de harina de trigo), el calabacín crudo puede resultar un poco indigesto. Si lo que más te interesa en este momento es curarte y depurar tu organismo, reserva el calabacín (así como la zanahoria y la calabaza) para cuando hayas terminado la cura depurativa.

También puedes tomar los ingredientes de la sopa de espinacas en ensalada en lugar de batidos o elegir una receta diferente del próximo capítulo. A ser posible, busca una con todos los ingredientes crudos, a menos que estés haciendo una modificación de la limpieza y necesites una opción cocida.

Por la noche

Si todavía tienes hambre después de haber cenado, tómate una manzana, una naranja o un dátil. Para beber puedes tomar las infusiones recomendadas en este libro, agua de limón o de lima, agua sola o agua de coco (que no esté rosa ni roja).

MODIFICACIONES

No hace falta que tomes exactamente el mismo menú día tras día. Prueba distintas recetas del siguiente capítulo o ve variando las verduras para la ensalada y la sopa.

No prestes atención a la tendencia que afirma que una cantidad excesiva de una única hortaliza de hoja cruda, como las espinacas, puede hacer daño: los que lo dicen están mal informados. Si tomas sopa de espinacas crudas a diario durante un mes, será lo mejor que hayas podido hacer por tu salud. No tengas miedo de tomar tantas verduras como te apetezcan.

Tampoco pasa nada por hacer una monodieta a base de un solo tipo de fruta. Por ejemplo,

puedes pasar toda la mañana tomando solo plátanos si te apetecen mucho, siempre y cuando ya te hayas tomado también el zumo de apio. Si no, puedes equilibrarlos con unas ramitas de apio o tomar los plátanos con lechuga. Si observas que estás tomando una gran cantidad de un alimento concreto, en muchas fruterías, cooperativas o granjas te lo venderán en cajas a un precio más bajo.

Las recetas del próximo capítulo te demostrarán que tienes muchas opciones. Sencillamente, recuerda que deben ser siempre frutas, hortalizas de hoja verde, hierbas, alimentos silvestres y verduras crudas.

Si sufres problemas en el tracto gastrointestinal, recuerda que ese es uno de los motivos de empezar el día tomando un vaso de zumo de apio fresco solo en ayunas (en el capítulo 17, «La salud del tracto gastrointestinal», encontrarás más información).

Si lo que te preocupa es el nivel de azúcar en sangre o la falta de energía, pon en práctica la técnica del picoteo que describo en el capítulo 8, «Fatiga adrenal».

Si quieres avanzar más rápido, prueba a estar una semana o más sin tomar aguacates ni ningún otro tipo de grasas radicales. También puedes eliminar totalmente la sal.

Si, por el contrario, te conformas con una limpieza y una curación más lentas, cena medio aguacate dos o tres veces por semana.

Y también puedes ir más despacio aún y cambiar la sopa de espinacas de la cena por unas patatas o verduras al vapor o una de las recetas cocinadas del próximo capítulo. Esta posibilidad puede formar parte de una depuración menos intensa o una forma excelente de hacer la transición al empezar o al terminar la cura depurativa a base de alimentos crudos.

Por último, recuerda que el libro *Limpiar para sanar* está a tu disposición. Te ofrece más información sobre las modificaciones de las limpiezas (incluido un capítulo entero sobre adaptaciones y sustituciones), así como más opciones de limpiezas y más recetas, además de posibilidades para abordar las complicaciones de un síntoma o una dolencia.

TRANSICIÓN

Mientras te adaptas a esta forma de comer, es posible que eches de menos el apoyo emocional que te aportan algunos alimentos. Durante el tiempo que vayas a estar sin tomarlos, puedes consolarte pensando que esta situación no va a durar siempre. Si tienes cuarenta años, haya habrás vivido cuatrocientos ochenta periodos como este. Verás cómo se te pasa el mes en un abrir y cerrar de ojos.

Cuando entras en la limpieza, el hígado empezará a trabajar liberando toxinas problemáticas acumuladas desde hace mucho tiempo; en algunos casos, desde hace años o incluso décadas. Entre estos elementos problemáticos están los pesticidas, los herbicidas, los fungicidas, los metales pesados tóxicos (como el aluminio, el mercurio y el cobre), las sustancias petroquímicas (como los gases de escape de los coches y los vapores de la gasolina), los plásticos, las colonias, los perfumes, las velas perfumadas, los ambientadores, los subproductos y basuras tóxicas de patógenos como el virus de Epstein-Barr, el herpes zóster, el herpes simple, el citomegalovirus y el VHH-6, la adrenalina almacenada procedente de las respuestas de lucha o huida y las grasas acumuladas por seguir una dieta rica en grasa durante años o incluso décadas antes de empezar la depuración. Es natural que necesites descansar más durante la limpieza y que desees que los que te rodean se muestren especialmente sensibles y cariñosos (en el capítulo 24, «Meditaciones y técnicas para curar el alma», y en el 25, «Ángeles esenciales», encontrarás apoyo espiritual).

Si deseas saber cómo nos vemos expuestos a estos elementos problemáticos y a otros más tóxicos en nuestra vida cotidiana, consulta el libro *Limpiar para sanar*. En él encontrarás también respuestas acerca del proceso de curación del cuerpo mientras va liberándolos y más información emocional, espiritual y para curar el alma.

A continuación, vamos a echarle un vistazo rápido al aspecto emocional de la limpieza. Cuando tus células liberan la adrenalina vieja almacenada procedente de dificultades emocionales y los residuos de los alimentos problemáticos que comiste en el pasado en esos momentos difíciles, pueden asomar a tu consciencia anhelos y recuerdos de otras épocas. Considera cada una de estas punzadas mentales como un regalo, pues significa que te está abandonando un buen puñado de toxinas e incluso algunas emociones que tenías asociadas a ellas. Si cedes al antojo, quizá te sientas momentáneamente satisfecho, pero vas a interrumpir el proceso de depuración y a sellar las toxinas restantes en el hígado hasta que puedas volver a limpiarte.

Esta depuración puede también producirte una gran dicha. No solo reprimimos las emociones difíciles que tenemos almacenadas en las células, sino también la alegría. Algunas veces nos sentimos tan abrumados por las preocupaciones del mundo que creemos que no tenemos derecho a estar alegres. Este plan depurativo te ayudará a reajustar esa forma de pensar. Una limpieza es una experiencia espiritual cuando la información procede de arriba, como en este caso. Cuando el organismo expulsa la basura tóxica, el cerebro se aclara, así que es posible que de repente te des cuenta de lo que realmente eres y veas la dirección que quieres que siga tu vida. Acéptalo. Escucha. Tu felicidad es importante para el bien de la humanidad.

En lo que se refiere a la transición al final de la cura depurativa, que no se te ocurra tomar una *pizza* especial para amantes de la carne, unos macarrones con queso o una hamburguesa de queso como celebración por haberla terminado, y mucho menos encargues una tarta helada de chocolate. El hígado y el aparato digestivo se sobrecargarán si reintroduces directamente una gran cantidad de grasa. Tómate el proceso con paciencia: poquito a poco, aquí y allí, puedes ir añadiendo unas verduras cocidas y unas legumbres, unos cereales saludables como el mijo, la avena y la quinua, un poco más de grasa (limítate a las saludables) o una proteína magra. Si quieres disfrutar de una salud estupenda, elimina de tu dieta los alimentos que se enumeran en el capítulo 19, «Lo que no debemos comer».

Y si la depuración te ha hecho sentirte tan bien que quieres seguir con ella tal cual o haciéndole alguna modificación leve —como añadirle un poco más de aguacate, frutos secos, semillas, coco o aceite de oliva prensado en frío, o alguna comida cocinada de vez en cuando—, no te voy a aconsejar que te reprimas. Si quieres que, a partir de ahora, tu alimentación esté formada por alimentos vegetales bajos en grasa, adelante.

Cada persona es un mundo. Cada una tiene en su cuerpo diferentes patógenos, como virus y bacterias. Algunas tienen una variedad del virus de Epstein-Barr, otras dos y diversos herpes zóster u otro patógeno como los estreptococos. Unas tienen más metales pesados tóxicos en el cerebro o en el hígado y otras, más de uno concreto. Algunas tienen más pesticidas y herbicidas y otras más ambientadores y gasolina en el hígado. El sistema inmunitario de las mujeres y el de los hombres actúan de distinta manera. Y todo el mundo pasa por diferentes desafíos y circunstancias emocionales, económicas y de vida y tiene un historial de salud distinto que pueden dar lugar a una disminución de la actividad del sistema inmunitario en diferentes momentos de su existencia y en distintas edades. En el nivel espiritual, cada uno tiene un alma diferente.

En términos prácticos, estas diferencias en lo que cada uno afronta significan que tomaremos distintas decisiones a la hora de avanzar después de una limpieza. Algunas personas, por ejemplo, necesitan tomar proteínas animales cuando no están haciendo una depuración; otras consideran que un cuenco de arroz integral con salmón para comer es justo lo que necesitan para seguir adelante; otras, no.

Descubre lo que mejor se adapta a tu caso particular utilizando para ello las herramientas y protocolos del Médico Médium que mejor se adecúen al momento en el que estás. Puedes crear más de mil combinaciones, así que ve aventurándote poquito a poco. Recuerda que tu cuerpo está buscando y quiere curarse. Conocer la información que doy aquí acerca de cómo funciona tu cuerpo y lo que necesita para superar tus síntomas y dolencias —y resurgir de las cenizas— es lo más importante. Si empiezas dándole cada vez un poco de lo que necesita y vas haciéndolo día tras día, podrás llegar a un lugar de paz.

«Si la fruta reaparece, será gracias a lectores como tú, que se tomaron en serio esta información y consiguieron hacer un cambio».

Anthony William, Médico Médium

EJEMPLOS DE PLANES DE MENÚS PARA LA CURA DEPURATIVA DE 28 DÍAS DEL MÉDICO MÉDIUM

Estos ejemplos de menús te ofrecen ideas para estructurar tus días y semanas en torno a la cura depurativa de 28 días del Médico Médium. Las recetas que se mencionan las encontrarás en el próximo capítulo.

Observarás que son muy variadas. Con ello quiero mostrarte el abanico de opciones que tienes a tu disposición para que te sirva de inspiración. Si lo prefieres, puedes también hacer una cosa sencilla: repasa las directrices de las comidas que se dan en este capítulo para tener bien claros los fundamentos y avanza a partir de ahí. Puedes elegir un puñado de opciones de comidas de estos ejemplos que te atraigan y crear un menú que te parezca factible.

Tienes plena libertad para adaptar tus menús con las sugerencias que se dan en este capítulo. Puedes, por ejemplo, desayunar el batido para depurar metales pesados todas las mañanas si esa es una de tus prioridades. También puedes ir picoteando para reforzar el nivel de azúcar en sangre tomando opciones limpiadoras cada hora y media o dos horas. Por las noches, puedes recurrir a una de las recetas de infusiones del capítulo 18, «Cómo eliminar las toxinas del cerebro y del cuerpo» si necesitas un apoyo concreto.

Las recetas de estos planes de menús son todas crudas. Si no te importa que el ritmo de limpieza sea más lento, al final del próximo capítulo encontrarás opciones cocinadas entre las que puedes elegir para la cena. Por el contrario, si quieres hacerlo más rápido, omite el aguacate de cualquiera de las recetas de cenas crudas de estos menús.

De lo que se trata es de que personalices tu limpieza utilizando las herramientas y la información del Médico Médium que te presento en este libro para que así la limpieza pueda funcionar lo mejor posible.

Ejemplo de menú — Semana 1

	DÍA 1	DÍA 2	DÍA 3
AL DESPERTAR	Entre ½ y 1 litro (de 16 a 32 onzas) de agua de limón o de lima.	Entre ½ y 1 litro (de 16 a 32 onzas) de agua de limón o de lima.	Entre ½ y 1 litro (de 16 a 32 onzas) de agua de limón o de lima.
ANTES DE DESAYUNAR (entre 15 y 30 minutos más tarde como mínimo)	Entre ½ y 1 litro (de 16 a 32 onzas) de zumo de apio.	Entre ½ y 1 litro (de 16 a 32 onzas) de zumo de apio.	Entre ½ y 1 litro (de 16 a 32 onzas) de zumo de apio.
DESAYUNO (entre 15 y 30 minutos más tarde como mínimo)	Batido para depurar metales pesados.	Macedonia de mojito.	½ papaya maradol con rodajas de kiwi y plátano.
TENTEMPIÉ DE MEDIA MAÑANA	Manzanas.	Zumo de manzana, apio y pepino.	Zumo de naranja fresco.
COMIDA	Tallarines de pepino con cobertura de *bruschetta*.	Macedonia de plátano y fresas.	Ensalada de manzana.
MERIENDA (cuando tengas hambre)	Dátiles y palitos de apio.	Arándanos silvestres descongelados con una cdta. de miel cruda.	Rodajas de naranja y pepino.
CENA	Ensalada de mango.	Ensalada israelí.	Verduras de hoja con aliño de aguacate.
POR LA NOCHE (opcional)	Rodajas de manzana con un dátil. Infusión de jengibre.	Naranja. Infusión de tomillo.	Rodajas de manzana. Agua de coco.

Ejemplo de menú — Semana 1

	DÍA 4	DÍA 5	DÍA 6	DÍA 7
AL DESPERTAR	Entre ½ y 1 litro (de 16 a 32 onzas) de agua de limón o de lima.	Entre ½ y 1 litro (de 16 a 32 onzas) de agua de limón o de lima.	Entre ½ y 1 litro (de 16 a 32 onzas) de agua de limón o de lima.	Entre ½ y 1 litro (de 16 a 32 onzas) de agua de limón o de lima.
ANTES DE DESAYUNAR (entre 15 y 30 minutos más tarde como mínimo)	Entre ½ y 1 litro (de 16 a 32 onzas) de zumo de apio.	Entre ½ y 1 litro (de 16 a 32 onzas) de zumo de apio.	Entre ½ y 1 litro (de 16 a 32 onzas) de zumo de apio.	Entre ½ y 1 litro (de 16 a 32 onzas) de zumo de apio.
DESAYUNO (entre 15 y 30 minutos más tarde como mínimo)	Batido para depurar metales pesados.	Sandía, melón cantalupo o melón honeydew.	Cuenco de bayas con miel.	Batido para depurar metales pesados.
TENTEMPIÉ DE MEDIA MAÑANA	Rodajas de melocotón.	Zumo de manzana, apio y pepino.	Agua de coco con espirulina y zumo de hierba de cebada en polvo.	Agua de aloe y, 15 minutos después, un plátano.
COMIDA	Sopa de espinacas.	Picadillo de mango con *crudités* de verduras para mojar (p. ej.: rábanos, pepino, apio, pimiento morrón, espárragos).	Barquitas de plátano y lechuga.	Láminas de nori rellenas de lechuga trocadero, cebolleta, papaya maradol o mango y tomate. Mójalas en aliño de miel cruda y zumo de naranja (véase la receta de la ensalada de plátano).
MERIENDA (cuando tengas hambre)	Ciruelas y kiwis.	Frambuesas.	Uvas con palitos de apio.	Zumo de pepino.
CENA	Ensalada picada.	Ensalada de brotes germinados con aliño de naranja y miel.	Tacos de lombarda con salsa de mango y jengibre.	Burrito en cuenco.
POR LA NOCHE (opcional)	Rodajas de manzana. Infusión de melisa.	Rodajas de manzana. Infusión de melisa.	Un dátil. Infusión de seta chaga.	Rodajas de manzana y naranja. Infusión de hibisco.

Ejemplo de menú — Semana 2

	DÍA 1	DÍA 2	DÍA 3
AL DESPERTAR	Entre ½ y 1 litro (de 16 a 32 onzas) de agua de limón o de lima.	Entre ½ y 1 litro (de 16 a 32 onzas) de agua de limón o de lima.	Entre ½ y 1 litro (de 16 a 32 onzas) de agua de limón o de lima.
ANTES DE DESAYUNAR (entre 15 y 30 minutos más tarde como mínimo)	Entre ½ y 1 litro (de 16 a 32 onzas) de zumo de apio.	Entre ½ y 1 litro (de 16 a 32 onzas) de zumo de apio.	Entre ½ y 1 litro (de 16 a 32 onzas) de zumo de apio.
DESAYUNO (entre 15 y 30 minutos más tarde como mínimo)	Batido para depurar metales pesados.	Batido de melón con vainilla y canela.	½ o 1 papaya maradol batida para hacer un budín.
TENTEMPIÉ DE MEDIA MAÑANA	Naranjas.	Melón.	Chupitos de cúrcuma y jengibre y fresas con salsa de dátiles (véase receta de barquitas de plátano y lechuga).
COMIDA	Rollitos de nori con plátano.	Ensalada israelí.	Ensalada de manzana.
MERIENDA (cuando tengas hambre)	Ramilletes de coliflor y rodajas de manzana.	Cuenco de bayas con miel.	Naranjas.
CENA	Ensalada picada.	Barquitas de plátano y lechuga.	Ensalada masajeada de col crespa.
POR LA NOCHE (opcional)	Rodajas de manzana con un dátil. Infusión de jengibre.	Naranja. Infusión de tomillo.	Rodajas de manzana. Agua de coco.

Ejemplo de menú — Semana 2

	DÍA 4	DÍA 5	DÍA 6	DÍA 7
AL DESPERTAR	Entre ½ y 1 litro (de 16 a 32 onzas) de agua de limón o de lima.	Entre ½ y 1 litro (de 16 a 32 onzas) de agua de limón o de lima.	Entre ½ y 1 litro (de 16 a 32 onzas) de agua de limón o de lima.	Entre ½ y 1 litro (de 16 a 32 onzas) de agua de limón o de lima.
ANTES DE DESAYUNAR (entre 15 y 30 minutos más tarde como mínimo)	Entre ½ y 1 litro (de 16 a 32 onzas) de zumo de apio.	Entre ½ y 1 litro (de 16 a 32 onzas) de zumo de apio.	Entre ½ y 1 litro (de 16 a 32 onzas) de zumo de apio.	Entre ½ y 1 litro (de 16 a 32 onzas) de zumo de apio.
DESAYUNO (entre 15 y 30 minutos más tarde como mínimo)	Batido para depurar metales pesados.	Nectarinas, melocotones o albaricoques.	Macedonia de fruta en capas.	Batido para depurar metales pesados.
TENTEMPIÉ DE MEDIA MAÑANA	Manzanas o compota de manzana elaborada batiendo manzanas frescas.	Rodajas de pera con canela.	Rodajas de pera con canela.	Moras.
COMIDA	Macedonia de mojito con palitos de apio, hojas de lechuga romana o trocadero y rodajas de pepino.	Ensalada de espinacas, rúcula, apio y pepino con picadillo de mango.	Ensalada de plátano.	½ papaya maradol o más con arándanos silvestres descongelados y una cdta. de miel cruda.
MERIENDA (cuando tengas hambre)	Tomates, rábanos y pepino picados con zumo de naranja o de limón.	Uvas.	Zumo de manzana y verduras de hoja.	Cerezas.
CENA	Sopa de espinacas con guarnición de rodajas de manzana.	Tacos de lombarda con salsa de mango y jengibre.	Burrito en cuenco.	Sopa de espinacas con tallarines de pepino.
POR LA NOCHE (opcional)	Naranja con un dátil. Agua de limón.	Rodajas de manzana. Infusión de melisa.	Un dátil. Infusión de seta chaga.	Rodajas de manzana y naranja. Infusión de hibisco.

Ejemplo de menú — Semana 3

	DÍA 1	DÍA 2	DÍA 3
AL DESPERTAR	Entre ½ y 1 litro (de 16 a 32 onzas) de agua de limón o de lima.	Entre ½ y 1 litro (de 16 a 32 onzas) de agua de limón o de lima.	Entre ½ y 1 litro (de 16 a 32 onzas) de agua de limón o de lima.
ANTES DE DESAYUNAR (entre 15 y 30 minutos más tarde como mínimo)	Entre ½ y 1 litro (de 16 a 32 onzas) de zumo de apio.	Entre ½ y 1 litro (de 16 a 32 onzas) de zumo de apio.	Entre ½ y 1 litro (de 16 a 32 onzas) de zumo de apio.
DESAYUNO (entre 15 y 30 minutos más tarde como mínimo)	Batido para depurar metales pesados.	Batido de plátanos y bayas.	Macedonia de mojito.
TENTEMPIÉ DE MEDIA MAÑANA	Mandarinas.	Zumo de pepino.	Chupitos de cúrcuma y jengibre y rodajas de manzana.
COMIDA	Ensalada de plátano.	Sopa de espinacas.	Cuenco de bayas con miel acompañado de hojas de lechuga trocadero (si quieres una comida más contundente, puedes añadir rodajas de plátano o mango).
MERIENDA (cuando tengas hambre)	Kiwis.	Espárragos y pimiento morrón mojados en aliño de miel y zumo de naranja (véase la receta de la ensalada de plátano).	Rábanos, pepino y dátiles.
CENA	Ensalada de brotes germinados con aliño de tomate y mango.	Barquitas de plátano y lechuga romana.	Ensalada de mango.
POR LA NOCHE (opcional)	Rodajas de manzana con un dátil. Infusión de jengibre.	Naranja. Infusión de tomillo.	Rodajas de manzana. Agua de coco.

Ejemplo de menú — Semana 3

	DÍA 4	DÍA 5	DÍA 6	DÍA 7
AL DESPERTAR	Entre ½ y 1 litro (de 16 a 32 onzas) de agua de limón o de lima.	Entre ½ y 1 litro (de 16 a 32 onzas) de agua de limón o de lima.	Entre ½ y 1 litro (de 16 a 32 onzas) de agua de limón o de lima.	Entre ½ y 1 litro (de 16 a 32 onzas) de agua de limón o de lima.
ANTES DE DESAYUNAR (entre 15 y 30 minutos más tarde como mínimo)	Entre ½ y 1 litro (de 16 a 32 onzas) de zumo de apio.	Entre ½ y 1 litro (de 16 a 32 onzas) de zumo de apio.	Entre ½ y 1 litro (de 16 a 32 onzas) de zumo de apio.	Entre ½ y 1 litro (de 16 a 32 onzas) de zumo de apio.
DESAYUNO (entre 15 y 30 minutos más tarde como mínimo)	Batido para depurar metales pesados.	Uvas y plátano.	Granizado de sandía y aloe.	Batido para depurar metales pesados.
TENTEMPIÉ DE MEDIA MAÑANA	Plátanos.	Agua de coco con espirulina y zumo de hierba de cebada en polvo.	Mango y palitos de apio.	Papaya maradol.
COMIDA	Ensalada israelí.	Barquitas de lechuga romana con picadillo de mango.	Ensalada de manzana.	Espinacas con *crudités* de verduras para mojar.
MERIENDA (cuando tengas hambre)	Higos frescos y palitos de apio.	Plátanos y canónigos.	Albaricoques.	Pimientos morrones partidos por la mitad con rodajas de tomate y brotes germinados opcionales.
CENA	Tallarines de pepino con cobertura de *bruschetta*.	«Helado» de cerezas elaborado batiendo plátanos o mango y cerezas congelados en la batidora o en el robot de cocina.	Tacos de lombarda con salsa de mango y jengibre.	Ensalada de verduras de hoja con aliño de aguacate.
POR LA NOCHE (opcional)	Naranja con un dátil. Agua de limón.	Un dátil. Infusión de seta chaga.	Un dátil. Infusión de seta chaga.	Rodajas de manzana y naranja. Infusión de hibisco.

Ejemplo de menú — Semana 4

	DÍA 1	DÍA 2	DÍA 3
AL DESPERTAR	Entre ½ y 1 litro (de 16 a 32 onzas) de agua de limón o de lima.	Entre ½ y 1 litro (de 16 a 32 onzas) de agua de limón o de lima.	Entre ½ y 1 litro (de 16 a 32 onzas) de agua de limón o de lima.
ANTES DE DESAYUNAR (entre 15 y 30 minutos más tarde como mínimo)	Entre ½ y 1 litro (de 16 a 32 onzas) de zumo de apio.	Entre ½ y 1 litro (de 16 a 32 onzas) de zumo de apio.	Entre ½ y 1 litro (de 16 a 32 onzas) de zumo de apio.
DESAYUNO (entre 15 y 30 minutos más tarde como mínimo)	Batido para depurar metales pesados.	Manzanas y zumo de verduras de hoja.	Mangos.
TENTEMPIÉ DE MEDIA MAÑANA	Bayas frescas (p. ej.: moras, frambuesas y arándanos).	Batido de melón con vainilla y canela.	Dátiles, manzanas y palitos de apio.
COMIDA	Rollitos nori con plátano.	Macedonia de fruta en capas.	Ensalada de manzana.
MERIENDA (cuando tengas hambre)	Rodajas de manzana con canela.	Tomates *cherry*, palitos de apio y dátiles.	Agua de coco con espirulina y zumo de hierba de cebada en polvo.
CENA	Tallarines de pepino con cobertura de *bruschetta*.	Ensalada masajeada de col crespa.	Ensalada picada.
POR LA NOCHE (opcional)	Rodajas de manzana con un dátil. Infusión de jengibre.	Naranja. Infusión de tomillo.	Rodajas de manzana. Agua de coco.

Ejemplo de menú — Semana 4

	DÍA 4	DÍA 5	DÍA 6	DÍA 7
AL DESPERTAR	Entre ½ y 1 litro (de 16 a 32 onzas) de agua de limón o de lima.	Entre ½ y 1 litro (de 16 a 32 onzas) de agua de limón o de lima.	Entre ½ y 1 litro (de 16 a 32 onzas) de agua de limón o de lima.	Entre ½ y 1 litro (de 16 a 32 onzas) de agua de limón o de lima.
ANTES DE DESAYUNAR (entre 15 y 30 minutos más tarde como mínimo)	Entre ½ y 1 litro (de 16 a 32 onzas) de zumo de apio.	Entre ½ y 1 litro (de 16 a 32 onzas) de zumo de apio.	Entre ½ y 1 litro (de 16 a 32 onzas) de zumo de apio.	Entre ½ y 1 litro (de 16 a 32 onzas) de zumo de apio.
DESAYUNO (entre 15 y 30 minutos más tarde como mínimo)	Batido para depurar metales pesados.	Batido de plátano y cerezas.	Melón honeydew.	Batido para depurar metales pesados.
TENTEMPIÉ DE MEDIA MAÑANA	Frambuesas y rodajas de pepino.	Pomelo.	Papaya maradol con zumo de lima.	Peras y manzanas.
COMIDA	Ensalada de plátano y fresas.	Aliño de tomate y mango (véase la receta de la ensalada de brotes germinados) con *crudités* de verduras (p. ej.: apio, pepino, pimiento morrón, coliflor, rábano, espárragos, repollo, lechuga).	Sopa de espinacas con tallarines de pepino.	Ensalada israelí.
MERIENDA (cuando tengas hambre)	Agua de aloe. Espera 15 minutos y luego gajos de naranja.	Uvas.	Mango.	Zumo de manzana, apio y pepino.
CENA	Ensalada de brotes germinados con el aliño que elijas entre las recetas de este capítulo. Puedes envolverla en láminas de nori u hojas de lechuga o repollo.	Ensalada de manzana.	Burrito en cuenco.	Ensalada de plátano.
POR LA NOCHE (opcional)	Naranja con un dátil. Agua de limón.	Rodajas de manzana. Infusión de melisa.	Un dátil. Infusión de seta chaga.	Rodajas de manzana y naranja. Infusión de hibisco.

«Tienes que considerar a tu cuerpo como a un viejo amigo que te necesita.
Imagínate a ti mismo alargándole la mano cuando está escalando
una garganta. Este es tu compromiso de utilizar tu libre albedrío
y el poder de tu intención para darle a tu cuerpo el apoyo
que está pidiéndote a gritos.

Cuando nos conectamos con nuestro cuerpo, cuando lo escuchamos
de verdad y le damos el alimento que ansía, todo cambia.
En ese momento se produce el milagro».

ANTHONY WILLIAM, Médico Médium

CAPÍTULO 23

Recetas para la depuración curativa de 28 días del Médico Médium

A la hora de preparar zumos y recetas con manzanas, pepinos o cualquier otra fruta o verdura con piel comestible, si la receta no lo especifica y son productos ecológicos, puedes conservar la piel o pelarlos. Si son convencionales, pélalos y desecha las pieles, o, si por cualquier razón no puedes hacerlo, lávalos bien antes de utilizarlos.

AGUA DE LIMÓN O DE LIMA

Para 1 persona

Aunque pueda parecer muy simple, el agua de limón o de lima es una parte muy potente de tu rutina diaria. Esta fuente de hidratación fácil se prepara en un momento, resulta extremadamente beneficiosa para todo el mundo ¡y da vida al agua!

½ limón o 2 limas recién cortadas

½ litro (2 tazas) de agua

Exprime el zumo del limón o las limas recién cortadas en el agua. Si fuese necesario, cuela las semillas.

Espera al menos entre 15 y 20 minutos, a ser posible 30, después de terminar de beberla antes de tomar el zumo de apio o cualquier otra cosa.

SUGERENCIAS

- Si prefieres tomar un litro (4 tazas) de agua de limón o de lima nada más levantarte, es una forma estupenda de conseguir una hidratación extra y un apoyo para la limpieza. No tienes más que duplicar las cantidades de la receta y… ¡a disfrutar!

- En tu vida diaria es preferible que tomes al menos dos preparaciones de medio litro de agua de limón o de lima en el transcurso del día. Una rutina muy buena es beber una al levantarte, otra por la tarde y otra una hora antes de acostarte.

- Las limas varían mucho de tamaño y jugosidad. Si están secas, usa dos por cada medio litro de agua, como indica la receta, para obtener zumo suficiente. Si son grandes y jugosas, es posible que necesites solo media.

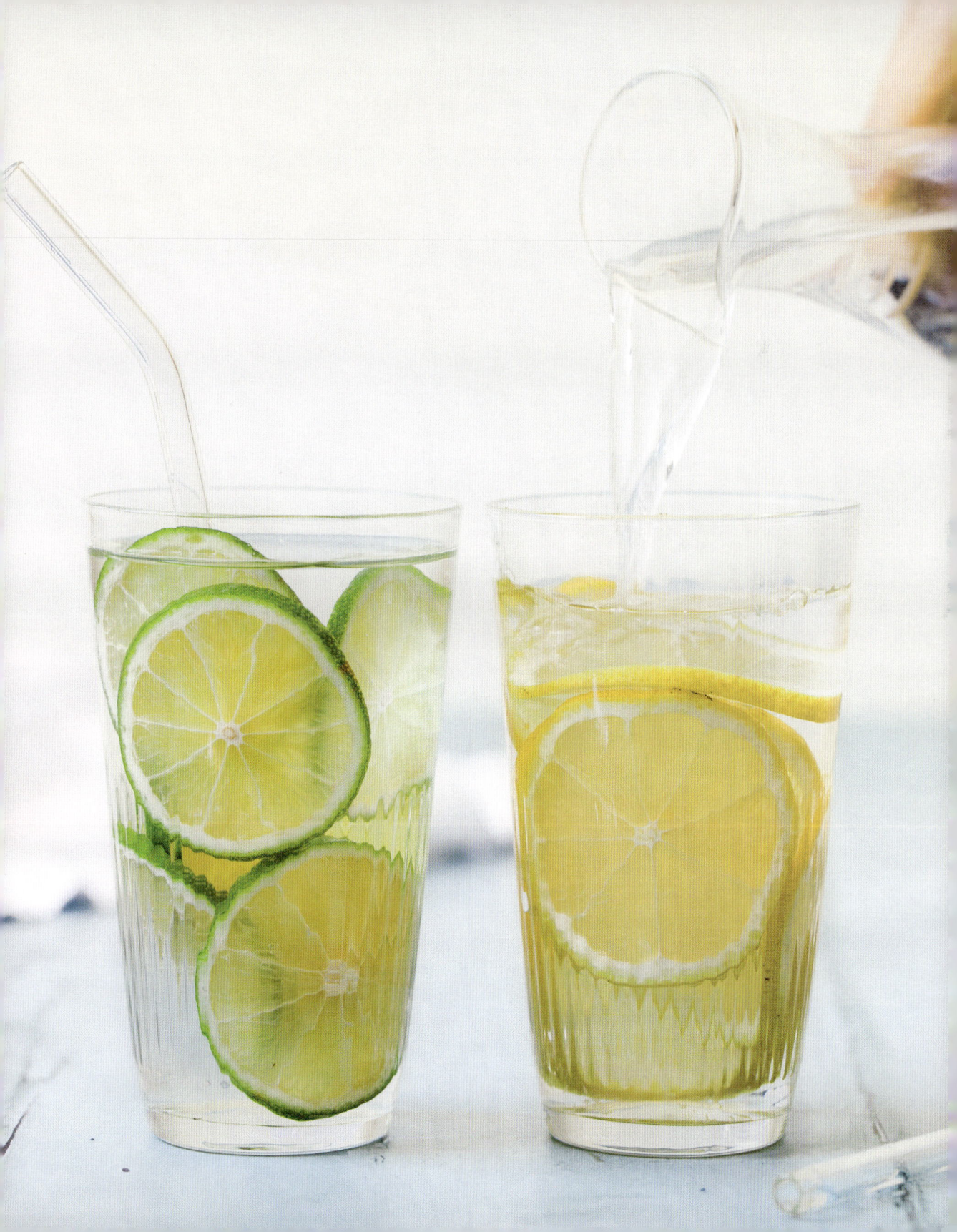

ZUMO DE APIO

Para 1 persona

Este extracto herbal tan sencillo posee una capacidad increíble para producir una mejoría arrolladora en todo tipo de problemas de salud cuando se consume de la forma correcta. Esta es la razón de que sea un componente tan importante de la cura depurativa de 28 días y de todas las demás de la serie de libros del Médico Médium. Es una forma ideal para empezar el día incluso cuando no estás limpiándote.

1 manojo de apio

Corta aproximadamente medio centímetro (un cuarto de pulgada) de la base del manojo de apio, si lo deseas, para separar las ramas y lávalas.

Pasa por la licuadora que prefieras. Puedes colar el jugo para eliminar cualquier resto o trocito de pulpa que haya podido quedar. Para obtener los mejores resultados, bébelo inmediatamente con el estómago vacío. Espera al menos entre 15 y 30 minutos antes de tomar cualquier otra cosa.

Si no dispones de licuadora, puedes prepararlo con una batidora. Así es como debes proceder:

Corta aproximadamente medio centímetro (un cuarto de pulgada) de la base del manojo de apio, si lo deseas, para separar las ramas y lávalas. Coloca el apio lavado en una tabla de cortar limpia y pícalo en trozos de aproximadamente 2,5 centímetros (1 pulgada). Introdúcelo en una batidora de alta potencia y bátelo hasta obtener un puré suave (no añadas agua). Si lo necesitas, puedes emplear el utensilio para aplastar. Cuela bien el apio licuado. Para esto resulta muy útil una bolsa para preparar bebidas vegetales. Para obtener los mejores resultados, bébelo inmediatamente con el estómago vacío. Espera al menos entre 15 y 30 minutos antes de tomar cualquier otra cosa.

SUGERENCIAS

- No añadas ningún ingrediente adicional como limón, manzana, jengibre o verduras de hoja. Aunque son unos alimentos estupendos, el zumo de apio solo ofrece todos sus beneficios cuando se consume solo.

- Si no vas a poder beber todo el zumo que has preparado de una vez, la mejor forma de guardarlo es refrigerado en un tarro de vidrio con cierre hermético. El zumo recién exprimido conserva sus beneficios curativos unas 24 horas. Como va perdiendo potencia, no se recomienda tomarlo una vez transcurrido más tiempo.

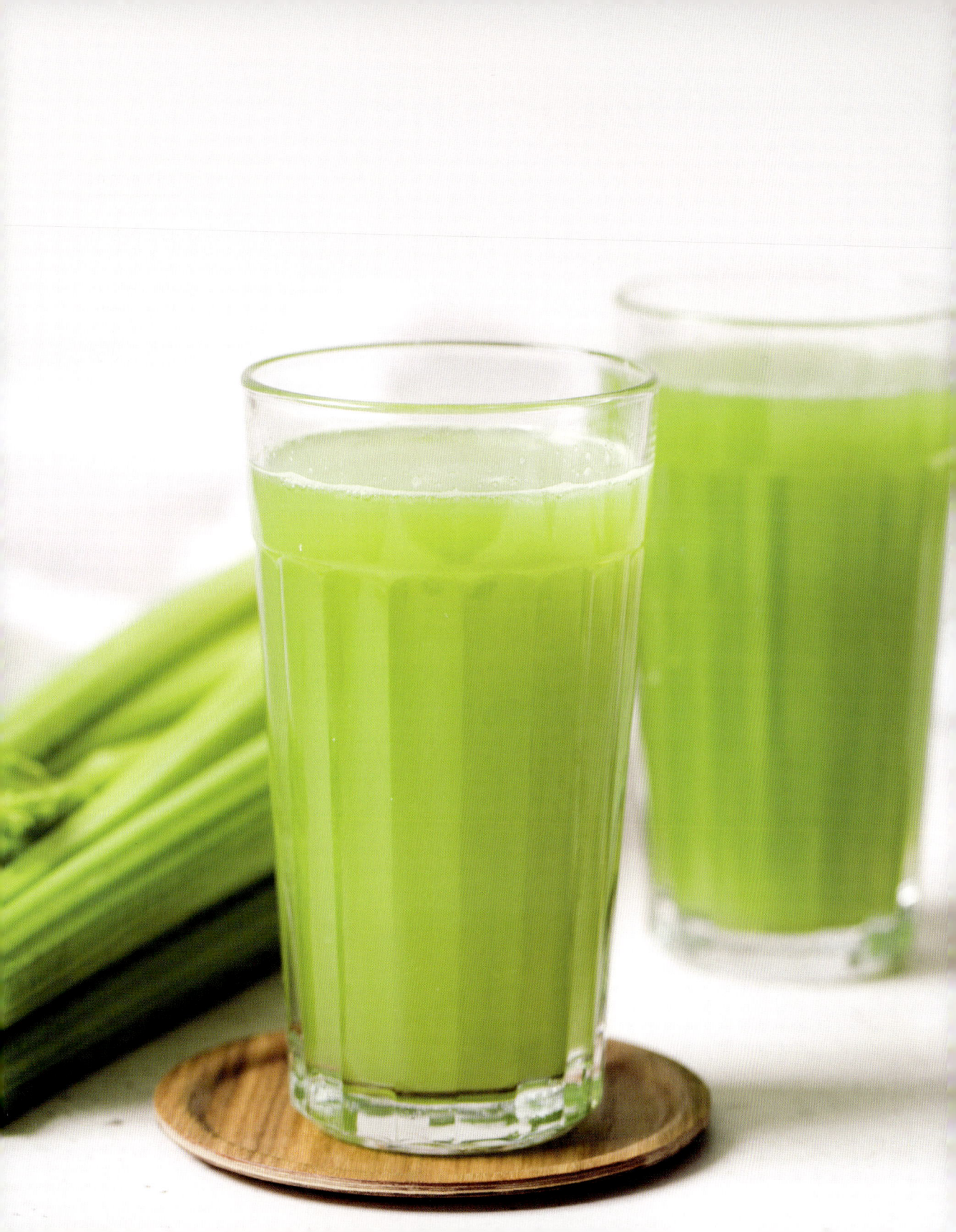

ZUMO DE PEPINO

Para 1 persona

El zumo de pepino fresco es un tónico rejuvenecedor alternativo. Resulta sumamente alcalinizante e hidratante y tiene la capacidad de limpiar y depurar todo el organismo. Su sabor levemente dulce hace que resulte muy fácil de beber.

2 pepinos grandes

Lava los pepinos y pásalos por la licuadora que prefieras. Para obtener los mejores resultados, tómalo inmediatamente con el estómago vacío.

Si no dispones de licuadora, así es como puedes prepararlo:

Aclara los pepinos, córtalos y bátelos con una batidora de alta potencia y hasta obtener un puré suave (no añadas agua). Cuela bien el pepino licuado. Para esto resulta muy útil una bolsa para preparar bebidas vegetales. Tómalo inmediatamente, con el estómago vacío, para obtener todos sus beneficios.

SUGERENCIAS

- El zumo de pepino fresco es una buena alternativa al de apio si no encuentras este o si te desagrada mucho su sabor. Aunque es una bebida increíblemente curativa, no ofrece los mismos beneficios que el de apio, así que es importante incluir apio lo más posible en tu dieta diaria. En la mayoría de los casos, su sabor se va volviendo más agradable a medida que se toma de forma constante.

- No añadas ningún ingrediente adicional como limón, manzana, jengibre o verduras de hoja. Aunque son unos alimentos estupendos, el zumo de pepino solo ofrece todos sus beneficios cuando se consume solo. En cualquier otro momento del día en que te apetezca, puedes disfrutar de un zumo verde mixto como, por ejemplo, el de manzana y verduras que aparece en la página 306.

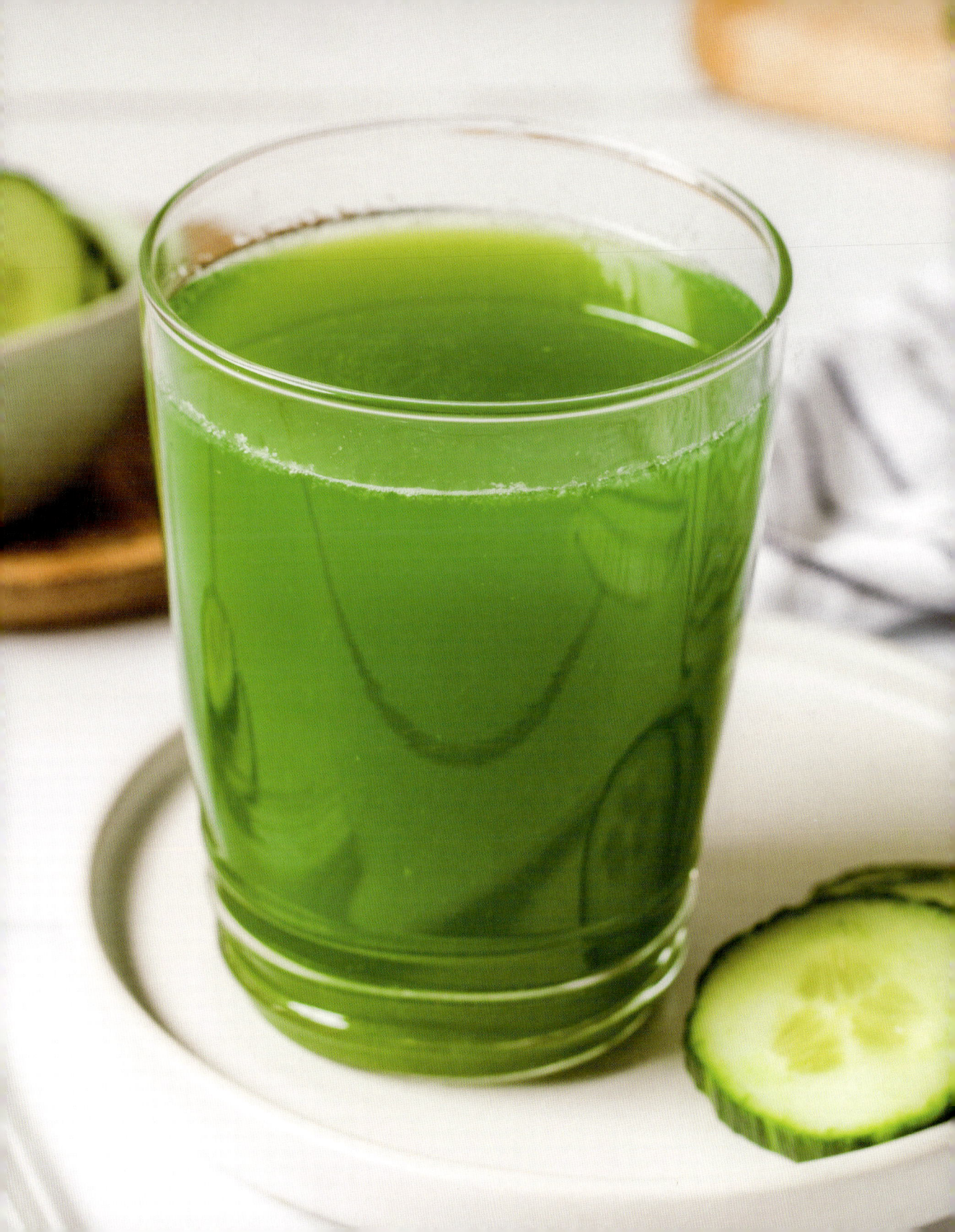

ZUMO DE MANZANA Y VERDURAS

Para 1 persona

Este es un zumo verde muy refrescante que puedes tomar para empezar el día con energía o para recuperarte antes de la cena. Está repleto de nutrientes curativos y sales minerales fundamentales y consigue que resulte fácil consumir una gran cantidad de las preciosas verduras de hoja que todos necesitamos.

½ pepino

Entre 4 y 6 tazas muy apretadas de verduras de hoja, como espinacas, lechuga romana o col crespa (kale)

2 manzanas rojas medianas

½ taza muy apretada de cilantro o perejil frescos

½ limón

Un trozo de 2,5 cm (1 pulgada) de jengibre fresco (opcional)

Pasa el pepino, las verduras de hoja, las manzanas, el cilantro o el perejil, el limón y el jengibre (si vas a utilizarlo) por la licuadora. Sirve inmediatamente.

SUGERENCIAS

- Si no puedes conseguir pepinos o no te gustan, sustitúyelos por ramas de apio.

- Si quieres un zumo verde de sabor más suave, hazlo con espinacas o lechuga romana. Si estás acostumbrado a este tipo de zumos o te gusta que tengan un sabor verde más intenso, puedes probarlo con col crespa (kale). También puedes mezclar los tres o experimentar con otras verduras de hoja que te gusten.

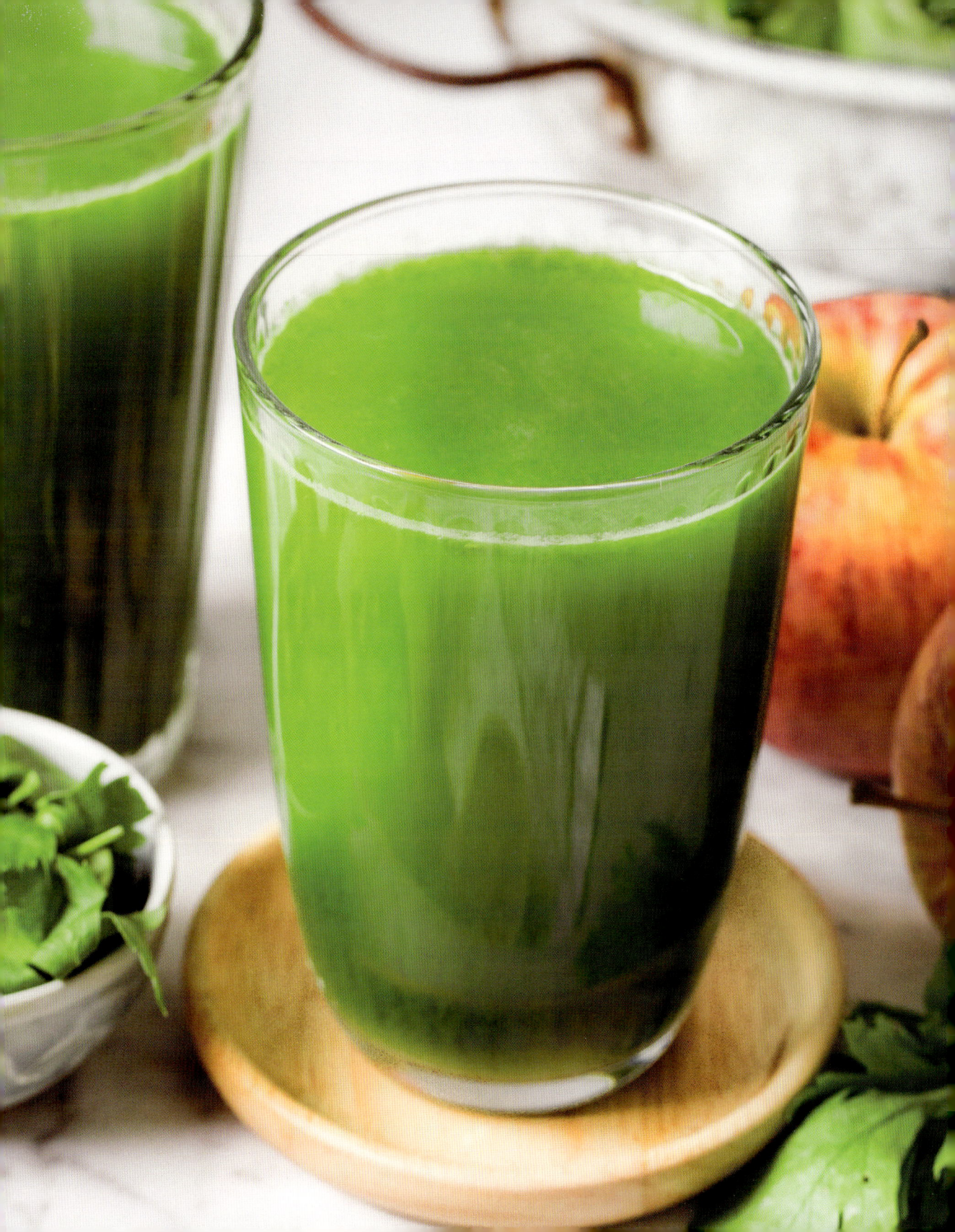

AGUA DE ALOE

Para 1 persona

Aunque a veces hace falta algo de tiempo para acostumbrarse al sabor del aloe, merece la pena el esfuerzo. Cuando bebas esta agua de aloe, piensa en todos los increíbles beneficios que un alimento tan asombrosamente curativo va a aportarle a tu hígado, a tus suprarrenales y al resto de tu cuerpo.

Un trozo de 5 cm (2 pulgadas) de hoja de aloe fresca

2 tazas de agua

Esta receta está pensada para usar una hoja de aloe grande de las que venden en la sección de verduras de algunos supermercados. Si vas a emplear una planta que tengas en casa, seguramente tendrá unas hojas más pequeñas y finas, con lo que tendrás que usar un trozo mayor. En ambos casos evita la base de la hoja, que es amarga.

Corta con cuidado el trozo de aloe abriéndolo como si fuese un pescado y retira la piel verde y los pinchos. Saca el gel transparente e introdúcelo en el vaso de la batidora.

Añade el agua y bate entre 10 y 20 segundos hasta que el aloe esté completamente licuado.

Lo mejor es tomarlo inmediatamente con el estómago vacío.

SUGERENCIAS

- Guarda el resto de la hoja de aloe envolviendo el extremo cortado en un paño húmedo o con film plástico y refrigéralo. Se conserva un máximo de dos semanas.

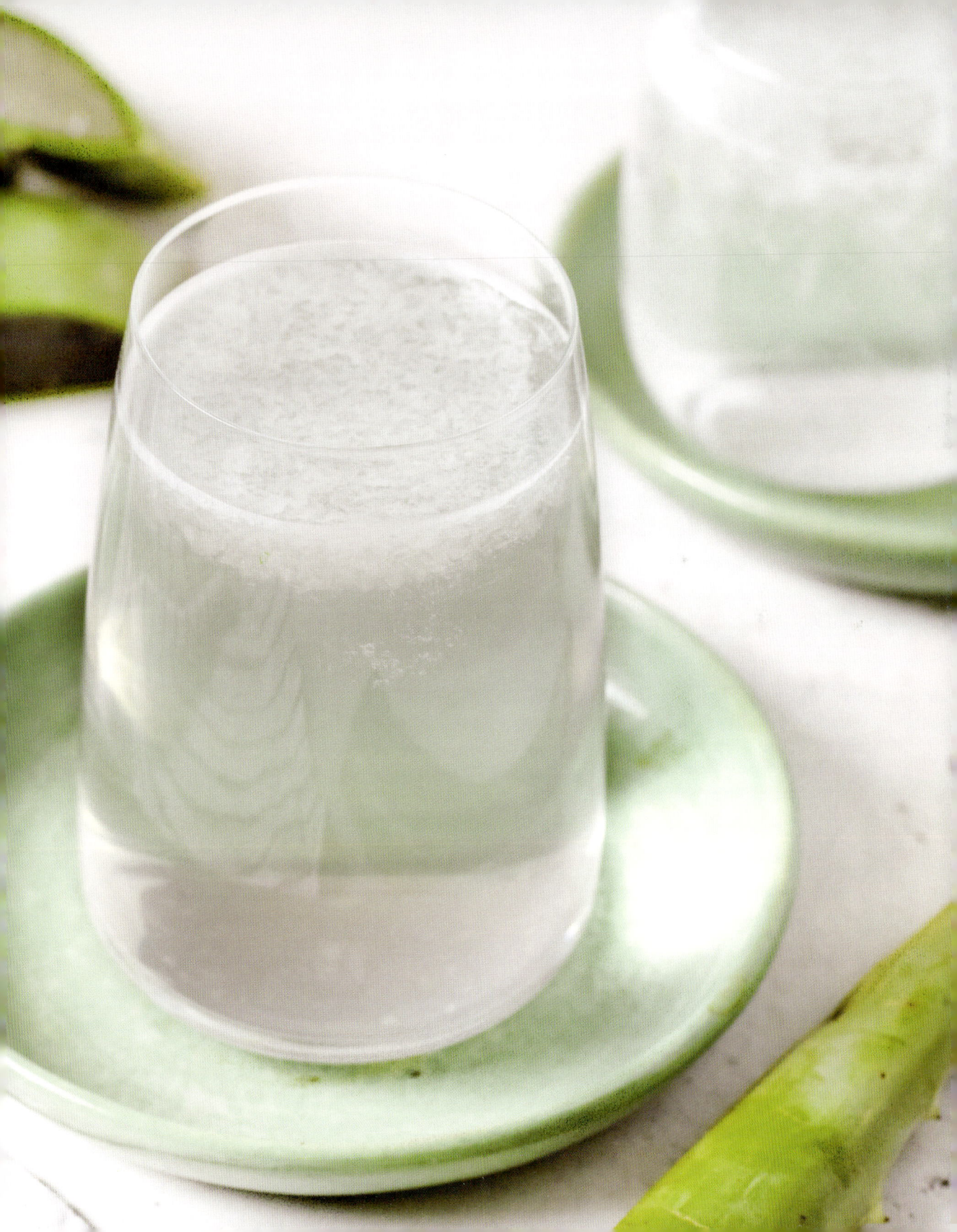

INFUSIÓN Y AGUA DE TOMILLO

Tanto la infusión como el agua de tomillo son unas potentes bebidas antivíricas que puedes incorporar a tu dieta diaria o tomar siempre que tengas la ocasión para obtener sus beneficios curativos.

INFUSIÓN DE TOMILLO

Para 1 persona

2 ramitas de tomillo fresco o 2 cdtas. de tomillo seco

1 taza de agua caliente filtrada o de manantial

El zumo de ½ limón y/o 1 cdta. de miel cruda (opcional)

Introduce el tomillo en una taza y vierte agua caliente por encima. Deja reposar 15 minutos o más. Retira las ramitas o cuela la infusión, sobre todo si has usado tomillo seco. Endulza con zumo de limón y/o miel cruda.

AGUA DE TOMILLO

Se obtienen entre 4 y 8 tazas

Entre 4 y 8 tazas de agua filtrada o de manantial

8 ramitas de tomillo fresco o 1 cda. sopera de tomillo seco

Complementos opcionales: rodajas de limón fresco o zumo de limón recién exprimido, miel cruda, bayas, rodajas de pepino, menta

Llena una jarra con agua a temperatura ambiente y añade el tomillo. Deja reposar durante toda la noche a temperatura ambiente. Por la mañana, retira el tomillo o cuélalo y añade zumo de limón, miel cruda o cualquier otro ingrediente opcional que te apetezca.

SUGERENCIAS

- Puedes encontrar tomillo en la sección de verduras del supermercado o en los herbolarios. Además, es muy fácil de cultivar y se da muy bien tanto en maceta como en un huerto doméstico.

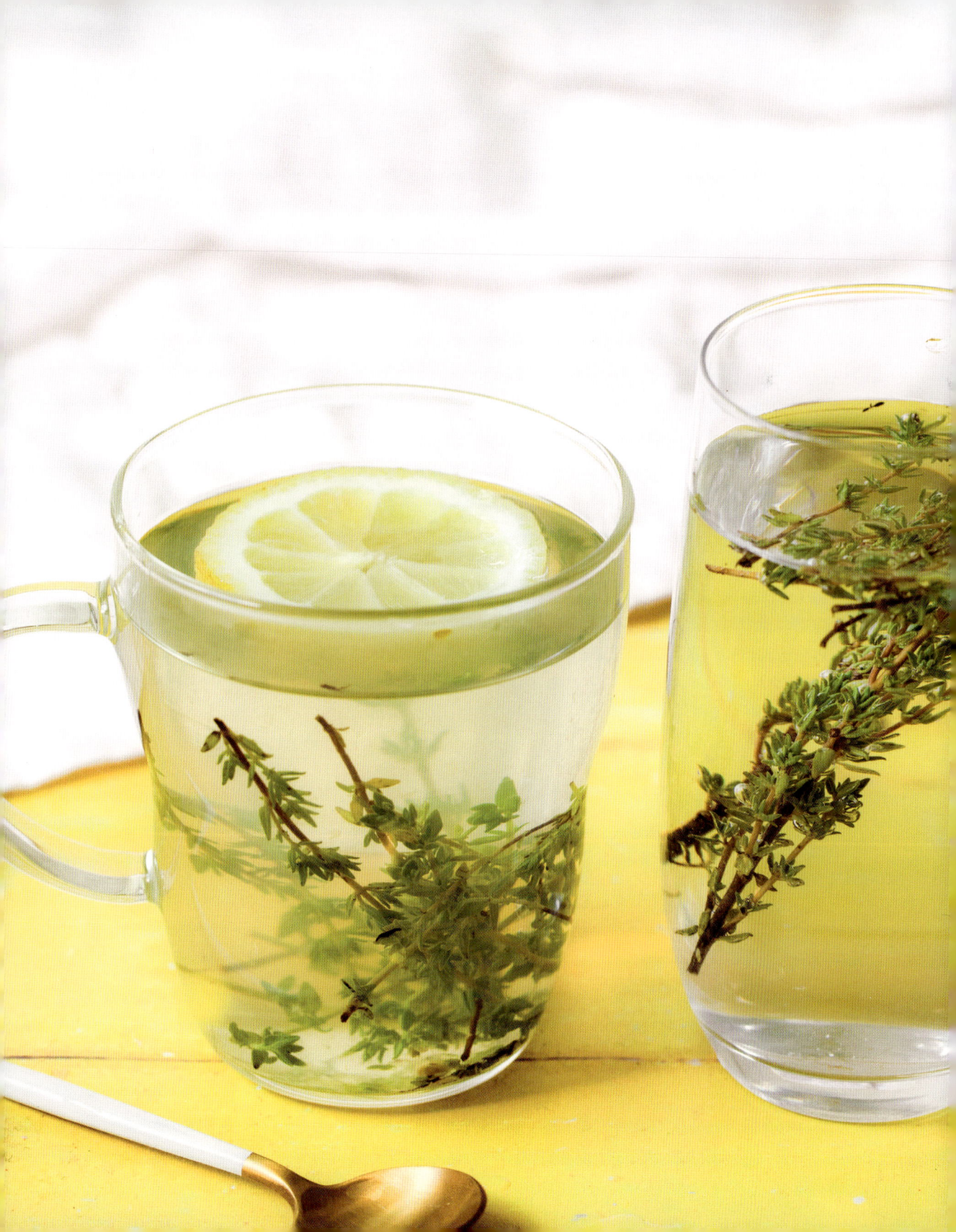

AGUA DE JENGIBRE

Ya sea una infusión caliente de jengibre antes del desayuno o un vaso de agua fría de jengibre después de comer, esta bebida resulta muy fácil de personalizar para que te vaya bien.

Entre 2,5 y 5 cm (de 1 a 2 pulgadas) de jengibre fresco

2 tazas de agua

½ limón (opcional)

2 cdtas. de miel cruda (opcional)

Ralla el jengibre, mézclalo con 2 tazas de agua y déjalo reposar durante al menos 15 minutos o, a ser posible, más. Puedes dejarlo en la nevera toda la noche. Cuela el agua. Añade limón y miel si lo deseas y disfrútalo templado o frío a lo largo del día.

SUGERENCIAS

- En lugar de rallar el jengibre, puedes picarlo en trocitos pequeños y exprimirlos con una prensa para ajo; esta actuará como una minilicuadora.

- Puede resultar útil preparar una gran cantidad de agua de jengibre con antelación para tomarla cuando te apetezca. Lo mejor es añadir la miel y el limón justo antes de consumirla.

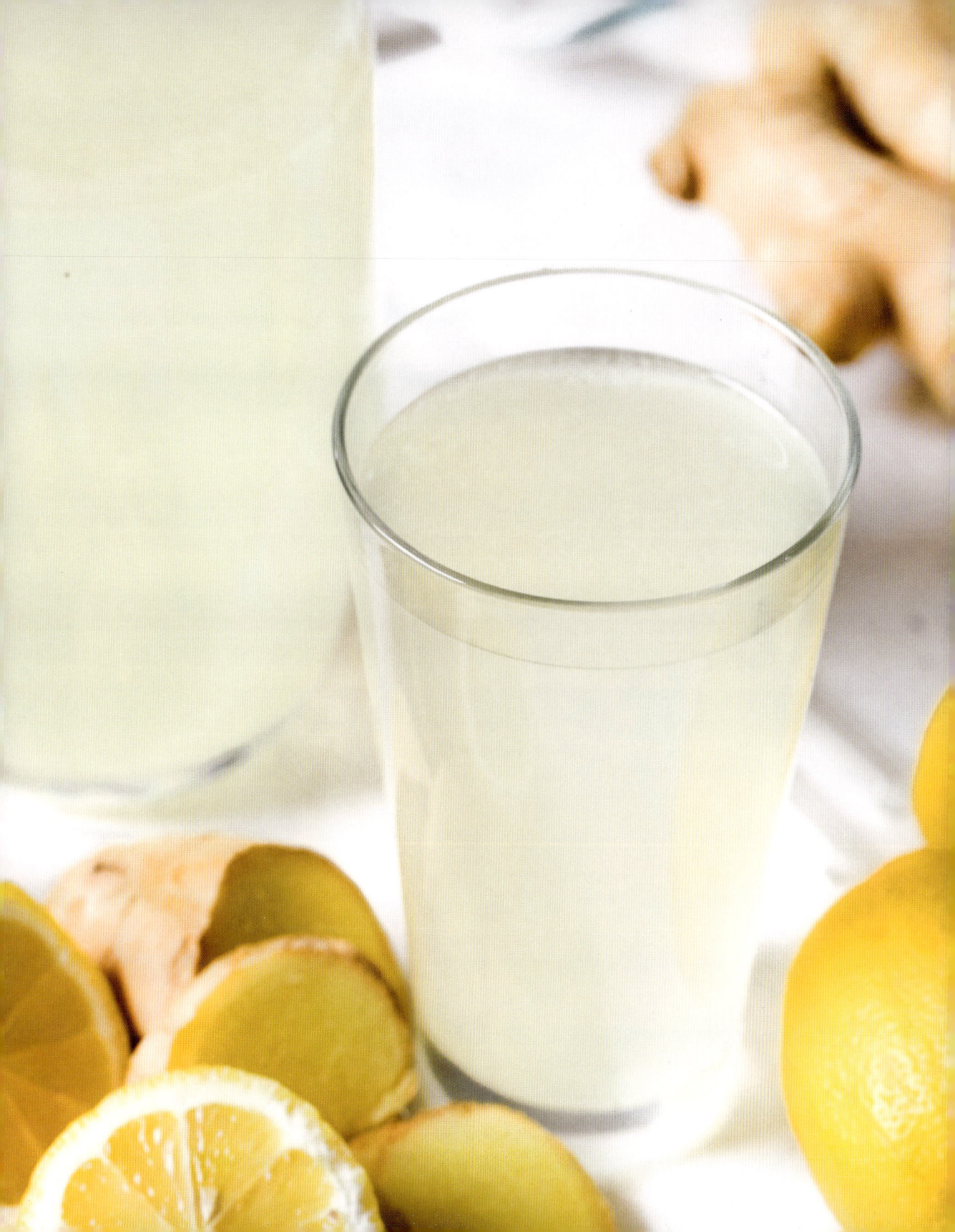

CHUPITOS DE CÚRCUMA Y JENGIBRE

Se obtienen entre 2 y 4 chupitos

Estos chupitos tan picantes refuerzan el sistema inmunitario y son una opción a la que echar mano a la primera señal de resfriado. ¡Ayudan al cuerpo a combatir todo aquello que intente atacarlo!

10 cm (4 pulgadas) de cúrcuma fresca

10 cm (4 pulgadas) de jengibre fresco

2 naranjas peladas y cortadas en trozos grandes

4 dientes de ajo pelados

Pasa la cúrcuma, el jengibre, las naranjas y el ajo por una licuadora eléctrica. Sirve inmediatamente.

Nota: la cantidad necesaria de cada ingrediente variará enormemente dependiendo del tipo de licuadora utilizado.

SUGERENCIAS

- También puedes preparar una versión más sencilla de estos chupitos de cúrcuma y jengibre licuando solo cúrcuma y jengibre frescos juntos. Si sufres congestión, tos, dolor de garganta, resfriado, gripe o problemas de los senos paranasales, puedes ir tomando periódicamente sorbitos diminutos de este sérum concentrado a lo largo del día. El zumo actuará como expectorante y acelerará el proceso de curación.

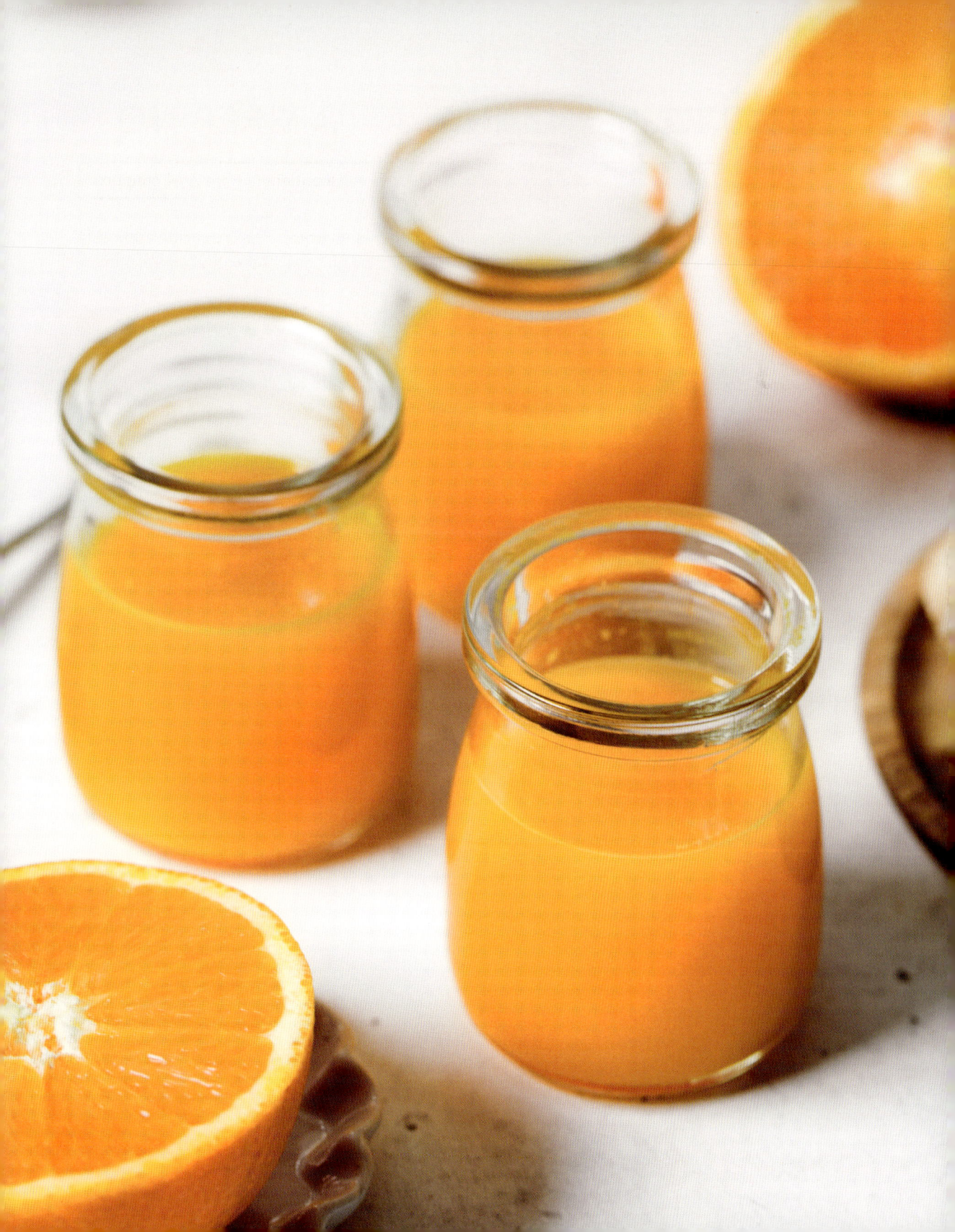

ZUMO DE MANZANA, APIO Y PEPINO

La combinación a partes iguales de apio, pepino y manzana de esta receta aporta el equilibrio correcto de sales minerales, potasio y azúcar para estabilizar tus niveles de glucosa y ofrecer apoyo al cuerpo mientras se está limpiando.

1 pepino mediano cortado en trozos grandes

4 ramas de apio cortadas en trozos grandes

2 manzanas medianas sin corazón picadas

Pasa el pepino, el apio y las manzanas por una licuadora eléctrica. Sirve inmediatamente.

SUGERENCIAS

- Puedes ajustar la cantidad que vayas a usar de cada ingrediente según el tamaño que tenga. Si, por ejemplo, solo tienes ramas de apio o manzanas pequeñas, tendrás que usar más para que todos estén a partes iguales.

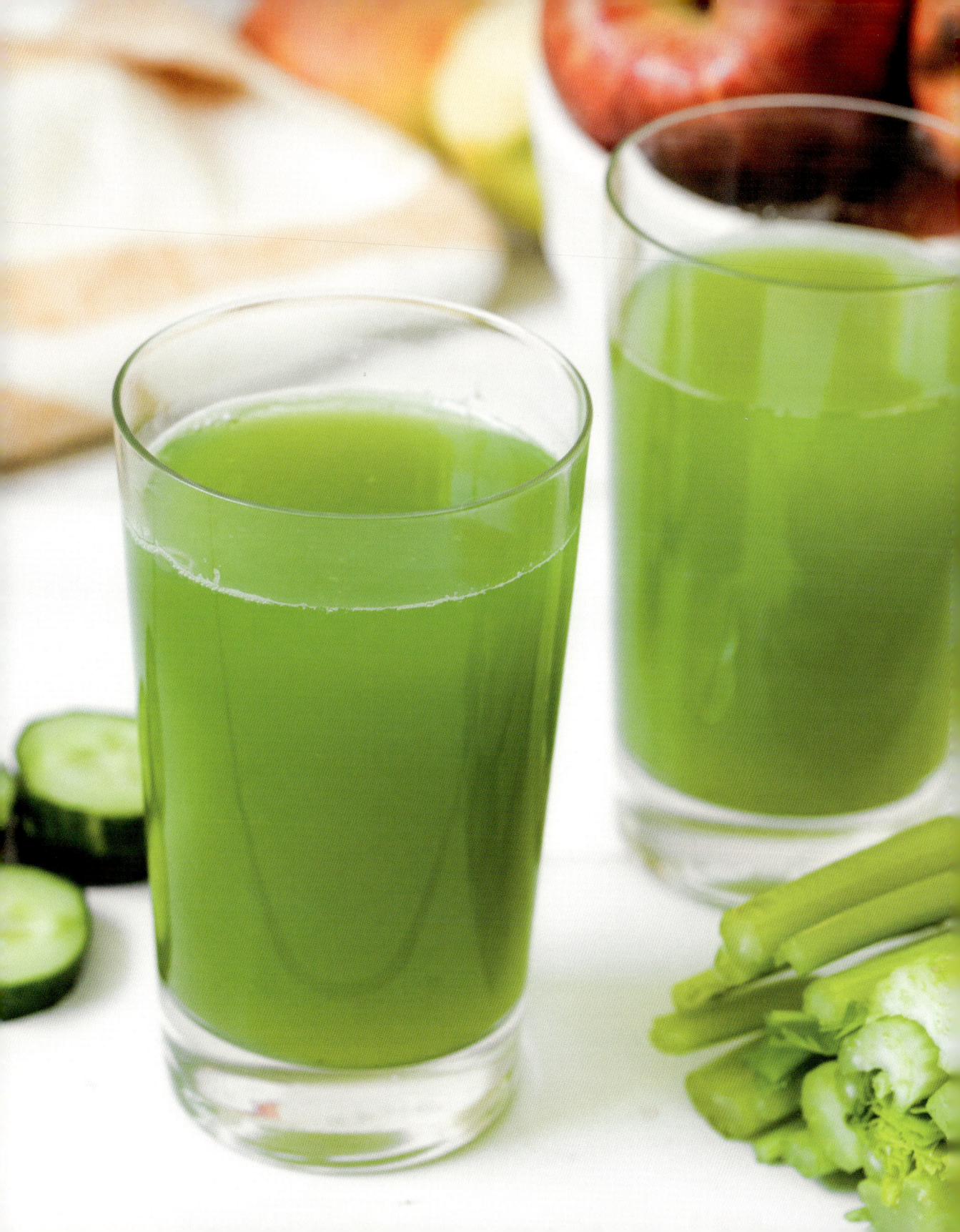

BATIDO PARA DEPURAR METALES PESADOS

Para 1 persona

Este batido del Médico Médium está ayudando a personas de todo el mundo a curarse. Contiene una combinación poderosa de los cinco ingredientes clave para depurar de manera segura los metales pesados tóxicos del cerebro y del cuerpo. Es una bendición honorable que nos da vida y nos ayuda a revertir muchísimos síntomas.

2 plátanos

2 tazas de arándanos silvestres frescos o congelados o 2 cdas. soperas de arándanos en polvo

1 taza de cilantro fresco

1 cdta. de zumo de hierba de cebada en polvo

1 cdta. de espirulina

1 cda. sopera de alga dulse del Atlántico

1 naranja

Entre media y una taza de agua (opcional)

Introduce los plátanos, los arándanos silvestres, el cilantro, el zumo de hierba de cebada en polvo, la espirulina y el alga dulse del Atlántico junto con el zumo de una naranja en el vaso de una batidora de alta potencia y bate hasta obtener una crema fina. Si deseas una consistencia más líquida, puedes añadir hasta un máximo de una taza de agua.

Sirve y ¡a disfrutar!

SUGERENCIAS

- Si quieres centrarte en eliminar los metales pesados tóxicos de tu cerebro y de tu cuerpo, lo mejor es tomar este batido todos los días.

- Si el zumo de hierba de cebada y la espirulina le dan un sabor demasiado fuerte, empieza con una cantidad menor y ve aumentándola.

- Si utilizas agua de coco, asegúrate de que no contenga aromas naturales y de que no esté rosa ni roja.

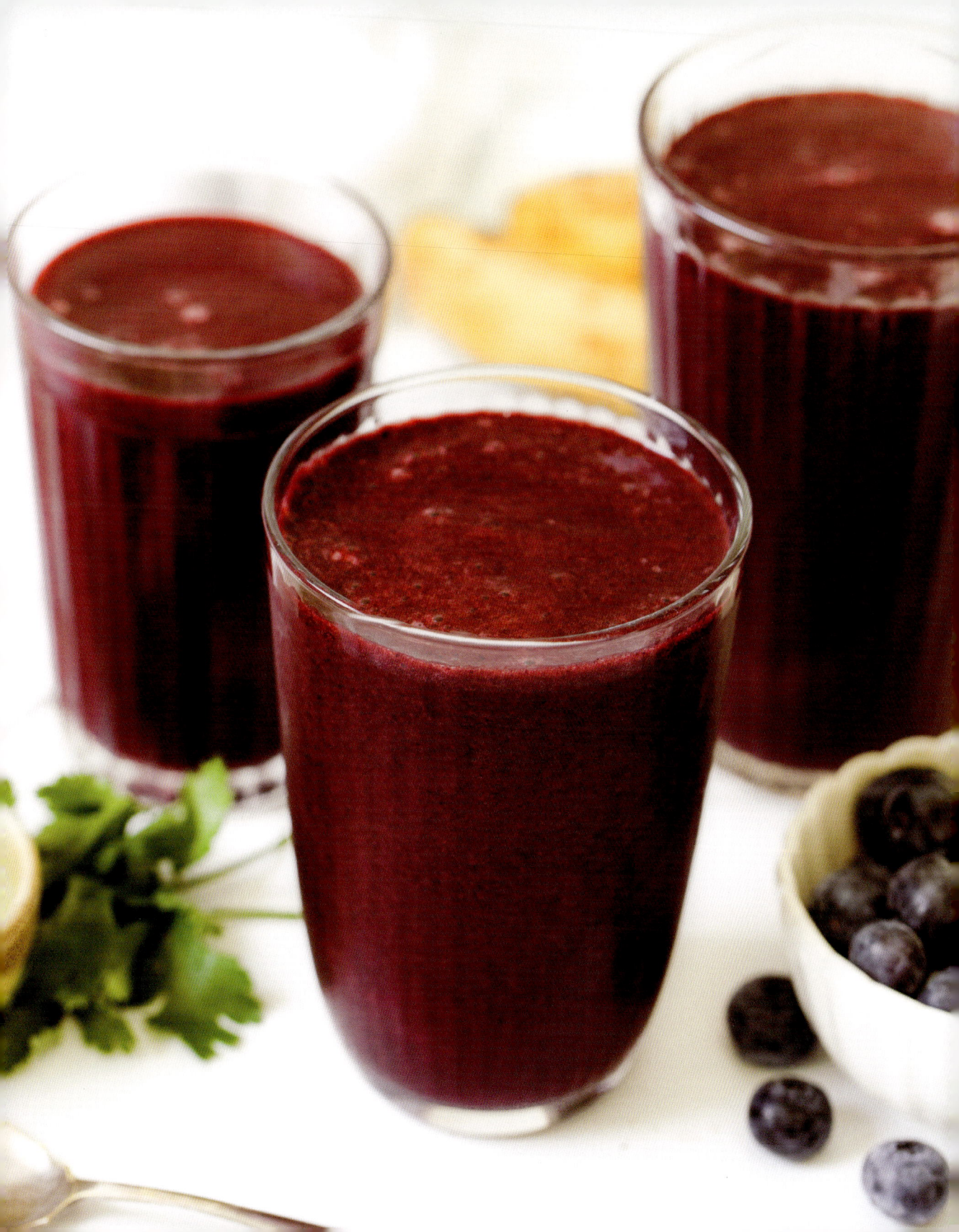

GRANIZADO DE SANDÍA Y ALOE

Para 1 persona

Este delicioso granizado es una forma exquisita de aprovechar sin notarlo las increíbles propiedades curativas del aloe vera. Es refrescante y dulce y solo se tarda unos minutos en preparar.

2 tazas de sandía congelada picada (sin pepitas)*

2 cdas. soperas de gel de aloe

½ taza de fresas frescas

1 cda. sopera de zumo de lima

Introduce todos los ingredientes en el vaso de la batidora y bátelos hasta obtener una crema. Sirve inmediatamente.

*Puedes usar sandía fresca y fresas congeladas si lo prefieres.

SUGERENCIAS

- Pica la sandía antes de congelarla; no intentes cortarla cuando ya esté congelada.

- Consulta la receta de agua de aloe, de la página 308, para ver cómo se extrae el gel de una hoja fresca de aloe vera.

- Para aumentar sus propiedades medicinales, duplica la cantidad de aloe fresco. Ten en cuenta que eso hará que el granizado sepa más a esta planta.

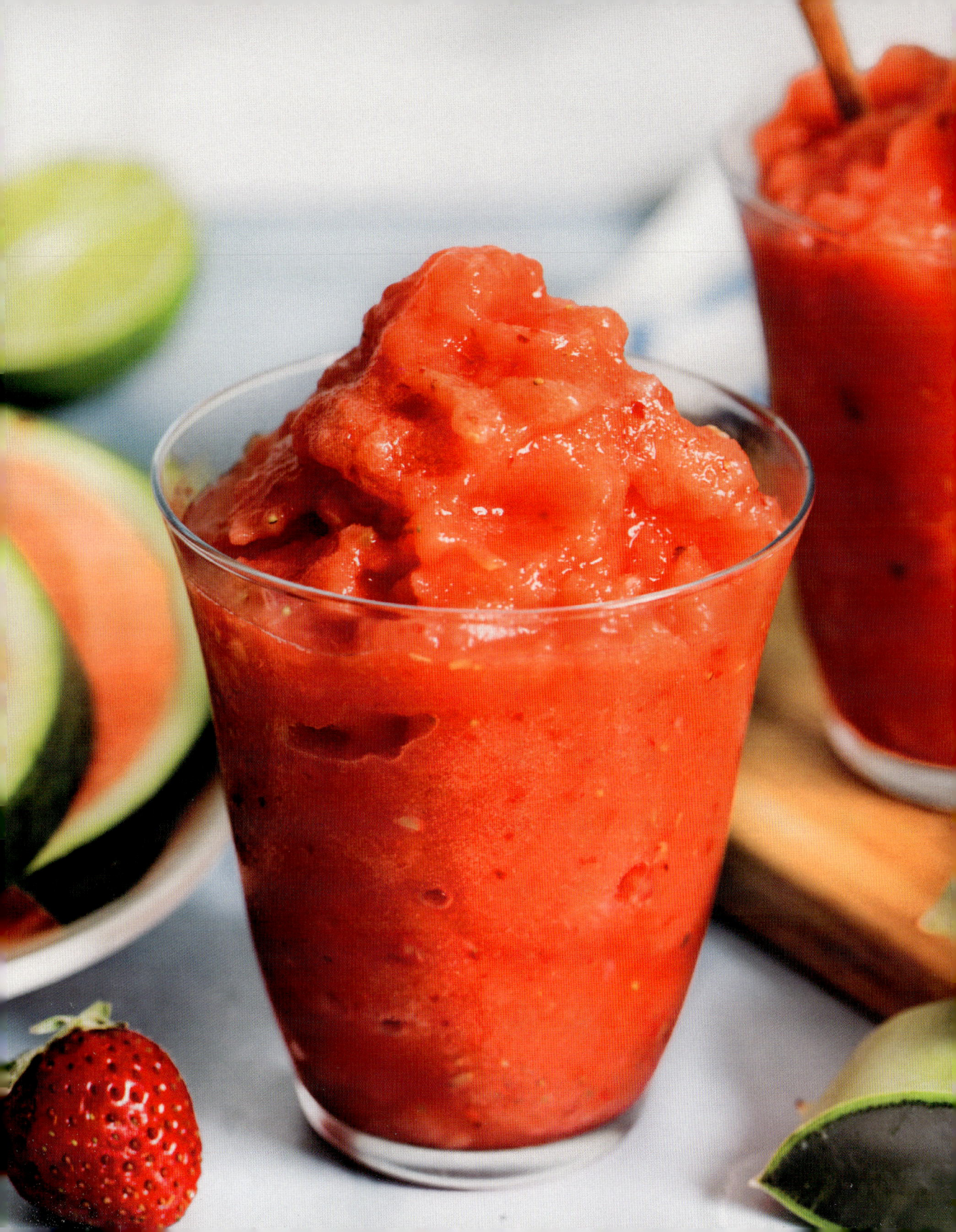

BATIDO DE MELÓN CANTALUPO CON VAINILLA Y CANELA

Para 1 o 2 personas

Aunque el melón cantalupo maduro está delicioso por sí solo, si lo transformas en un batido cremoso y espumoso con un toque de vainilla y canela obtendrás un sabor espléndido, digno de auténticos sibaritas.

1 melón cantalupo pelado, sin pepitas y cortado en trozos grandes

Las semillas de ½ vaina de vainilla o ½ cdta. de extracto de vainilla sin alcohol

½ cdta. de canela

1 cda. sopera de miel cruda (opcional; recomendable si el melón no es muy dulce)

1 taza de hielo

Introduce el melón cantalupo, la vainilla, la canela, la miel cruda (si vas a usarla) y el hielo en el vaso de una batidora y bátelos hasta obtener una crema fina. Sirve inmediatamente.

SUGERENCIAS

- La clave de esta receta es usar un melón maduro. Para saber si está listo, puedes hacerle un corte y ver si emite un aroma dulce y ligeramente floral. Además, debe ceder ligeramente si presionas con suavidad la piel. Puedes duplicar o triplicar libremente esta receta según el apetito que tengas.

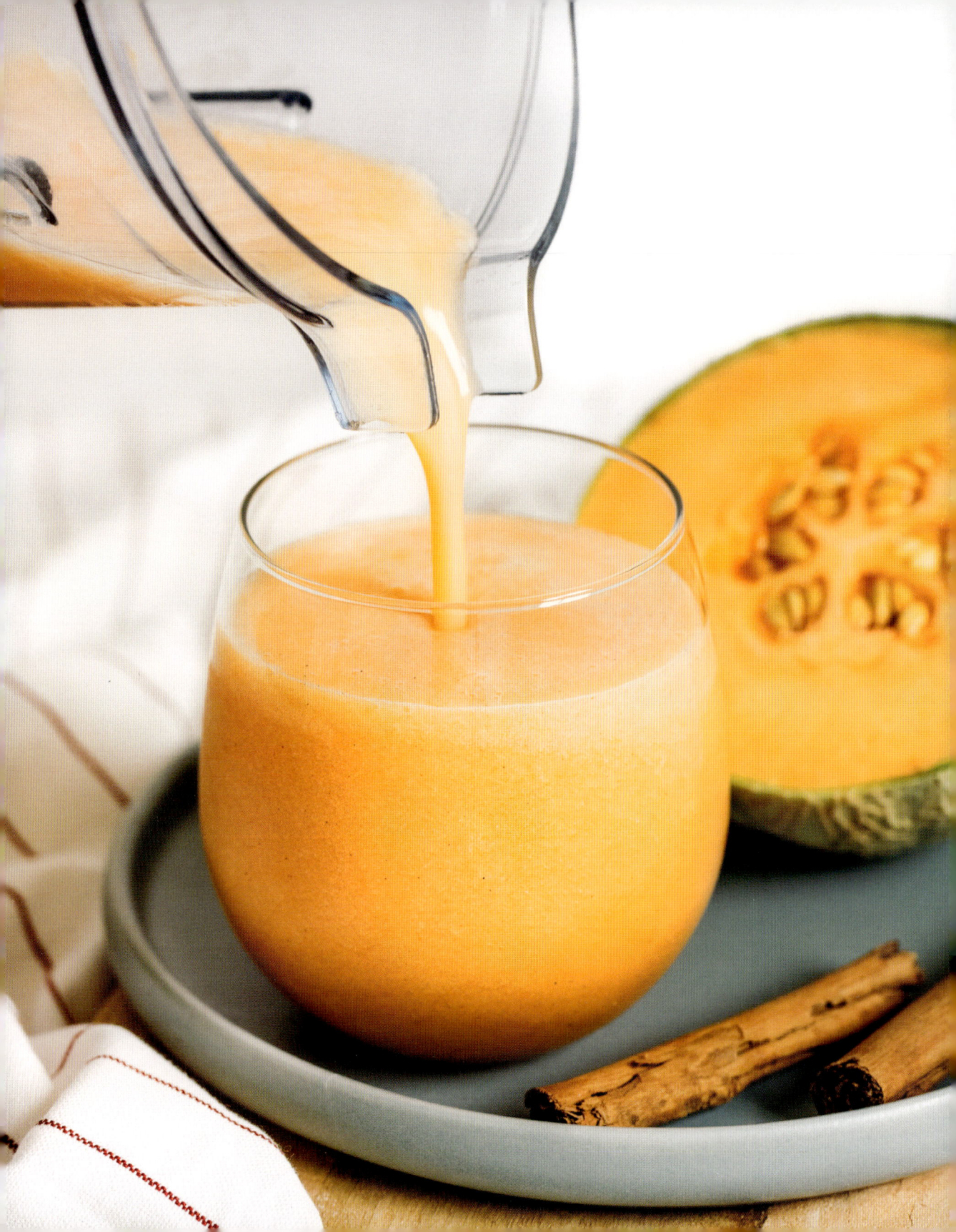

CUENCO DE MIEL Y BAYAS

Para 1 persona

La sencillez de esta receta y su sabor delicioso pueden fácilmente convertirla en uno de tus desayunos favoritos. ¡Es también una de las comidas o de los tentempiés más nutritivos que puedes tomar! Disfrútalo para desayunar, a media mañana o en una comida ligera acompañando a una ensalada de verduras de hoja. También puedes preparar una fuente grande para que toda la familia vaya tomándola a lo largo del día.

1 taza de fresas sin rabo
y cortadas por la mitad

1 taza de frambuesas

1 taza de arándanos,
silvestres o no

1 taza de moras

1 cda. sopera de miel cruda

Introduce todas las bayas en un cuenco, añade la miel y mezcla bien. Sirve inmediatamente.

SUGERENCIAS

- Puedes tomar todas las bayas que te apetezcan. Si quieres duplicar la cantidad para convertir la receta en una comida o un tentempié que te llene, puedes hacerlo sin ningún problema.

- También puedes preparar este cuenco con un solo tipo de bayas en lugar de una mezcla de varias. Y no desdeñes las variedades locales que crezcan en tu zona, puedes emplearlas para sustituir las que se indican en la receta.

- Si quieres, puedes también incluir otras frutas, como rodajas de plátano fresco, kiwis, melocotones o albaricoques.

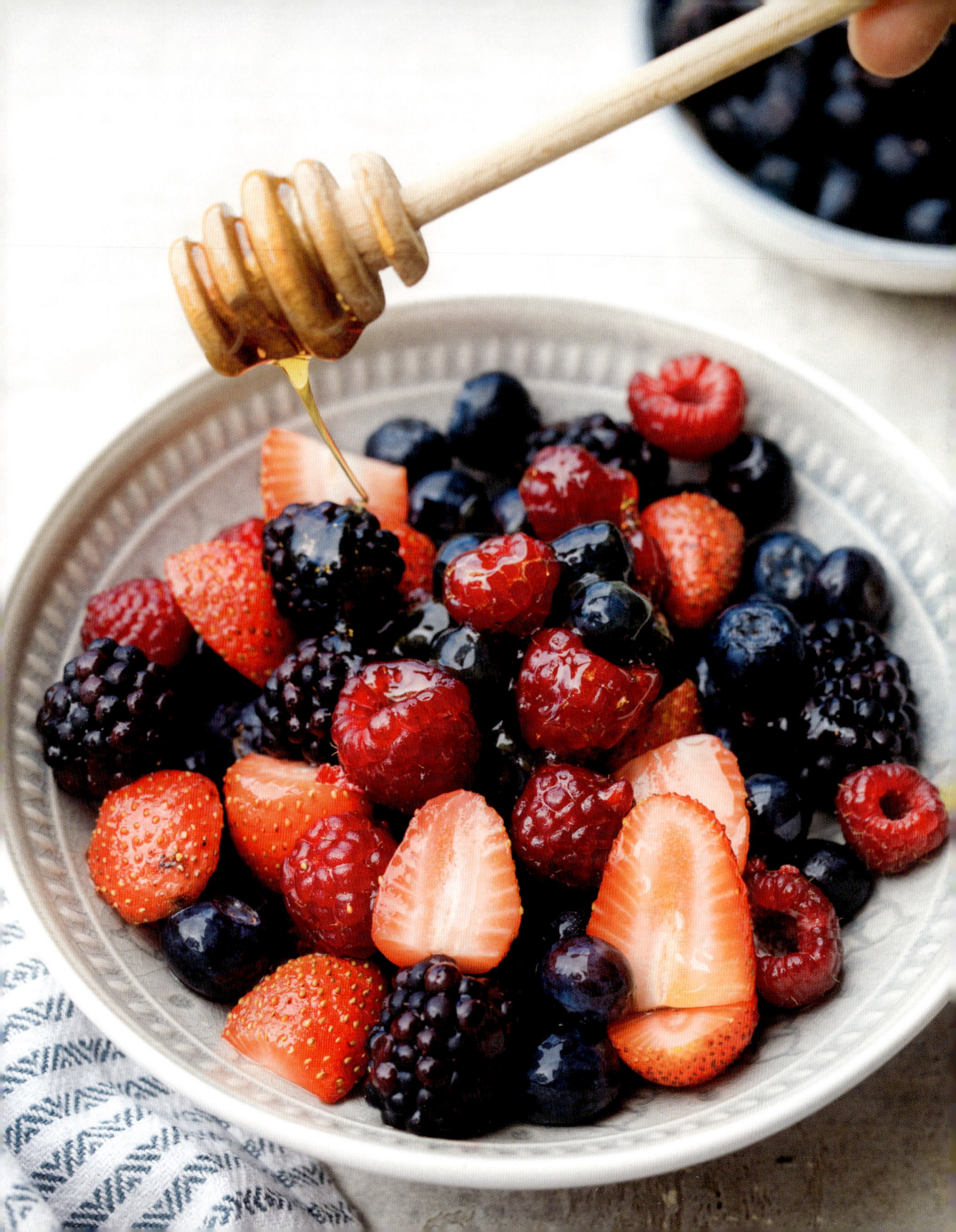

BATIDO DE PLÁTANO Y CEREZAS

Para 1 persona

Este batido tan fácil y sabroso se prepara en unos minutos. Si decides añadir el zumo de hierba de cebada en polvo, le aportarás una buena cantidad de nutrientes y sales minerales vitales.

2 plátanos frescos
o congelados

1 dátil medjool

1 taza de cerezas
congeladas

1 taza de agua o de agua
de coco para batir

1 cdta. de zumo de hierba
de cebada en polvo
(opcional)

Introduce los plátanos, el dátil, las cerezas, el agua y el zumo de hierba de cebada en polvo (si vas a utilizarlo) en el vaso de una batidora de alta potencia y bátelos hasta obtener una crema fina. Sirve y… ¡a disfrutar!

SUGERENCIAS

- Si vas a preparar esta receta con agua de coco, asegúrate de que no contiene aromas naturales y de que no está rosa ni roja.

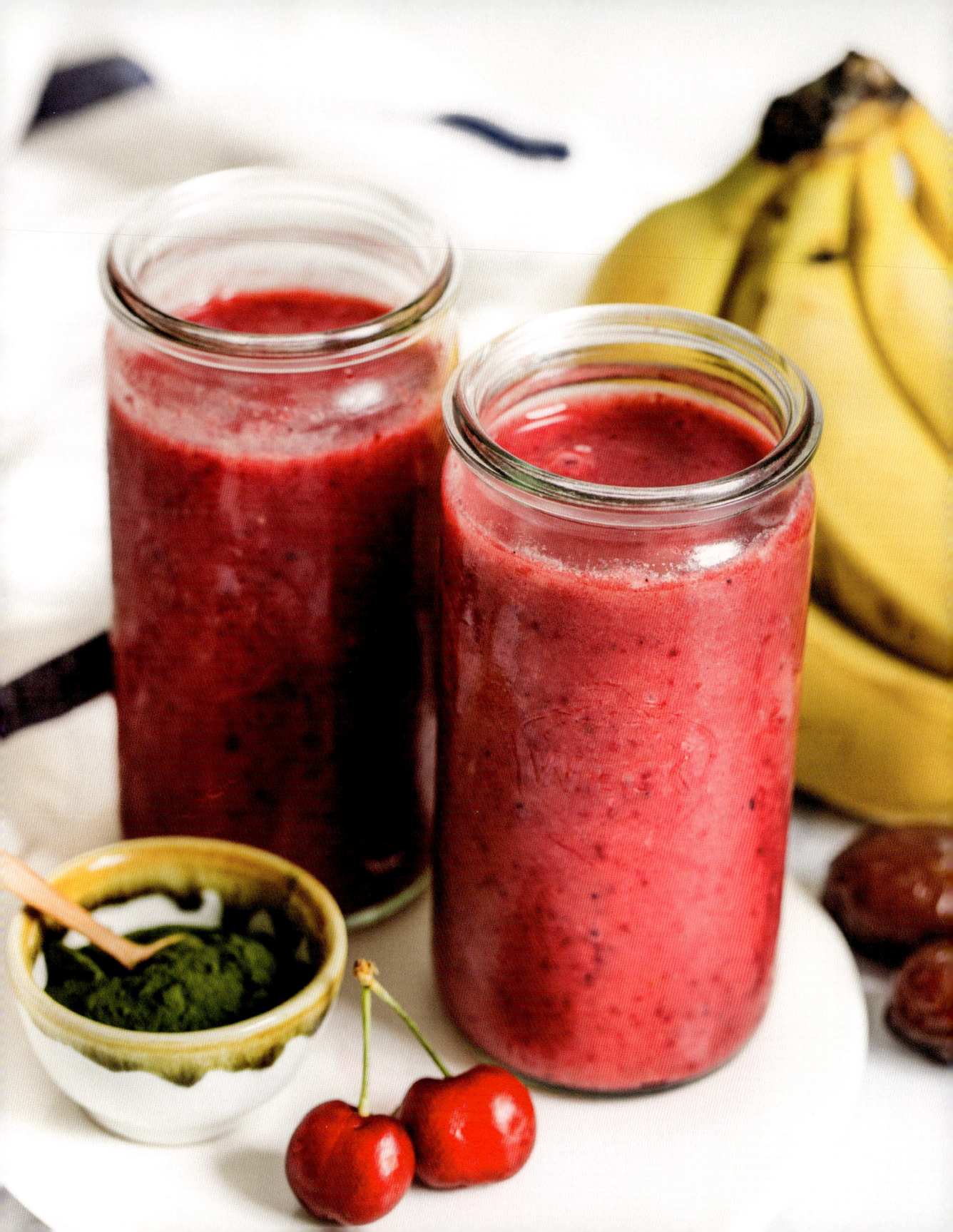

BATIDO DE PLÁTANO Y BAYAS

Para 1 persona

Este batido clásico de plátanos y bayas se puede tomar una y otra vez. Pruébalo con una mezcla de bayas o elige una cada vez y ve experimentando con los distintos sabores.

2 plátanos frescos o congelados

1 dátil medjool

1 taza de cerezas congeladas

1 taza de bayas frescas o congeladas (por ejemplo, arándanos silvestres, frambuesas, fresas o moras)

1 taza de agua o de agua de coco para batir

Introduce los plátanos, el dátil, las cerezas, las bayas y el agua (o el agua de coco) en el vaso de una batidora de alta potencia y bátelos hasta obtener una crema fina. Sirve y… ¡a disfrutar!

SUGERENCIAS

- Si vas a preparar esta receta con agua de coco, asegúrate de que no contiene aromas naturales y de que no está rosa ni roja.

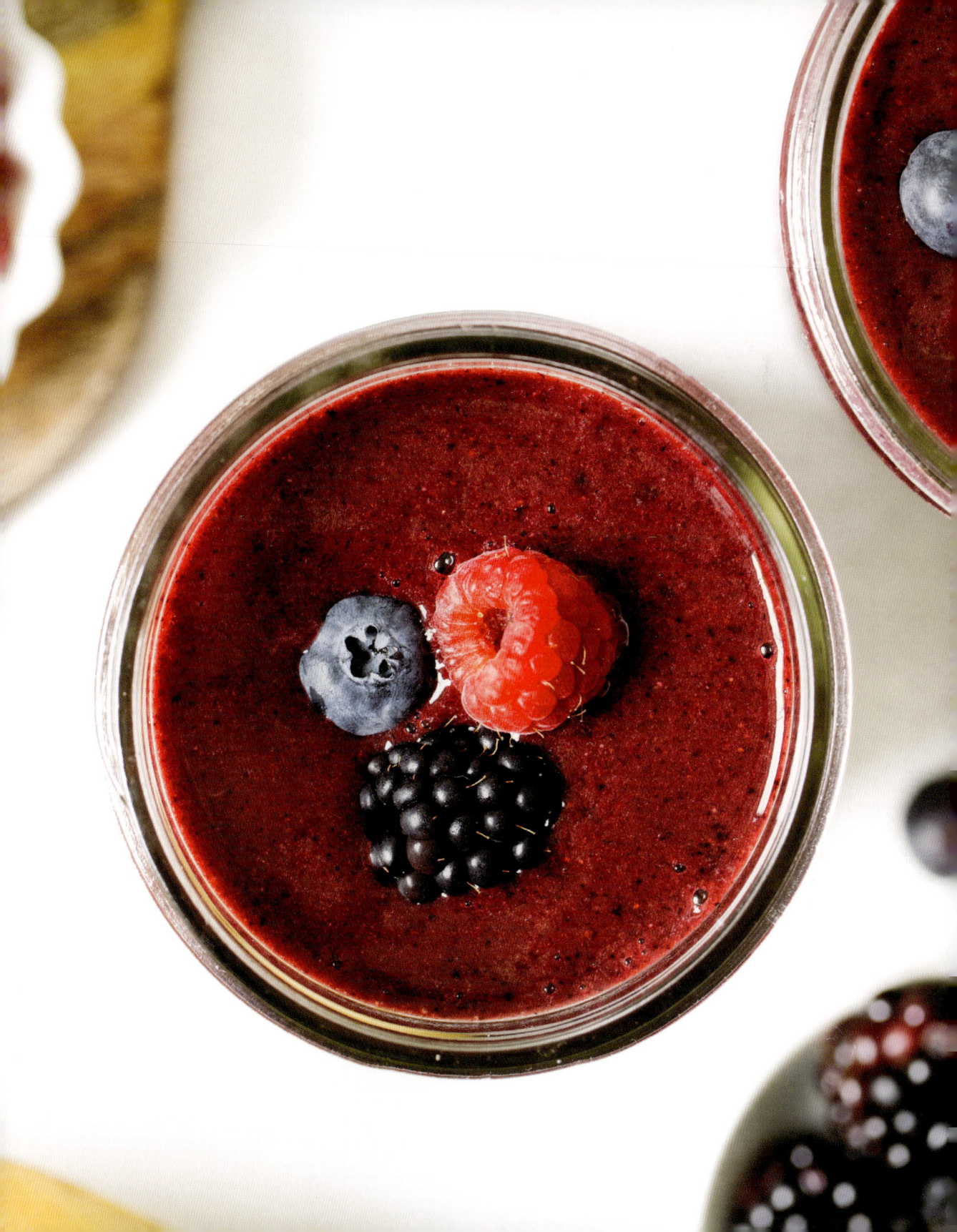

MACEDONIA DE FRUTAS EN CAPAS

Para 2 o 3 personas

Esta maravillosa receta permite que los colores vibrantes de las frutas adquieran voz propia. Puedes utilizar cualquier tipo de fruta fresca; no tienes más que irlas colocando una encima de otra y meter la cuchara.

2 tazas y media de papaya maradol picada

2 tazas de fresas picadas

2 tazas de mango o piña en trozos

2 tazas de arándanos

2 tazas de kiwi picado

El zumo de ½ lima

Ve colocando la fruta picada en capas en una ensaladera mediana de vidrio. Exprime por encima el zumo de lima y sirve.

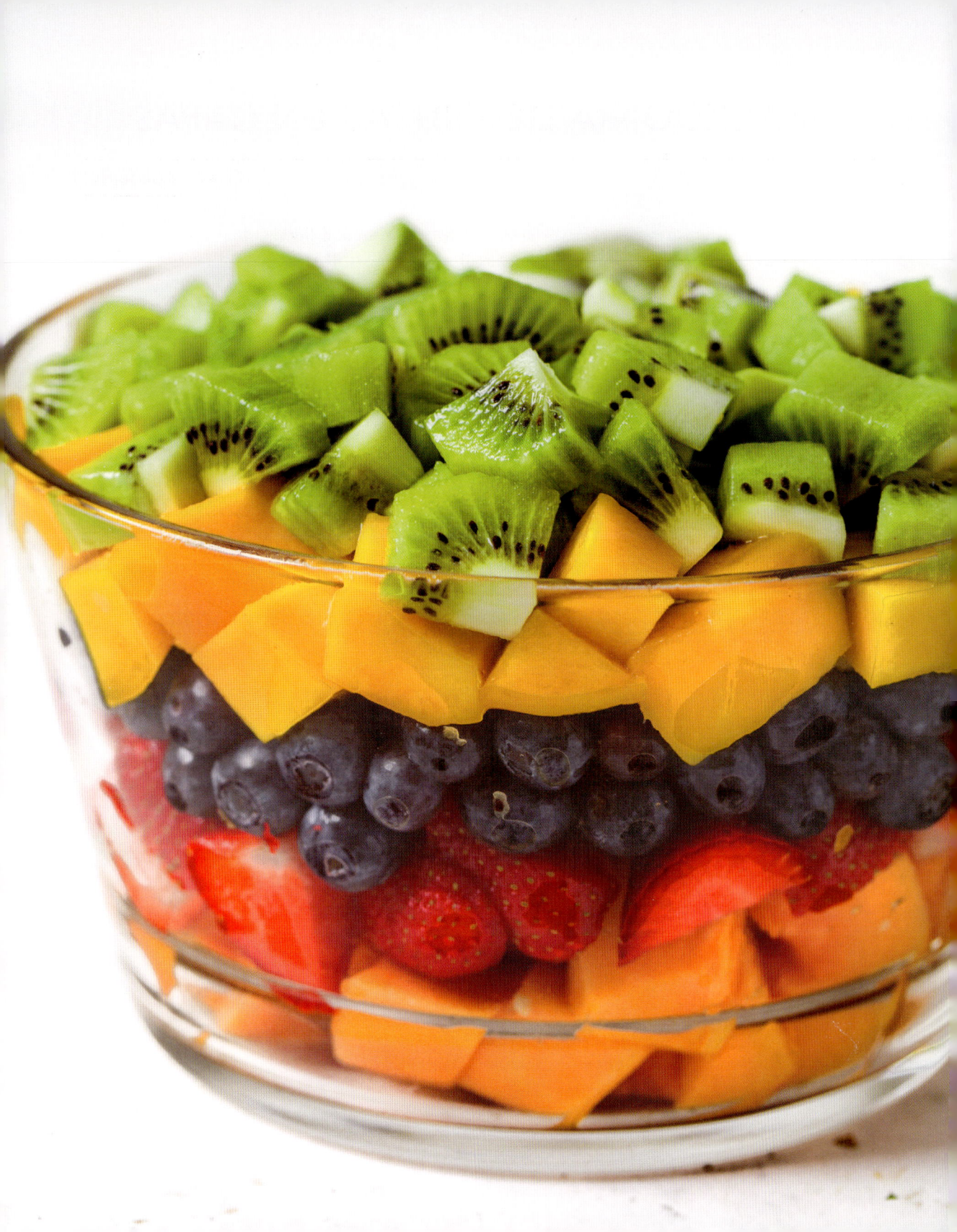

MACEDONIA DE MOJITO

Para 1 o 2 personas

¡El zumo de lima fresca y la menta transportan esta macedonia a otro nivel! Disfruta de este tentempié o comida tan refrescante en el momento que te apetezca.

2 cdas. soperas de zumo de lima recién exprimido

1 cda. sopera de miel cruda

2 tazas de uvas negras, moradas o rojas partidas por la mitad

2 tazas de fresas, moras o frambuesas

2 tazas de melocotón, nectarinas o albaricoques picados

¼ de taza sin apretar de menta fresca muy picada

Introduce el zumo de lima y la miel cruda en una fuente mediana y bate hasta que se hayan mezclado bien. Agrega las uvas, las bayas, los melocotones y la menta. Remueve con suavidad hasta que se hayan recubierto uniformemente y sirve.

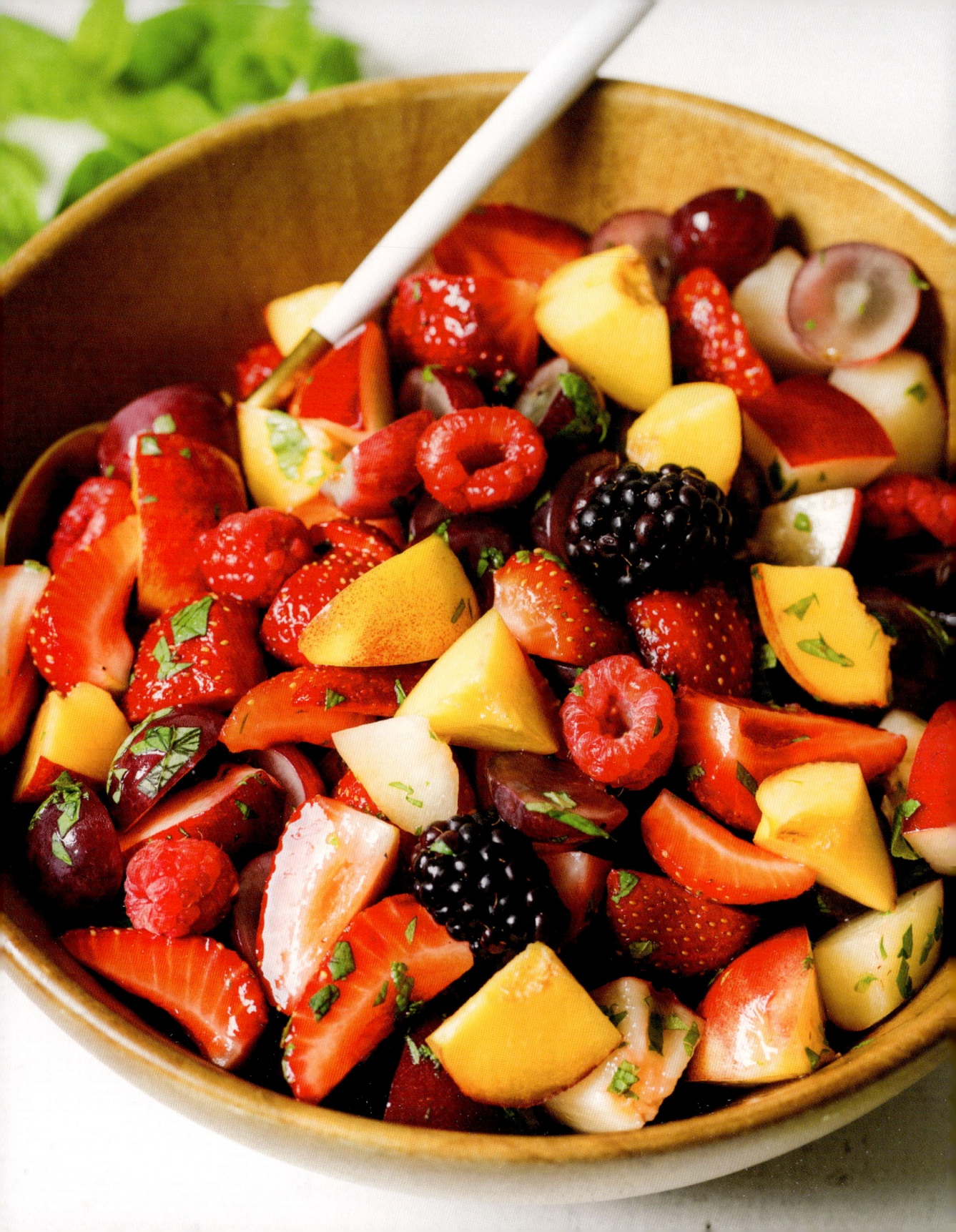

SOPA DE ESPINACAS

Para 1 persona

Uno de los beneficios asombrosos de incorporar más frutas, hortalizas y verduras de hoja a la dieta es el cambio que experimentan las papilas gustativas, que nos hace empezar a desear cada vez más cantidad de estos ingredientes frescos. Cuando observes que añoras las verduras de hoja y los beneficios que te aportan, esta sopa tan sabrosa y sencilla de hacer es una forma estupenda de incorporarlas a tu día a día de un modo muy fácil de digerir. Con todos los minerales que ofrecen las espinacas, te ayudarán también a disminuir los antojos de aquellos alimentos que en este momento no benefician tu salud.

1,5 tazas de tomates *cherry*
1 rama de apio
1 diente de ajo
1 naranja exprimida
4 tazas de brotes de espinacas
2 hojas de albahaca o unas ramitas de cilantro fresco

Introduce los tomates, el apio, el ajo y el zumo de naranja fresca en el vaso de una batidora de alta potencia y bátelos hasta obtener una crema fina.

Ve añadiendo puñados de espinacas y batiéndolos hasta incorporarlos totalmente.

Agrega la albahaca o el cilantro y bate bien.

Vierte la sopa batida en el cuenco y sirve inmediatamente.

SUGERENCIAS

- Si esta sopa no te hace entonar el aleluya al comienzo de tu curación, dale otra oportunidad al cabo de unas semanas. A medida que empiece a cambiar tu paladar, quizá descubras que acabas amándola y la conviertas en un plato fijo de tu dieta.

- Si no puedes usar espinacas, sustitúyelas por lechuga trocadero.

- Si no puedes usar tomates, sustitúyelos por mango maduro. Si no puedes conseguir mangos frescos y dulces, utilízalos congelados.

- Si no dispones de tomates ni de mangos, puedes mezclar las verduras con plátanos. Asegúrate de no incluir al mismo tiempo plátanos y tomates en esta receta, porque no se digieren bien juntos. El plátano debe usarse solo como alternativa.

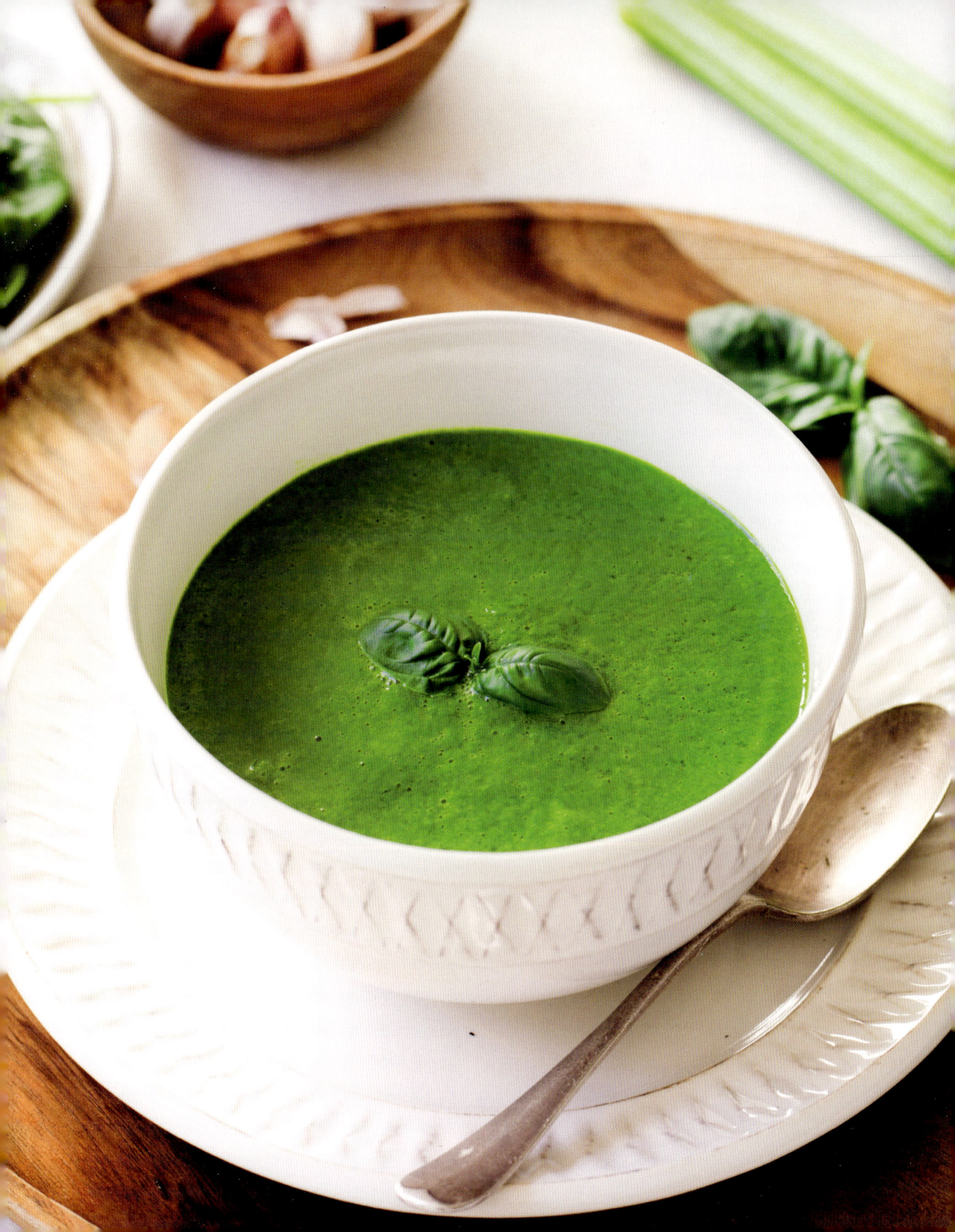

BARQUITAS DE LECHUGA ROMANA CON SALSA DE MANGO

Para 1 persona

Aquí tenemos una mezcla maravillosa de sabores dulces y salados. Esta salsa de mango es una receta muy versátil para los veintiocho días de la cura depurativa o para cualquier otro momento. Prepara las barquitas de lechuga como se indica en la receta o usa la salsa para aliñar una ensalada, tómala sola o disfrútala mojando palitos de verduras crudas.

5 o 6 hojas de lechuga romana o de cualquier otro tipo

PARA LA SALSA

3 tazas de mango muy picado

⅓ de taza de cebolla roja muy picada

¼ de taza de cilantro fresco muy picado

1 taza de pimiento morrón rojo o de tomate muy picados

2 cdas. soperas de zumo de lima

½ cdta. de cayena (opcional)

1 cdta. de comino molido (opcional)

Introduce el mango, la cebolla roja, el cilantro, el pimiento morrón rojo o el tomate, el zumo de lima, la cayena (si vas a usarla) y el comino molido (si vas a usarlo) en una ensaladera grande. Remueve para mezclarlos bien.

Vierte la salsa a cucharadas sobre las hojas de lechuga. Sirve inmediatamente.

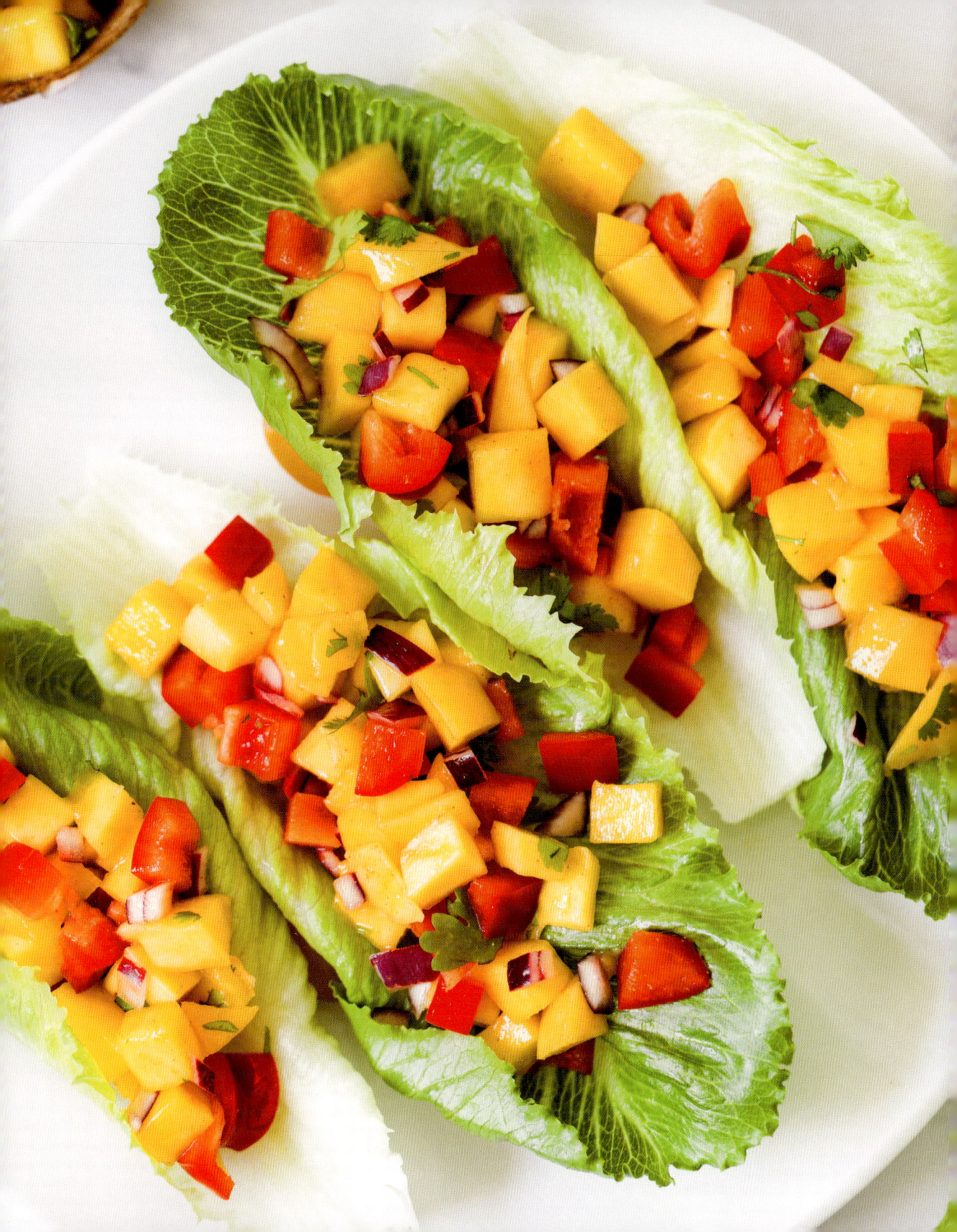

ENSALADA DE PLÁTANO

Para 1 o 2 personas

Aunque la combinación de plátanos y ensalada verde puede parecer al principio algo extraña, quizá descubras que te encanta. Incluye todos los ingredientes opcionales o hazla sencillamente con plátanos, lechuga y alga dulse del Atlántico. En ambos casos estarás ayudando a tus suprarrenales y aportando glucosa y sales minerales fundamentales a tu cuerpo y a tu cerebro.

½ taza de cebolla en rodajas finas (opcional)

Entre 2 cdas. soperas y ¼ de taza de tiras de alga dulse remojadas brevemente en agua y picadas

Entre 4 y 6 plátanos picados

1 taza de pepino picado (opcional)

2 o 3 ramas de apio picadas (opcional)

Entre 4 y 6 tazas de verduras de hoja (como lechuga trocadero, romana o de roble)

PARA EL ALIÑO

2 cdtas. de miel cruda

½ taza de zumo de naranja

Introduce la cebolla (si vas a usarla), el alga dulse del Atlántico, los plátanos, el pepino (si vas a usarlo), el apio (si vas a usarlo) y las verduras de hoja en una ensaladera mediana. Remueve para mezclarlos bien.

Bate la miel cruda con el zumo de naranja en un cuenco pequeño. Vierte sobre la ensalada y vuelve a remover. Sirve inmediatamente.

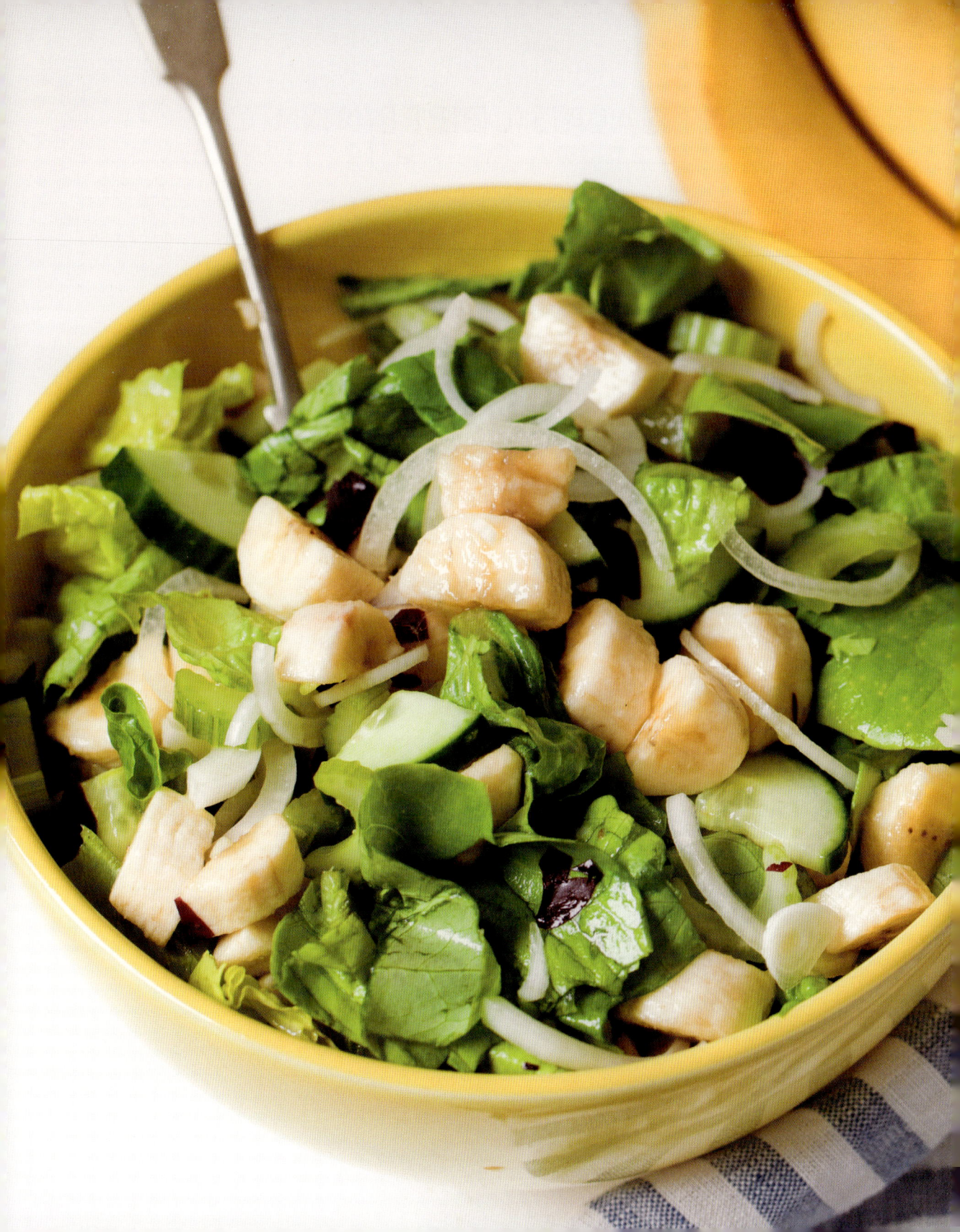

TALLARINES DE PEPINO CON COBERTURA DE *BRUSCHETTA*

Para 1 persona

Una comida refrescante con aromas italianos. Un plato sencillo al que recurrirás una y otra vez.

1 pepino pelado

2 tazas de tomates *cherry* o tipo uva picados

2 dientes de ajo muy picados

¼ de taza muy apretada de hojas de albahaca muy picadas

2 cdas. soperas de cebolla roja muy picada

¼ de cdta. de condimento de pimiento rojo en escamas (opcional)

1 cda. sopera de zumo de limón

1 cda. sopera de miel cruda

Haz tiras de pepino con un espiralizador o un pelador de verduras. Introduce en un bol y reserva.

Mezcla bien los tomates, el ajo, la albahaca, la cebolla roja, el condimento de pimiento rojo (si vas a usarlo), el zumo de limón y la miel cruda en una ensaladera. Vierte sobre los tallarines de pepino y sirve inmediatamente.

SUGERENCIAS

- Puedes hacer los tallarines con el tipo de pepino que prefieras. Unos son más fáciles de espiralizar que otros.

- Puedes pelar el pepino o no, como prefieras. Si tiene la piel muy dura, al pelarlo conseguirás que los tallarines salgan perfectos.

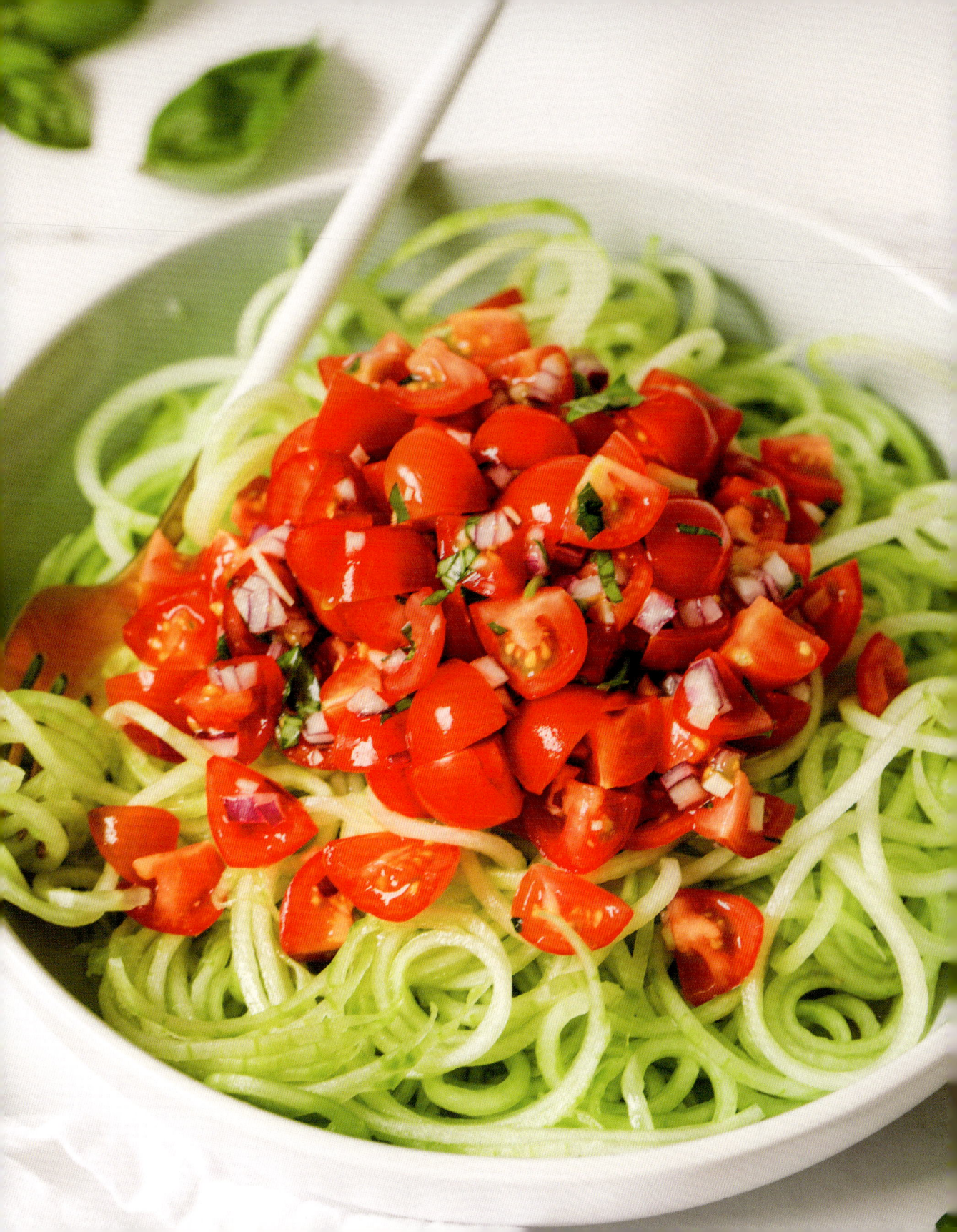

ROLLITOS DE NORI CON PLÁTANOS

Para 2 personas

Estos rollitos tan rápidos y fáciles de preparar son un tentempié o una comida perfecta para los días más ajetreados o para cuando quieras preparar una comida sencilla que te alimente y no exija demasiado tiempo o energía. También son muy cómodos para tomar sobre la marcha.

4 láminas de nori

1 + 1 tazas de brotes de alfalfa

4 cebolletas

4 plátanos (o 4 patatas al vapor picadas en trozos grandes; véase «Sugerencias»)

Copos de alga dulse al gusto

½ taza de cilantro fresco (opcional)

Extiende una lámina de nori con el lado brillante hacia abajo sobre una tabla de cortar con el lado largo hacia ti. Coloca ½ taza de brotes, 1 cebolleta, 1 plátano (o 1 patata picada), copos de alga dulse y cilantro (si vas a usarlo) en un extremo de la lámina.

Moja con agua el otro extremo y enrolla apretando. Corta por la mitad y repite con el resto de los ingredientes. Sirve inmediatamente.

SUGERENCIAS

- Si lo prefieres, puedes preparar estos rollitos de nori con patatas al vapor en lugar de plátanos. Eso sí, no uses ambos al mismo tiempo. Los rollitos de patatas al vapor deben tomarse por la noche, separados de cualquier tentempié o comida con fruta. También son muy apropiados para hacer una comida fácil en cualquier momento después de la limpieza.

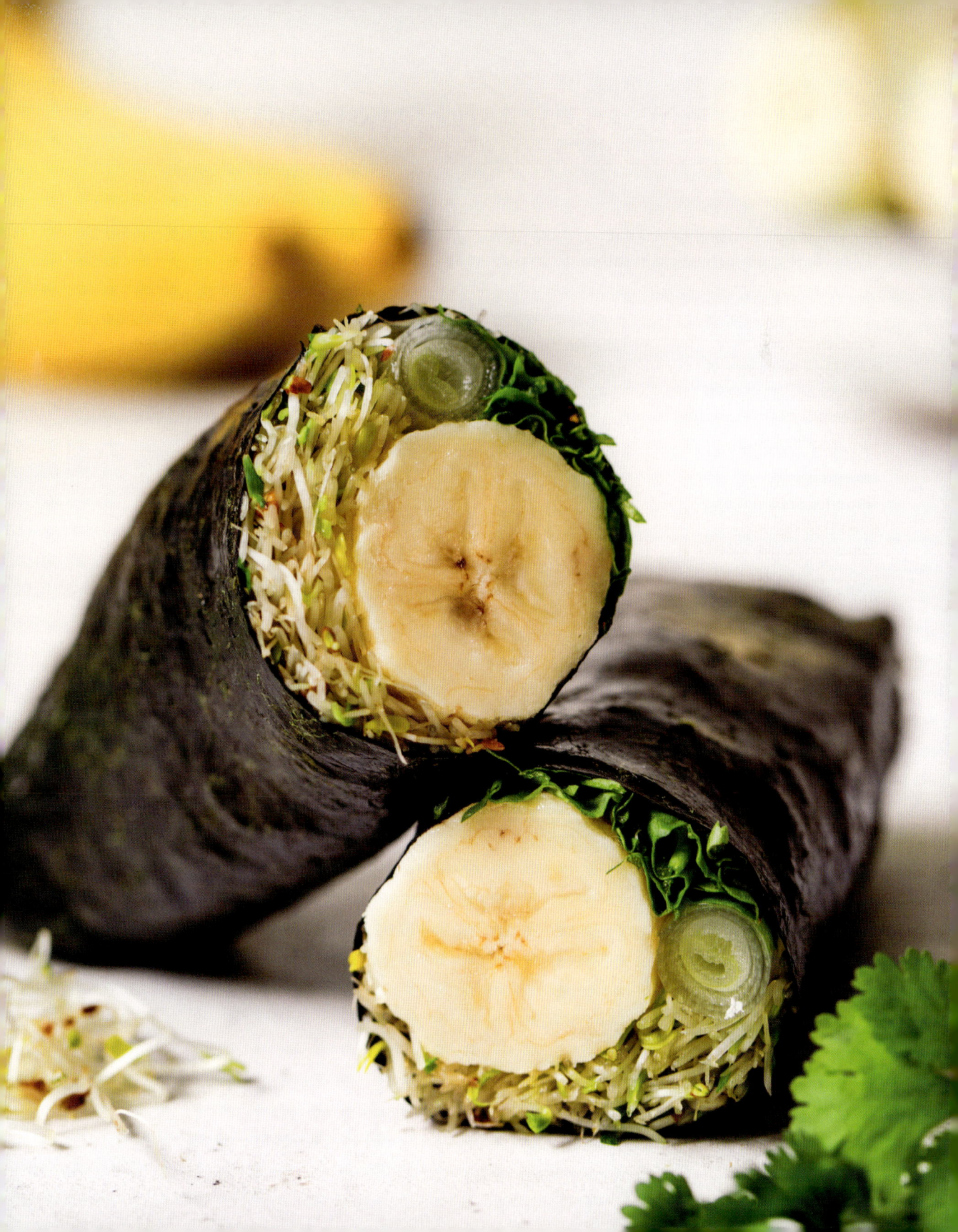

ENSALADA DE MANGO

El mango dulce, los tomates salados y la textura crujiente de los rábanos y la coliflor adornando las hojas verdes convierten esta ensalada en un plato realmente delicioso y saciante.

2 o 3 tomates medianos picados en trozos grandes

2 tazas de mango picado

1 o 2 cebolletas picadas

3 o 4 tazas de hojas verdes (como espinacas, lechuga trocadero o lechuga de hojas verdes)

Entre 1 y 3 rábanos en rodajas finas

½ taza de coliflor picada

PARA EL ALIÑO

1 cda. sopera de zumo de limón

1 cda. sopera de jarabe de arce puro (opcional)

½ cdta. de mostaza en polvo (opcional)

Introduce los tomates, el mango, las cebolletas, las verduras de hoja, los rábanos y la coliflor en una ensaladera mediana. Mezcla bien.

Bate en un cuenco pequeño el zumo de limón con el jarabe de arce (si vas a usarlo) y la mostaza en polvo (si vas a usarla). Vierte sobre la ensalada y vuelve a remover. Sirve inmediatamente.

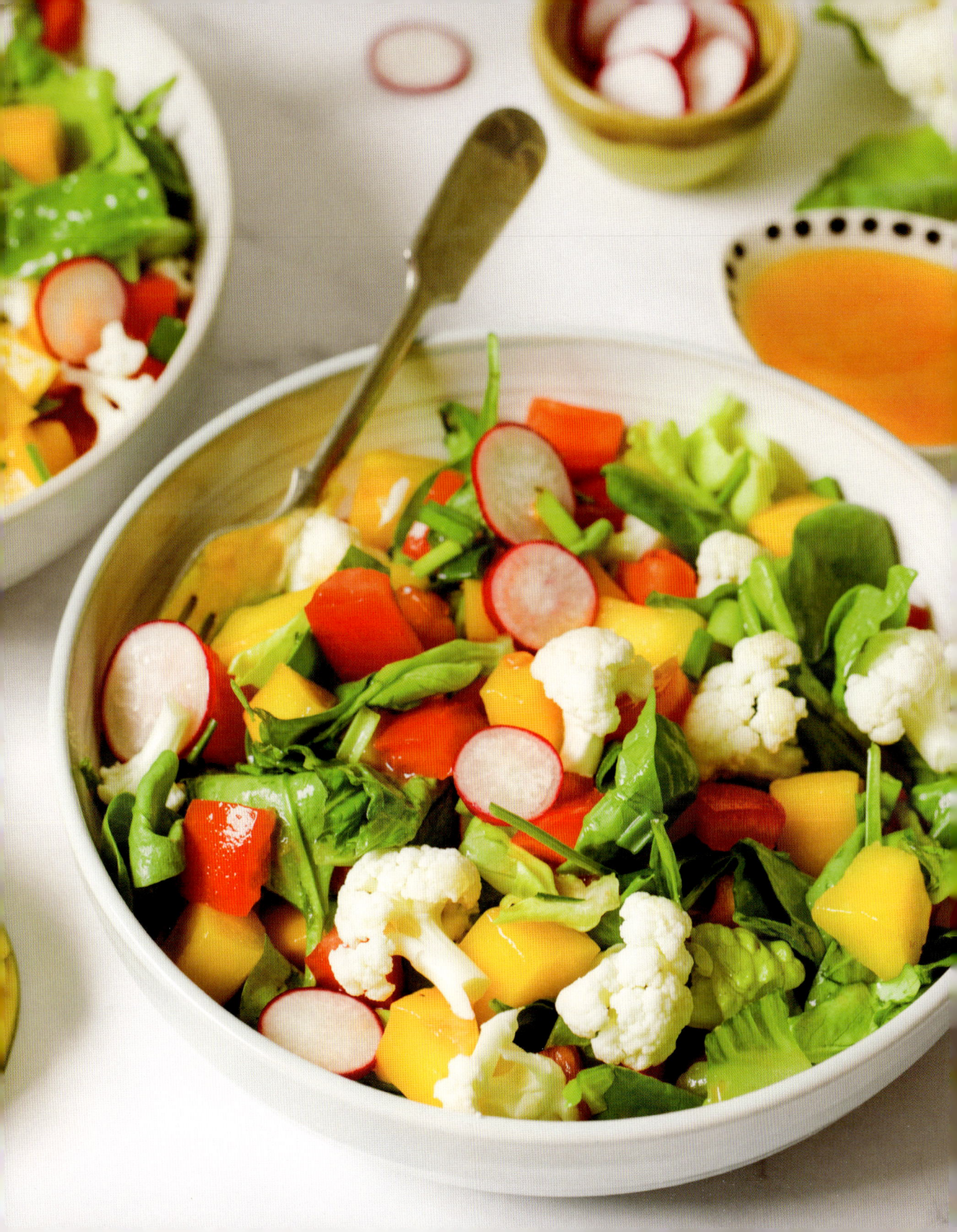

ENSALADA DE FRESAS Y PLÁTANO

Para 2 personas

Esta ensalada de frutas es refrescante, alegre y está repleta de sabor gracias a las hierbas, la fruta y las dos opciones de aliño. Cada uno tiene un sabor y un atractivo únicos, así que prueba ambos y elige tu favorito, o bien ve alternándolos cada vez que prepares esta ensalada tan bonita.

PARA LA ENSALADA

4 tazas de fresas picadas

Entre 4 y 6 plátanos picados en trozos grandes (unas 4 o 6 tazas)

4 tazas de hojas verdes (como espinacas o lechuga trocadero)

¼ de taza de albahaca o salvia muy picadas (opcional)

ALIÑO DE NARANJA Y MIEL (OPCIÓN 1)

½ taza de zumo de naranja

2 cdtas. de miel cruda

ALIÑO DE FRESAS Y PLÁTANO (OPCIÓN 2)

⅓ de taza de fresas picadas

⅓ de taza de plátano picado

Entre 1 y 3 cdas. soperas de agua

1 cdta. de zumo de limón (opcional)

2 hojas de albahaca (opcional)

Introduce las fresas, los plátanos, las verduras de hoja y la albahaca o la salvia (si vas a usarlas) en una ensaladera mediana. Remueve con suavidad para mezclar todo bien.

Si vas a usar la primera opción de aliño, bate en un cuenco pequeño el zumo de naranja con la miel cruda. Vierte por encima de la ensalada y vuelve a mezclar.

Si vas a usar la segunda opción, introduce las fresas, el plátano, una cucharada sopera de agua, el zumo de limón (si vas a usarlo) y la albahaca (si vas a usarla) en el vaso de la batidora y bate hasta obtener una crema muy fina. Si deseas una consistencia más líquida, añade 1 o 2 cucharadas soperas de agua más. Vierte por encima de la ensalada y vuelve a remover. Sirve inmediatamente.

SUGERENCIA

- Si vas a servir a otras personas esta ensalada con el aliño de fresas y plátano y quieres que esté lo más bonita posible, es preferible que le agregues zumo de limón, porque este conseguirá que el aliño mantenga un color brillante.

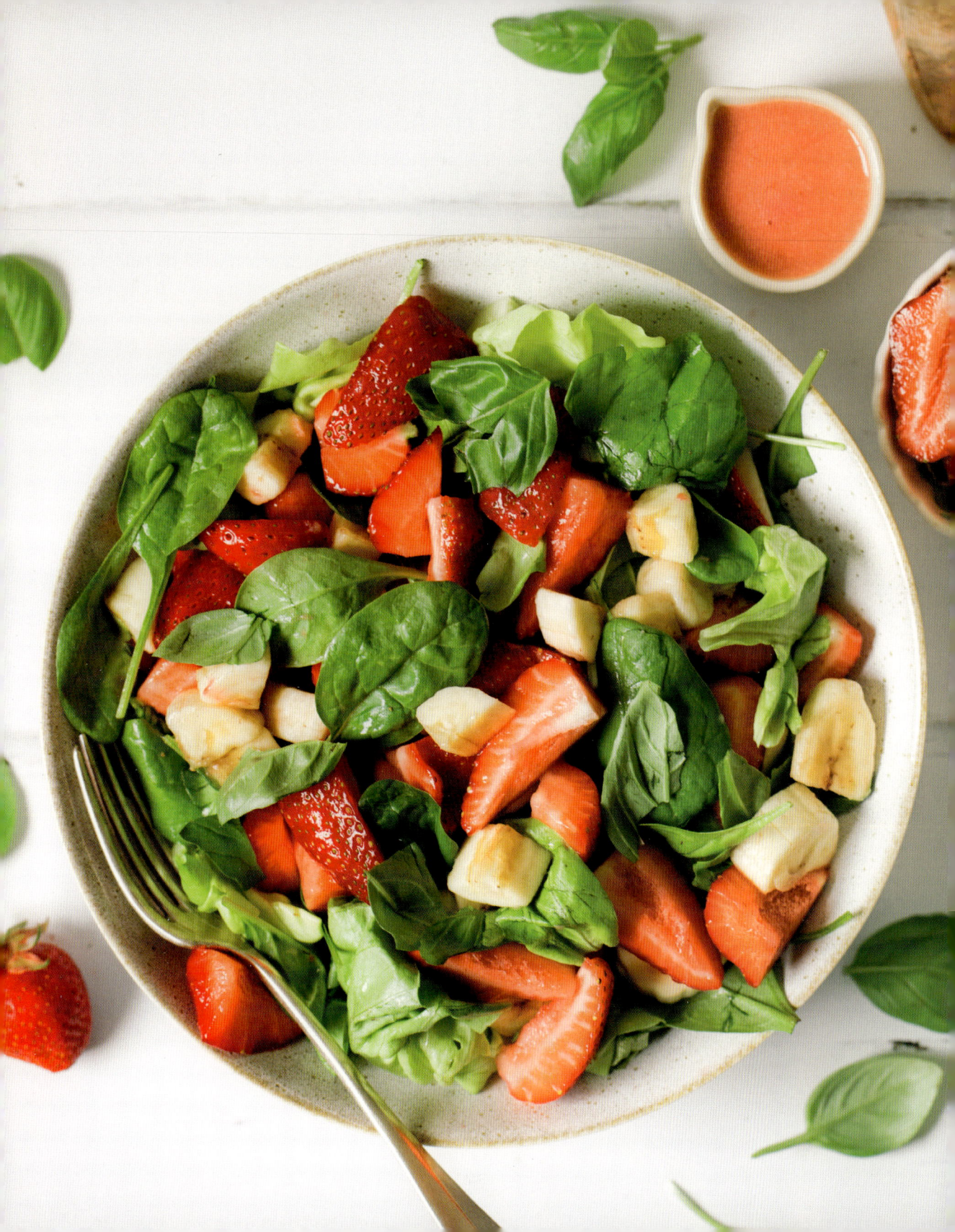

ENSALADA DE MANZANA

Esta ensalada de manzana te ofrece tres opciones diferentes de aliño para que escojas tu favorito o uno distinto cada vez, para variar. Elijas el que elijas, obtendrás una gran cantidad de nutrientes curativos.

4 tazas de hojas verdes mixtas

2 manzanas cortadas en rodajas finas

¼ de taza de uvas pasas

¼ de taza de cebolla roja cortada en rodajas finas

OPCIÓN 1 DE ALIÑO

1,5 cdas. soperas de jarabe de arce puro

2 cdas. soperas de zumo de limón

¼ de cdta. de canela en polvo

¼ de cdta. de cayena

OPCIÓN 2 DE ALIÑO

1,5 cdas. soperas de jarabe de arce puro

2 cdas. soperas de zumo de limón

Una pizca de nuez moscada molida

¼ de cdta. de canela en polvo

¼ de cdta. de jengibre molido

OPCIÓN 3 DE ALIÑO

1,5 cdas. soperas de jarabe de arce puro

2 cdas. soperas de zumo de limón

Coloca las hojas verdes, las manzanas, las uvas pasas y la cebolla roja sobre una fuente o en una ensaladera.

Bate todos los ingredientes del aliño en un cuenco pequeño y vierte sobre la ensalada. Remueve con suavidad y sirve inmediatamente.

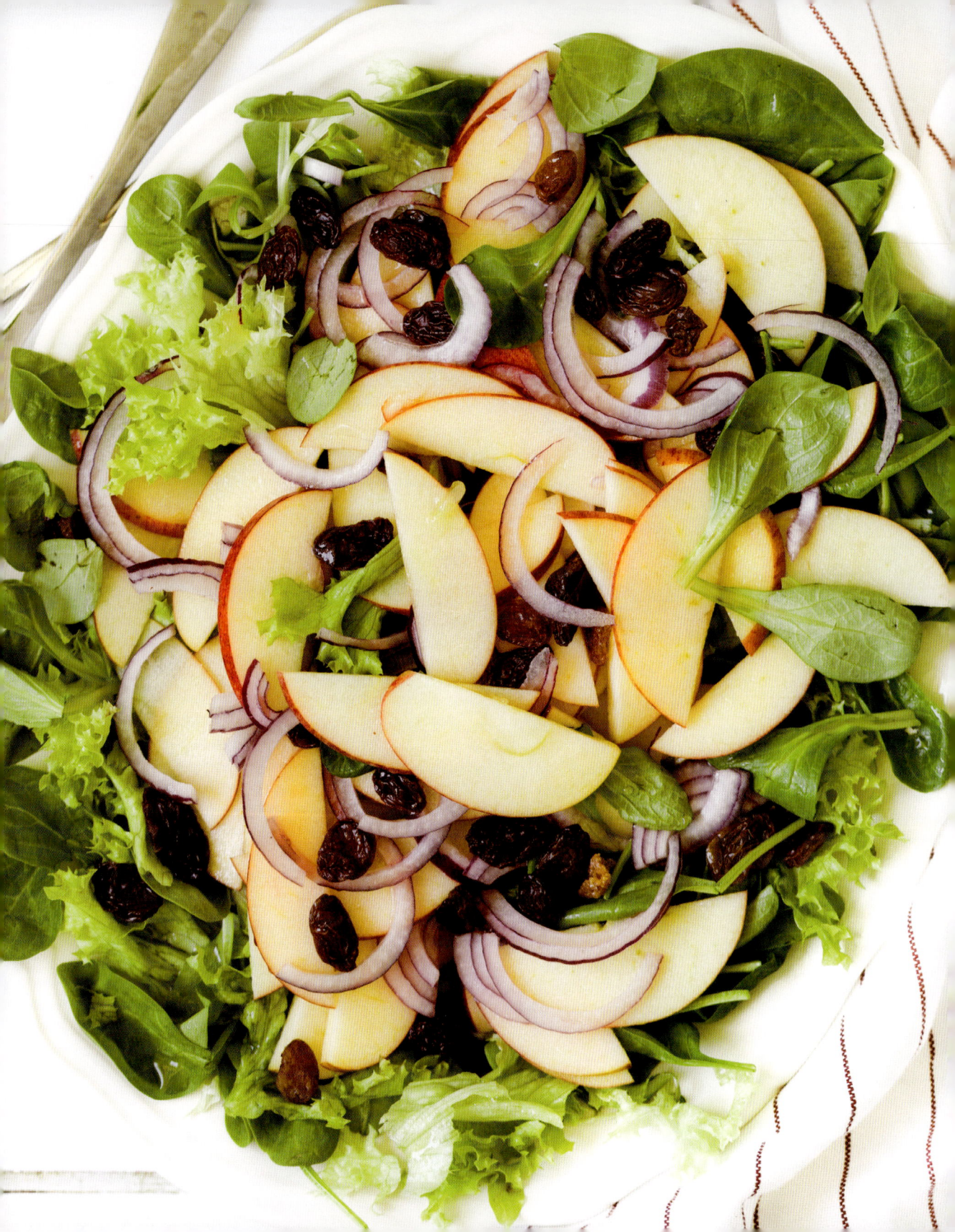

HORTALIZAS DE HOJA CON ALIÑO DE AGUACATE

Para 2 personas

Un aliño cremoso puede transformar un cuenco o un plato de hojas verdes sencillo. La cremosidad natural del aguacate evita la necesidad de usar aceite, como harías en un aliño normal. Además, prepararlo solo te llevará un par de minutos.

PARA LA ENSALADA

8 tazas de hortalizas de hoja (como lechuga romana, de hoja verde o de roble, espinacas o canónigos)

PARA EL ALIÑO

1 aguacate

Entre ¼ y ⅓ de taza de agua

5 o 6 ramitas de cilantro fresco

1 cda. sopera de zumo de limón o de lima

½ diente de ajo fresco (o más, al gusto)

¼ de cdta. de cayena (opcional)

Coloca las hortalizas de hoja en una ensaladera mediana. Introduce el aguacate, el agua, el cilantro, el zumo de limón o de lima, el ajo y la cayena (si vas a usarla) en el vaso de la batidora y bate hasta obtener una crema muy fina. Vierte sobre la ensalada y remueve hasta que todo esté bien recubierto. Sirve inmediatamente.

SUGERENCIAS

- Puedes disfrutar de esta ensalada poniéndole por encima pepino, pimiento morrón, tomate, brotes germinados o cebolla picados.

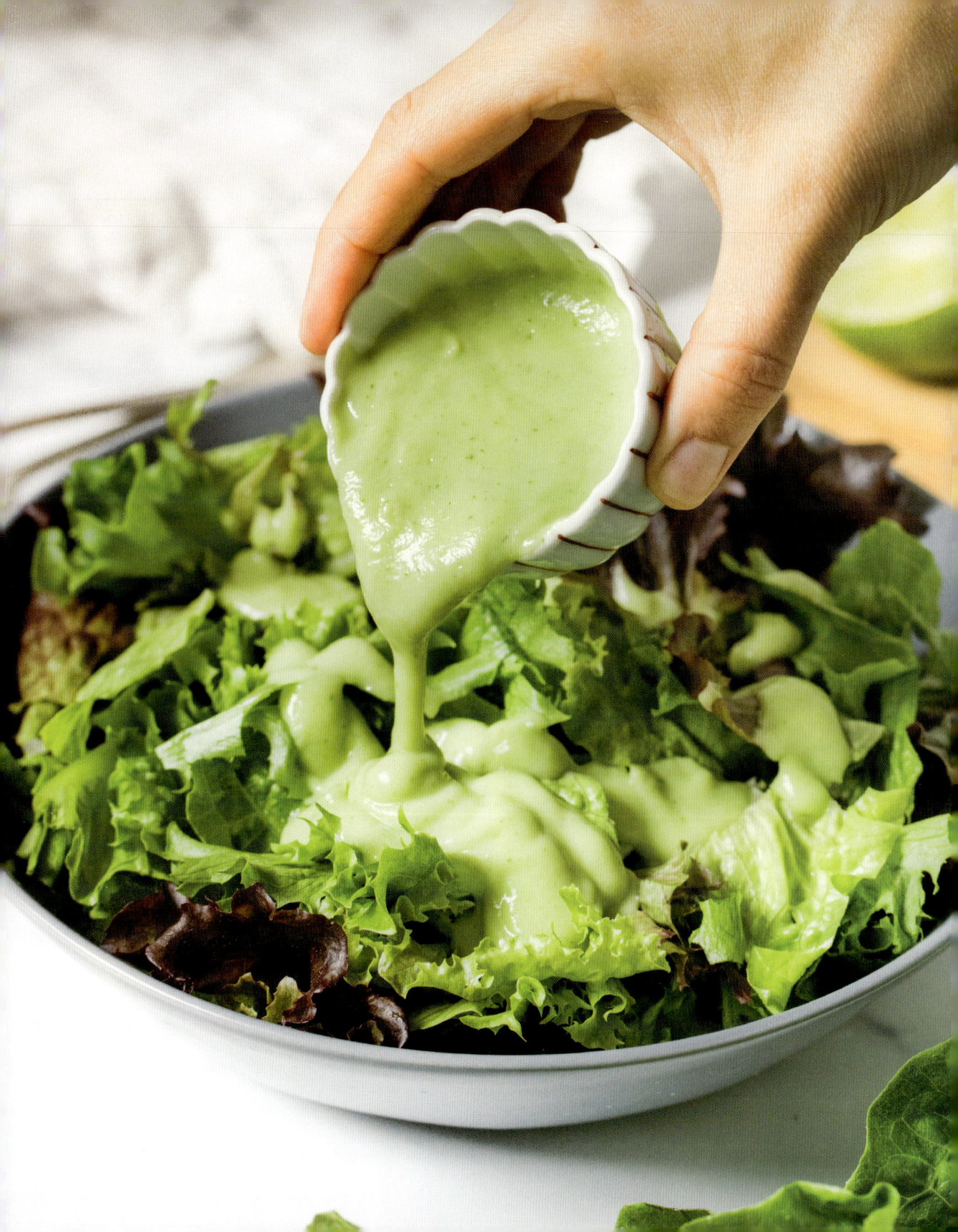

ENSALADA PICADA

Esta bonita ensalada picada tiene un aspecto precioso y un sabor exquisito gracias a su colorido despliegue de frutas frescas, hortalizas de hoja, hierbas y verduras. También es muy fácil de personalizar con tus productos frescos favoritos. Una forma divertida de servirla para otras personas es como bufé de ensaladas casero, para que así cada uno pueda crear su propio estilo de ensalada picada.

Entre 4 y 6 tazas de hortalizas de hoja picadas (como mezcla de primavera, rúcula, lechuga o col crespa)

2 tazas de pepino picado

½ taza de cebolleta picada

2 tazas de tomates picados

1 cdta. de alga dulse en copos (o más, al gusto)

3 cdas. soperas de zumo de naranja recién exprimido

2 dátiles medjool muy picados (opcional)

½ aguacate (opcional)

1 taza de pimientos morrones amarillos, naranjas o rojos picados (opcional)

¼ de taza de eneldo, albahaca, cilantro, tomillo o perejil muy picados (opcional)

Introduce las hortalizas de hoja, el pepino, la cebolleta, los tomates, los copos de alga dulse del Atlántico, el zumo de naranja, los dátiles medjool (si vas a usarlos), el aguacate (si vas a usarlo), los pimientos morrones (si vas a usarlos) y las hierbas (si vas a usarlas) en una ensaladera grande. Mezcla bien y sirve inmediatamente.

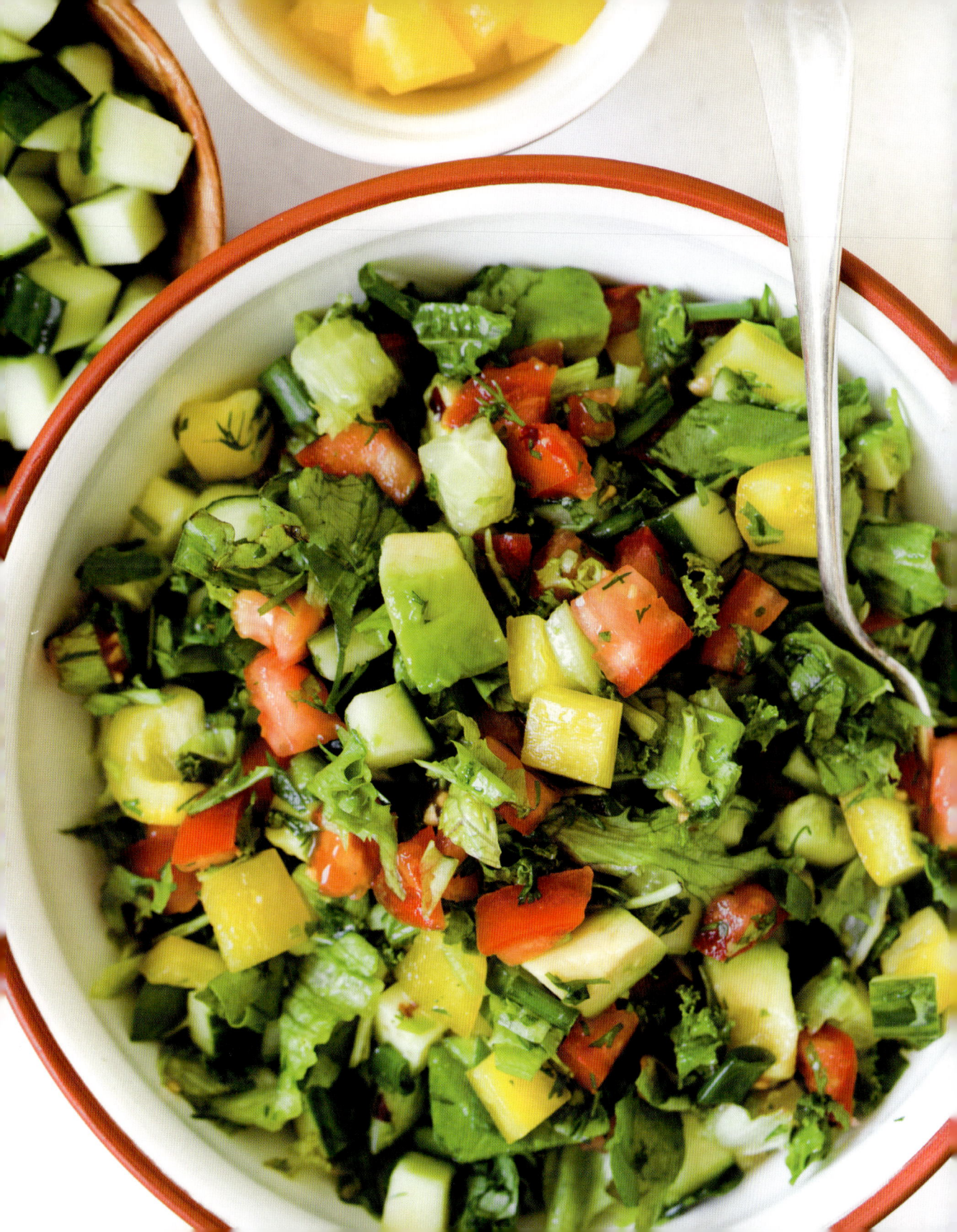

BURRITO EN CUENCO

Echa mano de esta versión curativa de uno de los platos más populares siempre que necesites comer algo que te aporte consuelo. Con su textura crujiente y su sabor, parece que está vivo, y es otra opción estupenda para una comida en grupo que permita a cada uno de los comensales prepararse su propio plato.

3 o 4 tazas de hojas verdes (como lechuga romana, espinacas o lechuga de hoja verde)

1 o 2 cdas. soperas de zumo de lima, de limón o de naranja para servir

Condimento de pimiento rojo en escamas para servir (opcional)

ARROZ DE COLIFLOR

1 coliflor mediana cortada en ramilletes

½ cdta. de comino molido

½ cdta. de pimentón

Entre ¼ y ½ cdta. de cayena

2 cdas. soperas de cilantro fresco muy picado

PICADILLO

1,5 tazas de tomates picados

1 diente de ajo muy picado

¼ de taza sin apretar de cilantro fresco cortado en trozos grandes

¼ de taza de cebolla roja muy picada

2 cdas. soperas de zumo de lima

GUACAMOLE (OPCIÓN 1)

1 aguacate

1 o 2 cdas. soperas de zumo de lima

½ diente de ajo muy picado

2 cdas. soperas de cebolla roja muy picada

¼ de taza de tomate picado

AGUACATE MACHACADO SENCILLO (OPCIÓN 2)

1 aguacate

1 o 2 cdas. soperas de zumo de lima

Para preparar el arroz de coliflor, introduce los ramilletes en un robot de cocina y tritúralos hasta obtener una textura gruesa similar a la del arroz. Añade las especias y el cilantro y mezcla.

Para preparar el picadillo, mezcla bien el tomate, el ajo, el cilantro, la cebolla roja y el zumo de lima en un cuenco pequeño. Reserva.

Para preparar el guacamole, introduce el aguacate, el zumo de lima, el ajo, la cebolla roja y el tomate en un cuenco pequeño y remueve para mezclar bien. Reserva.

Si lo prefieres, puedes simplemente machacar un aguacate en un cuenco pequeño en lugar de preparar el guacamole y exprimirle zumo de lima por encima. Machaca con un tenedor hasta obtener una crema uniforme.

Reparte las hojas verdes, el arroz de coliflor, el picadillo y el guacamole o el aguacate machacado en cuencos de servir. Exprime la lima (el limón o la naranja) por encima y espolvorea con condimento de pimiento rojo en escamas (si vas a usarlo). Sirve inmediatamente.

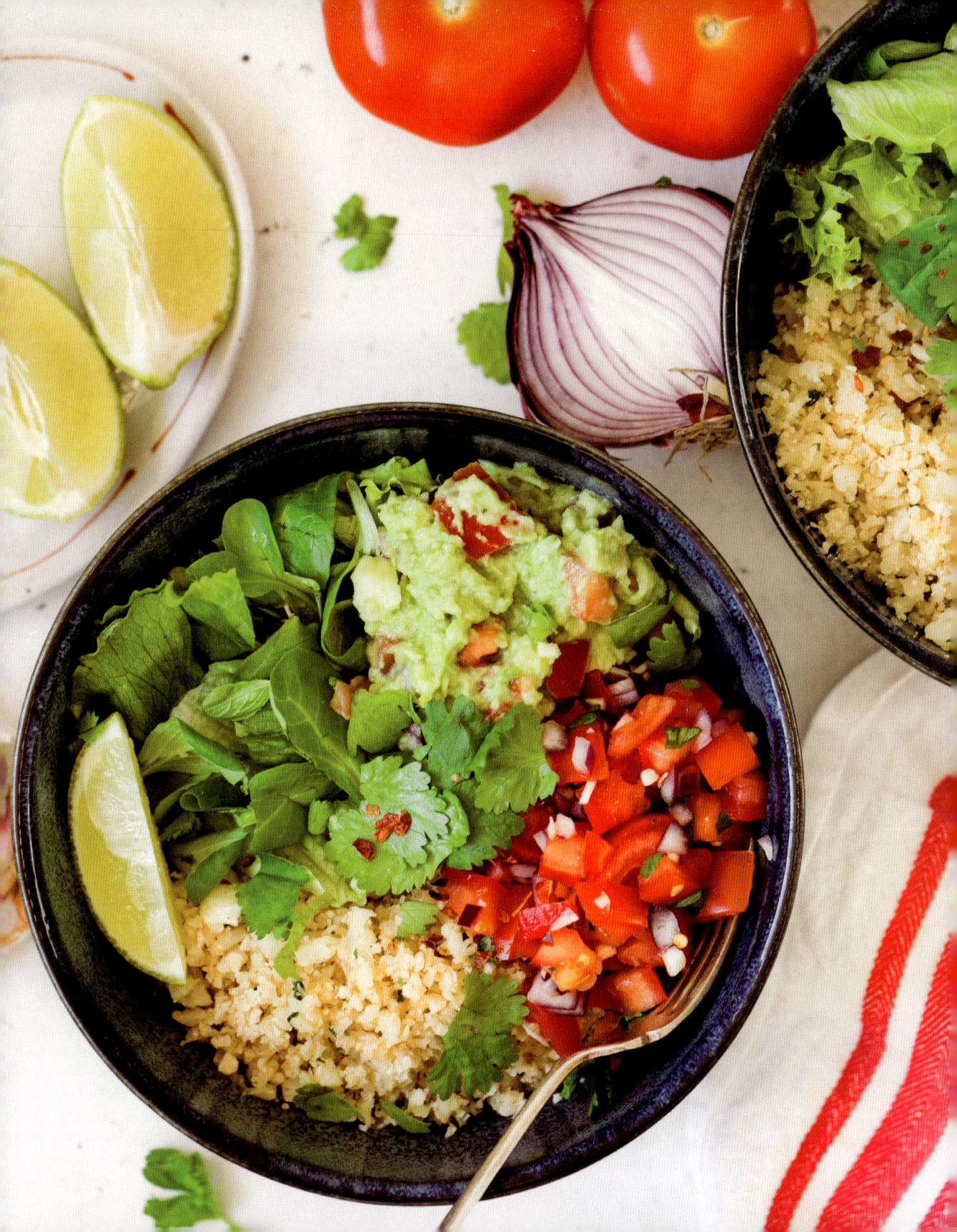

BARQUITAS DE PLÁTANO Y LECHUGA

Para 1 o 2 personas

He aquí un tentempié o una comida dulce, fácil de hacer y divertida de tomar, tanto para adultos como para niños. Estas barquitas de plátano y lechuga están deliciosas con el caramelo de dátiles y sin él.

6 hojas grandes de lechuga trocadero, de roble o romana

3 plátanos cortados por la mitad a lo largo

¼ de taza de uvas pasas (opcional)

½ cdta. de cayena o de canela (opcional)

CARAMELO DE DÁTILES

6 dátiles medjool deshuesados

5 cdas. soperas de agua

2 cdtas. de zumo de limón

Coloca las hojas de lechugas en platos o en una fuente. Pon encima de cada una medio plátano y uvas pasas (si vas a usarlas) y, si lo deseas, espolvorea con cayena (o canela). Reserva.

Para preparar el caramelo, introduce los dátiles, el agua y el zumo de limón en el vaso de la batidora y bate hasta obtener una crema muy fina, rebañando las paredes del vaso siempre que sea necesario. Reparte a cucharadas sobre las barquitas de plátano y lechuga y sirve inmediatamente.

SUGERENCIAS

- El caramelo de dátiles es estupendo para regar con él otros tentempiés y comidas a base de fruta o para mojar frutas como manzanas, peras, fresas, plátanos y demás.

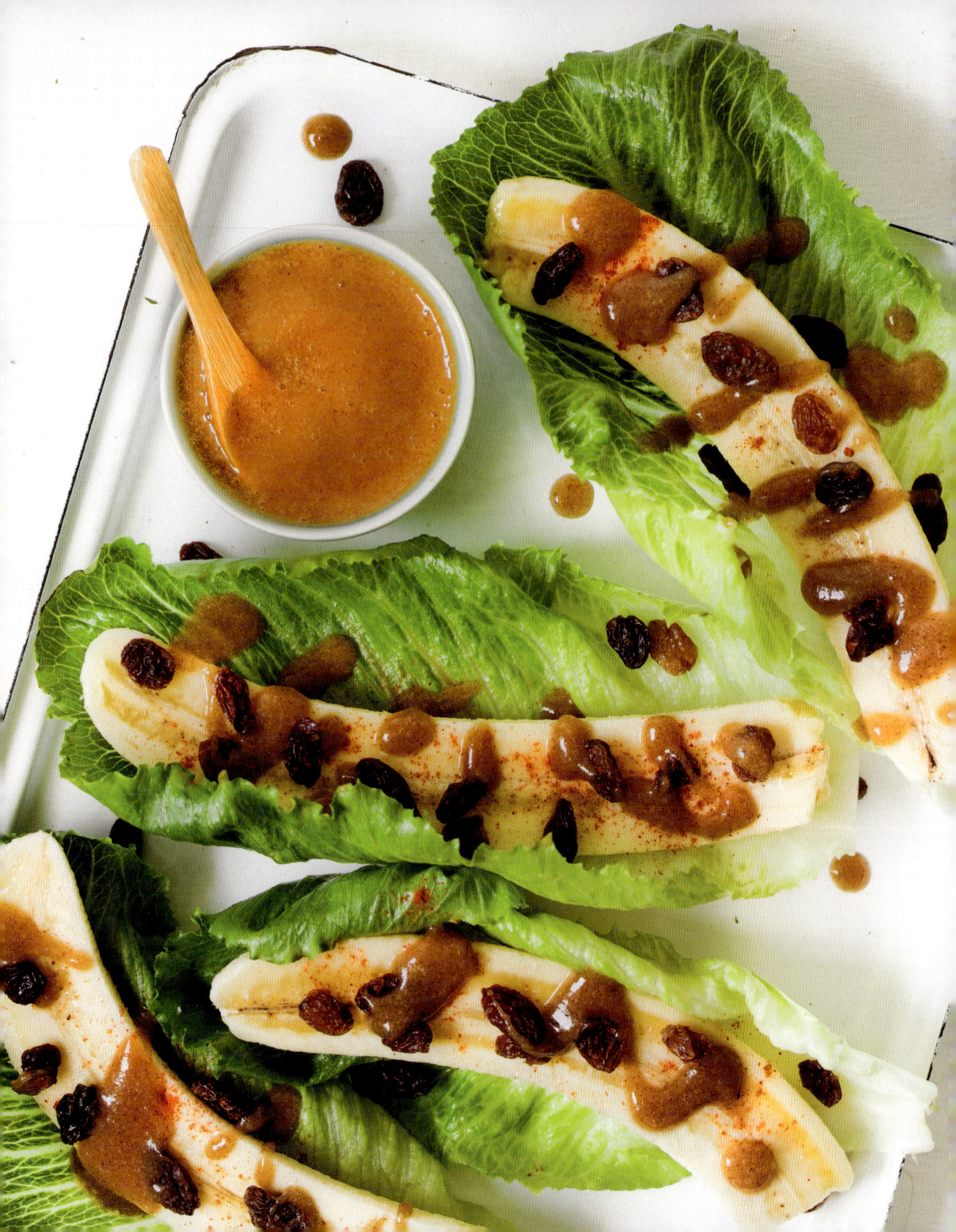

ENSALADA DE BROTES GERMINADOS

Los brotes germinados son un alimento sumamente energético repleto de nutrientes curativos. Cuantos más puedas incluir en tu dieta, mejor. Si crees que no te gustan, merece la pena que experimentes con distintas variedades para ver si alguna te agrada más que las otras. La mayoría de las personas encuentran al menos una que les gusta y, por lo general, cuanto más los comes, mejor te saben. Esta ensalada, regada con un aliño delicioso, puede llegar a convertirse en parte de tu menú habitual de comidas.

2 tazas de brotes de alfalfa o de cualquier otro que elijas

½ taza de brotes de trébol o de cualquier otro que elijas

1,5 tazas de tomate picado

1,5 tazas de pepino picado

⅓ de taza de cebolla roja picada

¼ de taza sin apretar de albahaca o cilantro picados en trozos grandes

2 o 3 tazas de rúcula o lechuga de hoja verde

ALIÑO DE NARANJA Y MIEL (OPCIÓN 1)

¼ de taza de zumo de naranja

2 cdas. soperas de zumo de limón

1 cda. sopera de miel cruda

Entre ¼ y ½ cdta. de chile en polvo

½ cdta. de mostaza en polvo

ALIÑO DE TOMATE Y MANGO (OPCIÓN 2)

¾ de taza de tomate picado

1 taza de mango picado

1 o 2 cdas. soperas de zumo de limón o de lima

1 cda. sopera de cebolleta picada

2 cdtas. de miel cruda (opcional)

Un trozo de jengibre fresco de 1,5 cm (½ pulgada)

2 o 3 ramitas de cilantro fresco

Entre ¼ y ½ cdtas. de cayena o de condimento de pimiento rojo en escamas

Coloca los brotes, los tomates, el pimiento, la cebolla roja, las hierbas y las hojas verdes en una ensaladera mediana. Remueve para mezclar todo bien.

Para preparar el aliño de naranja y miel, bate todos los ingredientes en un cueco pequeño y riega la ensalada. Vuelve a mezclar y sirve.

Para preparar el aliño de tomate y mango, introduce todos los ingredientes en el vaso de la batidora y bate hasta obtener una crema. Vierte por encima de la ensalada y sirve inmediatamente.

SUGERENCIAS

- Aunque en esta receta se indican brotes germinados de alfalfa y trébol, puedes usar cualquier otro que te guste. Existen docenas de variedades que puedes probar: brécol, girasol, rábano, cebolla, ajo, lentejas y mostaza o microverduras como col crespa (kale), albahaca, cilantro y rúcula.

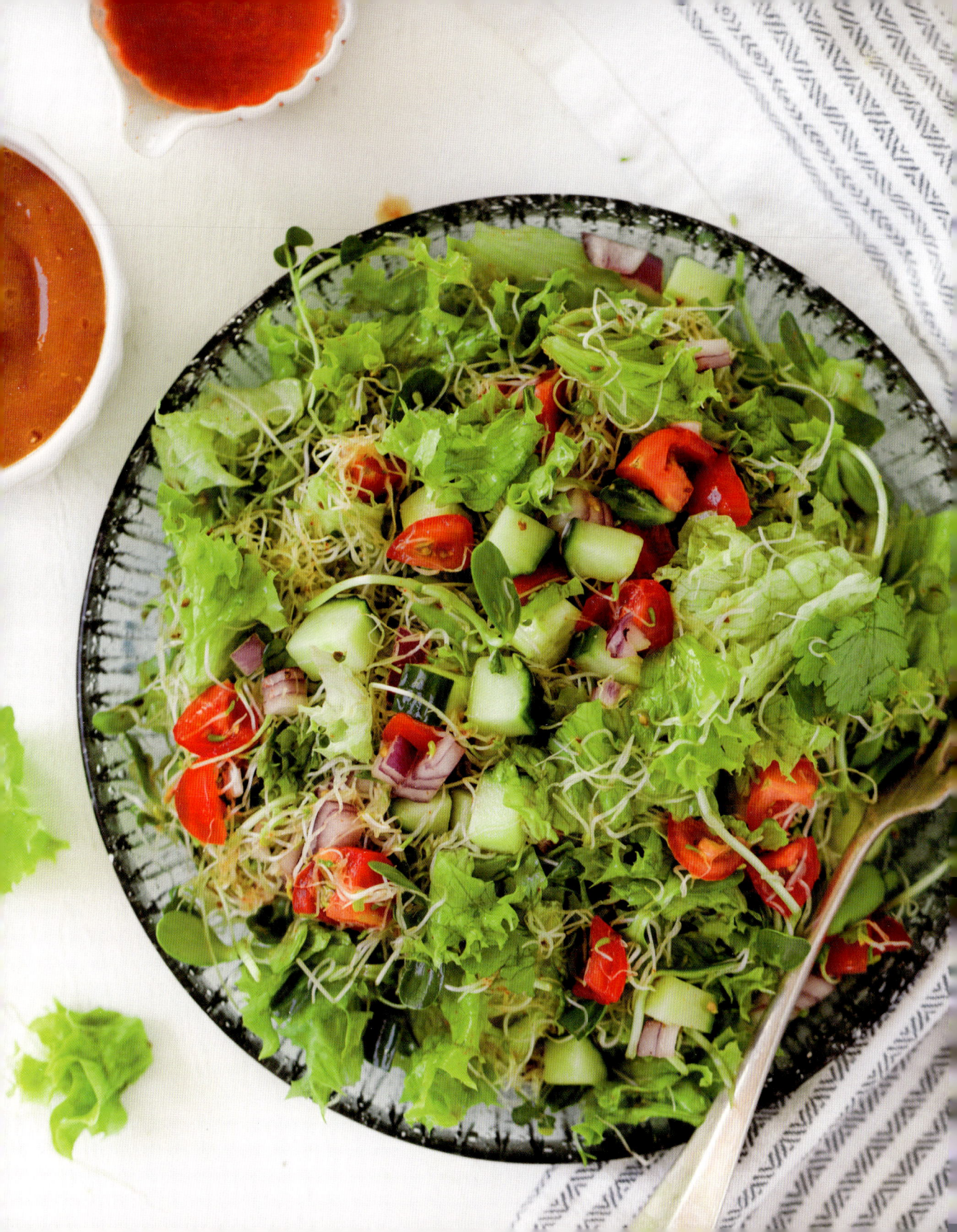

ENSALADA DE COL CRESPA (KALE) MASAJEADA

Para 2 personas

Ablandamos la col crespa (kale) de esta ensalada masajeándola con aguacate, zumo de limón o de naranja y miel cruda antes de añadir el resto de los ingredientes para preparar una ensalada llena de sabor. Este proceso la ablanda y hace que resulte fácil de masticar. En «Sugerencias» encontrarás también una opción sin grasa.

¼ de kilo (½ libra, unas 6 o 7 tazas) de col crespa (kale) cortada en trozos grandes

1 aguacate

1 cda. sopera de zumo de limón o de naranja

1 cda. sopera de miel cruda

½ taza de rábanos cortados en rodajas finas

1 taza de pimiento morrón rojo, amarillo o naranja picado

1 taza de tomates *cherry* picados

1 taza de pepino picado

Entre ½ y 1 cdta. de condimento de pimiento rojo en escamas o de cayena

½ cdta. de comino molido

½ cdta. de pimentón (opcional)

Masajea las hojas de col crespa (kale) con el aguacate, el zumo de limón o de naranja y la miel cruda hasta que estén blandas y tiernas (entre 3 y 5 minutos).

Introdúcelas en una ensaladera grande y añade los rábanos, el pimiento morrón, los tomates *cherry*, el pepino, el condimento de pimiento rojo en escamas o la cayena, el comino molido y el pimentón (si vas a usarlo).

Remueve para mezclar bien todo. Sirve inmediatamente.

SUGERENCIAS

- Si deseas omitir totalmente la grasa, puedes probar esta receta sin el aguacate y masajear la col crespa solo con el zumo de naranja o de limón y la miel cruda. Quizá te apetezca añadir un poco más de zumo de naranja fresco.

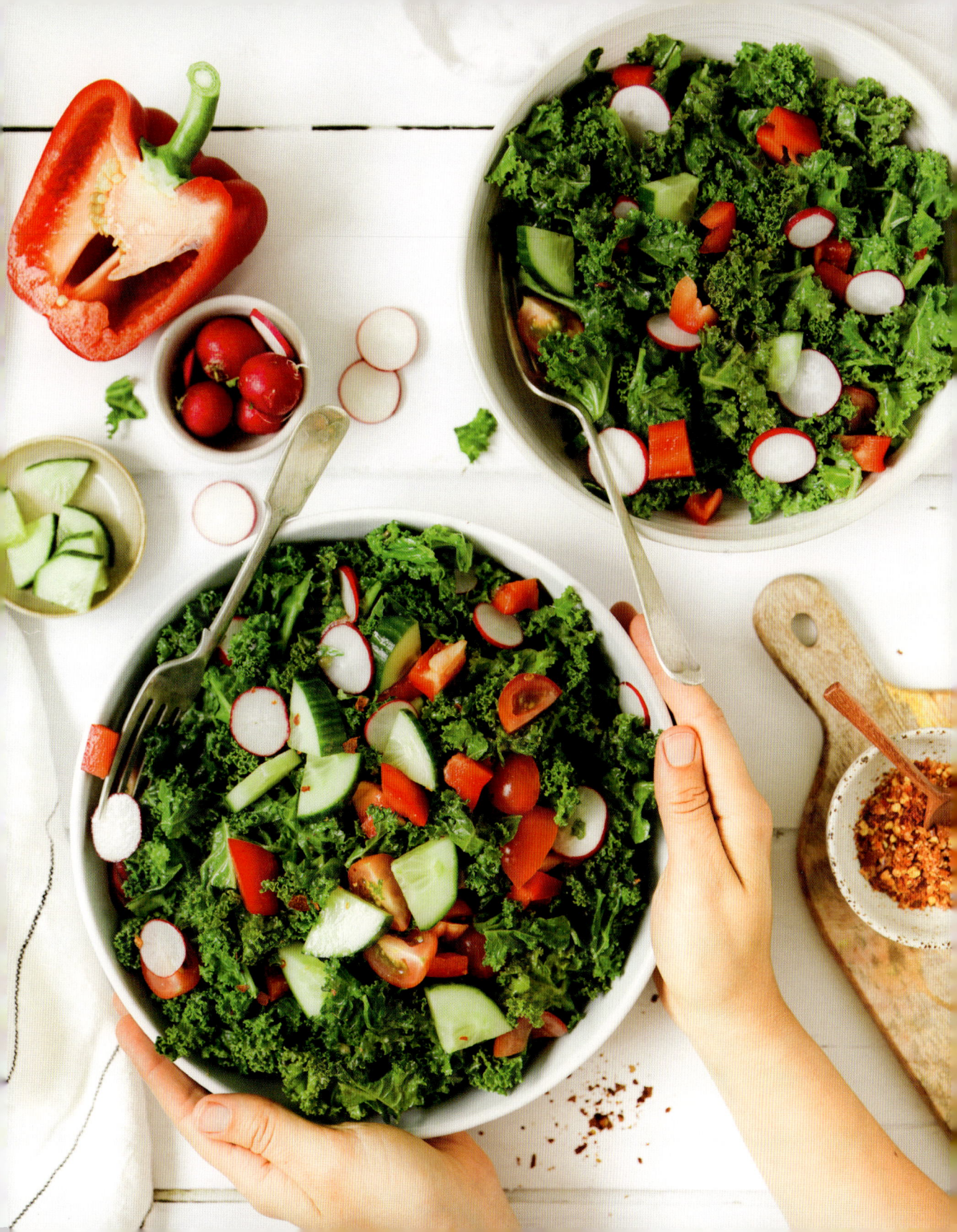

ENSALADA ISRAELÍ

Esta ensalada está inspirada en los deliciosos sabores de una ensalada israelí tradicional. Es refrescante, aromática y bonita. Disfrútala sola o como relleno de barquitas de lechuga.

2,5 tazas de pepino muy picado

2 tazas de tomates picados

1 taza de pimiento morrón rojo picado

⅓ de taza de cebolla roja muy picada

1 taza de coliflor cruda picada

¼ de taza de perejil picado en trozos grandes

¼ de taza de menta picada en trozos grandes

2 cda. soperas de zumo de limón

½ cdta. de miel cruda

Introduce el pepino, el tomate, el pimiento morrón rojo, la cebolla roja, la coliflor y las hierbas en una ensaladera mediana. Remueve para mezclar todo bien.

Añade el zumo de limón y la miel cruda. Vuelve a remover y sirve inmediatamente.

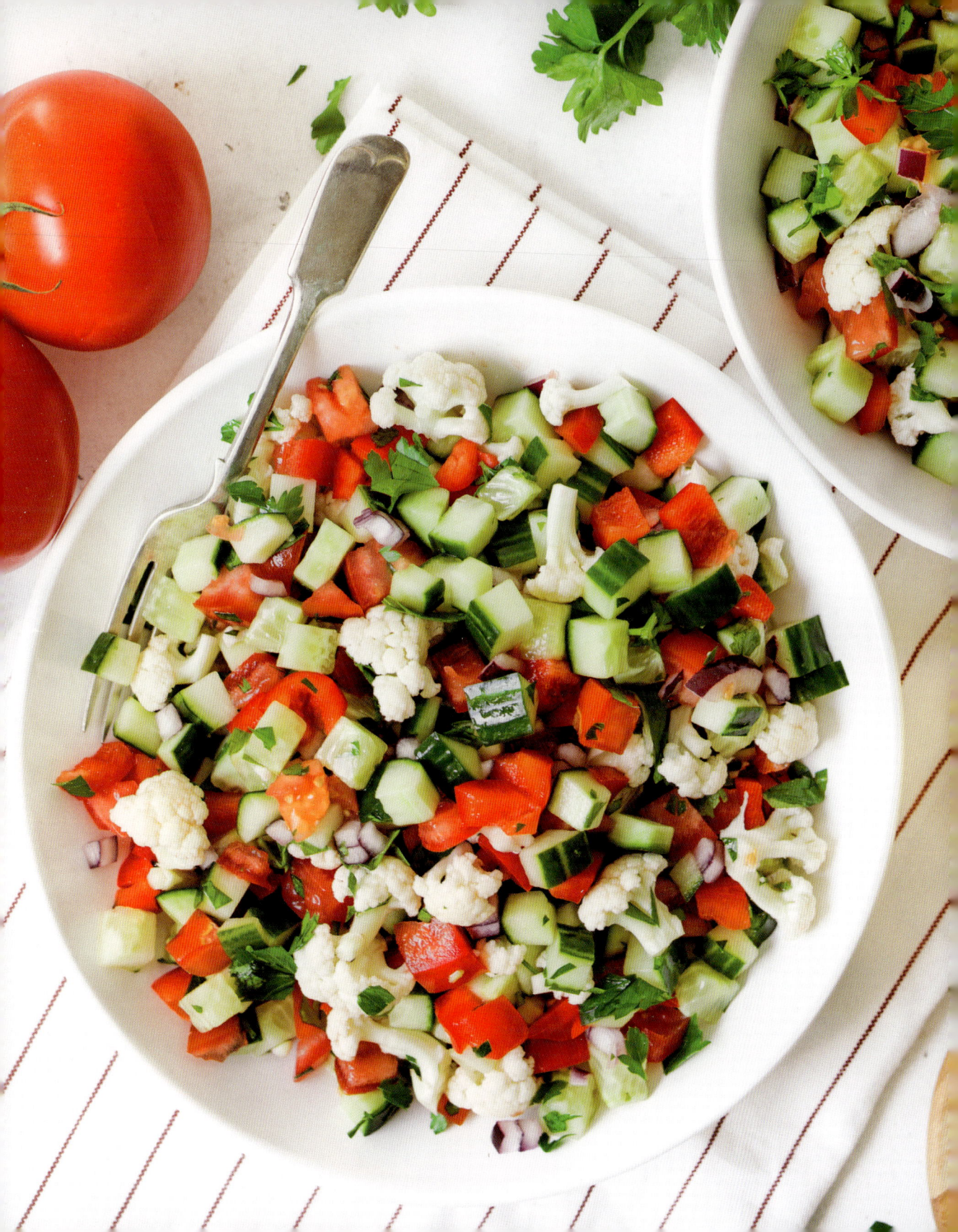

TACOS DE LOMBARDA CON SALSA DE MANGO Y JENGIBRE

En esta receta, las hojas de lombarda proporcionan una base resistente, similar a la de los tacos, capaz de contener los deliciosos rellenos y la salsa. ¡Remángate y ataca esta comida tan divertida!

PARA LOS TACOS

1 lombarda pequeña separada en hojas

1 o 2 tomates medianos picados

¼ de taza de cebolla roja picada

½ aguacate cortado en rodajas finas (opcional)

1 pimiento morrón rojo cortado en rodajas finas

¼ de taza sin apretar de cilantro fresco para servir

SALSA DE MANGO Y JENGIBRE

1 taza de mango picado

2 cdas. soperas de zumo de lima

Un trozo de jengibre fresco de 1,5 cm (½ pulgada)

Entre ¼ y ½ cdta. de cayena o de condimento de pimiento rojo en escamas

2 dátiles medjool

2 cdas. soperas de agua

Coloca las hojas de lombarda en platos o en una fuente y distribuye por encima el tomate, la cebolla roja, el aguacate (si vas a usarlo), el pimiento morrón rojo y el cilantro picados. Reserva.

Para preparar la salsa, introduce el mango, el zumo de lima, el jengibre, la cayena o el condimento de pimiento rojo en escamas, los dátiles y el agua en el vaso de la batidora. Bate hasta obtener una crema fina.

Vierte la salsa con una cuchara sobre los tacos de lombarda. Sirve inmediatamente.

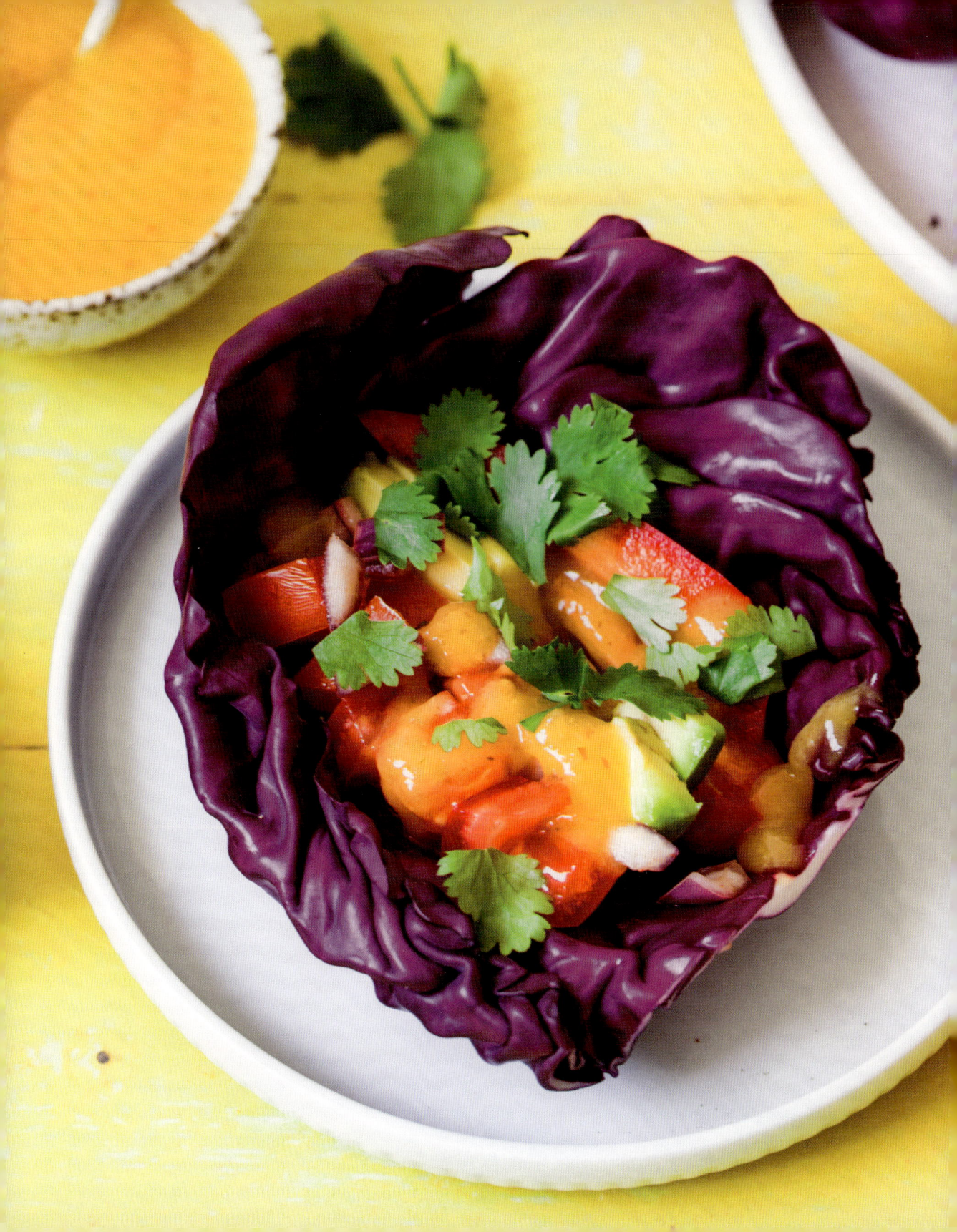

«El plan de curación que te presento puede mover montañas.

Esta limpieza deliciosa y curativa ha conseguido unos resultados
profundos en muchísimas personas. Ha cambiado su vida
y puede cambiar también la tuya».

ANTHONY WILLIAM, Médico Médium

La cura depurativa de veintiocho días debe estar compuesta de alimentos crudos y vivos; en concreto, de frutas, verduras de hoja y de otros tipos y hierbas. Como ya hemos visto antes, una modificación consiste en incluir algunas verduras cocidas durante la limpieza. Si eliges esta opción, es preferible que tomes los alimentos cocinados por la noche, separados de cualquier tentempié o comida a base de frutas. Los mejores métodos de cocción para conservar los nutrientes son al vapor y en caldos, sopas y estofados. El asado provoca más pérdida de nutrientes, aunque también es una alternativa segura —a ser posible, sin aceite— para algunas cenas de la limpieza. Otra posibilidad es usar las recetas con verduras cocidas para inspirarte y encontrar ideas para las comidas que hagas entre las tandas de la cura depurativa de veintiocho días o después de ellas.

CALDO CURATIVO

El caldo curativo es un líquido potente y muy rico en minerales que transporta la esencia de verduras, hierbas y especias vitalmente nutritivos de un modo que al cuerpo le resulta fácil de digerir, asimilar y utilizar. Esta receta es muy sencilla y te va a resultar tan reconfortante como nutritiva. Los ingredientes aportan enormes beneficios curativos para el cuerpo y el alma.

4 zanahorias picadas o una batata en dados

2 ramas de apio cortadas en trozos grandes

2 cebollas en rodajas

1 taza de perejil muy picado

1 taza de setas shiitake frescas o deshidratadas (opcional)

2 tomates picados (opcional)

1 cabeza de ajo (unos 8 dientes) machacados

Un trozo de jengibre fresco de 2,5 cm (1 pulgada) cortado en rodajas finas, machacado o rallado

Un trozo de cúrcuma fresca de 2,5 cm (1 pulgada) cortado en rodajas finas, machacado o rallado

8 tazas de agua

1 guindilla picante o ½ cdta. de condimento de pimiento rojo en escamas (o más al gusto; opcional)

Introduce todos los ingredientes en una olla y pon a calentar. Cuando rompa a hervir, baja el fuego y deja que hierva lentamente durante una hora. Cuela y ve tomando a sorbitos este caldo tan rico en minerales, curativo y reconstituyente.

SUGERENCIAS

- Como alternativa, puedes preparar un puré batiendo el caldo con las verduras.
- Esta receta puede disfrutarse también como sopa de verduras con tropezones si las dejas en el caldo.

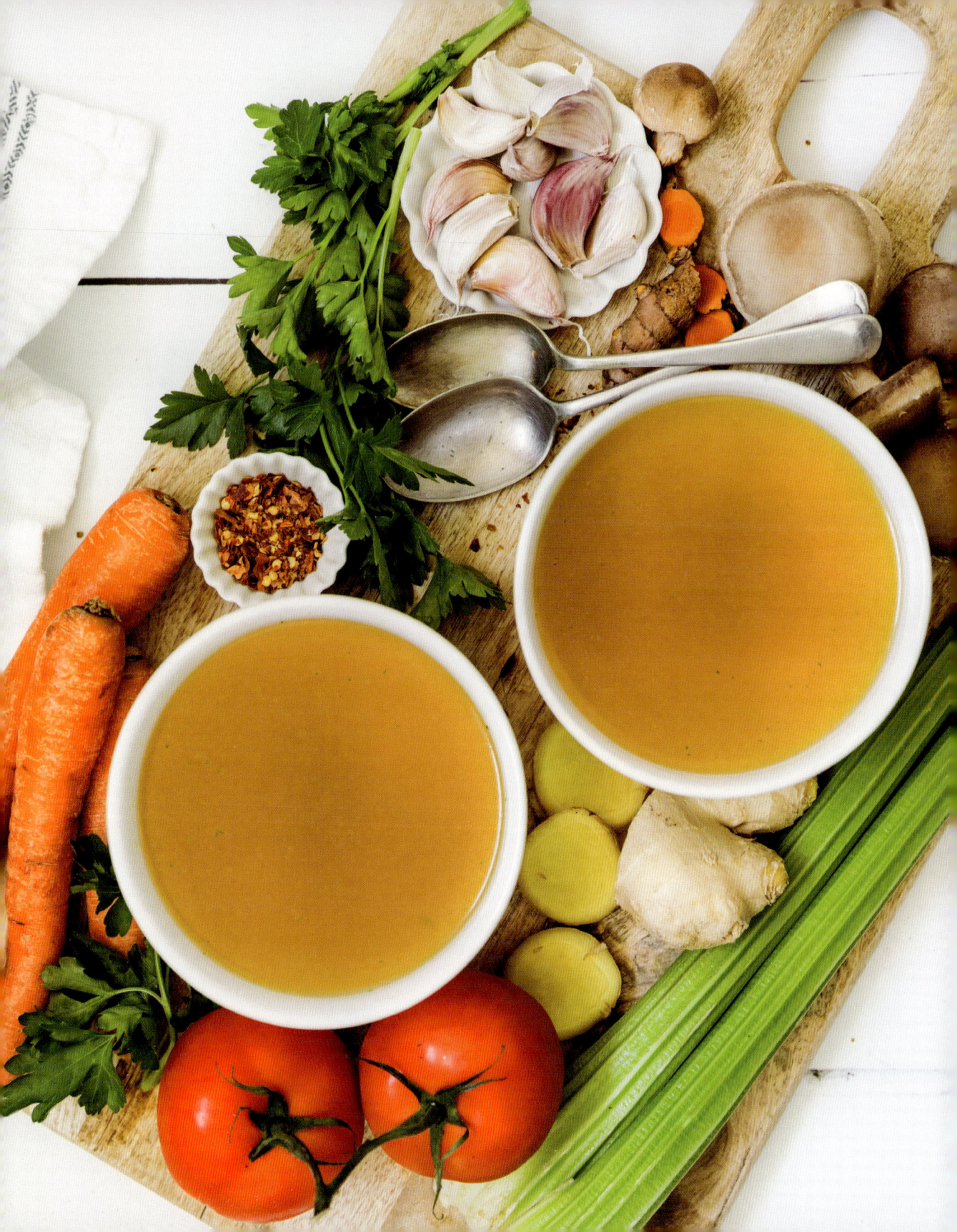

ENSALADA DE RÚCULA, PATATAS Y ESPÁRRAGOS

Para 2 personas

Esta ensalada templada, reconfortante y satisfactoria aúna algunas de las verduras cocidas más curativas —espárragos, coles de Bruselas y patatas— con verduras frescas de hoja, hierbas, cebolla y un aliño simple. El resultado es una comida sencilla y deliciosa.

4 o 5 patatas (unas tres tazas) cortadas en trozos grandes

1 taza de coles de Bruselas picadas

1 taza de espárragos picados

½ taza de cebolla dulce en rodajas finas

¼ de taza sin apretar de perejil fresco picado en trozos grandes

¼ de taza de hojas de albahaca frescas picadas en trozos grandes

1 cdta. de tomillo seco

2 cdas. soperas de zumo de limón

1 cda. sopera de jarabe de arce puro

4 tazas de rúcula

2 tazas de lechuga trocadero, romana o de hoja verde picada

Para preparar las patatas, pon unos 8 cm (3 pulgadas) de agua en una olla mediana, ponla a calentar y coloca una cesta para cocer al vapor. Cuando el agua rompa a hervir, introduce las patatas en la cesta, tapa y deja que cuezan entre 15 y 20 minutos hasta que estén muy blandas.

Para preparar las coles de Bruselas, cuécelas al vapor durante 10 minutos hasta que estén blandas.

Para preparar los espárragos, cocínalos al vapor durante 5 minutos hasta que estén blandos.

Para que el proceso anterior sea más rápido, puedes cocer las patatas, las coles de Bruselas y los espárragos juntos en la misma cesta. Para que nada se haga demasiado, pon a cocer primero las patatas; al cabo de 5 o 10 minutos, añade las coles de Bruselas, y cinco minutos más tarde, los espárragos. Deja que cuezan cinco minutos más o hasta que todo esté blando.

Retira las patatas, las coles de Bruselas y los espárragos y colócalos en una ensaladera grande. Deja enfriar durante 10 minutos y a continuación agrega la cebolla, el perejil, la albahaca, el tomillo seco, el zumo de limón, el jarabe de arce, la rúcula y la lechuga. Remueve para mezclarlo todo bien. Sirve inmediatamente.

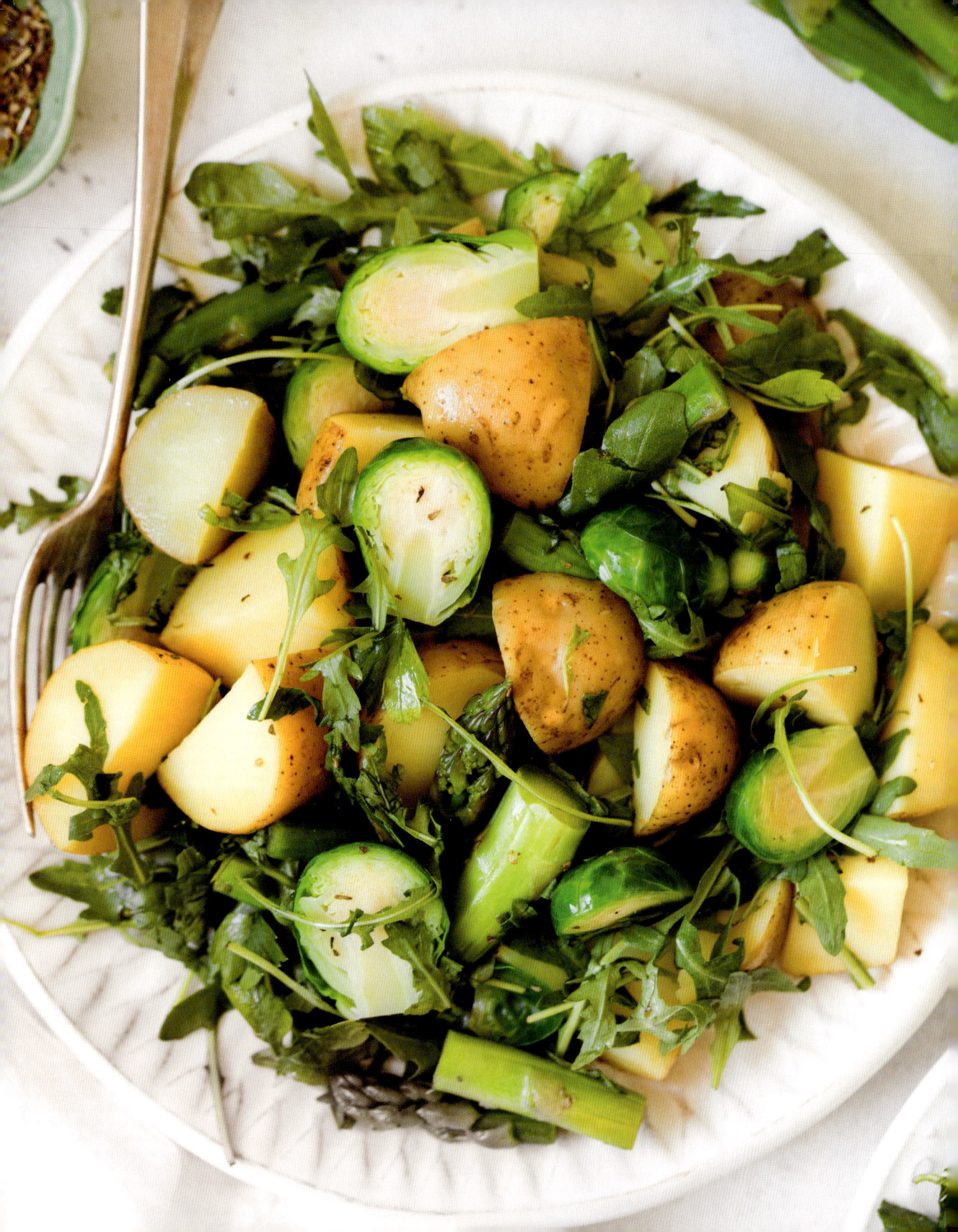

SOFRITO DE PATATAS CARGADITO

Este sofrito de patatas es estupendo por sí solo como comida, pero también lo puedes servir acompañado de una ensalada fresca. De cualquier forma te aportará, sin duda, todo un abanico de nutrientes curativos.

½ taza de cebolla picada

2 tazas de patatas en dados

1,5 tazas de batata en dados

¼ de taza de agua

1 taza de brécol picado

1 taza de espárragos picados

1 taza de pimientos morrones (rojos, naranjas o amarillos) picados

1 cdta. de tomillo seco

1 cdta. de ajo en polvo o 1 diente de ajo muy picado

½ cdta. de pimentón (opcional)

½ cdta. de condimento de pimiento rojo en escamas (opcional)

¼ de taza de perejil o cilantro muy picado para servir

Introduce la cebolla, las patatas y la batata en una sartén cerámica antiadherente. Rehoga entre 3 y 5 minutos hasta que la cebolla esté traslúcida. Puedes añadir un poco de agua para impedir que se pegue.

Vierte ¼ de taza de agua en la sartén y tapa. Deja cocer entre 10 y 15 minutos removiendo de vez en cuando hasta que las patatas estén casi blandas.

Añade el brécol, los espárragos, los pimientos morrones, el tomillo, el ajo en polvo (o el diente de ajo), el pimentón (si vas a usarlo) y el condimento de pimiento rojo (si vas a usarlo). Deja cocer entre 5 y 10 minutos hasta que las patatas y las verduras estén blandas. Sirve inmediatamente adornado con perejil (o cilantro) fresco picado.

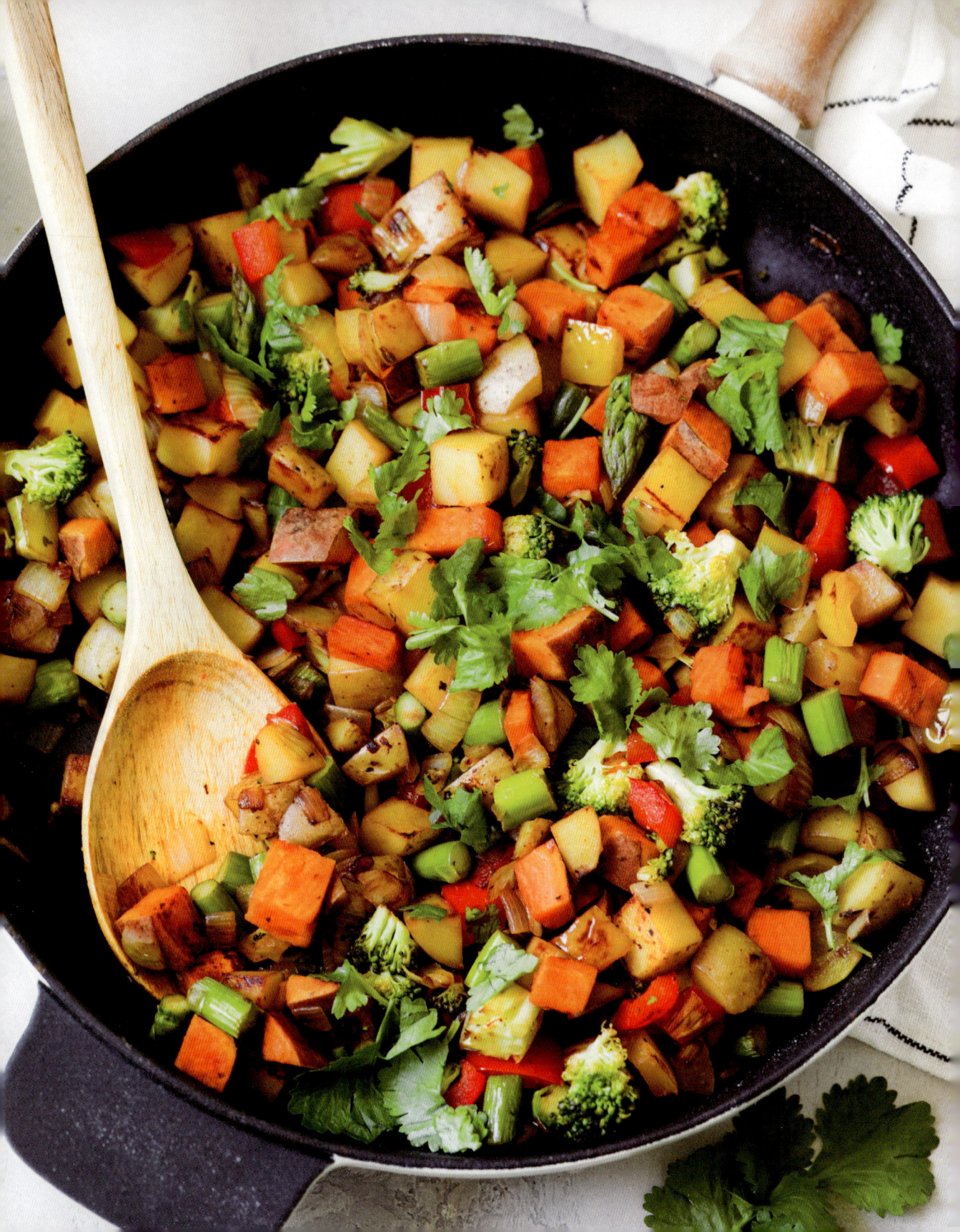

ROLLITO DE PATATA CON *PIZZA* Y ROLLITO DE PATATA CON ENSALADA

Se obtienen 2 rollitos

Ataca una de estas versiones de unos deliciosos y saciantes rollitos de patata (o ambas). Una tiene un relleno inspirado en la *pizza* y el de la otra es al estilo de los sándwiches vegetales. Es muy posible que te apetezca preparar más y disfrutarlos con tu familia o tus amigos.

PARA LOS ROLLITOS DE PATATA

4 tazas de patatas doradas picadas en trozos grandes

1 cdta. de ajo en polvo

1 cdta. de cebolla en polvo

2 cdtas. de jarabe de arce puro

RELLENO DE *PIZZA* (OPCIÓN 1)

SALSA DE *PIZZA*

½ taza de pasta de tomate

1 cdta. de orégano seco

½ cdta. de tomillo seco

1 cdta. de miel cruda

3 o 4 cdas. soperas de agua

VERDURAS

⅓ de taza de champiñones cortados en láminas finas (opcional)

¼ de taza de pimiento morrón rojo picado

¼ de taza de cebolla roja picada

2 o 3 hojas frescas de albahaca

RELLENO DE ENSALADA (OPCIÓN 2)

2 o 3 hojas de lechuga

⅓ de taza de brotes germinados de alfalfa

3 o 4 rodajas de tomate

3 o 4 rodajas de pepino

2 cdas. soperas de cebolla roja muy picada

1 o 2 cdas. soperas de albahaca o perejil picado

Precalienta el horno a 200 °C/400 °F.

Para preparar la base, pon unos 8 cm (3 pulgadas) de agua en una olla mediana e introduce una cesta para cocer al vapor. Tapa la olla y cuece las patatas entre 25 y 30 minutos hasta que estén blandas. Retíralas e introdúcelas en el robot de cocina junto con el ajo y la cebolla en polvo y el jarabe de arce. Tritúralas hasta hacerlas puré.

Recubre una bandeja de horno con papel para hornear y, con una espátula mojada, extiende por encima el puré para formar 2 láminas grandes de patata. Introdúcelas en el horno y ásalas entre 15 y 20 minutos hasta que se hayan dorado ligeramente. Retira del horno y aplástalas con una espátula. Deja enfriar completamente. Pásalas a una superficie de trabajo limpia o una tabla de cortar dándoles la vuelta y retira con suavidad el papel para hornear.

Para preparar el rollito de *pizza*, prepara la salsa mezclando la pasta de tomate, el orégano seco, el tomillo seco, la miel cruda y el agua. Reserva.

Si vas a utilizar champiñones, introduce las láminas en una sartén pequeña y rehógalas entre 3 y 5 minutos, removiendo de vez en cuando hasta que se hayan dorado. Puedes añadir un poco de agua para impedir que se peguen. Retira del fuego y reserva.

Extiende la salsa de *pizza* sobre los rollitos y coloca encima los champiñones (si vas a usarlos), el pimiento morrón rojo, la cebolla roja y la albahaca fresca. Enrolla con cuidado y sirve inmediatamente.

Para los rollitos de ensalada, coloca las hojas de lechuga, los brotes de alfalfa, las rodajas de tomate y de pepino, la cebolla roja y la albahaca o el perejil sobre la lámina de patata. Enrolla con cuidado y sirve inmediatamente.

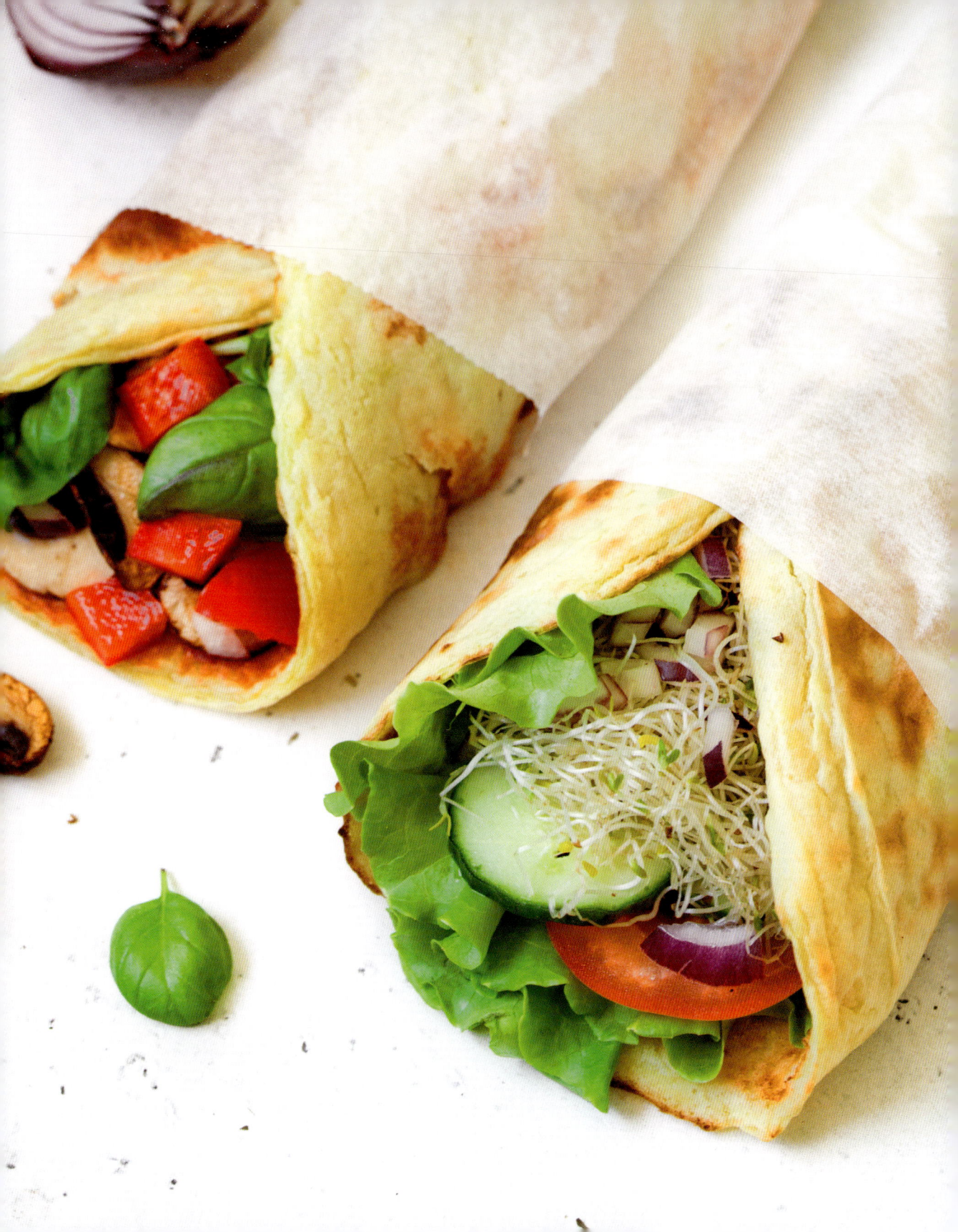

SALTEADO AGRIDULCE

Disfruta del sabor de la salsa agridulce de esta receta sin los ingredientes procesados que a menudo se utilizan para elaborarla. Este salteado es muy fácil y rápido de hacer y te permite sentarte a comer un plato delicioso en nada de tiempo.

½ taza de cebolleta picada

1 taza de zanahorias en rodajas

2 tazas de ramilletes de brécol

2 tazas de espárragos picados

1 taza de pimientos morrones (rojos, naranjas o amarillos) en rodajas finas

PARA LA SALSA

1 taza de zumo de piña sin azúcar o fresco

2 cdas. soperas de zumo de lima

1 cdta. de jengibre rallado

1 cdta. de ajo rallado

Entre ¼ y ½ cdta. de cayena o condimento de pimiento rojo en escamas

2 cdas. soperas de jarabe de arce puro

2 cdas. soperas de pasta de tomate

1 cda. sopera de arrurruz en polvo

Bate en un bol mediano el zumo de piña con el zumo de lima, el jengibre y el ajo rallados, la cayena o el condimento de pimiento rojo, el jarabe de arce, la pasta de tomate y el arrurruz en polvo. Reserva.

Introduce las cebolletas y las zanahorias en una sartén cerámica antiadherente grande. Rehoga entre 3 y 5 minutos (puedes añadir un poco de agua para impedir que se peguen) hasta que estén casi blandas. Agrega los ramilletes de brécol, los espárragos y los pimientos morrones y rehoga otros 5 minutos más. Cuando todas las verduras estén blandas, vierte la salsa por encima y deja que hierva removiendo frecuentemente hasta que haya espesado. Retira del fuego y sirve inmediatamente.

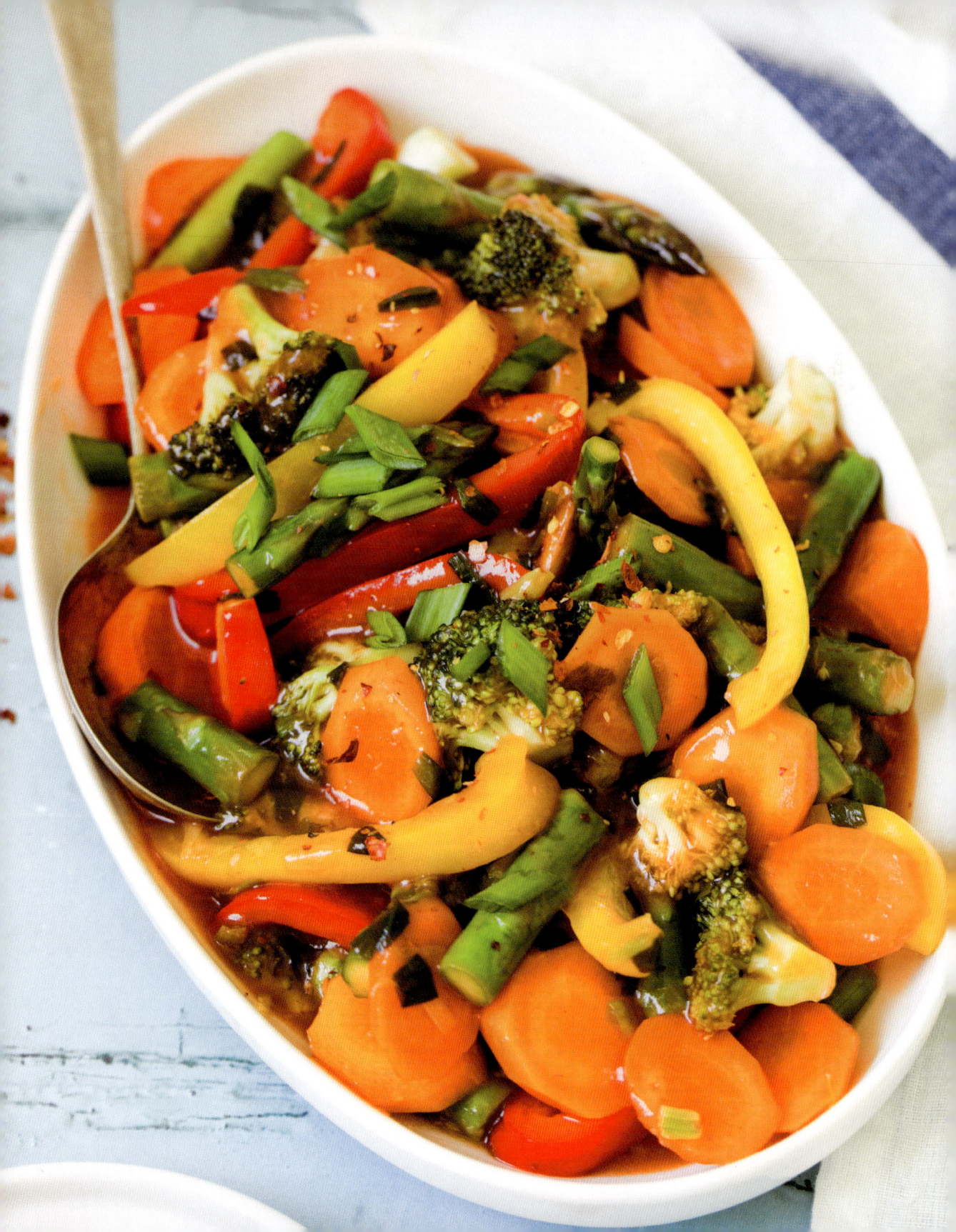

PALITOS DE PATATA CON TRES SALSAS PARA MOJAR

Para 2 personas

A casi todo el mundo le encantan los palitos de patata. Horneados, son las estrellas de esta receta junto con una, dos o tres salsas para mojar. Elige una o haz las tres…, ¡lo que más te apetezca! Todas ellas están repletas de sabor y solo contienen ingredientes curativos.

4 o 5 patatas grandes cortadas en palitos

KÉTCHUP

80 g (3 oz) de pasta de tomate

3 cdas. soperas de zumo de manzana

1 cda. sopera de zumo de limón

¼ de cdta. de cebolla en polvo

¼ de cdta. de ajo en polvo

¼ de cdta. de orégano seco

¼ de cdta. de cayena

1 cdta. de miel cruda

MOSTAZA CON MIEL

3 cdas. soperas de miel cruda

¾ de cdta. de mostaza en polvo

2 cdas. soperas de zumo de limón

½ diente de ajo rallado fino

Una pizca de cúrcuma molida

PESTO

1,5 tazas muy apretadas de hojas de albahaca

1 taza muy apretada de espinacas

1 diente de ajo picado en trozos grandes

4 o 5 tomates *cherry*

1 cdta. de miel cruda

1 cda. sopera de zumo de limón

Precalienta el horno a 220 °C/430 °F. Recubre dos fuentes de horno grandes con papel para hornear.

Extiende los palitos de patata en una sola capa sobre las fuentes. Hornea entre 30 y 40 minutos (dándoles la vuelta a la mitad) o hasta que estén dorados y crujientes.

Para preparar el kétchup, introduce todos los ingredientes en un cuenco pequeño y bátelos hasta obtener una salsa uniforme. Reserva.

Para preparar la salsa de mostaza y miel, introduce todos los ingredientes en un cuenco pequeño y bátelos hasta obtener una salsa uniforme. Reserva.

Para preparar el pesto, introduce todos los ingredientes en el vaso de la batidora o en el robot de cocina y tritúralos hasta que se hayan mezclado bien, pero no llegues a hacerlos pasta. Rebaña los lados del vaso siempre que sea necesario.

Cuando los palitos estén listos, sácalos del horno y sírvelos con la salsa o salsas para mojar que prefieras.

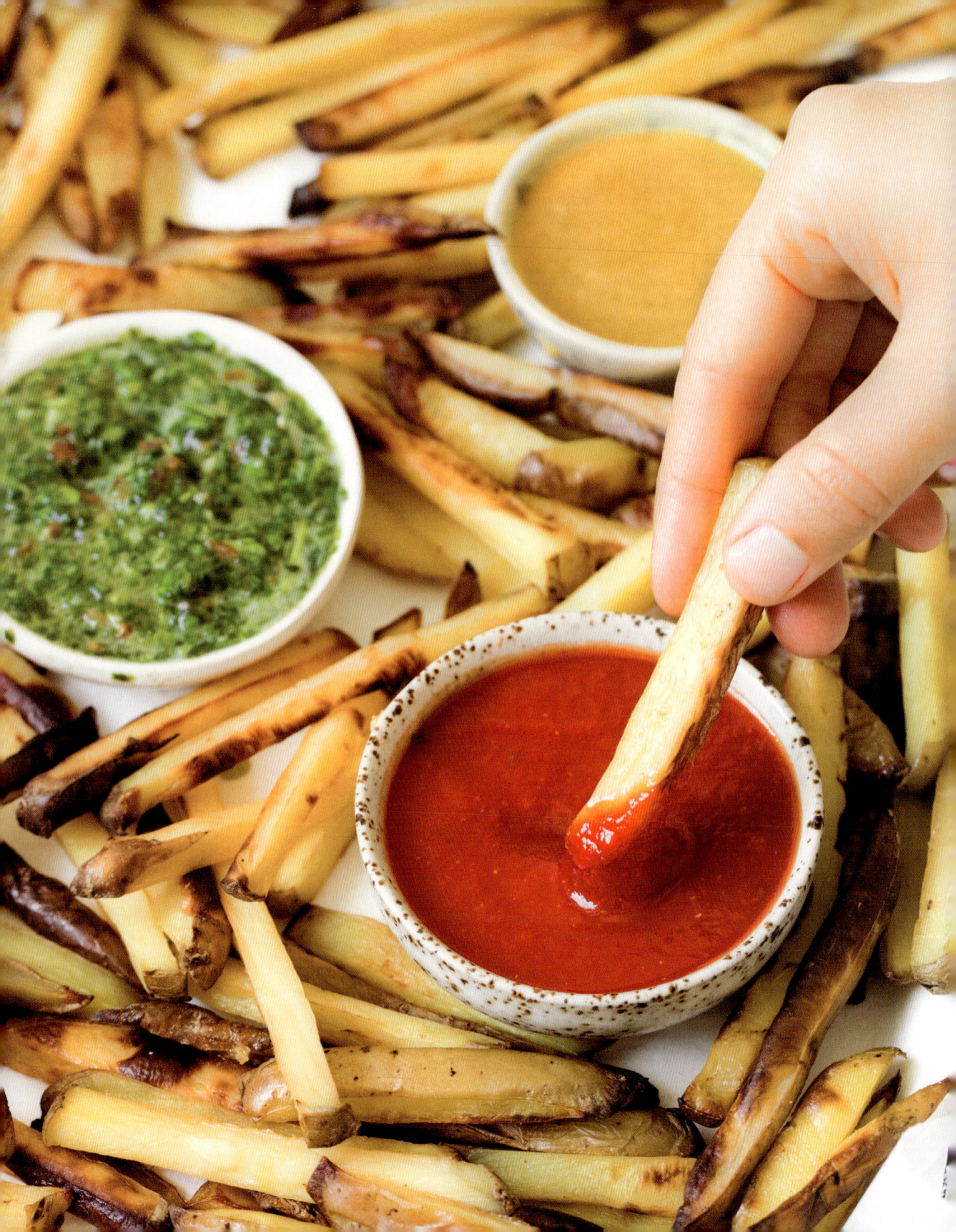

SOPA DE TORTILLA DE BATATA

Para 2 personas

Esta deliciosa versión de la sopa de tortilla mexicana tradicional será sin duda un éxito, porque está llena de sabor y tiene un aroma denso y tentador gracias a las hierbas y especias que contiene. La batata le aporta más sabor y nutrientes curativos y hace que resulte más saciante.

1 taza de cebolla roja o amarilla picada y un poco más para servir

4 dientes de ajo picados

2,5 tazas de tomates frescos picados

2 tazas de caldo curativo (la receta, en la página 368) o agua

2 cdas. soperas de pasta de tomate

Entre ¼ y ½ cdta. de chipotle en polvo

1 cdta. de comino molido

1 cdta. de cilantro molido

1 cdta. de pimentón

1 cdta. de jarabe de arce puro

1 taza de batata en dados

1,5 cdas. soperas de zumo de lima

Cilantro fresco para servir

Coloca una cazuela de cerámica antiadherente grande a fuego medio-alto y añade 1 taza de cebolla y el ajo. Rehoga entre 3 y 5 minutos hasta que la cebolla esté traslúcida. En caso necesario, puedes agregar una cucharada sopera de agua.

Incorpora los tomates picados, el caldo curativo o el agua, la pasta de tomate, el chipotle en polvo, el comino y el cilantro molidos, el pimentón y el jarabe de arce. Tapa y deja que hierva despacito durante 20 minutos.

Añade la batata y el zumo de lima y deja cocer entre 10 y 15 minutos más hasta que la batata esté muy tierna.

Reparte en cuencos y adorna por encima con más cebolla y cilantro fresco. Sirve inmediatamente.

SUGERENCIAS

- Cuando elijas entre el agua o el caldo curativo para los ingredientes, ten en cuenta que este último da un sabor más intenso. No utilices caldo de verduras industrial, porque es muy difícil encontrar una variedad que no contenga aceite, sal, aromas naturales ni otros aditivos. Por comodidad, puedes preparar caldo curativo con antelación y congelarlo (si lo metes en bandejas de cubitos de hielo, resulta más fácil de descongelar) y así lo tendrás siempre a mano para recetas como esta.

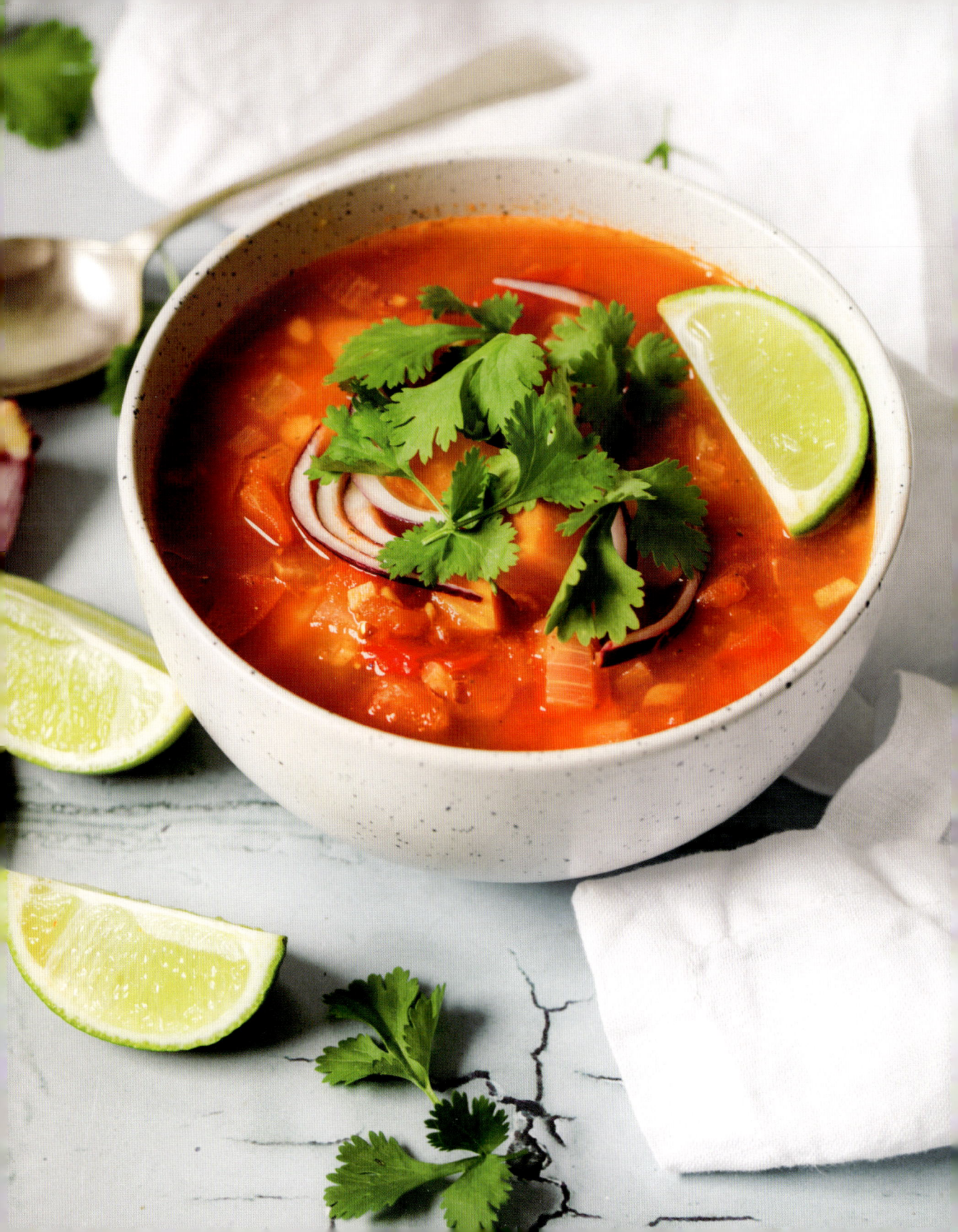

PURÉ DE PATATA Y COLIFLOR

Para 2 o 3 personas

El puré de patatas es un alimento reconfortante muy apreciado por mucha gente. Por suerte, puedes disfrutarlo —sin mantequilla ni leche— sin dejar de curarte. En esta receta, las patatas se acompañan de coliflor en un puré cremoso y muy nutritivo.

4 o 5 patatas medianas peladas y cortadas en trozos grandes

1 coliflor pequeña separada en ramilletes grandes

2 cdtas. de ajo en polvo

2 cdtas. de cebolla en polvo

1 cda. sopera de cebollino, perejil o cebolleta picados para servir

½ cda. de pimentón para servir

Añade unos 8 cm (3 pulgadas) de agua en una cazuela mediana, ponla a calentar e introduce una cesta para cocer al vapor. Mete en ella las patatas y los ramilletes de coliflor, tapa y deja que cuezan entre 15 y 20 minutos, hasta que ambos estén muy blandos.

Retira las patatas y la coliflor y pásalas a un bol grande o una olla. Añade el ajo y la cebolla en polvo. Machácalos con una batidora de mano o un pasapuré hasta obtener un puré fino. Sirve con cebollino, perejil o cebolleta y pimentón por encima.

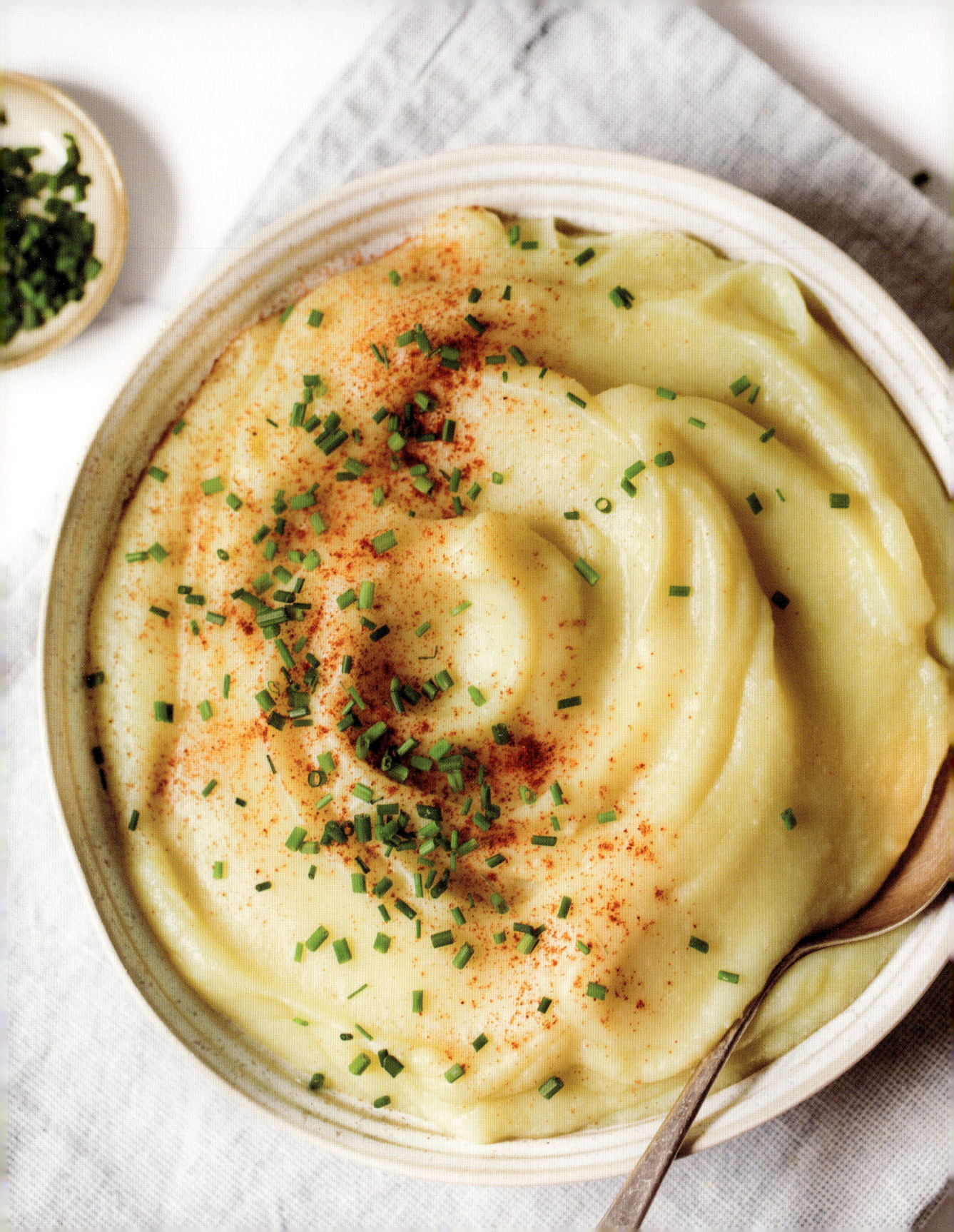

ESTOFADO ESTONIO

Este rústico estofado de verduras resulta delicioso y nos calienta el cuerpo. Es el alimento perfecto para una noche fría o para cuando te apetezca un cuenco de algo reconfortante, casero y sencillo.

1 taza de cebolla picada

1 taza de champiñones picados (opcional)

1 taza de zanahorias picadas

4,5 tazas de patatas cortadas en trozos grandes

2,5 tazas de caldo curativo (la receta, en la página 368) o agua

3 tazas de repollo cortado en trozos grandes

¼ de taza sin apretar de eneldo fresco picado en trozos grandes

¼ de taza sin apretar de perejil fresco picado en trozos grandes

Pon una cazuela de cerámica antiadherente grande a fuego medio-alto e introduce la cebolla, los champiñones (si vas a usarlos) y las zanahorias. Rehoga entre 3 y 5 minutos hasta que la cebolla y las zanahorias empiecen a ablandarse. En caso necesario, puedes añadir una cucharada sopera de agua.

Vierte el caldo curativo o el agua, tapa y espera a que rompa a hervir. Deja cocer tapado durante 10 minutos hasta que las patatas y las zanahorias estén casi blandas, destapa y deja que cuezan 5 minutos más sin tapar.

Añade el repollo picado y remueve para mezclarlo bien. Deja cocer otros 2 o 3 minutos más hasta que se haya ablandado. Retira del fuego e incorpora removiendo el eneldo y el perejil. Sirve inmediatamente.

SUGERENCIAS

- Cuando elijas entre el agua o el caldo curativo para los ingredientes, ten en cuenta que este último da un sabor más intenso. No utilices caldo de verduras industrial, porque es muy difícil encontrar una variedad que no contenga aceite, sal, aromas naturales ni otros aditivos. Por comodidad, puedes preparar caldo curativo con antelación y congelarlo (si lo metes en bandejas de cubitos de hielo, resulta más fácil de descongelar) y así lo tendrás siempre a mano para recetas como esta.

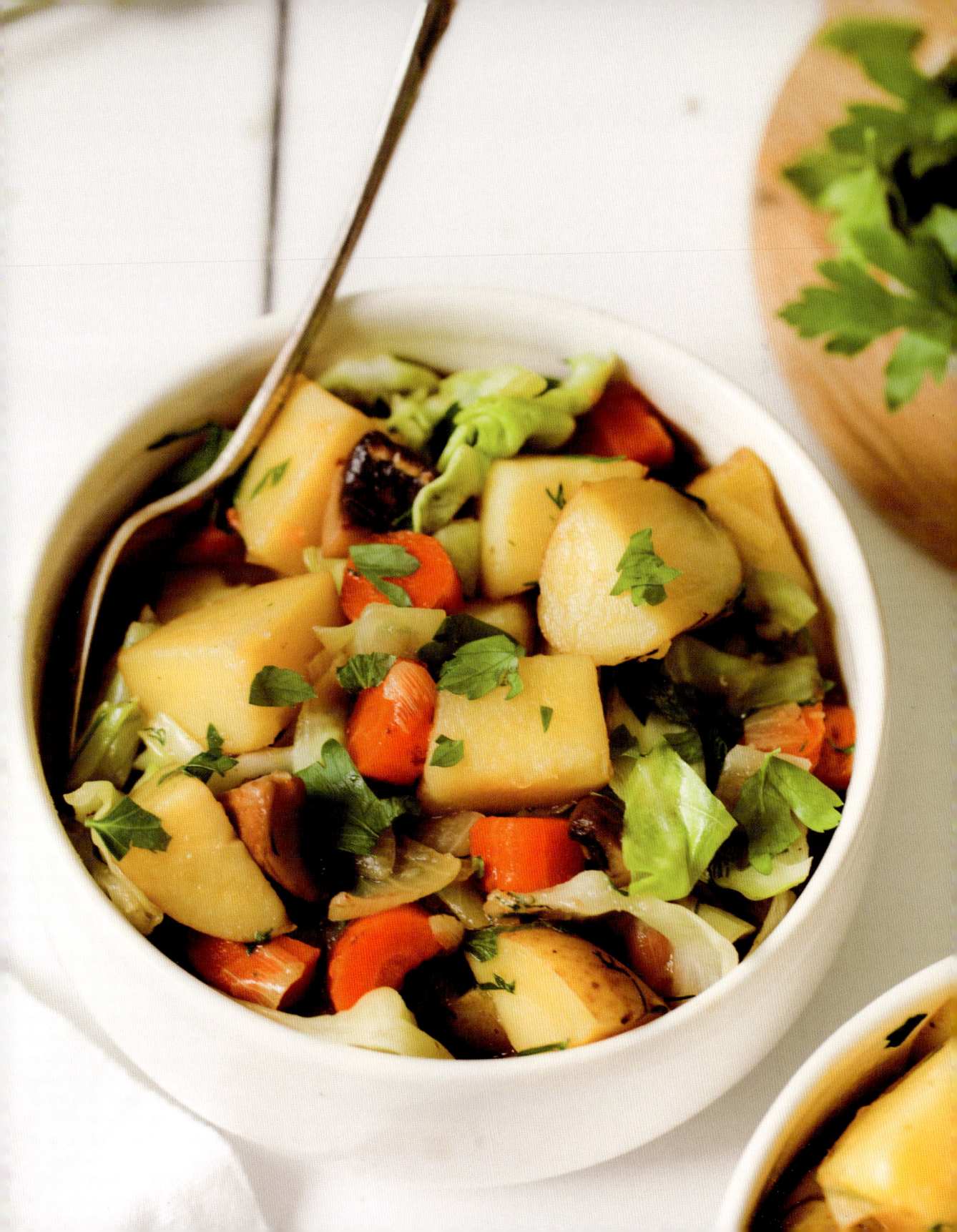

SOPA DE COLIFLOR AL CURRI

Para 1 o 2 personas

No hay nada como una sopa cremosa a la que puedes recurrir una y otra vez. Es muy posible que te prepares habitualmente esta sopa de coliflor al curri cuando te apetezca una cena fácil y sabrosa. Disfrútala sola o con una ensalada grande y bonita que te apetezca.

1 taza de cebolla picada

4 dientes de ajo muy picados

Un trozo de jengibre fresco de 2,5 cm (1 pulgada) muy picado

1 cdta. de comino molido

1 cdta. de cilantro molido

Entre ½ y 1 cdta. de condimento de pimiento rojo en escamas (opcional)

½ cdta. de cúrcuma molida

2 cdtas. de curri en polvo

1 coliflor mediana cortada en ramilletes

3 tazas de caldo curativo (la receta, en la página 368) o de agua

2 cdtas. de miel cruda o de jarabe de arce puro

2 cdtas. de zumo de limón recién exprimido

Cilantro fresco para servir

Pon una cazuela de cerámica antiadherente grande a fuego medio-alto y añade la cebolla, el ajo y el jengibre. Rehoga entre 3 y 5 minutos hasta que la cebolla esté traslúcida. En caso necesario, puedes añadir una cucharada sopera de agua para evitar que se pegue.

Añade el comino y el cilantro molidos, el condimento de pimiento rojo (si vas a usarlo), la cúrcuma, el curri en polvo y la coliflor y deja cocer otros 2 o 3 minutos hasta que las especias empiecen a despedir aroma.

Vierte el caldo curativo o el agua, la miel cruda o el jarabe de arce y el zumo de limón. Tapa y deja que hierva lentamente entre 10 y 15 minutos o hasta que la coliflor esté muy blanda.

Con una batidora de vaso o de mano, bate la sopa hasta obtener una crema fina (si lo haces en una de vaso, quizá tengas que hacerlo en varias veces). Vuelve a poner al fuego y deja que hierva un poco.

Reparte en cuencos, adorna con cilantro fresco y sirve.

SUGERENCIAS

- Cuando elijas entre el agua o el caldo curativo para los ingredientes, ten en cuenta que este último da un sabor más intenso. No utilices caldo de verduras industrial, porque es muy difícil encontrar una variedad que no contenga aceite, sal, aromas naturales ni otros aditivos. Por comodidad, puedes preparar caldo curativo con antelación y congelarlo (si lo metes en bandejas de cubitos de hielo, resulta más fácil de descongelar) y así lo tendrás siempre a mano para recetas como esta.

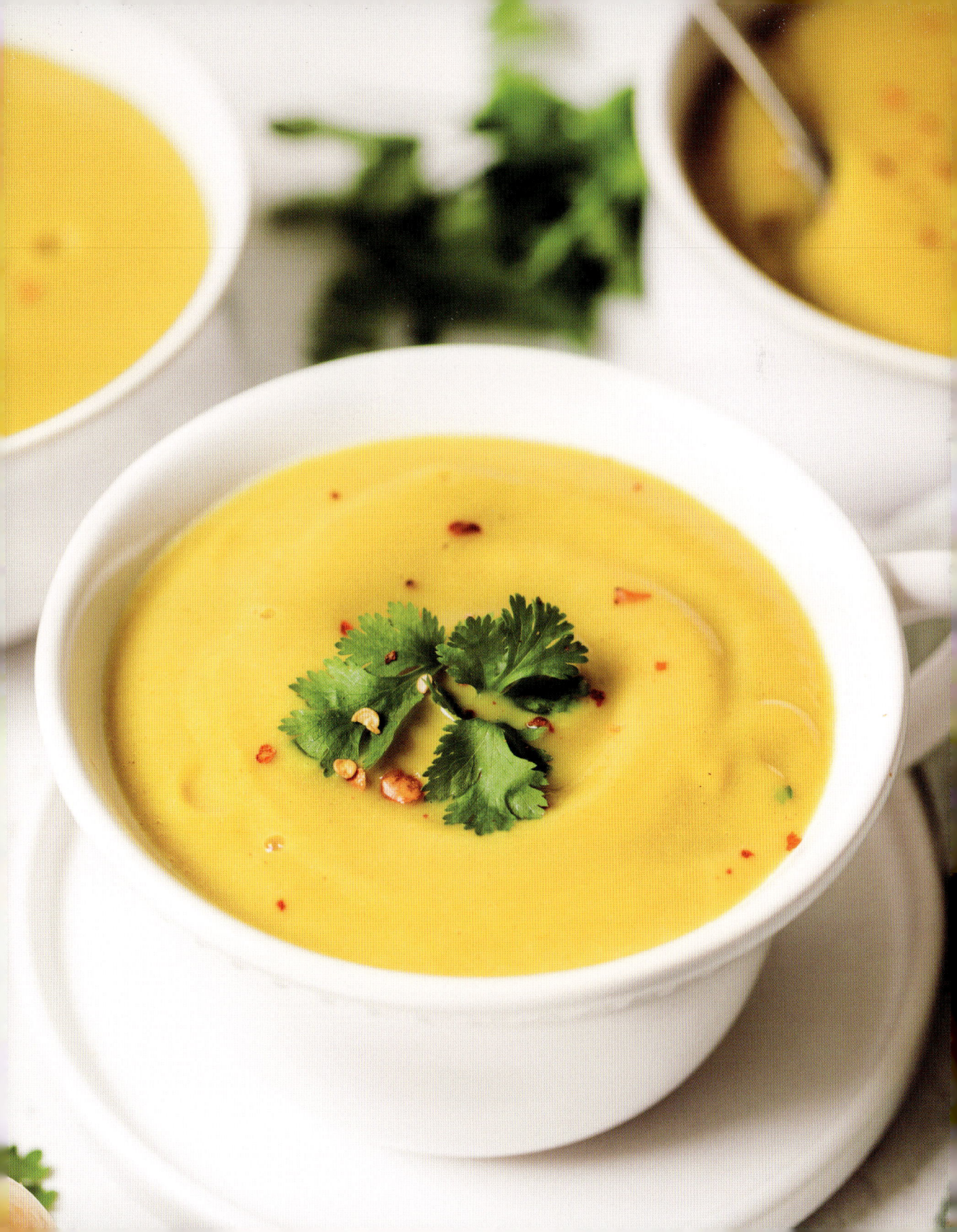

PARMESANA DE BERENJENA Y CALABACÍN

Para 2 o 3 personas

Esta versión libre de grasa de la parmesana de berenjena y calabacín nos ofrece deliciosos sabores mediterráneos sin los inconvenientes de ingredientes tradicionales como el queso y un montón de aceite. Disfruta esta comida tan estupenda con la ensalada que elijas (por ejemplo, la ensalada picada o la israelí).

1 berenjena pequeña cortada en láminas de 2,5 cm (1 pulgada) de grosor

1 calabacín mediano cortado en láminas de 2,5 cm (1 pulgada) de grosor

1 cdta. de orégano seco

1 cdta. de tomillo seco

¼ de taza de albahaca fresca para servir

SALSA DE COLIFLOR Y PATATA

1,5 tazas de ramilletes de coliflor

1,5 tazas de patatas cortadas en trozos grandes

1 cdta. de ajo en polvo

1 cdta. de cebolla en polvo

1 cda. sopera de agua (opcional)

SALSA MARINERA

⅓ de taza de cebolla muy picada

1 diente de ajo muy picado

1,5 tazas de tomates *cherry* cortados en trozos grandes

¼ de taza de pasta de tomate

½ cda. sopera de miel cruda

1 cdta. de orégano seco

Precalienta el horno a 180 °C/350 °F. Recubre una fuente de horno grande con papel para hornear y coloca encima las láminas de berenjena y calabacín.

Espolvoréalas con orégano y tomillo secos y ásalas entre 15 y 20 minutos hasta que, al pincharlas con un tenedor, las notes blandas. Retira del horno y reserva.

Mientras la berenjena y el calabacín están en el horno, prepara la salsa de coliflor y patatas: pon 8 cm (3 pulgadas) de agua en una cazuela mediana, ponla a calentar y coloca una cesta para cocer al vapor. Introduce los ramilletes de coliflor y las patatas en la cesta, tapa y deja que cuezan entre 15 y 20 minutos, hasta que ambas estén muy blandas. Añade el ajo y la cebolla en polvo y bátelas con la batidora hasta obtener una crema muy fina. En caso necesario, puedes añadir un poco de agua.

Para preparar la salsa marinera, introduce la cebolla, el ajo, los tomates, la pasta de tomate, la miel cruda y el orégano seco en una sartén. Deja cocer entre 10 y 15 minutos, removiendo frecuentemente, hasta que los tomates se hayan ablandado. Retira y pasa por la batidora hasta obtener una salsa fina, pero con trocitos.

Extiende 1 o 2 cucharadas soperas de salsa marinera sobre cada lámina de berenjena y de calabacín. Cubre con la salsa de coliflor y patata y vuelve a introducir en el horno durante 5 minutos. Retira y sirve inmediatamente adornado con hojas frescas de albahaca.

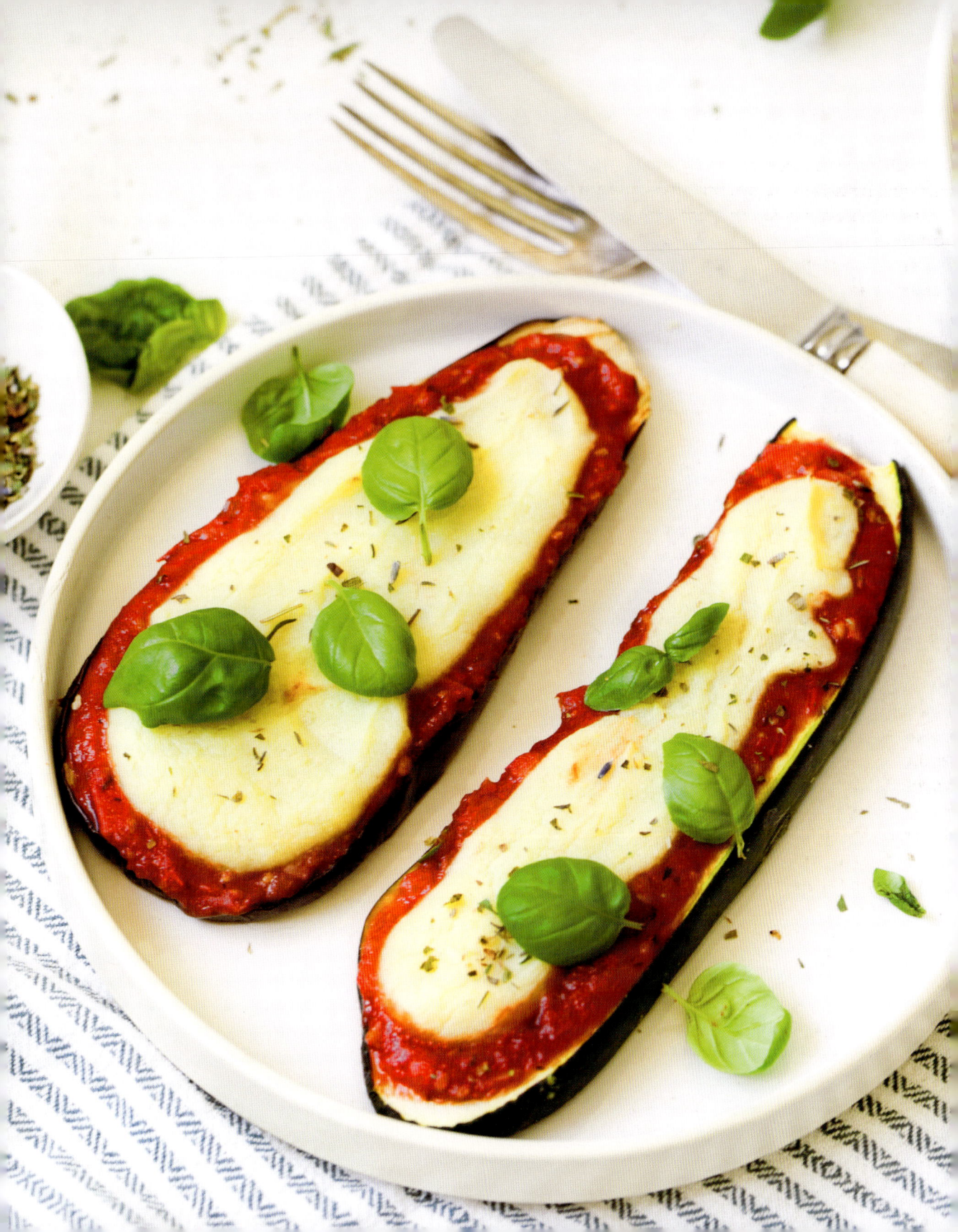

ALCACHOFAS AL VAPOR CON DOS SALSAS PARA MOJAR

Para 1 o 2 personas

Las alcachofas son una de las verduras más curativas que existen. Cocidas al vapor conservan la mayoría de sus nutrientes y son un aperitivo o una comida deliciosa y sanadora. En esta receta encontrarás dos opciones sabrosas para acompañarlas: la salsa para mojar de mostaza y arce y la salsa para mojar de calabacín y hierbas.

4 alcachofas

1 limón partido por la mitad

SALSA PARA MOJAR DE MOSTAZA Y ARCE

2 cdas. soperas de jarabe de arce puro

2,5 cdas. soperas de zumo de limón

1 cda. sopera de agua

½ cdta. de mostaza en polvo

½ cdta. de cayena

½ cdta. de hojas frescas de tomillo

1 cdta. de perejil muy picado

SALSA PARA MOJAR DE CALABACÍN Y HIERBAS

1,5 tazas de calabacín picado

1 cda. sopera de zumo de limón

2 cdtas. de miel cruda

1 cdta. de cebolla en polvo

½ diente de ajo

3 o 4 cdas. soperas de agua

¼ de taza sin apretar de hierbas como eneldo, perejil, tomillo o cebollino

Para preparar las alcachofas, corta con cuidado el cuarto superior de cada una con el cuchillo y el extremo de cada tallo. Recorta con las tijeras las puntas de las hojas para eliminar las espinas. Frota inmediatamente toda la alcachofa con el limón partido.

Coloca una cesta para cocer al vapor en una cazuela grande llena de agua hasta que esta llegue a la cesta. Introduce las alcachofas en la cesta y tapa. Pon a calentar y, cuando rompa a hervir, deja cocer hasta que puedas retirar las hojas de las alcachofas tirando con suavidad. Tardará entre 30 y 40 minutos dependiendo del tamaño.

Para preparar la salsa para mojar de mostaza y arce, bate todos los ingredientes en un bol pequeño. Sirve inmediatamente.

Para preparar la salsa para mojar de calabacín y hierbas, introduce todos los ingredientes en el vaso de la batidora y bate hasta obtener una crema fina. Sirve inmediatamente.

Cuando las alcachofas se hayan enfriado ligeramente, ve quitando las hojas, mójalas en las salsas y mordisquea la «carne» de la base de cada una. A continuación, disfruta los corazones.

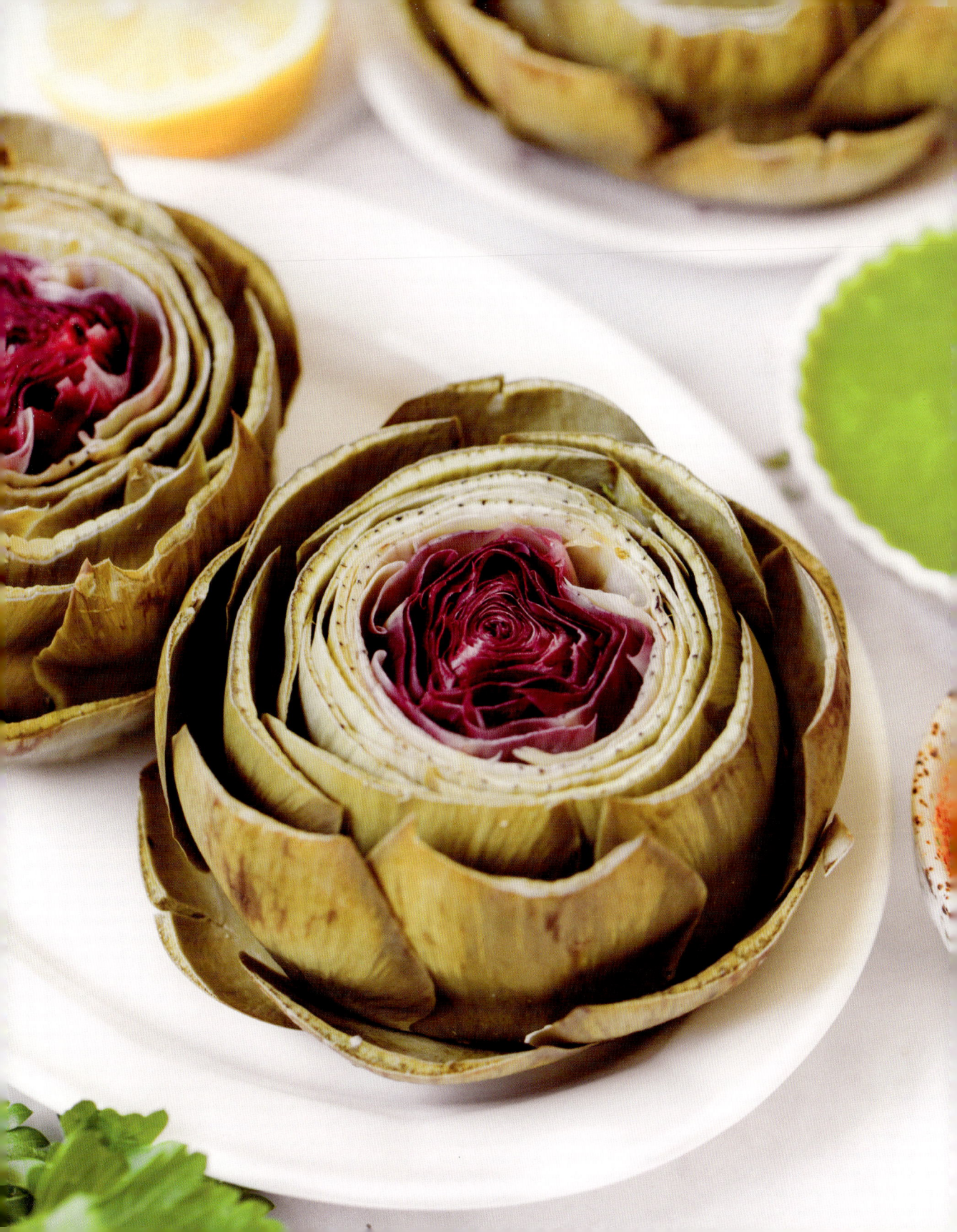

«Puede que hayas escuchado la teoría equivocada de que las enfermedades no son más que llamadas de atención. Quizá hayas oído decir que, cuando nos sucede algo malo, es que lo hemos provocado nosotros mismos pensando cosas negativas o que algo de lo que somos está mal.

Si estás enfermo o atravesando un momento difícil, como una pérdida, no has sido tú quien lo ha manifestado. No lo has atraído. No es un castigo ni una venganza. No mereces estar enfermo ni ser desdichado. No es culpa tuya.

No hace falta que recorras el mundo intentando encontrarte. La curación del alma implica reclamar lo que eres porque ya eres suficientemente bueno. Lo que eres ya significa más de lo que crees.

Mereces curarte. Mereces ser feliz. Mereces sentirte completo».

ANTHONY WILLIAM, Médico Médium

CAPÍTULO 24

Meditaciones y técnicas para curar el alma

Todo el mundo busca su alma. Aunque no lo sepa, aunque no lo llame así, eso es lo que está haciendo.

Buscamos nuestra alma porque algunas partes de nosotros parecen estar perdidas, porque no nos sentimos completos o porque nos parece que no estamos desarrollando todo el potencial de nuestra alma. Las penalidades de la vida son las que nos llevan a hacerlo.

Con frecuencia, una experiencia negativa o una serie de ellas hacen que una persona se sienta rota o agotada y que anhele volver a sentirse entera: eso es buscar el alma. Puede adoptar distintas formas: asistir a retiros, acudir a conferencias que nos sirvan de inspiración, pedir consejo a los seres queridos, empezar una terapia o participar en algún otro tipo de actividad. Es lo que hacemos cuando queremos sanar y elevar nuestra alma, cuando ansiamos reforzar nuestro propósito en la vida.

Tu alma reside en el cerebro; allí es donde almacena tus recuerdos y experiencias. Cuando abandonas este plano mortal, tu alma conserva estas memorias. Aunque suframos una lesión o una enfermedad cerebral que nos impida recordar determinadas cosas, cuando hagamos el tránsito, el alma siempre se llevará consigo todos los recuerdos.

Tu alma guarda también tu esperanza, tu fe y tu confianza, que son las que te mantienen en el camino correcto.

Lo ideal sería que todos pudiéramos tener un alma completamente intacta. Sin embargo, a consecuencia de las penalidades de la vida, el alma puede fracturarse e incluso perder pedazos a resultas de acontecimientos traumáticos, como la muerte de un ser querido, la traición de una persona a la que amemos o incluso la traición a nosotros mismos, así como debido a traumas continuados, por ejemplo la pérdida de la libertad y la confianza que se produce cuando sufrimos enfermedades y síntomas crónicos.

Cuando escaneo a alguien que haya pasado momentos muy duros, las fracturas de su alma asemejan grietas en el ventanal de una catedral. Puedo ver dónde están porque por ellas entra la luz.

En cuanto a un alma a la que le faltan pedazos, es como una casa de noche en la que deberían estar encendidas todas las luces…, pero donde algunas estancias permanecen sumidas en la oscuridad.

Cuando las lesiones del alma son recientes, pueden producir la sensación de estar perdido, una falta de conexión con uno mismo, la ausencia de deseo o de inspiración para perseverar o prosperar o incluso la pérdida de la fuerza vital. Por eso es importante que seamos conscientes del alma. Heridas como las penalidades, la traición, la pérdida de confianza o los daños emocionales suelen agotar el sistema inmunitario de la persona, sus suprarrenales y otras defensas del organismo y desencadenar un problema físico que podría haber estado residiendo en lo más profundo de los órganos y del cuerpo.

En ocasiones, la lesión del alma y el estado emocional resultante no constituyen un problema físico… todavía. A menudo, los síntomas tardan un tiempo en dar la cara y van evolucionando calladamente; de ese modo, una lesión del alma producida en una época anterior de la vida puede ser el desencadenante de síntomas futuros o de próximas enfermedades si no dispones del conocimiento, las herramientas y los recursos correctos para cuidar tu alma y tu cuerpo físico.

Vamos a dejarlo claro: las heridas emocionales y del alma no son la razón del sufrimiento físico. No son su causa, sino que pueden actuar como desencadenantes de susceptibilidades subyacentes provocadas por los patógenos y venenos que afrontamos en este mundo. Tú no eres débil; eres más fuerte de lo que crees por haber tenido que batallar todo este tiempo y por haber llegado tan lejos en la vida. Ahora tienes que levantarte.

Una persona que sufre una lesión en el alma es vulnerable. Si alguna vez oyes a una amiga decir: «No estoy preparada para tener otra relación. Todavía me duele la ruptura», está reconociendo que su alma necesita un tiempo para curarse antes de que pueda arriesgarse a salir otra vez.

En el mismo sentido, si alguna vez observas a alguien que sufre síntomas o alguna dolencia y no ha conseguido encontrar su explicación, es posible que veas que busca ansiosamente algún tipo de aprendizaje espiritual: la religión, gurús espirituales, libros de autoayuda, retiros de meditación, trabajo de respiración… Es probable que su alma haya resultado herida por toda la confianza que ha perdido y que esta persona esté buscando instintivamente formas de curarla y de conseguir que esté otra vez completa. Cuando caemos enfermos con síntomas que no desaparecen o que van y vienen, perdemos la confianza en nuestro cuerpo y en la posibilidad de recibir ayuda de los demás. Hay personas que han estado enfermas durante años y recurren a la búsqueda del alma cuando no encuentran respuestas. Acuden a los mejores retiros del mundo, pero siguen estando enfermas o doloridas.

A veces, la búsqueda del alma acerca a las personas a sí mismas. Otras muchas veces, las deja sintiéndose más perdidas de lo que estaban. Quizá hayas oído, disfrazada de «ayuda», la falsa teoría de que la enfermedad no es sino una llamada de atención. Quizá hayas oído decir que, cuando nos suceden cosas malas, las hemos provocado nosotros mismos al albergar pensamientos equivocados o que hay algo en nosotros que está mal.

Ya lo he dicho antes y voy a repetirlo: si estás enfermo o estás pasando un momento difícil, como, por ejemplo, un divorcio o una pérdida, no has sido tú quien lo ha manifestado. No lo has atraído. No es un castigo ni una revancha. No mereces estar enfermo ni sentirte desgraciado. No es culpa tuya.

No hace falta que recorras el mundo intentando encontrarte. La curación del alma implica reclamar lo que eres porque ya eres suficientemente bueno. Lo que eres ya significa más de lo que crees.

Mereces curarte. Mereces ser feliz. Mereces sentirte completo.

Hasta este momento nos hemos centrado en los motivos reales y fisiológicos del sufrimiento crónico y en el conocimiento y las herramientas tangibles que necesitas para protegerte tanto a ti como a tus seres queridos. Estas salvaguardas y la curación física que aportan crean también una de las formas más poderosas de curación del alma.

Cuando uses los capítulos anteriores del libro para trabajar en tu salud física, estarás reparando tus glándulas suprarrenales y tu sistema nervioso, afectados por todo lo que han tenido que pasar. Eso, junto con todas las demás mejorías físicas que obtendrás al llegar a la raíz de tu síntoma o dolencia, puede permitirte empezar a recuperar tu vida. Y a medida que recuperas tu calidad de vida y la libertad que perdiste, tu alma irá experimentando un profundo alivio, rejuvenecimiento y liberación.

Al mismo tiempo, puedes incorporar las técnicas especiales de este capítulo para reforzar tu curación en todos los niveles. Aquí podrás comprender lo que le sucede a nuestra alma cuando tiene que afrontar las adversidades, y aprenderás a curarla. Los ejercicios que describo en él son las respuestas verdaderas que necesitan los buscadores del alma.

Estas técnicas aportarán también sanación a tu corazón y a tu espíritu. Como dije al principio del libro, tu alma, tu corazón y tu espíritu son tres partes independientes de tu ser que siguen estando interconectadas y comunicándose entre sí.

Tu corazón actúa como brújula de tus actos y te guía para que hagas lo correcto cuando tu alma se pierde. Es también una especie de red de seguridad capaz de compensar las lesiones del alma, lo que significa que puedes tener un alma hecha jirones y un corazón cálido y amoroso. Cuando tu alma sufre fracturas y pérdidas, tener un corazón fuerte te permitirá salir adelante con amor desinteresado, compasión y alegría hasta que el alma consiga sanar (el amor superficial corresponde a la mente; el desinteresado procede del corazón).

También actúa a la inversa: tener un alma sana no te convierte necesariamente en una persona completa. Puedes tener el alma ilesa, pero un corazón roto que te impide avanzar.

Tu corazón lleva un registro de tus buenas intenciones. De hecho, es habitual que se vuelva más amoroso y condescendiente por la montaña rusa que ha vivido el alma. Es esa reacción de «ahora lo entiendo» que se produce después de experimentar un desafío que te demuestra lo dura que puede ser la vida en este planeta. Las mayores pérdidas pueden conducir a un conocimiento más profundo de los demás, de lo que estos han tenido que pasar y de lo que tú mismo has pasado, así como a más amor y compasión.

Luego está el espíritu, que en este contexto significa tu voluntad y tu fortaleza física. No es el alma, se trata de otra parte tuya. Tu espíritu es el que te permite trepar, correr y luchar.

Se puede tener el alma herida, pero un espíritu todavía fuerte. Muchas personas, cuando sufren una ruptura amorosa, empiezan a hacer ejercicio o a viajar más; este es un ejemplo de cómo tu espíritu te permite combatir el dolor y la confusión o una lesión del alma. Aunque al principio esa ruptura te haya dejado tumbado en posición fetal sin querer comer, trabajar o cuidarte mientras haces el duelo de la relación, a menudo aparece el poder de tu libre albedrío (que está directamente conectado con tu alma) y te impulsa a usar tu espíritu para superar lo vivido.

Como dije en el capítulo 1, «Los orígenes del Médico Médium», aunque el alma esté machacada y el corazón débil, tu espíritu puede mantenerte físicamente en marcha mientras buscas oportunidades para curarte. Ese es en parte el motivo de que seguir saliendo a caminar, a ver los pájaros o a contemplar una puesta de sol resulte a veces tan valioso: te ayuda a recuperar tu espíritu y eso puede ser el comienzo de la reconstrucción de tu corazón y tu alma.

Cada ser humano es distinto y tiene experiencias, sentimientos y estados del alma individuales. Al mismo tiempo, las técnicas que veremos a continuación son poderosas prácticas espirituales que todo el mundo puede realizar, sean cuales fueren sus experiencias, sentimientos o estados del alma. Puedes recurrir a ellas el resto de tu vida; están aquí para apoyar lo que eres y no para cambiarte porque en un sentido u otro no seas suficientemente bueno. Están aquí para ayudar a tu alma, a tu corazón y a tu espíritu a sanar —lo que apoya también tu curación física—, y no para reajustarte porque en algún nivel fundamental seas defectuoso.

No eres defectuoso. Eres precioso. Debes sentirte orgulloso de cualquier trabajo que hayas realizado en tu proceso de curación. Permítete sentir el éxito en tu alma, porque asumir el control de tu recuperación antes de abandonar este planeta lo merece. Cuando acabe tu tiempo aquí, todos y cada uno de los esfuerzos que hayas dedicado a curarte ayudarán a tu alma a seguir su viaje más allá de las estrellas, al lugar donde Dios la va a recibir.

Así que prepárate, pues estás a punto de aprender unos secretos que te van a permitir unificar tu alma, tu corazón y tu espíritu, encontrar la paz y volver a sentirte completo una vez más.

DEPURACIÓN EMOCIONAL

La recuperación de cualquier lesión o dolencia —especialmente de una enfermedad misteriosa— tiene un componente emocional significativo. Cuando tu cuerpo se limpia de toxinas o de carga vírica, es posible que observes que también se está produciendo una limpieza emocional.

Por ejemplo, si llevas padeciendo un síndrome de fatiga crónica desde que estabas en la universidad y este libro te ha permitido aprender que lo que estaba provocando tu enfermedad era un virus, es posible que al principio notes alivio e incluso euforia al seguir las indicaciones y observar cómo tu cuerpo se va recuperando.

A medida que tus células van liberando las toxinas físicas —como las neurotoxinas y dermotoxinas producidas por los virus que están detrás de tus síntomas y dolencias, pueden empezar a aso-

mar las emociones. Es posible que te enfades con aquellos que te dijeron que tu enfermedad era psicosomática y que te duela la cantidad de años que pasaste sintiéndote mal; también es posible que añores muchísimo los alimentos que alimentaron a los patógenos responsables de la inflamación y del resto de síntomas.

Este aspecto emocional es una parte totalmente natural de la curación. Cuando sufriste penalidades emocionales, quizá entraste en estado de lucha o huida y tu corazón se aceleró cuando segregaste adrenalina por todo tu cuerpo. Una vez pasado ese momento de lucha o huida, esa adrenalina, que contenía información acerca de la experiencia difícil que habías vivido, se almacenó en lo más profundo de tus células y órganos. Por esta razón, cuando empiezas a limpiarte y esa adrenalina vieja queda en libertad, puede producirse una sensación de tristeza o aflorar alguna otra emoción, o incluso resurgir aquello que sentías en aquel momento.

Consuélate sabiendo que es una fase temporal y que no tienes que implicarte en todo aquello que vaya surgiendo. Si lo haces, te abrumarás y correrás el peligro de anclarte en el pasado al intentar procesar lo que vaya aflorando a la superficie. Dicho esto, debes saber que la confirmación de tu enfermedad es fundamental para la recuperación. Considera este libro en su conjunto como la confirmación de que tu dolor es real, de que tú no te provocaste la enfermedad ni las dificultades emocionales o penalidades y de que mereces vivir una vida saludable. Mereces sentirte en paz.

Durante la depuración física, tus objetivos serán liberar las acumulaciones de adrenalina vieja y las emociones antiguas vinculadas con los recuerdos dolorosos (en un nivel subconsciente siempre que sea posible), para después y sustituirlos por puntos de referencia reconfortantes y positivos, ya sea en forma de experiencias o aspiraciones nuevas o como momentos agradables del pasado que recuperas. Cuanto más en paz estés, mejor entorno estarás creando para que el sistema nervioso, el sistema inmunitario, las glándulas suprarrenales, el sistema endocrino y el aparato digestivo puedan cumplir su cometido. Esa paz es lo que este capítulo te va a ayudar a cultivar.

Las siguientes meditaciones y técnicas te permitirán dejar atrás el pasado y reclamar la vida que Dios —o la Fuente Suprema, la Luz, la Divinidad— quiere para ti.

FORMAS DE MEDITACIÓN

La meditación es un estado que renueva tu subconsciente para que esté más en paz, porque así se libera y se cura el alma.

Aunque no lo hayas hecho nunca, es probable que conozcas los métodos más tradicionales de meditar, esos en los que uno se sienta en una habitación tranquila, elige una única cosa en la que centrar la atención —por ejemplo, un mantra o una vela encendida— y entra en un estado de conciencia más tranquilo mientras intenta no batallar contra pensamientos o emociones; cuando practiques, esfuérzate por separarte conscientemente de ellos para estar en paz.

Sin embargo, no es ni con mucho la única posibilidad. Cualquier actividad que te resulte relajante, que reafirme tu sentido del yo y que te ayude a recargar tu ser puede tener cualidades meditativas y rejuvenecedoras. Entre estas actividades podríamos incluir los paseos en bicicleta, nadar (sobre todo en aguas «vivas», como las del mar o las de un lago), hacer ejercicio de forma divertida (como bailar o saltar sobre un trampolín), escuchar música, leer, rezar, descansar un poco más, cuidar a una mascota, aprender una habilidad nueva con personas nuevas, pasar buenos ratos con nuestros seres queridos, recibir un masaje o darnos un baño con sales de Epsom y aceites esenciales puros.

Y eso es solo una pequeña selección. Quizá tengas algún pasatiempo exclusivamente tuyo —como limpiar las pelusas del filtro de la secadora, hacer operaciones aritméticas a mano, ordenar la nevera o recoger el armario— que te tranquiliza porque crea orden en tu universo. Cualquier cosa que te aporte paz —que te haga sentirte positivo y esperanzado con respecto al mundo—, si le añades una consciencia meditativa, favorecerá la curación de tu cuerpo y de tu alma. Y siempre que te sientas enraizado y optimista tendrás muchas probabilidades de conocer a otras personas maravillosas a las que les encantará estar contigo.

Además de desarrollar tus propias aficiones especiales, puedes probar las siguientes formas de meditación, que, según me ha dicho el Espíritu de la Compasión, son sumamente poderosas. Se trata de ejercicios que te hablan y que, si comprendes su profundidad, tienen la capacidad de penetrar en tus células, tejidos y órganos, así como en tu alma, tu corazón y tu espíritu, lo que te proporcionará un nuevo comienzo emocional y espiritual.

Algunas de estas técnicas, como la meditación de la luna, las encontrarás como meditaciones guiadas en el pódcast del Médico Médium. Puedes buscar esos episodios especiales para encontrar una experiencia alternativa a estas prácticas de sanación del alma.

Olas en la playa

Podemos alcanzar un elevado estado meditativo de curación observando o visualizando las olas en la playa si sabemos dominar el poder que contienen. He sido testigo de cómo muchísimas personas han conseguido librarse de trastornos por estrés postraumático, dolores y sufrimientos gracias a esta técnica.

Si vives con heridas emocionales o sufres un trastorno por estrés postraumático, ansiedad, depresión, despersonalización, trastorno bipolar, trastorno obsesivo-compulsivo o cualquier otro problema emocional o físico, esta técnica de meditación puede ayudarte y fortalecerte. Además, esta oportunidad para superar y sanar heridas emocionales de tu alma, tu espíritu y tu corazón ofrece una mayor oportunidad de curación a tu cuerpo.

Así es como se hace: si estás físicamente en la playa, siéntate, ponte de pie o pasea contemplando el agua. Puedes elegir observar las olas o cerrar los ojos y escuchar. A continuación, concéntrate en el mar, aunque un lago, un río o un arroyo son también fuentes de agua viva con efectos curativos.

No hace falta que estés junto al agua para hacer esta meditación. Si no tienes cerca una playa, acomódate en cualquier sitio donde te sientas a gusto y visualiza una playa apacible. Quizá te ayude ver un vídeo de naturaleza sobre el océano o escuchar una grabación del sonido de las olas.

Para empezar, considera el agua que tienes ante ti como un poderoso cuerpo vivo que alberga una fuerza que te renueva el alma y te limpia. Piensa ahora en la vida que contiene: ballenas, tortugas marinas, tiburones, leones marinos, caballitos de mar, estrellas de mar, pulpos, cangrejos, medusas, bancos de peces, focas, delfines… No debes verlos como simples seres que habitan en el mar, sino como parte de él. Piensa en la vida marina y en el océano como una sola cosa.

Cuando estés contemplando una ola (o visualizándola), imagina que contiene tanto el poder de toda la vida marina como el de la propia agua viva y curativa. A medida que se va acercando, empieza a penetrar en tu alma y se pega a todas las heridas de guerra y lesiones emocionales que hayas podido guardar a lo largo de tu vida. Empieza a frotar todos los pensamientos emocionales negativos para soltarlos. Abarca to-

das estas experiencias dañinas antiguas. Satura los pensamientos y los saca formando un remolino con las emociones que te duelen y las heridas del alma.

Cuando retrocede hacia el mar, se lleva estas emociones y heridas. Así, las impurezas de tu alma empiezan a abandonar tu cuerpo y salen con la ola que regresa de nuevo al mar. El vasto océano absorbe esas experiencias y penalidades emocionales que te hacen daño y se las lleva consigo.

Una ola nueva —limpia, pura y fresca— empieza a acercarse a la playa. Visualiza cómo penetra en tu alma y vuelve a frotar todas las lesiones emocionales, las luchas y las penalidades que aún permanecen en ella. Da vueltas, se arremolina y se entrelaza con tu torrente sanguíneo y con tu alma tirando de esas emociones y pensamientos que te están impidiendo avanzar, y una vez más se los lleva consigo al mar.

A medida que van llegando olas nuevas, deja que cada una de ellas te limpie los recuerdos venenosos y los daños del pasado. Permite que el agua del mar lave todas las manchas de tu alma o del interior de tus células que desees limpiar y purificar, las que quieras que el agua salada poderosa, curativa y viva se lleve consigo. Observa cómo tus recuerdos de pensamientos tóxicos, penalidades emocionales y lesiones se lavan y se van al mar dejándote purificado.

Cuando estés listo, permite que cada nueva ola traiga fuerza y renovación a tu espíritu y a tu alma. El mar es una de las fuentes de energía más enraizantes; sin embargo, los pensamientos de naturaleza tóxica no están en absoluto enraizados, son trocitos radicales de energía tóxica y rota que surgen a través de nuestra alma y nuestro espíritu. El poder enraizante de las olas neutraliza el ruido y la energía estática y tóxica de nuestras heridas de guerra. Visualiza cómo las olas llevan a tierra esas heridas y lesiones emocionales.

Si te gustan los ángeles, invoca al Ángel del Mar. Te ayudará a adoptar el estado mental más apropiado para que la meditación tenga el máximo efecto (en el próximo capítulo aprenderás más sobre cómo recibir el apoyo de los ángeles).

También resulta muy beneficioso caminar con los pies en el agua. Ten en cuenta que cualquier fuente natural de agua —ya sea un lago, un río, un arroyo o el mar— está viva, tiene aliento, además de voluntad y espíritu. Cuando entres en el agua viva, visualiza las cosas que deseas que se hagan realidad en tu vida.

Rodeado de árboles

Para obtener el máximo beneficio de la naturaleza, no basta con salir de excursión. Si deseas recibir el máximo efecto curativo, esto es lo que debes hacer: cuando entres en una zona arbolada, ya sea en un parque o en tu propio terreno, dedica unos momentos a reconocer la paz del entorno, en especial la de todos los árboles que se yerguen a tu alrededor. Si te gustan los ángeles, invoca al Ángel de los Árboles.

Dirige entonces tu mente a su sistema radicular. Piensa en los minerales y en el agua que están extrayendo de las profundidades de la tierra, que suben por el tronco y que llegan hasta las ramas. Cuando te sientas rodeado por esa energía de la profundidad de la tierra, visualiza cómo te crecen raíces en los pies y penetran en el suelo de la madre tierra.

Cuando tu intuición te indique que ha llegado el momento de poner fin a esta maravillosa experiencia enraizante, imagina que dejas tus raíces protegidas y bien guardadas en la tierra y que tú te liberas y te alejas. Estas raíces seguirán formando parte de ti, así que, estés donde estés, siempre podrás extraer energía curativa, trascendiendo el tiempo y el espacio, del punto en el que penetran en la tierra.

Este es el tratamiento enraizante más poderoso que existe, ya que fortalece todos y cada uno de los aspectos de tu ser. Refuerza tu voluntad de sobrevivir, aporta energía a tu espíritu para permitirle recibir la positividad y mantener alejada la negatividad y crea una frecuencia fortalecedora para tu cuerpo y tu alma. Te preparará para liberarte del miedo y vivir la vida en su máxima expresión.

Para recibir los beneficios de la naturaleza, no hace falta que estés al aire libre. La siguiente meditación, que amplía la técnica que acabamos de ver, te pone en contacto con el exterior, aunque la realices dentro de casa.

Puedes hacerla dentro o fuera, de pie o sentado. Cierra los ojos y visualiza que estás rodeado de árboles. El entorno es apacible, los pájaros pían y cantan en las ramas. Escuchas el susurro del viento entre las hojas.

Imagina ahora que sigues los troncos hasta el suelo. Centra tu mente en las raíces y empieza a pensar en cómo se adentran cada vez más profundamente en la tierra. Piensa en la tierra que rodea cada una de ellas: contiene minerales curativos que escuchan bajo el suelo y curan y nutren las raíces. Piensa en los minerales que albergamos en nuestro cuerpo y que son como los que están en la tierra nutriendo esas raíces. Los minerales son una de las cosas que nos mantienen sanos y enraizados.

Empieza a llover: visualiza cómo las gotas de lluvia chocan contra las hojas de los árboles; el agua les limpia el polvo y la suciedad. Imagina que el agua te cae también sobre la cabeza, en la cara y en los brazos. Observa cómo corre por los troncos y penetra en la tierra.

Piensa ahora en el agua que estas raíces están extrayendo de lo más profundo del suelo, que sube por los troncos y las ramas. Imagina que te crecen raíces en los pies y que entran en la tierra cuando tus piernas se convierten en el tronco de un árbol. Estas raíces están unidas a tus pies y se hunden en el suelo; están rodeadas de minerales y tierra y ahora absorben el agua de lluvia.

Empieza a imaginar que te van saliendo raíces de los pies y penetrando en el suelo cada vez más rápido. Visualiza que cada una de ellas corre en una dirección distinta por la tierra que tienes debajo. Ya son fuertes, pero tú tienes poder para que lo sean aún más, tanto como necesites, solo di: «Mis raíces son fuertes». Visualiza que te salen tantas raíces como creas necesario para enraizarte plenamente. Percibe su fuerza mientras van penetrando en la tierra.

Debes saber que esta es la meditación enraizante más poderosa que existe. La tierra alberga un poder tremendo y este poder está subiendo desde ella a través de las raíces y penetrando en tu cuerpo para darte fuerza. Esta fuerza entra en tu cuerpo, sube por tus venas y se dirige a tu corazón.

Inspira hondo y exhala. Visualiza cómo tu corazón envía el poder de estas raíces y de la tierra a través de todos tus vasos sanguíneos y tus órganos. Las penalidades y dificultades emocionales del pasado y del presente empiezan a ponerse en contacto con la tierra y a difuminarse. La energía enraizante engulle todo lo tóxico que hay en tu interior y neutraliza y fortalece tu ser interno más profundo.

Cuando sientas intuitivamente que ha llegado el momento de poner fin a esta gloriosa experiencia sanadora y enraizante, prepárate para dar mentalmente un paso al frente apartándote de las raíces. Separa primero un pie y luego el otro. Imagina que estás dejando atrás estas raíces que crecieron de tus pies y tus piernas; las estás dejando protegidas y resguardadas en la tierra mientras te alejas.

Aunque ahora estés ya separado de ellas, siguen siendo parte de ti. Puedes invocar su poder en cualquier momento, estés donde estés. Eso te permite trascender el tiempo y el espacio, porque puedes extraer energía sanadora del lugar donde dejaste las raíces. Si eres una persona que necesita un enraizamiento constante porque afrontas circunstancias difíciles, situaciones estresantes o emociones complicadas, puedes repetir este ejercicio muchas veces a la semana o al mes.

Libre como un pájaro

Observar el paso de las aves es una actividad curativa por el simple hecho de que te conecta con la naturaleza. Cuando te centras de verdad en ver y escuchar a las aves, puedes elevar esta experiencia y convertirla en la meditación más iluminadora posible.

El canto de los pájaros es la forma más sagrada de música; las aves entonan los cantos de los ángeles y de los cielos. Su canto repara el alma fragmentada y ayuda a sanar síntomas y dolencias. La frecuencia de estas melodías resuena en lo más profundo de nuestro ADN, lo que le permite ayudar al organismo a curarse a nivel celular. Si escuchas a los pájaros con respeto y aprecio y valoras su canto, comprobarás sin duda que tu vida empieza a transformarse.

La observación de las aves es también una actividad muy poderosa. Aquí, en la tierra, nuestra alma puede quedar enjaulada, y nuestro espíritu, reprimido. Cuando presenciamos la libertad de las aves en vuelo, nuestro espíritu se enciende, rompe sus ataduras y abre la jaula del alma. Es más, los pájaros solo se posan en aquellas zonas que consideran seguras, tienen la habilidad de revolotear y esquivar los puntos que no les agradan. Cuando prestamos atención al modo en que un pájaro se posa sobre una rama o sobre el suelo, se activa nuestra curación y percibimos una sensación de seguridad en el interior de nuestra alma.

Si lo que buscas es curación, iluminación, conexión con la divinidad, espiritualidad, sabiduría, compasión, conocimiento y entendimiento de tu propósito supremo, no busques al búho, sino al colibrí. Admira al búho como criatura bendita y hermosa, pero sigue el ejemplo del colibrí, que pasa todo el día volando y se alimenta del néctar de las flores mientras las poliniza. Esta es la forma más espiritual de comer y demuestra la mayor sabiduría.

Los colibríes son trabajadores de la luz, así que, siempre que veas uno, reconócelo como su símbolo auténtico y sagrado; considéralo como un hada que esparce la luz sagrada de los ángeles. Deja que purifique tus pensamientos e intenciones y luego envíale un deseo o una oración: él llevará tu mensaje al destinatario correcto.

El ejercicio siguiente es para todo aquel al que hayan enmudecido, al que no hayan escuchado ni comprendido en la vida. Es también para las muchas personas que se sienten enjauladas por el tiempo en el que vivimos, que no pueden viajar o pasar tanto tiempo en contacto con la naturaleza como les gustaría.

En el transcurso de nuestra vida podemos llegar a sentirnos muy retenidos, como si algo nos estuviera sujetando y no nos dejara avanzar. Muchos de nosotros nos sentimos atrapados, ahogados, atascados y estancados; es como si tuviéramos el alma envuelta en el estrés de la vida. Nos mantenemos ocupados e intentamos escapar de todo, y de ese modo podemos llegar a perder el contacto con nosotros mismos y a sentirnos incapaces de elevarnos por encima del ruido. Esta meditación es una oportunidad para liberarnos y hacernos emocionalmente fuertes.

Nuestra alma puede percibir cómo nos sentimos porque nuestros sentimientos y sensaciones están conectados directamente con ella. Cuando atravesamos dificultades emocionales, podemos sentir que dejan en nuestra alma un residuo que puede llegar a convertirse en una jaula que la encierra y nos desconecta de nosotros mismos y de lo que sentimos hacia los demás. Podemos juz-

gar equivocadamente y tomar decisiones impulsados por la emoción, porque nos han herido. La forma en la que los demás nos han percibido cuando nos hemos expresado puede mantenernos retenidos. Podemos volvernos protectores, reservados, sancionados en nuestros pensamientos, preocupados por cómo nos van a ver, por si nos van a aceptar o no, y eso puede impedirnos ser lo que somos. Vivir en el mundo actual no es fácil; a menudo estamos rodeados de ansiedad, nerviosismo, angustia y depresión.

Si no experimentamos estas dificultades nosotros mismos, probablemente conozcamos a alguien que sí lo hace. Cuando nos preocupamos por los demás, abrimos nuestro corazón. Podemos absorber, sentir o incluso asumir la lucha que están librando porque se sienten atrapados, retenidos, ahogados o faltos de confianza en sí mismos. En ese caso, podemos visualizarlos en este ejercicio y, de esa forma, ayudar a nuestros seres queridos.

La meditación «Libre como un pájaro» proporciona una vía de escape a esos desafíos emocionales tan difíciles que afrontamos cada día con nosotros mismos y con el mundo que nos rodea. Sirve para eliminar el residuo de nuestra alma y nos aporta claridad. Si estás enfermo, si no te sientes bien, si tienes algún tipo de síntomas, es una oportunidad para elevarte por encima de todo ello mientras trabajas para curarte.

Este ejercicio puede hacerse al aire libre o dentro de casa. Elige un lugar cómodo en el que relajarte, sentarte o tumbarte. Cuando estés preparado, cierra los ojos.

Visualízate en un prado lleno de hierba alta y flores silvestres. El aire es limpio y fresco. El cielo es azul. Imagina que te salen alas de pájaro, de la especie que quieras. ¿Te apetecen las de un petirrojo, un cardenal, un halcón, un cuervo, una garza o quizá incluso las de un águila? También es posible que no pertenezcan a ningún pájaro en concreto. Tú decides. Contempla las plumas, suaves y fuertes, que te crecen en los brazos y en el pecho.

Inhala. Exhala. Eres un pájaro. Formas parte de la naturaleza. Eres la naturaleza. Tienes unas plumas fuertes capaces de coger cualquier viento o brisa. Visualiza este pájaro posado entre las flores silvestres, las mariposas y las libélulas. Levantas la mirada con seguridad hasta el horizonte y ves que el sol está descendiendo. Cuando bajas la mirada, te das cuenta de que tus pies han sido sustituidos por las garras de un ave.

Vuelves a mirar hacia el horizonte y despliegas las alas. Impúlsate hacia adelante y da un salto. Sigue agitando las alas y empieza a ascender hacia el cielo. No te cuesta ningún trabajo. A medida que vas subiendo, las flores silvestres se van haciendo cada vez más pequeñas y se funden en un hermoso color azul celeste con puntos rosas.

Durante tu vuelo te diriges a una línea de árboles que ves en la distancia. Observas una gran encina que te causa admiración. Te posas en la rama más alta y vuelves a contemplar la distancia hasta el horizonte. ¿Ves montañas, árboles, nubes? Estás a mucha distancia del suelo. Se está haciendo tarde y el sol va bajando. ¿Ves los rayos anaranjados y rojizos por encima del horizonte? Inspira hondo y exhala.

Visualiza que tu alma es una bola de luz que reluce en una jaula de alambre de espinos, que es en lo que se han convertido las dificultades de tu vida. Todo aquello que te ha estado reteniendo, tanto si lo has visto como si no, está en esta jaula: es todo aquello que no te dejaron decir o hacer sin juzgarte ni malinterpretarte a lo largo de tu vida; las viejas heridas e incluso las amistades rotas a lo largo de los años están entretejidas en esa jaula de alambre que rodea tu alma. Visualiza ahora que la jaula se abre. Se separa de tu alma, sale de tu cuerpo y cae al suelo junto al tronco de la encina. Inhala hondo y exhala.

El aire es fresco y notas calor en tu interior, cobijado por tus plumas suaves. Desde tu atala-

ya, muy por encima del suelo, te estás preparando para echar a volar de nuevo. Observa cómo doblas las piernas y te impulsas hacia el cielo.

Estás volando y eres libre, libre de los poderes mundanos que intentan entorpecernos. Mientras vuelas, observa las nubes que flotan por encima de ti. Siente el viento soplando contra tus plumas. Tu alma es libre, la jaula de alambre del dolor ya no la envuelve. Y mientras vuelas libre, nada te retiene. Nada te agarra.

Al mirar hacia la izquierda ves otro pájaro que vuela a tu lado. Y hay otro a tu derecha. También son libres y te acompañan en este viaje. Contemplas colinas verdes, una detrás de la otra. Todo lo que tienes debajo parece muy pequeño. Ves pistas de tierra, vacas pastando, establos y casas. Eres libre, eres un pájaro. Flotas en el aire y planeas muy alto. Tu alma es muy brillante, fuerte y libre.

Ha llegado el momento de emprender el regreso al prado en el que empezaste. A medida que te acercas, las flores silvestres empiezan a definirse y su color azul se vuelve cada vez más intenso y brillante. Prepárate para aterrizar. Cuando empiezas a descender, las flores se van acercando cada vez más; puedes incluso contar sus pétalos y ver las briznas de hierba entre ellas. Prepárate mientras bajas flotando. Cuando estés listo, toca tierra y apoya las garras sobre el prado.

Observa cómo las plumas desaparecen de tus brazos. Inhala hondo y exhala. Vuelve a inhalar hondo y a exhalar. Abre los ojos.

Ahora estás en contacto con esa parte de ti de la que llevabas años desconectado. En el transcurso de la vida podemos perder la conexión con nuestra alma y sentir que cargamos con un peso enorme que nos impide volar libres y tener esa vida que nos esforzamos por conseguir. En este momento, la jaula que encerraba tu alma ha desaparecido, está abierta y eres libre. Tu alma se ha desprendido de los residuos de penas terrenales, sufrimientos, traiciones, pérdidas y luchas de los que nos rodean.

Puedes repetir esta meditación tantas veces como te apetezca, siempre que sientas que los confines de la vida te vuelven a atrapar y construyen una jaula nueva alrededor de tu alma. Cuanto más la hagas, menos podrá consolidarse la jaula y menos residuos te retendrán. Convierte este ejercicio en una parte habitual de tu crecimiento espiritual y tu curación. Cuando vuelas libre, nada puede retener tu alma ni interponerse en su camino.

Observar las abejas

La observación de las abejas es una meditación secretamente milagrosa. Cuando una abeja baila de flor en flor absorbiendo el sol y distribuyendo el polen a su paso, emite una frecuencia curativa que te ayuda a curarte y restaura tu cuerpo físico, tu alma, tu corazón y tu espíritu. Esto es algo que no podemos comprender en un nivel racional, pero que nuestras células y nuestra alma sí entienden. Cuando tomas conciencia de las abejas y le pides a tu cuerpo que sintonice sus canales con su frecuencia, todas las células de tu cuerpo empezarán a resonar con esta vibración curativa.

Las abejas no tienen un alma individual, sino un alma colectiva que solo existe cuando hay más de una. Si solo quedara una abeja en la tierra, no sobreviviría, aunque la pusiéramos en un entorno ideal. Necesitaría a otra para que el alma colectiva pudiera sostenerse, porque es lo que mantiene viva la frecuencia de las abejas.

Recoger piedras

Cuando quieras limpiarte de las emociones complicadas, sal a dar un paseo por la naturaleza y busca piedrecitas que te llamen la atención. En el transcurso del paseo, recoge tres que te apetezca tener en las manos. Nombra cada una de ellas con aquello que llevas dentro de ti y que desearías dejar atrás. Por ejemplo, puedes bautizarlas con los nombres de Culpabilidad, Miedo, Ira, Odio, Vergüenza, Decepción, Frustración, Pena o Desesperanza.

Llévalas siempre contigo allá donde vayas. Guárdalas en el bolsillo si te apetece, o tenlas incluso en la mano. Conócelas. Míralas cuando tengas oportunidad de hacerlo. Estudia su superficie, su terreno. Ponlas en la mesita de noche. Cuando te vayas a la cama, dales las buenas noches. Al despertarte, dales los buenos días. Llévalas a la mesa de la cocina cuando desayunes. Tenlas contigo cuando camines. Llévatelas incluso a la ducha (no pasa nada porque se mojen). Desarrolla una relación con ellas, traba amistad. Si quieres presentárselas a tus amigos y familiares, hazlo. Cuando las cojas, deja que el calor de tus manos las caliente. Cuando lleguen los días complicados, puedes apoyarte en ellas. Intenta creer que te comprenden y que su función es absorber de tu alma y de tu cuerpo las emociones con las que las has bautizado. La frecuencia curativa de los minerales actúa como antídoto para todo aquello que te aflige, ya sea emocional, espiritual o físico.

Cuando llegue de forma natural el momento en que consideres que las piedras ya han cumplido su tarea y estés preparado para dejarlas ir, vuelve a llevarlas a la naturaleza y suéltalas en un lugar de agua como, por ejemplo, un estanque, el mar, un lago, un río o un arroyo. El agua viva las purificará del veneno que han extraído de ti y tú también podrás irte purificado.

Si pierdes una de ellas, o incluso las tres, no ha sido culpa tuya, no ha sido un error. Forma parte de tu experiencia espiritual. Jamás controlarás totalmente este ejercicio, ya que las piedras pueden tomar sus propias decisiones. Cuando trabajas de manera simbiótica con tus emociones, la desaparición de una de ellas es una señal;

por ejemplo, puede querer decir que ha absorbido todo lo que podía y necesita estar un tiempo sola, o bien que esa emoción ya te está dejando, por lo que la piedra ha desaparecido para eliminarla de tu alma, de tu espíritu y de tu corazón. Siempre que pierdas una, dos o las tres piedras, puedes sustituirlas por otras si sigues queriendo terminar el ejercicio, y si también pierdes esas, puedes volver a sustituirlas. Si estás en una situación en la que te resulta difícil conseguir una, permite que llegue el momento adecuado para que caiga una entre tus manos.

Baños de sol

Pasarán siglos antes de que la ciencia descubra todos los beneficios curativos que nos aporta el sol: no solo nos calma y nos da calor, sino que sus rayos contienen elementos misteriosos y favorecen las reacciones bioquímicas de nuestro organismo, que producen algo más que vitamina D.

No tienes más que mirar cómo a nuestras mascotas les entusiasma encontrar un lugar cálido e iluminado por el sol y tumbarse en él. A todos los animales les encanta darse baños de sol; saben que es una actividad poderosamente curativa.

Para beneficiarte del sol, dedica un rato todos los días a dejar que tu piel lo absorba. Intenta aclimatarte estando al sol un cuarto de hora cada vez (con cuidado de no quemarte). Durante los meses fríos, busca un lugar tranquilo dentro de casa donde dé el sol a través de la ventana. Si te gustan los ángeles, invoca al Ángel de Sol y pídele que ayude a los rayos a penetrar en tu ser para calmar tu alma y curar tu cuerpo.

Otra posibilidad es hacer este ejercicio de meditación al sol. Si puedes ponerte de manera que te dé, busca un lugar cómodo, ya sea dentro de casa o al aire libre. Puedes utilizar gafas si lo deseas, pero no lo mires directamente. Si no tienes posibilidad de estar al sol, puedes hacer este ejercicio imaginando que estás bañado por sus rayos.

Para empezar, cierra los ojos. Al notar el calor del sol, acostúmbrate a saber que está bañando todo tu cuerpo. Familiarízate con él, con la sensación que te produce.

Una vez establecida esa conexión, inhala hondo y exhala. Visualiza que inspiras luz solar, que te va entrando por la nariz, por la boca, hasta los pulmones. Contempla mentalmente su luz.

Cuando la conexión ya sea segura, céntrate en sentir cómo te da en los pies. Conecta tu mente con tus pies; si puedes, muévelos un poco para conectarte aún más. Una vez establecida la conexión entre el sol y tus pies, inhala hondo y exhala. Imagina una vez más que estás inspirando luz solar por la nariz, por la boca, hasta los pulmones. Contempla mentalmente la luz.

Céntrate ahora en sentir cómo te calienta las rodillas. Una vez establecida esa conexión, haz una inspiración profunda de luz solar hasta tus pulmones y exhala.

Continúa este proceso en el estómago, en el pecho, en los brazos y en la cabeza; siente el calor del sol en cada zona de tu cuerpo, establece una conexión, inhala luz solar y exhala.

Muchas veces estamos al sol sin ser conscientes de lo mucho que podemos conseguir cuando lo utilizamos plenamente. Esta meditación conectará tus pensamientos con el poder del sol. Cuando nos damos cuenta de lo mucho que afecta a las células de nuestro cuerpo, podemos conectarnos plenamente con él para que las células puedan acceder a sus capacidades curativas.

Mientras descansas al sol, dile a tus células que sabes que están siendo alimentadas por sus rayos. Estás observando este proceso, todas las células de tu cuerpo están siendo validadas, reconocidas, vistas y comprendidas. Pídeles que se abran, que absorban el enorme abanico de información misteriosa y propiedades vitalizantes que nos ofrece el sol. Pídele a tu sistema inmunitario que se muestre dispuesto a aceptar al sol como mecanismo de restauración y que esté preparado para asimilar su fuerza, que permita que la fuerza del sol lo haga más fuerte.

A continuación, visualiza que miras al sol (recuerda que no debes abrir los ojos y mirarlo directamente). Contempla en tu conciencia su resplandor ardiente. Imagina que te acercas a él y di (mentalmente o en voz alta): «Mi sistema inmunitario y todas las células de mi cuerpo están recibiendo los rayos del sol y su poder y su energía curativa me revitaliza y restaura todo mi cuerpo».

Puedes probar una cosa extra: visualiza que los rayos del sol cruzan la barrera de tu alma y penetran en ella. Su calor está revirtiendo las lesiones emocionales provocadas por conflictos y luchas pasadas. No hace falta que seas consciente de ellos, simplemente deja que los rayos del sol iluminen el camino a través de tu alma. Di: «Mi alma se va a curar. Mi alma es fuerte. Mi alma está curada y no sufrirá daños». También puedes invocar al Ángel del Sol.

Inhala hondo y exhala. Abre los ojos.

Recolectar fruta

Recolectar fruta es una de las meditaciones más poderosas que existen. Es un acto sagrado de respeto y gratitud hacia la madre tierra por el milagro de la comida. Aunque solo lo hagas una vez en tu vida, será una experiencia que podrás reactivar una y otra vez con solo pensar en ella y que impulsará la curación de tu alma.

Cada pieza de fruta que está aún en el árbol es una comida viva conectada, a través de las raíces de la planta, con el agua viva de las profundidades de la tierra. Si vas a un huerto de manzanas en el que cada persona recolecta su fruta, por ejemplo, cuando toques una manzana que esté en el árbol tus células se identificarán con la naturaleza enraizada de la manzana y la paz se extenderá por todo tu cuerpo.

Además, al estirarte para coger las manzanas de las ramas e inclinarte o agacharte para recoger las que estén en el suelo, adoptarás de forma natural estiramientos y posturas curativas. Estos estiramientos naturales son muy superiores a cualquier ejercicio creado por el ser humano. La alegría que embargará tu corazón y tu alma se identificarán con la postura física que adoptes para coger la fruta y la convertirá en algo curativo exclusivo para ti.

Recoger bayas, o incluso flores silvestres, produce el mismo efecto. Desde que existe la humanidad en este planeta, la recolección de bayas ha constituido una celebración de la abundancia. Esta tradición milenaria activa la celebración ancestral de la vida en nuestra alma y favorece la curación.

Mientras recoges fresas, moras, frambuesas, manzanas o melocotones, medita sobre todos los meses de desarrollo que han conducido a este momento. Al principio, la planta empezó como semilla o estolón, y fue creciendo hasta alcanzar el tamaño suficiente para fructificar. Al alcanzar la madurez, no empezó a dar fruto todos los meses del año; más bien se fue desarrollando conforme a las estaciones. Imagina el árbol, el arbusto o la trepadora en estado de letargo, cuando daba la sensación de que no sucedía nada. A continuación, visualiza el regreso de las hojas, los capullos, los cuidados que le ofrecieron los horticultores, las flores y las visitas de los polinizadores. Nuestras vidas atraviesan unos ciclos similares. Cuando dedicamos un tiempo a centrar nuestra atención en los ritmos de la naturaleza, renovamos nuestras neuronas, ayudamos a revertir la ansiedad y el síndrome por estrés postraumático, activamos la confianza y la fe en el interior de nuestra alma y adquirimos la seguridad de que los esfuerzos que hacemos para vivir una buena vida serán fructíferos.

El siguiente ejercicio de meditación está pensado para todo aquel que no pueda recolectar fruta, ya sea por la época del año en la que esté o por cualquier otra circunstancia. Si alguna vez has cogido fruta, esta meditación te permitirá revivir la experiencia. Si jamás has recolectado una sola pieza, la meditación seguirá siendo igual de potente, pues coger fruta forma parte de nuestra alma, de nuestro espíritu y de nuestro corazón. Reconectarse con ello es como hacerlo con la propia existencia de nuestra alma.

La mejor forma de hacer esta meditación es tumbado, aunque también puedes hacerla sentado si te sientes más cómodo. Puedes estar al aire libre o bajo techo. Cuando estés listo, cierra los ojos y respira hondo dos veces. Visualízate paseando por un antiguo camino rural de tierra y piedras. El cielo está azul, brilla el sol. Miras a lo lejos y ves un espacio abierto al final del camino. Al acercarte, compruebas que parece un huerto de frutales, aunque no ves cuáles son. Llegas a él y observas que los árboles están cubiertos de frutos rojos y brillantes. Entras y te acercas a uno de ellos: está lleno de cerezas.

Hay una cesta debajo de él, así que te agachas, la coges, estiras el brazo, tomas suavemente una de las cerezas y la metes dentro. Alargas el brazo de nuevo, coges otra cereza y la metes en la cesta. Ves otra, muy grande, a la que no llegas bien, de modo que te pones de puntillas y estiras los brazos todo lo que puedes, pero no llegas. Al final consigues cogerla y la metes en la cesta.

Hace calorcito y notas en la cara una brisa muy agradable. Miras a tu derecha y ves otro árbol con frutos mucho mayores y también rojos; te acercas y compruebas que son manzanas. Están más altas, así que apoyas la mano en una rama y te pones de puntillas. Estiras los brazos todo lo que puedes y coges una manzana. Al bajar, la separas del árbol, y esto hace que caigan al suelo otras dos. Metes la que acabas de coger en la cesta, te agachas para coger una de las que han caído y la pones también en la cesta. Luego das unos pasos, te vuelves a agachar, coges la

otra manzana que había caído y la metes también en la cesta. Observas otra en el suelo que no has tirado tú: la coges y ves que tiene un gusano. Ese gusano representa el trastorno por estrés postraumático, los sufrimientos, las penalidades, los desengaños y las pérdidas. Mientras tienes la manzana en la mano, se te posa en ella un pájaro y saca el gusano. Luego se aleja volando. Algo se libera dentro de ti y te sientes ligero como el aire.

Brilla el sol y notas una suave brisa sobre tu rostro. El aire está limpio y fresco. Te sientes aliviado, así que buscas un lugar cómodo en la hierba donde sentarte y descansar. Te das cuenta de que acabas de sentarte en un fresal. Con una mano apoyada en el suelo, te inclinas, alargas el brazo, coges una fresa madura y jugosa y la metes en la cesta. Ves otra mayor al otro lado. Te inclinas apoyándote sobre una mano, estiras la otra y coges la fresa. La metes en la cesta.

Te das cuenta de que el sol está empezando a ponerse, así que te levantas y te estiras con suavidad. A continuación te agachas, coges la cesta de fruta, sales del huerto y empiezas a caminar por el sendero. A los lados observas arándanos silvestres. Te sales del camino y te acercas a ellos. Doblas las rodillas, empiezas a cogerlos de dos en dos o de tres en tres y los vas metiendo en la cesta. Vuelves a alargar la mano, coges dos o tres más y no puedes evitarlo…, te los metes en la boca. Coges un puñado más y lo depositas en la cesta.

Regresas de nuevo al camino y te diriges a tu casa. Mientras vas andando, te entra el hambre, así que coges una de las fresas y te la metes en la boca. La muerdes, la masticas y la tragas. Das unos pasos más, coges una cereza y la masticas con suavidad. Notas el hueso y lo escupes. Esa cereza jugosa y dulce no se parece a ninguna otra que hayas tomado antes. Luego coges una manzana, bonita, roja y brillante, y la muerdes. Es dulce y jugosa, la mejor que hayas comido jamás.

El sol se está poniendo y tú te sientes alimentado y seguro. Sientes tu alma renovada. Tienes el espíritu fuerte. Tu corazón ha revivido.

Ha llegado el crepúsculo. Estás al final del camino y ves un viejo cartel de madera que lees con la luz que aún queda. Dice: «Vuelve cuando quieras».

Inhala hondo y exhala. Contempla las cerezas, las manzanas, las fresas y los arándanos silvestres. Respira hondo de nuevo y observa el sol poniéndose sobre el camino y el huerto al fondo. Inhala hondo una vez más y exhala. Cuando estés listo, abre los ojos.

Esta experiencia puede empezar a revertir el trastorno por estrés postraumático, la ansiedad, el desengaño y todo aquello que te esté impidiendo convertirte en un ser fructífero, empoderado, más fuerte, iluminado. Las heridas que hemos conocido nos empujan hacia arriba, como crece un frutal. Con el tiempo, todos los sucesos atmosféricos que hemos pasado permiten al árbol mostrarse. Con esta meditación, tu alma empieza a relucir, porque recuperas la esencia de tu ser y, de ese modo, puedes encontrar tu camino y vivir libre.

Observar el crecimiento del jardín

De forma parecida, una manera maravillosa de meditar es atender nuestro jardín. Meter las manos en la tierra para producir una vida nueva nos permite enraizar el cuerpo, fortalece nuestro espíritu y rejuvenece nuestra alma. Además, la tierra lleva en sí misma el alma de la madre tierra, así que entrar en contacto (literalmente) con ella nos sincroniza con los ritmos naturales divinos. Si cultivas verduras o fruta, obtienes el beneficio añadido de poder consumir los resultados libres de toxinas y superfrescos de tu labor. Y si cultivas flores, en su momento podrás ponerlas en un florero o en una cesta, una actividad que es en sí misma una forma estupenda de meditar.

Mientras trabajas en el jardín o en el huerto estarás absorbiendo los sonidos de la naturaleza, que tienen propiedades muy curativas. Aunque al mismo tiempo oigas el ruido de segadoras y coches, eso no disminuirá los efectos de los sonidos de la naturaleza. Los trinos de los pájaros, el zumbido de las abejas, el viento que mece las hojas de los árboles…, todo ello constituye una banda sonora que, cuando sintonizas tu alma con ella, le da paz a tu cuerpo y a tu alma.

También quitar las malas hierbas puede producir un efecto muy profundo en tu vida. Si visualizas cada hierba que arrancas del suelo como un mal pensamiento, una emoción complicada, una herida de guerra terrenal, una traición o un recuerdo doloroso que eliminas al mismo tiempo de tu alma y de tu mente, estarás dejando espacio para la abundancia. Al igual que las malas hierbas ahogan las plantas del huerto —les roban el agua y los nutrientes del suelo y le quitan el sol a las plantitas que crecen debajo—, las «malas hierbas» de tu consciencia impiden que las cosas positivas de tu vida tengan la oportunidad de florecer. Este ejercicio dejará sitio libre y permitirá que entren en tu vida oportunidades nuevas surgidas aparentemente de la nada.

Si vives en un piso y no puedes acceder a un trozo de tierra, siempre podrás cultivar plantas en el alféizar de la ventana o en un balcón. Acude frecuentemente al parque y sintonízate con los ciclos, la belleza y la abundancia de la naturaleza. El equivalente urbano de quitar las malas hierbas es limpiar la casa. Si lo conviertes en una meditación, siempre que planches, quites el polvo o regales cosas que no utilices estarás eliminando basura de tu mente y de tu alma.

De todas formas, vamos a dejar una cosa clara: tu mundo físico no tiene por qué estar en orden para que puedas tener una vida buena y feliz ni para que puedas curarte o recuperarte. Quizá estés al límite, demasiado ocupado, fatigado o dolorido para cuidar plantas, hacer jardinería o mantener ordenado tu espacio vital, pero preparar zumo de apio por la mañana y cumplir con tu trabajo para así sostener a tu familia pueden ser tus logros del día. Hacer que tus hijos hagan una comida sana y trabajar en tus propios protocolos curativos pueden serlo también. Deja que todos tus logros sean triunfos. Por muy terapéutico que pueda ser aportar crecimiento y orden a nuestra vida física, no siempre gozamos de ese privilegio de tiempo, espacio, recursos o energía, así que no te desanimes si en este momento la vida no te ofrece una oportunidad de quitar malas hierbas o de organizar, porque eso no va a impedir tu curación.

Con el siguiente ejercicio de meditación en el jardín, cualquiera puede acceder a los beneficios curativos que aporta cuidar un trozo de tierra. Aunque no tengas acceso a uno, no puedas trabajar en él o no sea la temporada apropiada, puedes recurrir a esta meditación.

Siéntate o túmbate. Cierra los ojos y visualízate sentado en un prado lleno de hierba. El sol está brillando. Visualiza unos parterres a tu alrededor que no tienen nada.

A tu izquierda, visualiza unas plantas de pepinos que están brotando del suelo y rápidamente se convierten en enredaderas. Entonces aparecen unos capullos amarillos y se abren. Se acerca un abejorro, se posa sobre una flor amarilla y empieza a polinizarla. Una mariposa se posa sobre otra y empieza también a polinizarla. Un colibrí vuela hasta otra y liba su néctar polinizándola al mismo tiempo. Ves pepinos pequeñitos empezando a crecer allí donde las flores se van marchitando; al principio son pequeños y de color verde claro, pero se oscurecen por momentos al ir creciendo rápidamente. Alargas la mano izquierda y coges uno. Estos pepinos están sintonizados con la energía y las células de tu cuerpo y quieren alimentarte. Conocen las dificultades que estás atravesando.

A tu derecha empiezan a brotar tomateras, las enredaderas crecen muy rápido y comienzan a abrirse flores amarillas. Una vez más, ves un abejorro que se posa sobre una de ellas y la poliniza. Una mariposa se posa en otra y empieza a polini-

zarla también. Un colibrí se acerca a otra, liba su néctar y la poliniza. Empiezan a crecer tomatitos pequeños. Algunos, al madurar, se vuelven de color naranja; otros, rojos; otros, amarillos. Alargas la mano derecha y tocas un tomate maduro. Las células de tu cuerpo se conectan con él. Sus nutrientes y minerales son para ti, tus células quieren recibirlos.

Ahora empiezan a crecer junto a tus pies, en el parterre, unas coles. Las hojas se van haciendo grandes. Los tallos se engrosan. Las hojas de color verde oscuro son enormes, bonitas, prácticamente relucen al sol. Te agachas y tocas una de ellas: percibes su fuerza y su vulnerabilidad. La hoja les habla a tus órganos, a tus células y a tu alma.

Detrás de ti están asomando unas lechugas que empiezan a crecer muy deprisa. Son bonitas, verdes, frescas y crujientes. Te das la vuelta y tocas las hojas: son como plumas. Puedes percibir su poder limpiador y sus minerales y nutrientes, que se conectan con tus células y tus órganos.

En este jardín perfecto empiezan a salir malas hierbas que ves brotar en distintos lugares. La primera está a tu izquierda, junto a la planta del pepino; te agachas, la coges y la sacas de raíz. Es una herida vieja que albergabas en lo más profundo del huerto de tu mente, ligada a emociones de antiguas relaciones y a sufrimientos de otras relaciones nuevas. La lanzas lejos, al recipiente del compost.

A tu derecha está creciendo rápidamente otra mala hierba que agarras y sacas de raíz. Son las amistades rotas, las pérdidas, las traiciones. La lanzas muy lejos, al recipiente del compost.

Delante de ti ves que brota otra muy grande y que crece muy deprisa. Está relacionada con los desengaños, las lesiones emocionales, las heridas del alma y otras penalidades. La agarras por la base, la sacas de raíz y la lanzas al recipiente del compost.

A tu espalda está la mayor de todas: es más alta que tú y tiene pinchos. Es la mala hierba del miedo, de las inseguridades, de la culpabilidad, de la pérdida de la autoestima, de la crítica. La coges con las dos manos, tiras de ella con todas tus fuerzas y la lanzas al recipiente del compost.

Estas son las malas hierbas del jardín de tu mente, del jardín de tu alma. Son las que brotan y llenan el jardín que albergamos en nuestro interior y nos roban nuestra fuerza vital.

Cuando vas visualizando las plantas a lo largo de esta meditación, las imágenes pueden ser las que quieras. Tu pepino, tu tomatera, tu col y tus lechugas pueden tener el aspecto que más te guste, este siempre será el correcto. Y lo mismo sucede con las malas hierbas.

Di: «Ahora mi huerto es fuerte e irrompible. Está ileso, lleno de vida, rebosante de energía. Está rodeado de abejorros, colibríes, mariposas y libélulas». Este huerto sano está dentro de tu alma, no desaparece. Es un huerto sano que estás reforzando.

Di: «No dejaré que las malas hierbas invadan mi huerto. Las malas hierbas del pasado no permanecerán en él». Este huerto es tu santuario interior. Abre los ojos.

Ejercitar la creatividad

El arte puede resultar enormemente beneficioso por el estado de meditación que procura, el sentido de autoría y los efectos catárticos que favorece. Además, la creatividad posee otro aspecto que debes conocer para recibir de ella el máximo beneficio curativo: cuando estás creando una obra de arte, tienes a tu alrededor una gran audiencia angélica.

Cuando pintas, los ángeles siguen cada pincelada que das. Cuando escribes, leen cada palabra. Cuando cantas o tocas algún instrumento musical, escuchan cada nota. Los ángeles están presentes cada vez que haces algo creativo, sea lo que sea. Aunque ningún ser humano vea o escuche lo que haces, tus actos creativos jamás se pierden en el vacío. La creatividad no puede morir, pues tiene una fuerza propia cuya vida va más allá de la nuestra y queda escrita en el universo. Cuando tomas conciencia de que el Ángel de la Creatividad y otros seres celestiales te observan mientras esculpes, bailas o coses, la actividad que estás realizando adquiere un significado nuevo.

La próxima vez que te sientes a dibujar o incluso cuando pintarrajees mientras tomas notas —o la próxima vez que canturrees, que inventes una forma ingeniosa de envolver la comida de tus hijos, les prepares la cena o se te ocurra una idea para un negocio nuevo—, imagina que los ángeles te están animando. Hacer algo bello, útil o terapéutico (o las tres cosas a la vez) es un acto divino que queda grabado en los cielos.

MEDITACIÓN DE LA LUNA

Recuerda que puedes obtener una versión guiada de esta y otras meditaciones de este capítulo en el pódcast del Médico Médium.

Aquellos de vosotros que estéis sufriendo en este mundo —porque el planeta Tierra no es un lugar fácil en el que vivir— podéis pensar en la luna como un santuario sin preocupaciones mundanas. Esta meditación de la luna nos conecta con la poderosa capacidad que posee nuestro satélite para sanar el alma.

A todos nos resulta duro cuando nos defraudan aquellos en los que confiamos, cuando nos traicionan o cuando nos hieren, tanto si es a propósito como si no. Es duro cuando nos sentimos ignorados, cuando no nos escuchan, cuando nos sentimos inseguros, inferiores o insuficientes. Es duro cuando creemos que no nos entienden, cuando sentimos que alguien nos ha hecho mal a propósito, cuando estamos perdidos y no podemos ver con claridad porque nuestros pensamientos no dejan de repetir las dificultades emocionales y empezamos a perder el contacto con lo que somos como personas en lo más profundo de nuestro ser.

Cuando nos parece que la ansiedad nos invade o que la depresión es la que rige nuestra vida —en esos momentos en que nos sentimos desconectados de nosotros mismos porque el dolor que hemos experimentado en el transcurso de nuestra vida nos ha distraído totalmente—, podemos pedir ayuda de más allá de nuestro mundo. Podemos usar esta meditación de la luna para que nos ayude a extraer la ponzoña venenosa del dolor y el sufrimiento de años pasados o incluso del presente. Ese veneno nos entorpece sin que nos demos cuenta de ello. Durante esta meditación vas a utilizar el poder magnético de la luna para eliminarlo del centro de tu alma, y de ese modo podrás estar de nuevo en contacto con tu esencia. Al reparar las fracturas que el dolor, el daño y el sufrimiento han provocado en tu alma, esta se fortalece, se reinicia.

Para empezar, ponte cómodo…, a ser posible, en presencia de la luna. Aquí tienes unos cuantos consejos para colocarte:

- Puedes estar al aire libre o bajo techo.

- Puedes estar tumbado, sentado o incluso de pie. Si estás de pie y la meditación se vuelve demasiado fuerte, puedes sentarte o tumbarte (no hagas esta meditación, ni ninguna de las de este capítulo, mientras conduces o trabajas con maquinaria pesada).

- Intenta ver la luna, aunque solo sea un momento. Si no puedes hacerlo porque está detrás de una nube, de un edificio o de alguna otra estructura, no te preocupes. Ver su luz ya resulta suficientemente poderoso.

- Durante esta meditación no necesitas mirar a la luna. Si te parece demasiado brillante, no la contemples porque podría dañarte los ojos. Haz aquello que te resulte cómodo. Si haces la meditación durante un eclipse, no mires la luna (o el sol).

- La luna no tiene por qué estar llena, puede ser creciente o menguante. Llevar la cuenta de sus ciclos resulta muy útil cuando esta meditación forma parte de tu vida. Ser consciente de sus fases te conectará más con ella.

- También puedes hacer esta meditación cuando veas la luna durante el día. Muchas veces se puede observar a últimas horas de la mañana y en las primeras del atardecer.

Si tienes problemas de visión, no pasa nada siempre y cuando sepas que la luna ha salido ya.

Cuando estés preparado, contempla la luna o sus rayos si es que no queda a la vista. Si no puedes ver ni la luna ni su luz, no pasa nada, solo imagina que la estás viendo.

Cierra los ojos. Inhala hondo y exhala. No veas la luna como algo independiente de ti, considérala parte de tu ser, pues ya existe una conexión entre ella y tu alma. Durante miles de años, los seres humanos han vivido siguiendo sus ciclos y tu alma es consciente de ello; eso está grabado en tu ser, forma parte de ti.

Con los ojos cerrados, contempla mentalmente la luna. Dale la bienvenida con los brazos abiertos; puedes incluso levantar los brazos como si estuvieras a punto de abrazar a una amiga. También puedes estirarlos y permitir que los rayos de luz brillen por todo tu cuerpo fortaleciendo y reencendiendo esa conexión que perdiste hace tanto tiempo. Inhala hondo y exhala.

La luna nos atrae con una poderosa fuerza magnética que no debemos confundir con su fuerza de la gravedad. Su frecuencia magnética es a lo que accedes en esta meditación para que extraiga la oscuridad y te permita empezar de nuevo. Esta frecuencia afecta a nuestra vida de muchas formas y, cuando sabemos activar su poder curativo, nos ayuda a sanar heridas emocionales muy profundas.

Mientras contemplas mentalmente la luna, visualiza y empieza a sentir cómo su fuerza magnética se mueve a través de ti. Puedes tener la sensación de que tu cuerpo se ha vuelto muy pesado o muy ligero. Conéctate con ello, observa el movimiento en tu interior. Contempla los colores que giran dentro de ti, hay muchos, y busca un esquivo tono amarillo pálido que se esconde entre ellos: es el dolor venenoso que se oculta entre las sombras de tu alma. Percibe cómo la atracción magnética de la luna se asienta. Visualiza los rayos de luz que atraviesan tu cuerpo, que penetran en tu alma y se aferran al veneno amarillo. Este veneno que dejan en nuestro interior las heridas emocionales puede permanecer durante toda nuestra vida en el alma, en el espíritu y en el corazón si no hacemos nada para abordarlo.

Percibe cómo este veneno amarillo pálido empieza a moverse como si girara por toda tu alma. Nota cómo entra en tus órganos y en tu sangre al desarraigarse. Observa cómo se mueve por tu cuerpo. En él se encuentran las penalidades, las pérdidas, las relaciones y amistades rotas, la falta de comprensión, las críticas, las injusticias, los enfrentamientos, la pena, la culpabilidad, la vergüenza, las inseguridades y la tristeza, en todos los niveles, de leves a extremos. Cada persona tiene unas experiencias diferentes: puedes tener una forma leve de traición, por ejemplo, y otra extrema de pérdida. Tu conjunto de experiencias es único y exclusivo.

En este veneno amarillo que gira puedes encontrar libertad, porque estás permitiendo que la luna lo retire de tu alma. El poder magnético de esta es lo que identifica ese veneno y le da su color amarillo. El veneno no puede esconderse del poder de extracción de la luna.

Cuando empiece a aflorar, lo percibirás. Quizá te produzca una sensación de frío, hormigueo o escalofríos a lo largo de la columna vertebral. También puede darte sensación de calor y notar cómo se te calienta la cara o el estómago. Quizá tengas las manos y los pies fríos. Puede empezar a surgir una forma de tristeza o soledad y, debajo de todo ello, un sentimiento de alegría que quiere asomar. Intenta conectarte con esas sensaciones. Tu mente se enraizará, se equilibrará y se volverá sólida y fuerte. Esa tristeza o soledad ya no formará parte de ti, porque los venenos están abandonando tu alma y tu cuerpo.

Mientras salen los venenos, di: «Soy sólido y fuerte. Ya no necesito aferrarme a este veneno. Nadie puede volver a dañar mi alma». Inhala hondo y exhala.

El veneno amarillo y tus heridas emocionales están abandonando tu alma y tu cuerpo con las viejas heridas enganchadas a él. Esas heridas emocionales se sentían cómodas dentro de ti, aunque te estuvieran provocando incomodidad. Ahora la atracción magnética de la luna está extrayendo este veneno de tu alma. Tus células y tus órganos están contentos de que se haya desarraigado y se esté yendo. Estás asumiendo el control de tu vida, pues ya no permites que estas heridas emocionales te controlen ni marquen lo que eres.

Observa cómo brillan los rayos de luz de la luna. Parecen brazos que se estiran, que te alcanzan y que sacan el veneno de tu alma. A la hora de influir de este modo sobre nuestra alma, los rayos que proceden de la luna son más poderosos que los rayos directos del sol.

Tu alma se siente aliviada ahora que el veneno amarillo del dolor se ha ido. Este veneno se está elevando por encima de tu cuerpo y flotando hacia la luna. Inhala hondo y exhala.

Abre los ojos. La relación que mantienes ahora con la luna no se parece a ninguna otra que hayas tenido antes. Puedes observar que su aspecto es diferente al que tenía hace unos momentos. Si no puedes verla, podrás percibir lo distinta que es: ha extraído años de veneno de tu alma, es un nuevo principio. Has eliminado una parte de las heridas emocionales que estaban enterradas en lo más profundo de tu alma.

Repetir esta meditación de la luna con regularidad hará que sus beneficios y sus efectos sobre tu vida sean cada vez más profundos. Si puedes, haz este ejercicio todos los días o todas las noches, sobre todo durante la semana de luna llena. Cada vez que lo hagas, estarás eliminando fragmentos antiguos de dolor. Entre las meditaciones puedes volver a leer este pasaje en cualquier momento para permanecer conectado a su manera de funcionar.

La luna es una vieja amiga. Cuando la conoces y sabes cómo apoyarte en ella, no te defrauda. De esta forma, no permitimos que nos controle nada tóxico; nosotros asumimos el control. Con nuestro libre albedrío podemos usar esta práctica para elevarnos por encima del dolor, de la niebla y del humo. Cuando aplicas las herramientas correctas, la libertad está en tus manos. Puedes resurgir de las cenizas.

RECUPERAR LA CONFIANZA CON LA PUESTA DE SOL

Todos sufrimos experiencias que limitan nuestra capacidad de confiar, aunque, hasta cierto punto, resultan útiles para nuestra supervivencia, pues un exceso de inocencia puede sentar las bases de una traición importante.

Como se explica en este libro, podemos perder la fe cuando vamos de médico en médico y nos damos cuenta de que la investigación y la ciencia médica no tienen todas las respuestas a las enfermedades.

Un problema personal, un sufrimiento, el hecho de que nos defrauden o incluso nos traicionen pueden dañar nuestra capacidad para confiar en todo el mundo. Incluso puede poner en peligro nuestra fe en nosotros mismos y en nuestra capacidad de juicio.

Del mismo modo, si te han dicho de forma incorrecta que estás enfermo porque tu sistema inmunitario se ha vuelto loco y te está atacando con una respuesta autoinmune, es posible que pierdas la capacidad de confiar hasta en tu propio cuerpo. Es más, si te han dado una información incorrecta porque —como sucede en muchas de las enfermedades que se describen en este libro— el verdadero culpable es un virus o una bacteria, puedes perder también la confianza en tus sentidos internos.

Estos golpes emocionales lesionan el alma y entorpecen tu capacidad para creer plenamente en tus posibilidades de superar la enfermedad y recuperar la salud.

Un método sencillo pero profundamente eficaz de curar estas heridas es adquirir consciencia de la puesta de sol. Cuando esté llegando el final del día, dedica unos minutos a contemplar cómo va descendiendo el sol (eso sí, no lo mires nunca directamente, porque puedes hacerte daño en los ojos). Si estás en un edificio que no te deja ver el cielo, sé consciente del sol mientras se está poniendo. Si lo normal es que estés pegado a algún dispositivo tecnológico a esa hora del día, ponte un recordatorio para cambiar tu enfoque mental.

Al contemplar cómo el sol se va poniendo, es posible que te asalte un sentimiento de pérdida, como si se estuviera yendo un amigo muy querido… con la promesa de volver al día siguiente. Esta es la razón de que esta técnica resuene en un nivel tan profundo: afrontas la llegada de la oscuridad con el conocimiento absoluto e irrefutable de que la luz regresará de nuevo. Realizar este ejercicio al menos tres veces por semana te cambiará la forma de experimentar la vida… a mejor. Si te gustan los ángeles, invoca al Ángel de la Confianza.

Cuando el sol aparezca sobre el horizonte a la mañana siguiente, aunque estés dormido en ese momento, tu cuerpo se sintonizará con los ritmos de la tierra. Te conectarás con el hecho de que, tal y como te prometió, tu amigo ha regresado. El sol ha salido todos los días de tu vida y seguirá haciéndolo durante el resto del tiempo que pases en la tierra. Al conectarse con esta verdad de que el sol jamás te traicionará, el alma volverá a aprender a confiar y activará con ello la energía curativa en el nivel más profundo.

CONTEMPLAR MÁS ALLÁ DE LAS ESTRELLAS

Puedes realizar este ejercicio como una meditación ampliada y guiada en el pódcast del Médico Médium.

No es raro que el alma de una persona resulte lesionada por la adversidad o el estrés, sobre todo cuando esta persona lleva años y años luchando contra una enfermedad misteriosa. El Espíritu de la Compasión me ha enseñado que por eso Dios creó un mecanismo de seguridad que es inherente a nuestra alma y que te voy a mostrar ahora.

Tu alma está aquí, dentro de ti, en la tierra. Sin embargo, allá arriba, en el éter, más allá de las estrellas, Dios ha salvaguardado la esencia de tu alma. De allí es de donde vino en un principio; allí, en el cielo, los ángeles la protegen para que, pase lo que pase aquí abajo, esté segura. En cierto sentido, sería algo así como entregar a un vecino querido una segunda llave de tu casa o de tu apartamento para que, si pierdes la principal, puedas volver a entrar. De forma parecida, Dios guarda la esencia de nuestras almas

allí arriba, más allá de las estrellas, por si acaso nos perdemos.

Y aquí, en la tierra, existen muchas circunstancias que hacen que la gente se pierda. El alma puede fracturarse durante nuestro transitar por la vida e incluso podemos llegar a perder algunos pedazos de ella. Las heridas —ya sean físicas o emocionales, del trabajo, de la infancia o de las relaciones que hayamos mantenido— hacen que la gente tenga que buscarla. Las adicciones pueden ser un veneno que consiga alejar tanto a las personas de sí mismas que prácticamente se queden sin alma.

Sin embargo, jamás puedes llegar a perderte de verdad. Siempre tendrás la capacidad de reunirte con tu alma gracias al método de salvaguarda de Dios, que el Espíritu de la Compasión me ha pedido que revele en este libro. Ya no tendrás que volver a buscar ese sentido de plenitud.

Para fortalecer o recuperar tu alma, dedica todas las noches unos momentos a contemplar el cielo. En primer lugar, familiarízate con las estrellas; tu alma tiene una conexión telepática directa con ellas, así que deja que su luz y la maravilla de su existencia resuenen en ti durante unos momentos. Puedes salir afuera o hacerlo a través de una ventana. Aunque solo veas unas pocas porque está nublado o por culpa de la contaminación lumínica, o aunque no veas ninguna, mira hacia arriba y visualízalas sabiendo que están ahí.

A continuación, desplaza tu atención al espacio situado más allá de ellas, muy lejos. De ahí es de donde procede en origen tu alma. Imagina que tu verdadero hogar está allí arriba, más allá de las estrellas, en un lugar en el que no existen el sufrimiento, la crítica, el malentendido, el odio ni la injusticia. Es el lugar que algunos llaman cielo, Dios, la luz o el infinito, aunque quizá tú prefieras no poner nombre a este destino. En cualquier caso, recuerda que una parte de ti reside en ese santuario, sin que las adversidades de la tierra ni el ruido tóxico puedan dañarla. Cuando, llegado el momento, abandonemos esta tierra, allí es adonde iremos. Di para tus adentros: «Este es el hogar al que pertenezco y algún día regresaré a él con cariño».

Dedica a este ejercicio todo el tiempo que te apetezca. El objetivo es repetirlo y reforzar tus sensaciones. Tanto si solo contemplas las estrellas durante tres minutos cada noche (incluso con el ojo de la mente) como si conviertes esto en un ritual nocturno más largo, descubrirás que tu alma experimenta un rejuvenecimiento deslumbrante.

¿PARA QUIÉN TRABAJAS?

Cualquiera que sea tu trabajo —ya seas enfermero, terapeuta, cajero en un banco, camionero, abogado, maestro, artista, voluntario, amo de casa, ejecutivo, cartero, camarero, editor o paisajista—, existe alguna razón que te ha conducido a él. Trabajas por un sueldo, por unos beneficios, para sostener a tu familia, para servir a tus clientes, para agradar a tu jefe…: esa es la parte que todos conocen.

Sin embargo, si tienes la sensación de que tu trabajo supone una carga —si tienes un supervisor que te denigra o un horario agotador, si sientes que tu trabajo carece de significado o que nadie lo aprecia, si la inspiración o la pasión por lo que haces está desapareciendo y te sientes perdido—, ha llegado el momento de cambiar tu esquema mental. No importa lo que hagas ni cuándo lo hagas, siempre estás trabajando para Dios. Repite esto en voz alta —con las palabras con las que te sientas más cómodo— todos los días, conéctate con ello y todo cambiará.

Cuando te despiertes por la mañana y abras los ojos o te sientes en la cama, da la bienvenida al día y di: «Trabajo para Dios» (o para la Fuente Suprema, la Luz o la Divinidad). Si no te acuerdas de decirlo en cuanto te despiertes, puedes hacerlo más adelante a lo largo del día.

Supongamos que eres cajero en un supermercado: cuando comienza tu turno te encuentras con un gerente y unos compradores agobiados, y lo único que puedes hacer es aguantar hasta la hora del descanso sin echarte a llorar, porque así no es como habías imaginado tu vida; tú habías hecho planes para cambiar el mundo.

Si empiezas el día afirmando que trabajas para Dios, llegarás al supermercado con una perspectiva diferente: es posible que el gerente siga estando agobiado, pero ya no te importará tanto, pues tú sabes que él no es tu *verdadero* jefe. Luego, cuando los clientes empiecen a poner la compra sobre la cinta transportadora y les vayas recogiendo vales de comida y tarjetas de crédito, comprenderás que estás haciendo posible que toda esa gente se alimente y alimente a sus familias, aunque no lo aprecien. Eres un héroe de primera línea. Estás cambiando el mundo. Puede que alguien de la cola observe tu brillo y te pida consejo…; podrías llegar a cambiar la vida de una persona, o la de muchas, sin ser consciente de ello. Muy pronto, es posible que tu gerente te vea de una forma distinta y te pida que te unas al equipo de proyección social de la tienda o que le ayudes a planificar cómo llenar el establecimiento con los mejores alimentos curativos.

Aunque tengas un trabajo muy diferente con unas responsabilidades muy distintas, podrás verte reflejado en esta historia. Quizá tengas ante ti el desafío de trabajar desde casa mientras cuidas de tu familia y estás constantemente oscilando en la frontera que separa ambas cosas, notando que siempre tiran de ti en ambas direcciones. Puede que vayas pasando de un trabajo a otro y que ese jaleo y esa incertidumbre constantes te hayan agotado. Puede que tengas un puesto que resultó no ser lo que habías esperado. Quizá estés desilusionado con tu trabajo o desconectado de la forma en la que afecta a los demás. Es posible que te cueste encontrar o mantener un trabajo y te sientas desorientado o preocupado. Puede que hayas dejado el trabajo o los estudios para centrarte en curarte o en criar una familia y te angustie el futuro.

Sea cual sea tu situación, no eres el único que se encuentra en ella… y no carece de propósito. Trabajas para Dios. Recuerda siempre que tienes una vida por delante, años por venir. Todo puede cambiar en los días que te esperan.

Cuando comprendes que tienes un papel divino que cumplir en este mundo, brillas con la luz que te da tener un objetivo y empiezas a encontrar más oportunidades que exigen tus habilidades únicas. Y si te abruma la idea de ayudar al mundo, afirmar a diario que trabajas para Dios te ayudará a encontrar formas nuevas de afrontar el trabajo o de conectarte con otros para compartir la carga. Sea cual sea tu dificultad, si te recuerdas a ti mismo para quién trabajas realmente, tu vida cambiará de manera inimaginable.

CAPÍTULO 25

Ángeles esenciales

Naciste con el derecho, concedido por Dios, de acudir a los ángeles siempre que los necesites. Si has tenido problemas de salud físicos o emocionales, ellos han sido testigos de tu lucha. Los ángeles quieren ayudarnos a calmar la mente, reconstruir nuestro espíritu y nuestra alma y sanar nuestro cuerpo. Quieren guiarnos para que sigamos la dirección más significativa.

Desde los albores de la humanidad, los ángeles han estado ahí para facilitar nuestra adaptación y nuestra supervivencia en la tierra. Cuando estás buscando pareja, no encuentras trabajo o sientes que no te llegan nuevas oportunidades, estás sufriendo una *sequía*. Los ángeles están ahí para ayudarnos a adaptarnos a las circunstancias y a sobrevivir hasta que nos puedan hacer llegar la fresca lluvia del compañero adecuado, el apoyo financiero o un cambio ilusionante.

Cuando tu copa rebosa y tienes demasiado trabajo, demasiadas oportunidades o una relación tan abundante que no eres capaz de mantener el ritmo, te encuentras ante una *inundación*. Los ángeles están ahí para servirte de salvavidas, para mantenerte a flote y para nutrir tus relaciones mientras equilibras tus compromisos y cierras el grifo de los proyectos.

Se produce una *ola de calor* cuando estás demasiado estresado y tienes que afrontar demasiadas exigencias de tiempo, demasiados enfrentamientos, demasiadas responsabilidades o demasiados problemas con tus seres queridos. En este caso, los ángeles están dispuestos a intervenir en los enfrentamientos, aliviar el estrés, disminuir las exigencias y fortalecerte para que puedas hacer frente a las responsabilidades que aún tengas.

Por último, se produce un *terremoto* cuando surgen problemas y trastornos inesperados: accidentes, enfermedades, abandonos, pérdida de seres queridos. Hay ángeles a los que puedes invocar para que ayuden a tus seres queridos a pasar al lugar adecuado, a resolver la pérdida, a recuperarse de los accidentes (emocionales o físicos), a mantener un trabajo o a curar una enfermedad.

Al igual que el mapa meteorológico puede mostrar unas condiciones completamente distintas en las diferentes partes del país, tú también puedes experimentar cualquier combinación de estas situaciones o incluso las cuatro a la vez. Por ejemplo, puedes sufrir una sequía de apoyo, una inundación de trabajo, una ola de calor de responsabilidad y luego un terremoto de pérdida.

Pero no estás solo. Y tu vida y el camino por el que transitas no son inamovibles. Puedes elegir una nueva dirección.

Por decirlo de otra manera, cuando nuestras almas llegan a la tierra, podemos decidir representar un papel determinado y no apartarnos de él… o utilizar nuestro libre albedrío para escribir nosotros mismos nuestro papel. No todo está escrito. No todo ha sucedido aún.

Tenemos la opción de salirnos del molde. Podemos decidir nuestro destino. Los ángeles están ahí para guiarnos a la hora de tomar decisiones y que así le saquemos el máximo provecho a nuestro libre albedrío. Están ahí para interceptar los problemas y presentarnos las oportunidades. Están ahí para ayudarnos a crecer, a cambiar y a manejar todo aquello que nos brinde la vida. Están ahí para ayudarnos a ver la luz, para guiarnos y para sacarnos de la oscuridad. Sea cual fuere tu forma de visualizar o interpretar a los ángeles, bien como seres de luz, bien como animales, bien como cualquier otro tipo de criatura única para tu visión interior, ellos adoptarán esa forma para ayudarte. Los ángeles no están para cumplir todos nuestros deseos, sino para ayudarnos a llevar a cabo la tarea de Dios, ya sea esta curarnos de nuestras enfermedades, recuperar nuestra alma o ayudar a los necesitados. Y lo están haciendo desde hace miles de años.

Los ángeles quieren ayudarte, así que es importante que sepas cuál es el ángel concreto al que debes acudir y la forma correcta de pedir. También es fundamental tener fe, estar abierto y querer trabajar con ellos, y de eso es de lo que voy a hablar en este capítulo.

LA VERDAD ACERCA DE LOS ÁNGELES

En ocasiones, conocemos a los ángeles por su propio nombre. Todo el mundo ama, por ejemplo, a los arcángeles Miguel y Gabriel, ángeles poderosos que han combatido en favor de Dios y contra la oscuridad desde hace milenios.

Esto es lo que debes entender acerca de ellos: son tan populares que, en este momento, tienen que hacer una selección de las tareas a las que dedicar su atención. Como están tan ocupados y son tan venerados, prefieren elegir faenas que les digan algo.

Los tres datos básicos acerca de los ángeles son que trabajan para Dios, que sus poderes son enormes pero finitos y que tienen libre albedrío.

Como consecuencia de esta última característica, son susceptibles de sufrir egolatría (cualquier ser con libre albedrío, ya sea humano o angélico, es vulnerable a ella. Si alguna vez has oído hablar de los ángeles caídos, son aquellos que tenían un ego tan grande que se creyeron más poderosos que Dios e intentaron derrocarle…, lo que hizo que cayeran y perdieran la gracia). Por eso, como todo el mundo conoce a los arcángeles Miguel y Gabriel, y estos están inundados de peticiones de ayuda de todo el planeta, quizá no puedan atender las demandas de todo el mundo, pero con esto no pretendo disuadirte de invocarlos. Dios los llama y los ama, y tienen un poder inmenso, lo único que sucede es que, hoy en día, los ángeles de Dios son muy necesarios…, más necesarios que nunca, y los teléfonos de los arcángeles Miguel y Gabriel echan humo.

Sin embargo, hay otros ángeles más poderosos a los que podemos acudir, unos ángeles que pueden resultar más útiles en nuestra vida y que escucharán nuestra plegaria. Estos ángeles son espíritus femeninos y rara vez se acude a ellos; cada uno es conocido por una palabra de poder que representa su esencia.

LOS 27 ÁNGELES ESENCIALES

Este libro se publicó por primera vez con una lista de los veintiún ángeles esenciales. Se trataba de ángeles fundamentales en momentos de necesidad. Aunque existen otros muchos conocidos, esos eran los más poderosos y beneficiosos en aquellos momentos difíciles. Sin embargo, con el cambio de los tiempos, la amenaza de pandemias y la desconfianza medioambiental, el Espíritu de la Compasión me dijo que había llegado el momento de incorporar algunos más.

El número 21 representa el renacimiento, los nuevos comienzos, la recuperación, el resurgir de entre las cenizas y echar a andar otra vez. Eso sigue siendo así, los primeros 21 de la lista siguen representando todo esto y todavía los necesitamos, pero ahora te ofrezco más información sobre cómo cada uno de ellos puede ayudaros a ti y a tus seres queridos.

Observarás también que la lista continúa, pues en total encontrarás 27 ángeles esenciales. Puedes invocar tan solo a uno de ellos o a dos o más para formar equipo.

(Si deseas una lista de más ángeles, consulta el segundo libro de la serie del Médico Médium, *Alimentos que cambian tu vida*. Esos ángeles capaces de transformar nuestra vida nos ofrecen un apoyo fundamental en lo relativo a la comida y a nuestro suministro de alimentos, tanto de manera individual como global).

Veamos ahora los 27 ángeles esenciales. El número 27 representa una base fuerte: significa el hogar, encontrar un lugar donde establecernos, y también ver las cosas como realmente son. Está relacionado con la finalización, sobre todo en los compromisos personales. Nos habla de mantener una paz duradera después de los problemas, de los conflictos y las guerras espirituales. Se relaciona con reclamar nuestro derecho en la vida. Es la luz, el surgimiento de esta, un incremento en su brillo. Es el cumplimiento de la profecía de que la luz destruirá a la oscuridad.

- **Ángel de la Piedad:** es, con mucho, el ángel más poderoso para los momentos más oscuros; es más poderoso aún que los arcángeles. Es uno de los ángeles más fuertes del reino angélico de Dios, quien lo ha convocado muchas veces para combatir contra la oscuridad. La oscuridad no tiene compasión por la humanidad. El Ángel de la Piedad no cede en ningún sentido sus poderes sagrados al mal y a su oscuridad, sino que los reserva solo para combatir el sufrimiento de las personas y de los animales, aflore como aflore. Muy a menudo encontramos conflictos en los que nos gustaría que la otra parte se mostrara más abierta y comprensiva, que actuara de un modo más piadoso; en estos casos puedes pedir que se envíe a este ángel a aquella persona que no está teniendo suficiente compasión como para mostrar piedad.

- **Ángel de la Fe:** invócalo con las palabras que más se adapten a ti. Si lo haces todos los días, este ritmo de invocaciones te ayudará a convertir un hábito en una convicción plena. Dile que por fin estás preparado. Todos albergamos una chispa de fe en lo más profundo de nuestro ser, así que podrías pedirle que haga crecer esa chispa y te permita sentir la liberación curativa que nos ofrece.

- **Ángel de la Confianza:** te ayuda cuando estás luchando para recuperarte de una traición, una pérdida, un desengaño o una decepción, o bien cuando crees que no eres capaz de hacer nada bien. Invócalo cuando la inseguridad que sientes hacia todo esté empezando a dominar tu vida hasta el punto de que ya ni siquiera puedas confiar en tus propias decisiones. Es muy saludable, cuando se trata de protegernos, no confiar en todos ni en todo, pero el Ángel de la Confianza te ayudará a discernir cuál es el camino más fiable cuando te aventures fuera de tu propio mundo de seguridad. Es también uno de los ángeles a los que puedes invocar cuando conoces gente o empiezas un trabajo nuevo.

- **Ángel de la Sanación:** aporta alivio o curación temporal a un ser querido (si lo que quieres pedir es una curación permanente, debes acudir a otros ángeles que puedan ayudarte a adquirir la fortaleza suficiente para sanar por ti mismo). Es versátil, así que también puedes invocarlo como Ángel de la Sanación del Alma si lo necesitas. Para muchas de las personas que han sufrido heridas emocionales, la sanación del alma es una faceta importante. Este ángel te ayuda a fortalecerla, a sentirte menos bloqueado y disperso, así como enraizar tu alma, organizar tus pensamientos y calmar tus angustias y miedos.

- **Ángel del Restablecimiento:** este ángel comprende que es posible doblegar el espíritu y el alma y te ayuda a recuperarte de un trauma emocional. También te permite solucionar problemas muy arraigados y resolver lo que sientes sobre algo que te haya sucedido. Los abusos emocionales, los traumas o cualquier tipo de sufrimientos hacen que, a menudo, nos sintamos confusos. No entendemos por qué ni cómo sucedió determinado acontecimiento y eso nos produce intranquilidad. El Ángel del Restablecimiento puede ayudarnos a comprender el porqué con la esperanza de que eso nos aporte algo de paz. También es bueno para situaciones en las que, estés o no confuso, anheles sentir que se te ha devuelto algo. Por ejemplo, cuando otras personas nos hacen daño con palabras o actos dolorosos, podemos sentirnos agotados y sin energía. En estos casos, el Ángel del Restablecimiento puede ayudarnos a recuperar esa energía que nos han drenado o lo que nos han quitado.

- **Ángel del Rescate:** este ángel proporciona alivio a las personas que están sufriendo un juicio terrenal, como, por ejemplo, una demanda de divorcio o el despido injusto de un trabajo. También puede ayudar a liberar tu alma de la prisión del miedo y de la ira, y de las heridas que causa el engaño. Si alguna de las partes que participan en un malentendido o en una discusión no cede, puedes pedirle al Ángel del Rescate que ayude a los implicados a llegar a un acuerdo y a arreglar la relación. Cuando una pareja discute, por ejemplo, la situación puede resultar muy dolorosa y saturadora; en este caso, se puede invocar al Ángel del Rescate para que nos ayude a llegar a un entendimiento o para empezar de nuevas con alguien que nos importa o a quien amamos. Invócalo también si sientes necesidad de ayuda para hacer llegar tu mensaje a otros ángeles a través de tu pensamiento porque no puedes expresarlo con palabras.

- **Ángel del Sol:** invócalo cuando estés tomando el sol, para que abra las células de tu cuerpo y les permita asimilar plenamente el poder sanador de los rayos, y de este modo ellos puedan entregarnos los múltiples y misteriosos beneficios que nos ofrece la fuente de la que proceden. Hay muchas personas que no valoran el sol porque ni siquiera saben lo que este hace por ellas. El propósito del Ángel del Sol es conectar tu conciencia con el sol que baña tu cuerpo y cuenta con propiedades para mejorar el sistema inmunitario. Si invocas a este ángel, él te ayudará a reforzar esas propiedades. Cuando los rayos del sol calienten tu cuerpo, céntrate en pedirle que te ayude a fortalecer tu sistema inmunitario. El sol estimula también una depuración muy suave de venenos y toxinas de los órganos de todo el cuerpo. Mientras te calientas al sol, pídele a este ángel que penetre en lo más profundo de tus órganos y ayude a desarraigar esos venenos y toxinas. Cuando no haya sol, puedes pedirle que te ayude a recordar la alegría que produce un día radiante y a conectarte con lo que te ofreció. Esto resulta especialmente útil si estás haciendo la meditación de los baños de sol que vimos en el capítulo anterior un día nublado.

- **Ángel de la Luz:** nómbralo para que te bañe en la luz angélica y reconstituyente que le ha otorgado Dios. El Ángel de la Luz es más poderoso que todas las luces de la tierra, más incluso que la luz del sol. Utilízalo si crees estar en peligro o si temes que alguien pueda estar intentando engañarte, pues su propósito es iluminar y sacar a la luz todo aquello que no sea bueno para ti. Si te despiertas de una pesadilla, también puedes invocarlo, al igual que si estás nadando en pensamientos improductivos o

problemáticos. En situaciones de este tipo, invócalo y visualiza su luz en tu mente, en tu alma, saturando tus pensamientos (puede resultarte útil cerrar los ojos cuando lo hagas). También puedes invocarlo e imaginar que ilumina el aire con el que estás llenando tus pulmones.

- **Ángel del Agua:** puedes pedirle que cambie la frecuencia del agua en la que te bañas para que resulte más limpiadora, nutritiva y enraizante. Cuando estés limpiando una herida, puedes invocarlo para acelerar la curación. Invócalo también para que te ayude con el agua que consumes; por ejemplo, antes de beber, puedes pedirle que ayude a tus células a absorber sus minerales y oligoelementos y que facilite la expulsión de las toxinas. Cuando estés conduciendo en mitad de una tormenta, invócalo para que minimice los chaparrones y los charcos de la carretera y que así corras menos riesgos.

- **Ángel del Aire:** justo después de un encuentro frustrante —como una discusión, por ejemplo—, pídele a este ángel que limpie la vibración negativa que la otra persona te haya transmitido. Su especial energía purificadora cambiará la frecuencia del aire que te rodea para favorecer la armonía. Es una técnica muy poderosa para cambiar nuestro esquema mental. También puedes usarlo si estás atascado respirando lo que crees, hueles o consideras que es aire tóxico. Si te preocupa que el aire te pueda contagiar alguna enfermedad, invócalo para que lo cambie lo suficiente como para mantenerte alejado del peligro. Si haces cualquier tipo de trabajo respiratorio, invócalo también mientras el aire penetra en tus pulmones: esto te ayudará a extraer la mayor cantidad posible de oxígeno y depuración.

- **Ángel de la Pureza:** cuando quieras verte libre de una adicción, este ángel puede ayudarte a romper las cadenas venenosas de ese hábito pernicioso, así como a romper pensamientos adictivos. Utilízalo para que te ayude a sortear o anular tentaciones en cualquier ámbito de la vida, ya sea la tentación de quedarte despierto hasta tarde, la de demostrar a alguien que tienes razón, la de seguir con una discusión que podría haber terminado o la de forzar las capacidades naturales de tu cuerpo obligándolo a conseguir un objetivo físico.

- **Ángel de la Fertilidad:** ayuda a concebir un hijo y a llevar el embarazo a término. Puedes pedirle que estimule y despierte tu aparato reproductor para que alcance su máxima capacidad de concepción. Puedes pedirle también que anule y elimine las toxinas de los órganos reproductores fundamentales para que no interfieran con la fertilidad. Invócalo para que te proteja a ti y también a tu bebé. Puedes pedirle ayuda para cualquier cosa que estés haciendo y pudiera afectar al bebé, como comer determinados alimentos. También puedes pedirle que haga el entorno más seguro para el niño y que te ayude a minimizar la

exposición de este. Otra posibilidad es rezarle cada noche para pedirle que ayude a otra persona que tenga problemas de fertilidad. Este ángel puede ayudar también después del parto favoreciendo una recuperación más rápida. Por último, ten en cuenta también que la fertilidad no tiene por qué estar siempre dentro del útero; puede estar relacionada con un proyecto o alguna otra empresa, o significar un renacimiento, dentro incluso del alma. Dirígete a este ángel para cualquier cosa que desees que sea fecunda.

- **Ángel del Nacimiento:** favorece la salud de la madre y del niño durante el parto. Esto se aplica a cualquier ser vivo, así que puedes invocarlo cuando un animal está pariendo, por ejemplo, o cuando los pollitos salen del huevo. También puede ayudarte cuando has finalizado un proyecto y vas a entregarlo o a compartirlo con otros. Invócalo si estás intentando penetrar en la experiencia de tu propio nacimiento para que te lleve de nuevo al momento en que naciste, para que te ayude a recordar la primera vez que abriste los ojos o para que te ponga en contacto con el viaje de tu alma desde arriba hasta la tierra.

- **Ángel de la Paz:** ayuda a curar la aflicción mental y aporta nuevas semillas de esperanza y positividad. También puedes llamarlo para que te ayude con aspectos exteriores de tu vida: invócalo para causas que signifiquen mucho para ti y para las creencias de tu alma, o bien cuando estés intentando acallar tu mente antes de dormirte, mientras sigues pensando en las cosas que sucedieron en el día anterior o en las que van a suceder en los próximos. Puedes invocarlo para que se siente en tu cama. Pídele que ponga su mano sobre tu cuerpo, en el lugar que te resulte cómodo, y visualiza cómo lo hace.

- **Ángel de la Belleza:** si no te sientes capaz de conectar con la belleza de la naturaleza que te rodea —el sol, los árboles, las colinas y los ríos—, invoca al Ángel de la Belleza. Abrirá tu alma para que puedas apreciar y absorber tu entorno como jamás creíste que pudieses llegar a hacer. Este ángel es también tu aliado si tu pareja sentimental está obsesionada con hablar de la apariencia física de las personas, si la buena apariencia de un compañero de trabajo le ha convertido en una persona superficial o si la belleza física de un hermano o hermana hace que acapare toda la atención y el cariño. Pide al Ángel de la Belleza que cambie la forma de pensar de la gente para que reconozcan la auténtica belleza: la de un alma radiante. Puedes pedirle también que te ayude a ver lo que otros ven en algo, por ejemplo imagina que un compañero te dice: «Fíjate qué horizonte más bonito». El Ángel de la Belleza puede abrirte los ojos y conectarte con lo que esa persona está experimentando.

- **Ángel del Propósito:** invócalo si te cuesta encontrar tu propósito en la tierra y también en momentos en los que te sientas bloqueado, confuso o preocupado por no serle útil a los demás o incluso a ti mismo. Si has perdido la confianza en algo (o en todo), el Ángel del Propósito estará a tu lado. También puedes recurrir a él si el exceso de estrés te está impidiendo trabajar con tu propósito en cualquier momento dado. Algunas personas pierden de vista su propósito cuando están buscándolo; el Ángel del Propósito vuelve a encender el valor de aquello que quieres alcanzar.

Ángel del Conocimiento: cuando una persona querida necesita consejo y tú no sabes qué decirle o te gustaría poder ofrecerle algo más que una palmadita en el hombro, te sorprenderán las palabras tan curativas y tranquilizadoras que pueden llegar a salir de tu boca cuando invocas a este ángel. También puedes pedirle ayuda cuando necesitas información o consejo para ti mismo y no sabes dónde ni cómo encontrarlo. Invócalo cuando te cueste entender lo que un amigo, un ser querido o alguna otra persona te está ofreciendo con su consejo si sabes que podría ser valioso o fructífero, pero todavía no estás preparado para escucharlo o recibirlo. Cuando levantas un muro de arrogancia o dudas porque los conocimientos de otra persona no te resultan atractivos o aplicables al momento, puedes pedirle al Ángel del Conocimiento que te aporte sabiduría para que no sigas cerrado y te pierdas una información fundamental. Te ayudará a estar más abierto a las enseñanzas que recibas o que leas y a discernir si podrían resultarte útiles.

- **Ángel de la Sabiduría:** te guiará cuando estés a punto de tomar una decisión importante, pues te ayuda a ver la situación en su conjunto. Tomar una decisión implica tomar también otras, y esto sucede incluso cuando nos parece que no o cuando esas otras decisiones vienen mucho después. Tomar una buena decisión no garantiza que las siguientes vayan a ser buenas o saludables. Para evitar dificultades futuras, mantén al Ángel de la Sabiduría cerca de tu corazón. También puede resultar muy útil cuando las decisiones que tomas afectan a la vida de otras personas, no solo a la tuya, ya que puede ayudarte a ver qué tipo de efectos podría tener en aquellos que se preocupan por ti.

- **Ángel de la Consciencia:** la gente muestra un interés cada vez mayor por estar más presente y ser más consciente. Para que esta intención sea completa, es fundamental invocar al Ángel de la Consciencia, pues solo así conseguirás estar plenamente presente aquí y ahora. Además, si deseas que la gente que te rodea juzgue menos y se comunique mejor, puedes invocar a este ángel para que les ayude a abrir la mente. Puedes pedirle también que te ayude a hacerte más consciente de lo que eres. Lo que a menudo nos impide serlo es nuestra forma de pensar en nosotros mismos, pues tendemos a juzgarnos, a no valorar nuestras intenciones ni nuestros logros.

A menudo no nos mostramos compasivos con nosotros mismos, no reconocemos nuestros propios valores o creemos que carecemos de ellos. El Ángel de la Consciencia nos ayuda a ver lo que realmente somos. Este mundo es duro, y muchos de nosotros estamos constantemente intentando agradar a los demás y nos perdemos en eso, o tendemos a creer que los demás viven su verdad, pero nosotros no; perdemos la noción, la consciencia de lo que somos. Este ángel es estupendo también para ver lo que otra persona ha tenido que pasar en la vida y no pensar que todo gira a nuestro alrededor. El Ángel de la Consciencia nos permite reconocer lo que otra persona ha sacrificado, a lo que ha renunciado, cómo ha sufrido o cuánto ha tenido que luchar.

- **Ángel de las Relaciones:** si tienes un problema con tu cónyuge o con tu novio, o si estás solo y te gustaría encontrar una buena pareja, puedes acudir a este ángel en busca de ayuda. Invócalo también para que te eche una mano con cualquier tipo de relación, ya sea esta de trabajo o de amistad. Si te sientes perdido, si consideras que no se te escucha o encuentras alguna otra dificultad, puedes pedirle ayuda, al igual que si eres tú quien no estás escuchando a la otra persona o si necesitas estar en igualdad de condiciones para poder reforzar esa comunicación.

- **Ángel de los Sueños:** puedes rezarle a este ángel para que entre en tus sueños y te ayude a organizar y resolver la confusión emocional. Muchas personas tuvieron contacto con él cuando eran jóvenes: era el que podía hacer que volaran estando dormidas. Por eso, aunque mientras estés despierto sientas que tu vida está llena de problemas, puedes invocarlo para que te ayude a experimentar de nuevo la libertad del alma. Muchas veces, nuestros sueños contienen un mensaje significativo que por la mañana hemos olvidado: invoca al Ángel de los Sueños si quieres recordar lo que has soñado. Si no sueñas y quieres hacerlo y aprender a crecer con ellos, también puedes recurrir a él. Si tus sueños son complicados debido a experiencias vitales difíciles, pídele que los haga más apacibles sin que por ello dejes de procesar y curarte a través de ellos. Este ángel no actúa solo cuando dormimos, también podemos recurrir a él para que nos ayude con nuestros sueños y aspiraciones cuando estamos despiertos.

- **Ángel del Tiempo:** este ángel puede ayudarte a recordar los acontecimientos de tu vida. Pídele que te permita regresar a un momento determinado y que así puedas recordar o percatarte de cosas que hayas olvidado o aspectos fundamentales de lo que estaba sucediendo y que no percibiste en ese instante. También podrías volver a revivir sucesos alegres para aprender y crecer gracias a ellos o a situaciones no resueltas. Pídele que te ayude a liberarte de cualquier sensación de culpabilidad que te produzca un momento triste, para ver qué elementos estaban en juego y no eran culpa tuya o para descubrir que una situación no fue lo que parecía; este ángel puede ayudarte a volver allí para que te des cuenta y lo soluciones. Ten en cuenta que no se trata de que vuelvas a traumatizarte, no es preciso que recuerdes todos los momentos difíciles de la vida. Si necesitas ayuda para seguir adelante sin revivir un momento doloroso, invoca al Ángel del Restablecimiento.

- **Ángel del Libre Albedrío:** muchas personas tienen la sensación de estar atrapadas en algún tipo de conformidad que les impide elegir su propio camino o tomar sus propias decisiones; pues bien, el Ángel del Libre Albedrío te ayuda a tomar decisiones marcadas por ti y no por nadie que te esté gobernando. Te ayuda a liberarte de todo aquel que te esté controlando, aunque sea de forma subyacente, subconsciente o subliminal, y te guía para que encuentres tu propio camino. También te apoya en el uso de tu libre albedrío para definir y proyectar tu propio futuro sin que nadie pueda convencerte de lo contrario. En caso de que desees usar tu libre albedrío con los mejores resultados posibles, pídele ayuda también al Ángel de la Sabiduría.

- **Ángel de la Promesa:** invócalo con la esperanza de que se cumpla lo prometido o para abordar los efectos colaterales que implique ese incumplimiento. Cuando se rompan promesas, rezarle te ayudará a superarlo, te aliviará la aflicción y la decepción. Si en tu familia hay alguien que siempre rompe sus promesas, puedes decirle: «Estoy invocando al Ángel de la Promesa para que no incumplas esta. Te pido que le digas que no vas a romperla»; esto te ayudará a averiguar si estaba planeando incumplirla, le hará asumir al otro su responsabilidad y le animará a no fallarte. Por ejemplo, cuando alguien que siempre llega tarde dice: «Estaré allí a las dos en punto», puedes decirle: «Mira, voy a pedirle al Ángel de la Promesa que así sea. ¿Puedes pedírselo tú también?». Este ángel te ayuda también si eres tú el que necesitas mantener una promesa o si la has roto. Muchas personas no lo hacen a propósito, puede deberse a determinadas situaciones que no podemos controlar —un tren que no llega a salir de la estación, un atasco de tráfico, distintos tipos de obstáculos grandes y pequeños—, pero que dan a lugar a circunstancias que impiden que cumplas tu promesa; en estos casos, pídele a este ángel que te ayude a imaginar una forma de compensar y de seguir adelante. El Ángel de la Promesa también actúa en aquellas situaciones en las que ves una persona o una posibilidad prometedoras o cuando necesitas ayuda para sentir que el futuro y la vida misma las albergan.

- **Ángel de la Visión Interior:** este ángel te ayuda a mirar dentro de ti y comprenderte. Cuando estés afrontando dificultades emocionales, tristeza o angustia, cuando te sientas perdido, con la sensación de no estar en el lugar adecuado y en el momento oportuno, o cuando te parezca que te estás perdiendo algo, el Ángel de la Visión Interior te ayudará a ser capaz de autoanalizarte, que es algo valiosísimo. Este ángel nos ayuda a entablar un diálogo con nosotros mismos, pero no para juzgarnos, sino para conocernos a nosotros mismos y nuestros actos. Ese conocimiento auténtico es importante; de hecho, es un antídoto contra la obsesión por uno mismo. Puedes pedirle al Ángel de la Visión Interior que te ayude a entender tus comportamientos, a ver qué los mueve y los efectos que producen en los que te rodean.

- **Ángel de la Fuerza:** invócalo cuando estés buscando la fuerza necesaria para soportar lo que te va llegando o cuando necesites ser fuerte para otros. Tanto si sucede algo en la vida de otra persona que te afecte como si ocurre algo en la tuya que afecte a otro, invoca al Ángel de la Fuerza para ambas partes, pues este ángel puede resultar muy útil cuando una persona necesita sostenerse y ser el puntal de otro.

- **Ángel de la Dimensión:** rézale para pedirle que te haga consciente de todo aquello que te rodea y que no puedes ver, pues este ángel nos aporta visión exterior. Tendemos a cerrarnos o a perdernos en la burbuja en la que vivimos, pero, en realidad, suceden muchas cosas a nuestro alrededor en las que participamos sin ser conscientes de ello. Cuando sucede algo inesperado o somos testigos de algún imprevisto, podemos quedarnos anonadados o tener la sensación de que somos incapaces de imaginar por qué ha sucedido. El Ángel de la Dimensión te ayuda a sentirte cómodo con ello, a comprender que a nuestro alrededor y encima de nosotros suceden muchas más cosas que no podemos controlar. Nos ayuda a aceptar, a darnos cuenta de que hay más cosas en juego, y que ese conjunto es mucho mayor de lo que nos parece en este momento. Cuando sucede algo inexplicable, cuando eres incapaz de encontrarle el sentido, el Ángel de la Dimensión te ayuda a iluminar el camino.

ÁNGELES DESCONOCIDOS

Existe otra categoría de ángeles a los que podemos acudir en estos tiempos de necesidad y aceleramiento. Son todo un ejército, no tienen nombre y podemos referirnos a ellos como los ángeles desconocidos. Están para ayudarte cuando te sientas embarcado en cualquier tipo de guerra espiritual, ya sea interior o contra fuerzas exteriores. Ellos quieren que les pidas ayuda.

Estos ángeles desconocidos son exactamente ciento cuarenta y cuatro mil, un número sagrado muy apreciado por Dios.

Como no tienen nombre, tampoco son conocidos ni aclamados, con lo que sufren muy pocas tentaciones de desarrollar egolatría, pero sus poderes angélicos son iguales. De hecho, los ángeles desconocidos son de los más poderosos. Si tienes fe en ellos, pueden hacer milagros. Trabajan en ti mientras duermes y restauran tu cuerpo y tu alma.

Este grupo de ángeles puede ser así de poderoso porque la vida nos infunde miedo hacia lo desconocido. En esta tierra, casi todas las personas y las cosas tienen un nombre, así que, para poder apreciar el valor de lo desconocido y acceder a las profundas reservas de fe necesarias para creer en estos ángeles, tenemos que cambiar nuestro esquema mental. Cuando nos ponemos en contacto con esa forma suprema de confianza, esta puede producir un efecto radical en nuestra vida.

Al igual que puedes invocar, por ejemplo, al Ángel de la Luz, al del Restablecimiento o al de la Sanación del Alma para que restaure tu alma mientras estás despierto, cuando te acuestas puedes llamar a los ángeles desconocidos para que te ayuden a curarte y a rejuvenecer mientras duermes. Invocar a estos ángeles desconocidos si tienes una enfermedad crónica puede llegar a cambiarte la vida. Puedes pedirles incluso que se sienten junto a tu cama para facilitar tu curación y mantenerte seguro mientras duermes. Puedes dirigirte a uno solo de ellos o a un grupo de tres o cuatro, por ejemplo.

Los ángeles desconocidos están deseando tener una oportunidad para trabajar sobre nosotros. Si los invocas, descubrirás que puedes acceder a una fuente de gran poder de curación para tu cuerpo, tu mente, tu corazón, tu espíritu y tu alma.

CÓMO SOLICITAR LA AYUDA DE LOS ÁNGELES

El dato más importante que te voy a dar en este capítulo acerca de los ángeles es el siguiente: tienes que pedirles ayuda en voz alta. No basta con hacerlo a través del pensamiento (a menos que seas sordo o que no puedas hablar; si así fuera, los ángeles están sintonizados con ello. A continuación te mostraré cómo debes hacerlo).

Este dato es fundamental. Los ángeles tienen que afrontar tanta oscuridad en este planeta —violencia, epidemias, pandemias, corrupción— que tenemos que mostrarnos activos (y proactivos, siempre que sea posible) a la hora de llamar su atención. Nuestra mente es una red de pensamientos y emociones: obsesiones, miedos, ira, inseguridades, culpabilidad, preocupaciones, dolor, música, conversaciones imaginarias con personas con las que nos sentimos furiosos e incluso pensamientos alegres… Los ángeles no quieren verse también envueltos en esta red y les resulta demasiado difícil desenredar las auténticas peticiones de ayuda. Además de todo esto, los seres humanos creen que sus pensamientos son un santuario donde tienen libertad para pensar lo que quieran y como quieran, de forma que han establecido límites y barreras, y los ángeles los respetan. Este es, en parte, el motivo de que quieran oírte pedir ayuda.

Recuerda que los ángeles tienen libre albedrío, así que es necesario que tú también trabajes un poco para demostrarles que eres una persona sincera, honesta y comprometida. No les gusta que se juegue con ellos ni que se les ponga a prueba; quieren que los tomemos en serio.

Para poder recibir la respuesta de un ángel, tienes que centrar tu mente en él, en nada más, y pronunciar su nombre en voz alta. No hace falta gritar ni chillar, basta con susurrarlo. Lo importante es que este nombre salga de tu boca, porque así se separará de todas las demás cosas que ocupan tu consciencia y aparecerá como un mensaje limpio, no colgado de ningún otro.

Si eres sordo, si tienes problemas de habla o si estás demasiado débil para hablar, los ángeles están sintonizados con ello. En estos casos, puedes invocar al Ángel del Rescate mediante el lenguaje de signos o el pensamiento y este expresará los deseos de tu alma al resto de los ángeles que se ocuparán de leer tus pensamientos para ayudarte.

Esta es una información veraz y secreta que transformará tu relación con los ángeles. Las personas que han perdido la fe en ellos, que no han ha-llado respuesta a sus oraciones o que consideran que el concepto de ángel es una sandez tienen aún que aprenderlo.

La verdadera forma de ponerse en contacto con los ángeles es algo parecido a hacer una llamada telefónica: no te limitas a mirar el teléfono y desear en silencio que te llame a una buena amiga porque necesitas su ayuda, sino que lo coges o usas la activación por voz o un servicio de intérpretes para marcar. En cualquier caso, haces el esfuerzo necesario para hacer la llamada y luego esperas hasta que te responde. Cuando le cuentas tu situación, ella te escucha con compasión, y quizá eso sea lo único que necesitas. También es posible que la hayas llamado para pedirle un favor concreto y a ella se le ocurra una idea mejor para solucionar tu problema. O puede que tú esperaras que ella se acercara a verte, pero vas a tener que ser paciente porque va a tardar algo de tiempo en poder hacerlo. Incluso en el caso de que la llamaras simplemente para tener una charla que te reconfortara, tienes que mantenerte abierto. Desde la perspectiva de tu amiga, quizá vea otras posibilidades que a ti no se te habían ocurrido y que exijan que te esfuerces en ampliar tu forma de pensar. El proceso requiere voluntad e intención, pero no pasa nada, pues la muestra de compasión que te ha dado y la sensación de estar en contacto con una persona querida serán suficientes hasta que empieces a ver algún cambio en tu vida.

Si quisieras ponerte en contacto con el Ángel de la Sanación, dirige tu atención a él y dile con humildad: «Ángel de la Sanación, te pido por favor que me prestes tu ayuda».

Si pones en ello toda tu atención y estás dispuesto a recibirlo, no necesitas hacer nada más. Si el ángel no está demasiado ocupado ayudando a otras personas —los poderes de un ángel son impresionantes, pero no infinitos—, acudirá a tu lado en cuestión de segundos o de minutos para ayudarte y consolarte. Es posible que no se produzca un milagro de la noche a la mañana, sin embargo, si sigues invocándolo, te seguirá ayudando hasta que alcances tu objetivo.

Esta forma de acceder al reino angélico se puede poner en práctica en cualquier lugar y en cualquier momento, siempre y cuando estés suficientemente centrado en lo que pides y abierto de verdad a recibir ayuda confiando en que va a funcionar (si andas escaso de fe, quizá lo mejor será que invoques en primer lugar al Ángel de la Fe o que pruebes la meditación de la fe que encontrarás en el último capítulo de este libro).

Puedes comunicarles a los ángeles los resultados concretos que crees que serían más útiles para ti, pero estate abierto a lo que ellos puedan hacer. Es importante que tengas en cuenta que la respuesta de un ángel puede no ser la que estabas esperando. Si estás rezando al Ángel de las Relaciones para que te permita apartarte un poco de tu cónyuge, el ángel puede sorprenderte cambiando la vibración de tu cónyuge e impulsándole a pedirte perdón por aquellas cosas que te motivaron a desear una cierta separación.

También es posible que estés rezando al Ángel de la Fertilidad para que le dé un hermanito a tu hija, pero sigas sin quedarte embarazada. Esto no significa que el ángel no haya escuchado tu petición, sino que quizá no estés destinada a ese fin concreto. Es posible que sepa que no es el momento adecuado para ti o para el bebé o que tienes algún problema de salud, y puede que tu hermana o una amiga tengan un bebé que acabará siendo como un hermano para tu hija.

No tengas miedo de pedir ayuda a las fuerzas angélicas para resolver tus problemas. Necesitar ayuda no significa ser débil. Y no hace falta plantear las peticiones en términos positivos ni utilizar solo afirmaciones, no perpetúas la negatividad en tu vida por el simple hecho de decir: «Mi cuerpo está débil, ni siquiera puedo levantarme de la cama para abrir las cortinas y ver la luz del día. Ángel de la Luz, estoy desesperado y te pido, por favor, que me ayudes y me des esperanza». Lo único que estás haciendo es exponer la situación en la que te encuentras, y también estás mostrando una gran fortaleza y honestidad al aceptar la verdad y querer superarla.

Debes estar seguro de que puedes superarla. Puedes curarte, pueden sucederte cosas buenas. Si empiezas a utilizar el poder de los ángeles tal y como te acabo de explicar, tu vida cambiará.

CASO REAL
Un milagro del Ángel de la Piedad

Emma, la hija de Edith, de cuatro años de edad, se puso enferma. Una tarde, mientras su padre estaba de viaje, la fiebre le subió repentinamente a 40,5 grados. Edith la llevó corriendo a urgencias, pero, antes de que pudiera atenderla un médico, la niña perdió la consciencia y entró en coma, por lo que tuvieron que ingresarla en la unidad de cuidados intensivos.

Los médicos le dijeron a Edith que, según los análisis de sangre, Emma tenía una forma especialmente maligna y rara de meningitis; era el peor caso que habían visto en mucho tiempo. Un escáner mostró que ya se había producido daño cerebral y los médicos le comunicaron que eso supondría probablemente una parálisis, si no la muerte. Le advirtieron de que, incluso en el caso de que Emma saliera del coma y sobreviviera, en el futuro iba a necesitar atención permanente.

Edith llamó por teléfono a su hermana, Valerie, que era clienta mía, y esta le rogó que me llamara. Mi ayudante me pasó la llamada por la línea de emergencia y entablé conversación con ella. El Espíritu me dijo que era un caso para el Ángel de la Piedad, así que informé a Edith de lo que tenía que hacer.

Durante la siguiente hora, Edith permaneció sentada junto a Emma en la habitación del hospital pidiendo en voz alta al Ángel de la Piedad que viniera y salvara la vida de su hija. Las enfermeras intentaron tranquilizarla, pero Edith siguió diciendo imperturbable:

—Ángel de la Piedad, Ángel de la Piedad, por favor, ayúdame, por favor, ayúdame.

Al poco tiempo llegó el marido de Edith, pero ella no dejó de invocar al ángel. A la una de la madrugada, Edith estaba adormilada, recostada en la cama de su hija y sin dejar de llamar al ángel. Y de repente, como salido de la nada, apareció un destello de luz. Aunque Edith tenía los ojos tapados con las manos y el rostro hundido entre las mantas de la cama de Emma, durante unos momentos se quedó totalmente deslumbrada: así es la luz de la que hablamos aquí. Edith corrió hacia la ventana para ver de dónde procedía, pero no vio nada raro en las penumbras del aparcamiento. Sin embargo, reflejada en la ventana pudo ver una figura de pie junto a la cama de Emma. Edith se giró rápidamente y, en lugar de encontrar a una enfermera, como había esperado, vio otro destello de luz, esta vez más pequeño. La figura se había desvanecido. Justo en ese momento, Emma tosió. Edith gritó llamando a una enfermera y le pidió a su marido que fuera corriendo hasta el vestíbulo para traer a alguien. Cuando volvió con una enfermera, ambos se quedaron atónitos al ver que Emma les estaba mirando. Había salido del coma.

Dos días más tarde, recibió el alta. Se había recuperado completamente. Y los médicos siguen sin poder explicar su curación.

Este es el poder del Ángel de la Piedad.

CASO REAL

Una nueva disposición de ánimo gracias al Ángel de la Fe

Jill era madre monoparental y hacía mucho tiempo que había perdido la fe en Dios. Aunque siendo niña sí había creído en él, un novio que tuvo en la universidad le había dicho que creer en Dios era una actitud tan inocente como creer en Santa Claus. ¿Qué le hacía pensar que existía una fuerza tan bondadosa y poderosa cuando había tanto sufrimiento en el mundo? ¿Acaso no veía las noticias?

Un día Jill, sentada en su dormitorio de la universidad, rompió en pedazos el libro de oraciones que su tío Al le había regalado al cumplir los doce años.

Cuando acudió a mí unos años más tarde, su fe estaba en su momento más bajo. La habían echado de su trabajo en una ONG y, tras meses buscando, tenía posibilidades de conseguir un puesto como directora de *marketing* en un banco de alimentos…, aunque había otros cien candidatos. Estaba a punto de agotársele la prestación por desempleo, de modo que, si no conseguía el trabajo, tendría que irse del piso que tenía alquilado, sacar a sus hijos del colegio y mudarse con su tío, que ya tenía que mantener a un hijo mayor.

En nuestra conversación, puse sobre el tapete la necesidad de creer que las cosas podían arreglarse, pero Jill se mostró reacia a admitirlo. Dijo que aquello se parecía demasiado al tipo de procesos mentales que, según su exnovio, demostraban estrechez de miras. Si las cosas podían ir tan mal en el mundo, ¿qué era lo que la convertía a ella en alguien especial y distinto? Aunque deseaba y necesitaba terriblemente el trabajo, sentía que no lo merecía. Quizá tuviera que apuntar más bajo.

El Espíritu me dijo, en primer lugar, que Jill era efectivamente la mejor candidata para el puesto, y, en segundo lugar, que el Ángel de la Fe era el único que podía ayudarla a aceptarlo. Yo la animé a que hablara en voz alta con el ángel: tenía que pedirle que la ayudara a ver que trabajaba para Dios, que Dios existe y que, cuando nos cerramos a él, es como si estuviéramos cerrando una persiana para no dejar pasar el sol, pero que no podamos verlo no significa que no exista…, significa sencillamente que no podemos beneficiarnos de su luz.

Un tiempo después, Jill me contó que, cuando colgamos aquel día, estuvo a punto de dejar a un lado toda la conversación. Sin embargo, empezó a pensar en todo lo bueno que podría hacer para el banco de alimentos. Tenía un título superior en mercadotecnia y contactos en toda la ciudad. Probablemente estaba mejor cualificada que cualquier otro de los candidatos para dar forma al mensaje solidario y propagarlo por todas partes, lo que, en último término, significaría que se podría alimentar a más personas hambrientas. Y, por si eso fuera poco, podría mantener a sus hijos y ahorrarle al tío Al la carga de tener que cuidar de todos.

Esa noche se arrodilló junto a su cama, como solía hacer de niña, y rezó:

—¿Ángel de la Fe? Si consigo este trabajo, le voy a sacar el máximo partido. Voy a realizar el trabajo de Dios. Por favor, ayúdame a creer que puedo conseguirlo…, que merezco hacerlo.

Al día siguiente recibió una llamada convocándola para una segunda entrevista. Justo antes de entrar en la sala de juntas, musitó una oración al Ángel de la Fe… y durante la entrevista dejó a todo el mundo boquiabierto con su visión y su enorme convicción. Antes de que saliera de la sala, le dijeron que el trabajo era suyo.

Cuando esa tarde hablé con Jill, la encontré eufórica, aunque un poco vacilante, con la sensación de que, en cierto sentido, había pedido que se pusieran sus necesidades por delante de las de otros, con lo que había «descabalado el orden del universo». Yo le aseguré que no era así en absoluto, pues, si no hubiera sido la mejor candidata, sus oraciones no la habrían catapultado por encima de nadie. El Ángel de la Fe sabía que Jill iba a dirigir con mano maestra el proceso de renovación de la marca que el banco de alimentos necesitaba urgentemente para poder atraer a los donantes más adecuados. Si aquel trabajo no hubiera sido el más apropiado para ella, sus oraciones la habrían ayudado a mantener la fe y a creer que le iba a salir algún otro plan.

Jill pasó un minuto asimilando esta información. Después me dijo:

—Supongo que ha llegado el momento de rezar al ángel de «deja de lloriquear y da las gracias».

Le aseguré que nadie, y mucho menos los ángeles, la consideraba una llorica. La fe es complicada y a Dios le encanta que nos planteemos estas preguntas. Le dije a Jill que estaba seguro de que al Ángel de la Gratitud le encantaría tener noticias suyas.

CASO REAL

Una conexión renovada gracias al Ángel de las Relaciones

Nicole estaba en secundaria cuando sus padres se divorciaron, y desde ese momento le fue muy difícil conservar las amistades. Cada vez que establecía un nuevo lazo de amistad con alguien, le asaltaba el miedo a perder a esa persona, igual que había perdido a su padre, que vivía con su nueva mujer en otro estado. Por eso, en lugar de arriesgarse a sufrir el dolor que le supondría que Jordan, Maya o Caroline pudieran llegar a rechazarla, Nicole prefería mantenerse al margen y no entablar una relación profunda con nadie. Si alguna persona la invitaba a hacer algo después del colegio, ella respondía con un «ya veremos» y solo se quedaba la mitad de tiempo que los demás. Poco a poco fueron dejando de invitarla.

Cuando se hizo mayor y empezó a salir con chicos, actuó con ellos de la misma manera. Si realmente le gustaba alguno, le decía que tenía un corte de pelo un tanto extraño o se «olvidaba» de llamarle al salir del trabajo.

Para cuando cumplió treinta años, había tenido alguna que otra aventura, pero ninguna había ido más allá de unas cuantas citas. Estaba cansada de mantener a raya las posibles relaciones con su actitud de no comprometerse.

Cuando conoció a Ethan a través de una página de citas, pensó que esa vez quería tener una verdadera relación, la primera para ella. Consideró que ya era hora de intentar confiar en otra persona. Y durante dos años las cosas fueron muy bien, pero luego la situación cambió. Un domingo, mientras desayunaban, Ethan le dijo que tenía la sensación de que ella se había vuelto muy dependiente y que él no era el tipo de persona a la que se podía tener amarrada.

—Creo que ha llegado el momento de que tengas vida propia —le dijo.

A raíz de esto, Nicole se convenció de que jamás podría sentirse segura en una relación… si es que en algún momento podía llegar a atraer a alguien. Se sentía rota e indigna de ser amada. Con el tiempo, empezó a salir otra vez, pero no conseguía encontrar a nadie capaz de hacerla sentirse cómoda consigo misma. Cada vez que algún chico le proponía quedar por segunda vez, lo rechazaba, aunque el chico le gustara. Le asustaba demasiado la posibilidad de encariñarse y que le volvieran a romper el corazón.

Fue entonces cuando Nicole acudió a mí para que la ayudara a curar un dolor de estómago crónico que empezó tras el divorcio de sus padres y había empeorado en el último año. Inevitablemente, el tema de las relaciones salió a colación durante nuestra charla: Nicole me dijo que la idea de comprometerse le ponía los pelos de punta y que no sabía cómo sentirse segura si daba ese paso con un hombre.

El Espíritu me dijo que había llegado el momento de que Nicole conociera al Ángel de las Relaciones. Yo le mostré cómo tenía que pedirle ayuda en voz alta y, durante los meses siguientes, Nicole estuvo hablando con él de tanto en tanto mientras conducía. Cuando iba a hacer recados o a trabajar, le contaba sus miedos e inseguridades, como si el ángel fuera un colega sentado en el asiento del pasajero.

—¿Cómo puedo llegar a encontrar a alguien que me comprenda? —le preguntaba siempre.

Un día, Nicole paró en una tienda de alimentos naturales para comprar aloe vera y papaya, lo que le había recomendado el Espíritu para curar su dolor de estómago. Mientras aparcaba, cambió de cantinela:

—Ángel de las Relaciones, ¿no habrá algún chico por ahí para mí? Por favor, por favor, ayúdame a encontrarlo.

Una vez en la tienda, Nicole cogió lo que necesitaba y se puso en la cola para pagar. Le llamó la atención el titular de una revista que hablaba de parejas que se habían conocido en retiros de yoga. Pensó que quizá era un intento del Ángel de las Relaciones para comunicarse con ella. Cogió la revista, pasó las páginas hasta llegar al artículo en cuestión y empezó a leerlo. Al cabo de un minuto, sintió un golpecito en el hombro. Se giró y vio a un hombre desconocido.

—¡Nicole! —le dijo este.

El hombre se presentó diciendo que era Tyler, un antiguo compañero de clase del instituto, y le propuso que quedaran un día para tomar café y charlar de cómo les había ido la vida. Nicole dudó, porque el muchacho no le sonaba de nada y no estaba segura de que aquello no fuera un timo. Sin embargo, el hombre parecía realmente contento de verla. Accedió a quedar en algún sitio público con muchas salidas… y donde pusieran buenas infusiones, porque el café le daba dolor de estómago.

Una vez en casa, Nicole sacó un anuario escolar y encontró a Tyler en una foto del club de observación de aves. Sí se acordaba de él…, era un niño flacucho que estaba en el curso anterior al suyo, que siempre llevaba prismáticos y que apenas había llegado a la pubertad cuando ella se graduó. El Tyler que había visto en la tienda se había convertido en todo un hombre. Le mandó un mensaje de texto para decírselo.

Dos días más tarde, al entrar en el café en el que habían quedado, Nicole se encomendó en susurros al Ángel de las Relaciones. Tenía la esperanza de que en esa ocasión las cosas salieran bien.

Antes incluso de que se acercaran al mostrador para pedir las infusiones, Tyler le confesó que, cuando estaban en el instituto, había estado enamorado de ella. Este comentario le proporcionó la confianza que necesitaba para ser ella misma. Tyler le habló de una novia que le había dejado justo una semana antes de la boda y Nicole le contó sus problemas con los chicos. Observó que podía hablar con libertad, sin que le asaltaran sus inseguridades habituales. Cuando se despidieron, ya habían concertado tres citas más.

La noche antes de su boda, en la habitación del hotel en la que estaba pasando su última noche de soltera, Nicole rezó en voz alta al Ángel de las Relaciones. Durante los años que había durado su noviazgo con Tyler, había acudido a él de vez en cuando para pedirle ayuda cuando tenían alguna diferencia. En esta ocasión, quería darle las gracias.

—Solo quería que supieras que este compromiso no me da miedo. Has conseguido cambiarme la vida.

CAPÍTULO 26

Mantén la fe

Aquí, en la tierra, la fe es un bien sumamente escaso. Aunque las personas tengan fe en Dios o en un ser superior, muchos dejan de creer que pueden curarse de las enfermedades y demás aflicciones y que pueden tener éxito en la vida.

Es comprensible. En el mundo suceden cosas malas, desde traiciones personales a enfermedades y guerras, y no resulta fácil conciliar estas cosas con la fe.

Casi tres mil millones y medio de personas en este planeta no tienen fe, sin embargo, una de las razones por las que las cosas van tan mal es precisamente por esta falta de fe. Cuando una persona no cree en la bondad del mundo, su falta de confianza puede impulsarla a comportarse de una forma imprudente, y esta conducta puede dar lugar a su vez a consecuencias extremadamente negativas para todos los demás. Una sola acción puede hacer que muchísimas personas se cuestionen la bondad del ser humano, que duden de su fe.

En ocasiones, esta imprudencia se manifiesta de manera violenta. Otras veces está oculta, como en las industrias que, a principios del siglo XIX, empezaron a verter sustancias químicas tóxicas y metales pesados al medioambiente y fueron la causa de muchísimas enfermedades, como bocio, cáncer y problemas mentales. Pero esto no sucedió porque el mundo sea por naturaleza un lugar malo, sino porque las personas que ocupaban puestos de poder habían perdido la fe; sus fines habían de-

jado de ser elevados. Por eso se arriesgaron y expusieron a los trabajadores de las fábricas y a los habitantes de las ciudades a mezclas químicas que no habían sido probadas, y todo por los beneficios económicos.

Hoy en día, muchísimas personas sufren problemas de salud. Cuando uno está enfermo, o cuando lo están sus seres queridos, y no deja de escuchar historias descorazonadoras de personas que han sufrido trastornos de salud, resulta fácil enfadarse con la vida. Es muy fácil sentirse inseguro, vulnerable y atrapado en un mundo de desengaños y miedo.

Sin embargo, no debes olvidar jamás una gran verdad: puedes tener una vida muy satisfactoria. Tienes derecho a tener una vida satisfactoria. Tienes a tu alcance una vida satisfactoria. Y la base de la vida satisfactoria es la salud. Tienes derecho a curarte, a utilizar los mecanismos de recuperación de tu organismo. Te mereces estar feliz y sano.

No es la vida la que fastidia las cosas, sino las personas que dejan de estar en contacto con su esencia y con su convicción y, en consecuencia, toman decisiones imprudentes.

Lo más poderoso que puedes hacer en estas circunstancias es tener fe.

Las personas sin fe caminan con los ojos técnicamente abiertos, pero están ciegas a la ayuda de Dios y a los intentos que hace el universo para llegar a ellas. Es posible que puedan exponer de forma muy convincente las razones que les han llevado a no creer y que convenzan a otros de que no se puede esperar nada bueno del mundo…, en cuyo caso, un ciego guía a otro ciego.

Muchos buscamos respuestas de arriba cuando experimentamos dificultades, adversidades, penalidades, críticas, injusticias, pérdidas, heridas emocionales, maltrato emocional y problemas. Y cuestionamos nuestra fe, lo que somos, si nuestra alma tiene conexión con el cielo, si estamos conectados con el universo, si hay alguien que nos escucha o que conoce nuestro dolor, si alguien ha sido testigo de lo que estamos experimentando. En los momentos difíciles, cuestionamos nuestra propia existencia y perdemos la fe, si es que en algún momento la tuvimos.

No podemos permitir que los titulares de noticias o nuestros problemas físicos nos impulsen a dejar de creer. Tenemos que alimentar nuestra creencia para que llegue a ser parte de nuestra alma y se convierta en una fe que empape todo nuestro ser. Pero esto requiere paciencia y es posible que necesitemos un poco de ayuda del Ángel de la Fe.

La fe es una luz que nos indica el camino. Es una antorcha que nos permite ver muy por delante de lo que estamos sintiendo o viviendo en el momento. Si se lo permitimos, puede conducirnos hacia la esperanza de conseguir un resultado positivo y llevarnos a experiencias y relaciones fructíferas y a nuevas amistades. Si nos aferramos a ella, si accedemos a ella y llevamos su antorcha, podemos usarla para encontrar una nueva salud, nuevas inspiraciones, y para ver y visualizar sueños nuevos.

Sin embargo, muchos la perdemos, nos desorientamos y ya no sabemos a quién recurrir. Si te parece imposible acceder a ella, esta práctica poderosa que describo a continuación te aportará la fuerza necesaria para conseguirlo y permitirá que la fe vuelva a saturar tu alma.

Túmbate en la cama, en el sofá o en el suelo en una postura cómoda. Cierra los ojos. Si estás dentro de casa, imagina que atraviesas el techo y el tejado con la mirada y diriges la vista hasta el cielo. Si estás al aire libre, no abras los ojos y visualiza el cielo que está sobre ti.

Visualízate viajando hacia arriba. Elévate sobre los edificios que te rodean y llega hasta las nubes. Mientras asciendes, dirige la mirada hacia abajo y observa lo alto que estás (si tienes miedo a las alturas, recuerda que estás tumbado y seguro). Llegas hasta las nubes y allí, justo debajo de ellas, atisbas una cuerda dorada. Extiendes la mano y la agarras (si quieres, puedes incluso levantar el brazo como si realmente estuvieras cogiéndola). No la sueltes, puedes agarrarla con las dos manos si te apetece, pero aférrate a ella mientras dejas que te vaya bajando. Debes saber que esta cuerda refulgente, destellante, es la cuerda dorada de la fe.

Vuelve a la tierra sin soltar la cuerda. Tira de ella y siente el peso de una campana en el otro extremo, una campana que empieza a tañer en el cielo. Cuando comience a balancearse, suelta la cuerda con suavidad. A continuación, vuelve a tirar de ella. Cada vez que toque la campana, el sonido vibrará por toda tu alma y tu cuerpo purificando el miedo, el caos, la culpabilidad, la tristeza y la vergüenza, y la vibración expulsará esas emociones de tu alma y de tu cuerpo.

El sonido de la campana es celestial, encierra paz, poder y un sentimiento de santuario. Limpia las veces en las que otros te hayan avergonzado o criticado, así como todo lo que hayan pensado de ti. Extrae el auténtico ser de tu alma. Te devuelve la fe y esta empieza a restaurar tu alma, tu corazón y tu espíritu.

Tócala todo el tiempo que creas que lo necesitas. No hace falta que mantengas el brazo levantado; hazlo solo si te apetece. Cuando hayas terminado de tañerla, visualiza que la cuerda se dirige hacia lo alto, hacia el cielo. Cuando haya desaparecido de tu vista, respira hondo. Vuelve a hacerlo dos veces más. A continuación, abre los ojos y siéntate poco a poco.

Ahora estás ya en proceso de reconstruir tu fe. Vuelve a realizar este ejercicio periódicamente para reforzarla siempre que lo necesites.

A veces, en los momentos en que más la necesitamos, no tenemos tiempo para detenernos y tumbarnos a meditar. Entre meditaciones puedes también probar esta sencilla visualización: imagina la fe como esa cuerda dorada —un cable de rescate— que cuelga del cielo. Imagina que la coges y tiras de ella como si estuvieses tocando una campana del cielo. Deja que acuda al ojo de tu mente siempre que la necesites y que el tañido de la campana te dé fuerza. Con tiempo, si estás convencido de que la fe te va a llegar, al final acabará entrando en tu corazón, tu alma, tu espíritu y tu cuerpo.

Cuando al fin experimentes que se enciende tu fe, cuando empieces a vivir en su gloria y su virtud, cada vez se irá haciendo más visible. Tu convicción es la que ilumina el camino y podrás ver cómo al final abandonas el sendero de la desesperanza. Puedes devolverte la salud a ti mismo.

Si te tomas en serio las lecciones de este libro, observarás cómo se transforma tu vida y comprenderás que Dios, el Espíritu y el reino angélico desean de verdad nuestra prosperidad. Entonces, al igual que una vela puede transmitir su llama a miles de velas más, tú serás una luz en el mundo capaz de encender la fe de muchísimas personas más.

Que tu camino esté repleto de bendiciones.

«No debes olvidar jamás una gran verdad: puedes tener una vida muy satisfactoria. Tienes derecho a tenerla y está a tu alcance. Y la base de la vida satisfactoria es la salud. Tienes derecho a curarte, a utilizar los mecanismos de recuperación de tu organismo. Te mereces estar feliz y sano».

ANTHONY WILLIAM, Médico Médium

TABLAS DE CONVERSIÓN

Las recetas de este libro utilizan cucharaditas, cucharadas soperas y tazas para medir ingredientes tanto líquidos como secos o sólidos. Las tablas siguientes permiten a cocineros de todo el mundo utilizarlas con éxito. Todas las equivalencias son aproximadas.

Taza normal	Polvo fino (ej.: harina)	Granos (ej.: arroz)	Granulado (ej.: azúcar)	Líquidos sólidos (ej.: mantequilla)	Líquidos (ej.: leche)
1	140 g	150 g	190 g	200 g	240 ml
¾	105 g	113 g	143 g	150 g	180 ml
⅔	93 g	100 g	125 g	133 g	160 ml
½	70 g	75 g	95 g	100 g	120 ml
⅓	47 g	50 g	63 g	67 g	80 ml
¼	35 g	38 g	48 g	50 g	60 ml
⅛	18 g	19 g	24 g	25 g	30 ml

Equivalencias útiles para ingredientes líquidos por volumen					
¼ de cucharadita				1 ml	
½ cucharadita				2 ml	
1 cucharadita				5 ml	
3 cucharaditas	1 cucharada sopera		½ onza líquida	15 ml	
	2 cucharadas soperas	⅛ de taza	1 onza líquida	30 ml	
	4 cucharadas soperas	¼ de taza	2 onzas líquidas	60 ml	
	5⅓ cucharadas soperas	⅓ de taza	3 onzas líquidas	80 ml	
	8 cucharadas soperas	½ taza	4 onzas líquidas	120 ml	
	10⅔ cucharadas soperas	⅔ de taza	5 onzas líquidas	160 ml	
	12 cucharadas soperas	¾ de taza	6 onzas líquidas	180 ml	
	16 cucharadas soperas	1 taza	8 onzas líquidas	240 ml	
	1 pinta	2 tazas	16 onzas líquidas	480 ml	
	1 cuarto de galón	4 tazas	32 onzas líquidas	960 ml	
			33 onzas líquidas	1000 ml	1 l

Equivalencias útiles para ingredientes secos por peso		
(PARA CONVERTIR ONZAS A GRAMOS, MULTIPLICA EL NÚMERO DE ONZAS POR 30)		
1 onza	1/16 de libra	30 g
4 onzas	¼ de libra	120 g
8 onzas	½ libra	240 g
12 onzas	¾ de libra	360 g
16 onzas	1 libra	480 g

Equivalencias útiles para temperaturas de cocción y horno			
PROCESO	FAHRENHEIT	CELSIUS	MARCA EN HORNO DE GAS
Congelación del agua	32 °F	0 °C	
Temperatura ambiente	68 °F	20 °C	
Ebullición del agua	212 °F	100 °C	
Hornear	325 °F	160 °C	3
	350 °F	180 °C	4
	375 °F	190 °C	5
	400 °F	200 °C	6
	425 °F	220 °C	7
	450 °F	230 °C	8
Asar			Grill

Equivalencias útiles para longitud				
(PARA CONVERTIR PULGADAS EN CENTÍMETROS, MULTIPLICA LAS PULGADAS POR 2,5)				
1 pulgada			2,5 cm	
6 pulgadas	½ pie		15 cm	
12 pulgadas	1 pie		30 cm	
36 pulgadas	3 pies	1 yarda	90 cm	
40 pulgadas			100 cm	1 m

ÍNDICE TEMÁTICO

Y

Z

AGRADECIMIENTOS

Gracias a Patty Gift, Anne Barthel, Reid Tracy, Margarete Nielsen, Diane Hill, a todos los de Hay House Radio y al resto del equipo de Hay House por vuestra fe y vuestro compromiso para conseguir que la sabiduría del Espíritu de la Compasión salga al mundo y pueda continuar cambiando la vida de las personas.

Hilary Swank y Philip Schneider, vuestra dedicación a la verdad curativa y a la sabiduría es realmente notable y me siento muy honrado por ella. Vuestro apoyo tiene un poder inmenso.

Helen Lasichanh y Pharrell Williams, sois unos videntes y vuestro corazón alberga una extraordinaria amabilidad.

Sylvester Stallone, Jennifer Flavin Stallone y familia, vuestro apoyo ha servido siempre para cambiar las situaciones.

Kate Hudson, Danny Fujikawa, Erinn y Oliver Hudson, y Elisabeth Stassen, teneros de mi lado con vuestro amor y vuestro apoyo supone una auténtica bendición.

Miranda Kerr y Evan Spiegel, es increíble saber que vuestras manos de luz y compasión están en todo momento detrás del movimiento de curación.

Laura Dern, gracias por difundir tu luz y cambiar el mundo a mejor.

Novak and Jelena Djokovic, sois unos pioneros en hacer avanzar la salud y enseñar al mundo a prosperar.

Gwyneth Paltrow, Elise Loehnen y vuestro entregado equipo de GOOP, vuestra atención y generosidad son una fuente de inspiración profunda.

Uma Thurman, valoro y atesoro enormemente nuestra amistad.

Robert Downey, Jr., eres de verdad todo corazón y alma.

Sage y Tony Robbins, es un honor formar parte de vuestro mundo, que está ayudando a tantas personas.

Martin, Jean, Elizabeth, y Jacqueline Shafiroff, gracias por estar siempre ahí, por creer en mí y por ayudarme a difundir el mensaje para que otros puedan curarse.

Dr. Alejandro Junger, la vida no sería igual sin ti, hermano.

Dra. Ilana Zablozki-Amir, tu voluntad para apoyar la causa del Médico Médium es legendaria.

Dra. Christiane Northrup, tu inagotable devoción a la salud de las mujeres se ha convertido en una estrella con luz propia en el universo.

Dra. Prudence Hall, tu trabajo desinteresado para ilustrar a los pacientes que necesitan respuestas renueva el significado verdadero y heroico de la palabra *médico*.

Craig Kallman, gracias por tu apoyo, tu defensa y tu amistad en este viaje.

Caroline Fleming, eres una auténtica bendición porque tienes el don de preocuparte de todos los que te rodean mientras compartes tu luz.

Chelsea Field y Scott, Wil, y Owen Bakula, ¿cómo he podido conseguir la bendición de que forméis parte de mi vida? Sois unos auténticos cruzados de la causa del Médico Médium.

Kimberly y James Van Der Beek, vosotros y vuestra familia ocupáis un lugar especial en mi corazón. Me siento de verdad agradecido de que nuestros caminos se hayan cruzado en esta vida.

Kerri Walsh Jennings, me asombras de verdad con tu naturaleza esperanzada y tu inagotable energía positiva.

John Donovan, es un honor estar en este planeta con un alma que busca la paz con tanto ahínco.

Nanci Chambers y David James, Stephanie, y Wyatt Elliott, soy incapaz de agradeceros lo bastante vuestra querida amistad y vuestro estímulo constante.

Suze Orman y KT, vuestra determinación y vuestro compromiso son excepcionales.

Lisa Gregorisch-Dempsey, tus actos de amabilidad han tenido un significado muy profundo.

Grace Hightower De Niro, Robert De Niro y familia, sois unos seres maravillosos y llenos de gracia.

Liv Tyler, es un tremendo honor formar parte de tu mundo.

Jenna Dewan, resulta inspirador contemplar tu espíritu combativo.

Debra Messing, estás mejorando la vida de las personas con tu visión de un planeta saludable.

Alexis Bledel, tu fuerza en este mundo resulta extraordinariamente reconfortante.

Lisa Rinna, gracias por usar tu influencia de manera incansable para difundir el mensaje.

Jennifer Aniston, tu amabilidad, tu cariño y tu apoyo son de otro nivel.

Taylor Schilling, qué alegría supone para mí conocerte y contar con tu apoyo.

Marcela Valladolid, conocerte ha sido un regalo para mí.

Kelly Noonan y Alec Gores, gracias por cuidarme en todo momento. Significa muchísimo para mí.

Jennifer Meyer, estoy más que agradecido por tu amistad y por la forma en la que estás siempre difundiendo la palabra.

Calvin Harris, has cambiado el mundo con un ritmo poderoso.

Courteney Cox, gracias por tener un corazón tan puro y amoroso.

Hunter Mahan y Kandi Harris, estoy orgulloso de vosotros porque siempre estáis dispuestos a aceptar un desafío.

Kidada Jones y Rashida Jones, la atención y la compasión tan profundas que traéis a la vida significan más de lo que creéis. Vuestra madre fue un tesoro que sigue viviendo en vosotras.

Andrew Kusatsu: te quiero, hermano, por perseverar para superar el dolor y luchar por la libertad de salud.

A las siguientes almas especiales cuya lealtad atesoro, mi agradecimiento a Naomi Campbell; Eva Longoria; Lewis Howes; Carla Gugino; Mario López; Renee Bargh; Tanika Ray; Maria Menounos; Michael

Bernard Beckwith; Jay Shetty; Alex Kushneir; LeAnn Rimes Cibrian; Hana Hollinger; Sharon Levin; Nena, Robert y Uma Thurman; Jenny Mollen; Jessica Seinfeld; Kelly Osbourne; Demi Moore; Kyle Richards; India Arie; Kristen Bower; Rozonda Thomas; Peggy Rometo; Debbie Gibson; Carol, Scott y Christiana Ritchie; Jamie-Lynn Sigler; Amanda de Cadenet; Marianne Williamson; Erin Johnson; Gabrielle Bernstein; Sophia Bush; Maha Dakhil; Bhavani Lev y Bharat Mitra; Woody Fraser, Milena Monrroy, Midge Hussey y todos los de Hallmark's Home & Family; Morgan Fairchild; Patti Stanger; Catherine, Sophia y Laura Bach; Annabeth Gish; Robert Wisdom; Danielle LaPorte; Nick y Brenna Ortner; Jessica Ortner; Mike Dooley; Kris Carr; Kate Northrup; Ann Louise Gittleman; Ami Beach y Mark Shadle; Brian Wilson; John Holland; Jill Black Zalben; Alexandra Cohen; Christine Hill; Carol Donahue; Caroline Leavitt; Michael Sandler y Jessica Lee; Koya Webb; Jenny Hutt; Adam Cushman; Sonia Choquette; Colette Baron-Reid; Denise Linn, y Carmel Joy Baird. Os valoro enormemente a todos.

Para los médicos y demás sanadores compasivos del mundo que habéis ayudado a cambiar la vida de tantas personas: siento un enorme respeto hacia vosotros. Dra. Masha Kogan, Dra. Virginia Romano, Dr. Habib Sadeghi, Dra. Carol Lee, Dr. Richard Sollazzo, Dr. Jeff Feinman, Dra. Deanna Minich, Dr. Ron Steriti, Dr. Nicole Galante, Dra. Diana Lopusny, Dr. Dick y Noel Shepard, Dra. Aleksandra Phillips, Dr. Chris Maloney, Dres. Tosca y Gregory Haag, Dr. Dave Klein, Dr. Darren y Suzanne Boles, y Dr. Robin Karlin, es para mí un honor poder consideraros amigos míos. Gracias por vuestra dedicación incansable al campo de la curación.

Gracias a David Schmerler, Kimberly S. Grimsley y Susan G. Etheridge por estar siempre ahí.

Un agradecimiento muy cálido y sentido a Muneeza Ahmed; Kimberly Spair; Amber Stone; Lauren Henry; Kayla Botelho; Tara Tom; Bella; Victoria y Michael Arnstein; Nina Leatherer; Michelle Sutton; Haily Cataldo; Kerry; Amy Bacheller; Michael McMenamin; Alexandra Laws; Ester Horn; Linda y Robert Coykendall; Setareh Khatibi; Heather Coleman; Glenn Klausner; Michael Monteleone; Bobbi y Leslie Hall; Katherine Belzowski; Matt y Vanessa Houston; David, Holly y Ginnie Whitney; Melody Lee Pence; Terra Appelman; Eileen Crispell; Kristin Cassidy; Calvin Stebbins; Catherine Lawton; Alana DiNardo; Min Lee, y Eden Epstein Hill.

Gracias a las innumerables personas, incluidas las de las comunidades del Médico Médium, a las que he tenido el privilegio y el honor de ver florecer, curarse y transformarse.

Sally Arnold, gracias por dejar que tu luz brille con tanta intensidad y por prestar tu voz al movimiento.

Ruby Scattergood, tu paciencia magistral y tus interminables horas de dedicación han conformado heroicamente la auténtica espina dorsal de este libro. La serie del Médico Médium no habría sido posible sin que tú la escribieras y corrigieras. Gracias por tu asesoramiento literario.

Vibodha y Tila Clark, vuestro genio creativo ha sido increíblemente fundamental para la causa de ayudar a los demás. Gracias por seguir con nosotros en todos estos años.

Friar y Clare: «He aquí, que viene con las nubes, y todo ojo le verá, y los que le traspasaron; y todos los linajes de la tierra harán lamentación por él. Sí, amén» (Apo 1:7).

Quincy, gracias por tu valiosísimo apoyo y por todo lo que has trabajado.

Sepideh Kashanian y Ben, gracias por vuestra atención cálida y amorosa.

Oliver Niño y Mandy Morris, me siento orgullosísimo de todo lo que hacéis por tantas personas.

Jeff Skeirik, gracias por unas imágenes tan fantásticas.

Alyssa Degati, estás cambiando vidas con tu voz.

Jon Morelli y Noah, sois todo corazón.

Robby Barbaro, tu positividad inquebrantable eleva a todos los que te rodean.

Como siempre, quiero dar las gracias a mi familia por su amor y su apoyo: a mi luminosa mujer; a papá y a mamá; a mis hermanos, sobrinas, sobrinos, tías y tíos; a mis campeones Indigo, Ruby y Great Blue; a Hope; a Marjorie y Robert; a Laura; a Rhia y Byron; a Alayne Serle y Scott; a Perri, Lissy y Ari Cohn; a David Somoroff; a Joel, Liz, Kody, Jesse, Lauren, Joseph y Thomas; a Brian, Joyce y Josh; a Jarod; a Brent; a Kelly y Evy; a Danielle, Johnny y Declan y a todos mis seres queridos que están ya en el otro lado.

Y por último, gracias a ti, Espíritu del Altísimo (también conocido como Espíritu de la Compasión), por proporcionarnos a todos una sabiduría compasiva procedente del cielo que nos inspira a mantener la cabeza alta y a llevar los dones sagrados que tan amablemente nos has concedido. Gracias por soportarme durante todos estos años con tu paciencia inagotable y tu disposición a responder a mis preguntas en busca de la verdad, y por recordarme que debo mantener una actitud alegre.

ACERCA DEL AUTOR

Anthony William es el creador del movimiento global del zumo de apio, director del pódcast del Médico Médium y autor de la serie de libros del Médico Médium, que han alcanzado el primer lugar en la lista de ventas del *New York Times*:

- *Médico Médium. Limpiar para sanar: Planes curativos para sanar eccemas, ansiedad, depresión, acné, enfermedad de Lyme, problemas intestinales, niebla mental, trastornos de peso, migrañas, inflamación, vértigo, psoriasis, quistes, fatiga, ovarios poliquísticos, fibromas, infecciones urinarias, endometriosis, enfermedades autoinmunes y más.*

- *Médico Médium. Zumo de apio: La medicina más poderosa de nuestro tiempo sana a millones en todo el mundo.*

- *Médico Médium. El rescate del hígado: Una nueva forma de entender y tratar los problemas gastrointestinales, la psoriasis, la diabetes, el acné, el hígado graso, la fatiga… y muchas enfermedades más.*

- *Médico Médium. La sanación del tiroides: La verdad sobre las enfermedades de Hashimoto y de Graves, el insomnio, el hipotiroidismo, los nódulos tiroideos y el virus de Epstein-Barr.*

- *Médico Médium. Alimentos que cambian tu vida: Cúrate a ti mismo y a tus seres queridos con los poderes curativos ocultos de las frutas y verduras.*

- *Médico Médium: Las claves de curación de las enfermedades crónicas, autoinmunes o de difícil diagnóstico.*

Anthony nació con una habilidad única: la de poder conversar con el Espíritu de la Compasión, quien le aporta una información médica de curación avanzada que, con frecuencia, está muy adelantada a su época. Desde que tenía cuatro años, ha estado utilizando este don para ver por dentro el estado de las personas y decirles, tanto a ellas como a sus médicos, lo que tienen que hacer para recuperar la salud. Su exactitud sin precedentes y su índice de éxitos como Médico Médium le han otorgado la confianza y el amor de miles de personas en todo el mundo, entre las que se encuentran artistas de cine, estrellas del *rock*, millonarios, deportistas profesionales e innumerables personas más de todas las condiciones sociales que no conseguían encontrar un medio para curarse hasta que Anthony les proporcionó la información transmitida desde arriba. A lo largo de estas décadas, Anthony ha sido también un recurso impagable para los médicos que necesitan ayuda a la hora de resolver los casos más difíciles.

Otros libros de Anthony William

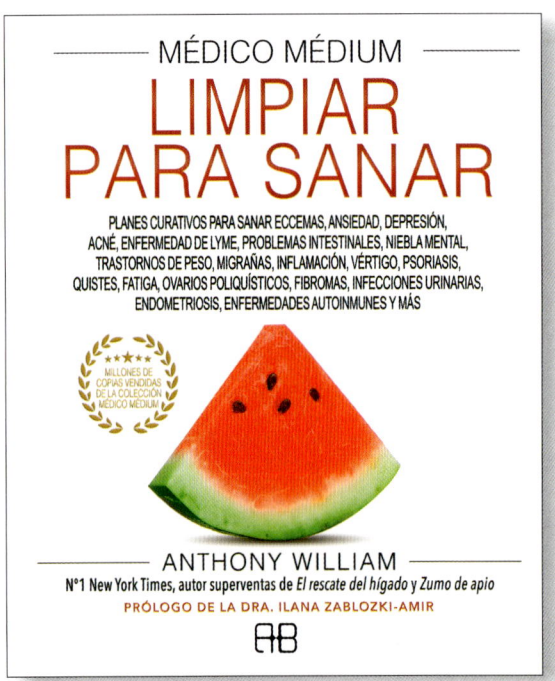

MÉDICO MÉDIUM. LIMPIAR PARA SANAR

Planes curativos para sanar eccemas, ansiedad, depresión, acné, enfermedad de Lyme, problemas intestinales, niebla mental, trastornos de peso, migrañas, inflamación, vértigo, psoriasis, quistes, fatiga, ovarios poliquísticos, fibromas, infecciones urinarias, endometriosis, enfermedades autoinmunes y más

Anthony William, el Médico Médium, te descubre las verdaderas causas de casi doscientos síntomas y enfermedades, y te ofrece protocolos depurativos y suplementos que por fin te ayudarán a sanar dolencias como:
• acné • adicciones • agotamiento • amigdalitis estreptotócica • anorexia y bulimia • ansiedad • aumento de peso • caída y pérdida del cabello • cáncer • cefaleas y migrañas • conjuntivitis • culpabilidad y tristeza • alzhéimer • depresión • diarrea • dificultad para concentrarse • diverticulitis • dolor articular • eccema y psoriasis • endometriosis • enfermedad de Lyme • envejecimiento • esclerosis múltiple • estreñimiento • fatiga • fibromas, etc.

OTROS LIBROS DE ANTHONY WILLIAM

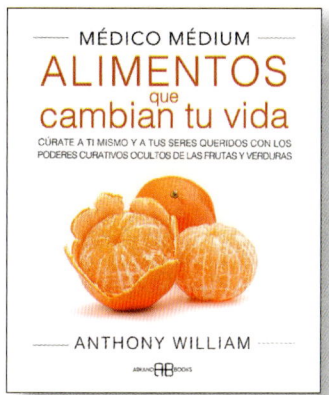

MÉDICO MÉDIUM
ALIMENTOS que **cambian tu vida**
CÚRATE A TI MISMO Y A TUS SERES QUERIDOS CON LOS PODERES CURATIVOS OCULTOS DE LAS FRUTAS Y VERDURAS
ANTHONY WILLIAM

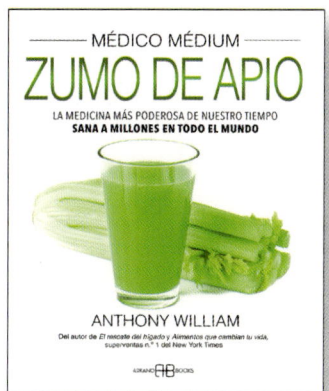

MÉDICO MÉDIUM
ZUMO DE APIO
LA MEDICINA MÁS PODEROSA DE NUESTRO TIEMPO
SANA A MILLONES EN TODO EL MUNDO
ANTHONY WILLIAM
Del autor de *El rescate del hígado* y *Alimentos que cambian tu vida*, superventas n.º 1 del New York Times

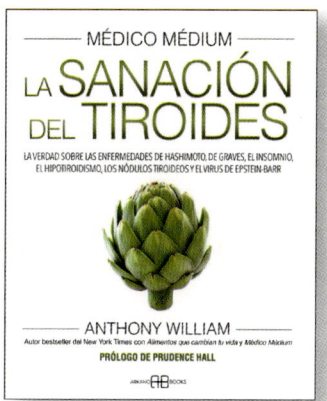

MÉDICO MÉDIUM
LA SANACIÓN DEL **TIROIDES**
LA VERDAD SOBRE LAS ENFERMEDADES DE HASHIMOTO, DE GRAVES, EL INSOMNIO, EL HIPOTIROIDISMO, LOS NÓDULOS TIROIDEOS Y EL VIRUS DE EPSTEIN-BARR
ANTHONY WILLIAM
Autor bestseller del New York Times con *Alimentos que cambian tu vida* y *Médico Médium*
PRÓLOGO DE PRUDENCE HALL

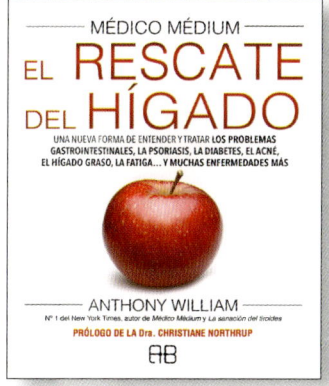

MÉDICO MÉDIUM
EL **RESCATE** DEL **HÍGADO**
UNA NUEVA FORMA DE ENTENDER Y TRATAR LOS PROBLEMAS GASTROINTESTINALES, LA PSORIASIS, LA DIABETES, EL ACNÉ, EL HÍGADO GRASO, LA FATIGA... Y MUCHAS ENFERMEDADES MÁS
ANTHONY WILLIAM
N.º 1 del New York Times, autor de *Médico Médium* y *La sanación del tiroides*
PRÓLOGO DE LA Dra. CHRISTIANE NORTHRUP

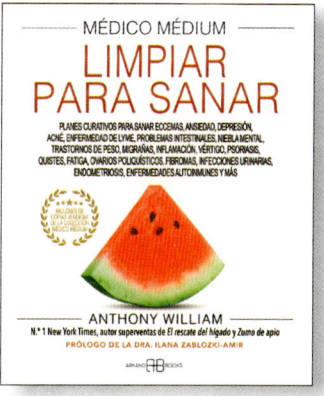

MÉDICO MÉDIUM
LIMPIAR PARA SANAR
PLANES CURATIVOS PARA SANAR ECCEMAS, ANSIEDAD, DEPRESIÓN, ACNÉ, ENFERMEDAD DE LYME, PROBLEMAS INTESTINALES, NIEBLA MENTAL, TRASTORNOS DE PESO, MIGRAÑAS, INFLAMACIÓN, VÉRTIGO, PSORIASIS, QUISTES, FATIGA, OVARIOS POLIQUÍSTICOS, FIBROMAS, INFECCIONES URINARIAS, ENDOMETRIOSIS, ENFERMEDADES AUTOINMUNES Y MÁS
ANTHONY WILLIAM
N.º 1 New York Times, autor superventas de *El rescate del hígado* y *Zumo de apio*
PRÓLOGO DE LA DRA. ILANA ZABLOZKI-AMIR

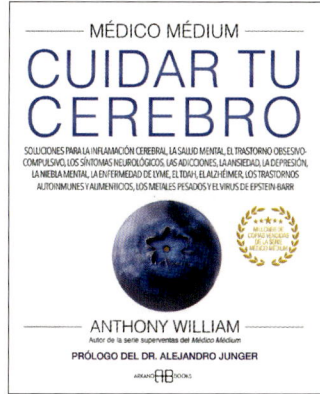

MÉDICO MÉDIUM
CUIDAR TU CEREBRO
SOLUCIONES PARA LA INFLAMACIÓN CEREBRAL, LA SALUD MENTAL, EL TRASTORNO OBSESIVO-COMPULSIVO, LOS SÍNTOMAS NEUROLÓGICOS, LAS ADICCIONES, LA ANSIEDAD, LA DEPRESIÓN, LA NIEBLA MENTAL, LA ENFERMEDAD DE LYME, EL TDAH, EL ALZHÉIMER, LOS TRASTORNOS AUTOINMUNES Y ALIMENTICIOS, LOS METALES PESADOS Y EL VIRUS DE EPSTEIN-BARR
ANTHONY WILLIAM
Autor de la serie superventas del *Médico Médium*
PRÓLOGO DEL DR. ALEJANDRO JUNGER

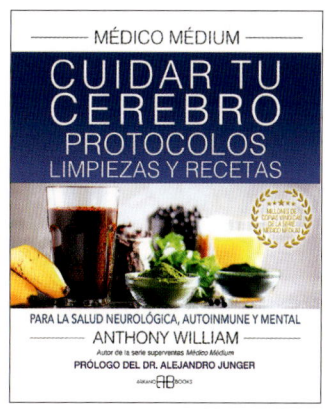

MÉDICO MÉDIUM
CUIDAR TU CEREBRO
PROTOCOLOS LIMPIEZAS Y RECETAS
PARA LA SALUD NEUROLÓGICA, AUTOINMUNE Y MENTAL
ANTHONY WILLIAM
Autor de la serie superventas *Médico Médium*
PRÓLOGO DEL DR. ALEJANDRO JUNGER

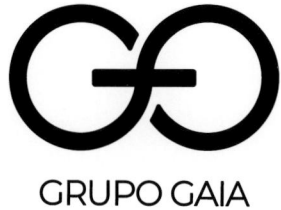

GRUPO GAIA

Para más información
sobre otros títulos de
ARKANO BOOKS

visita
www.grupogaia.es
Email: grupogaia@grupogaia.es
Tel.: (+34) 91 617 08 67